Te 36
22
E

T 3506.
7

# COURS
# D'OPÉRATIONS
## DE
# CHIRURGIE.

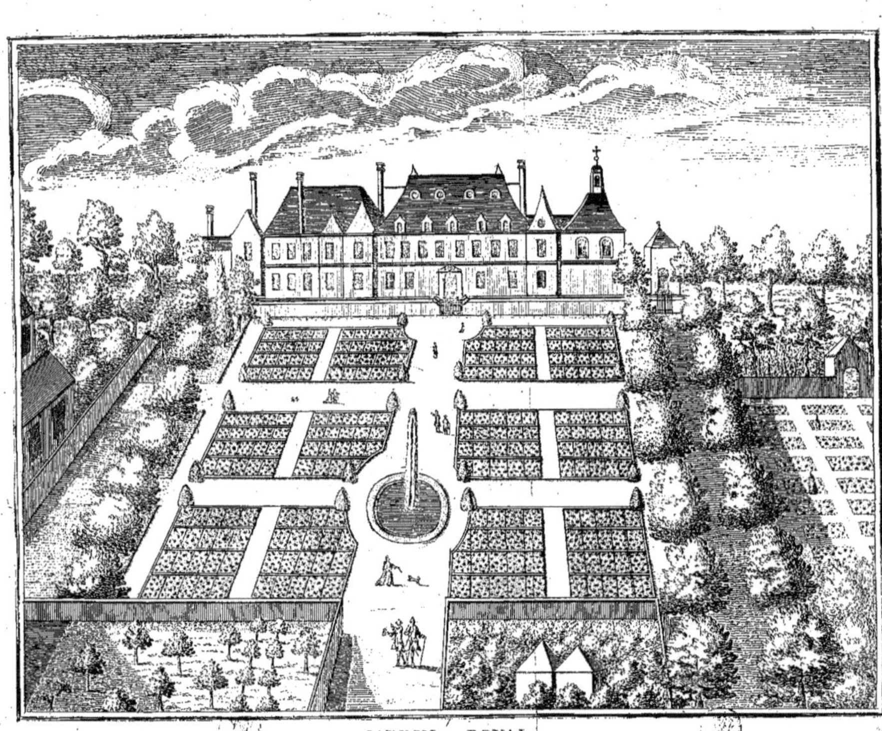
JARDIN ROYAL.

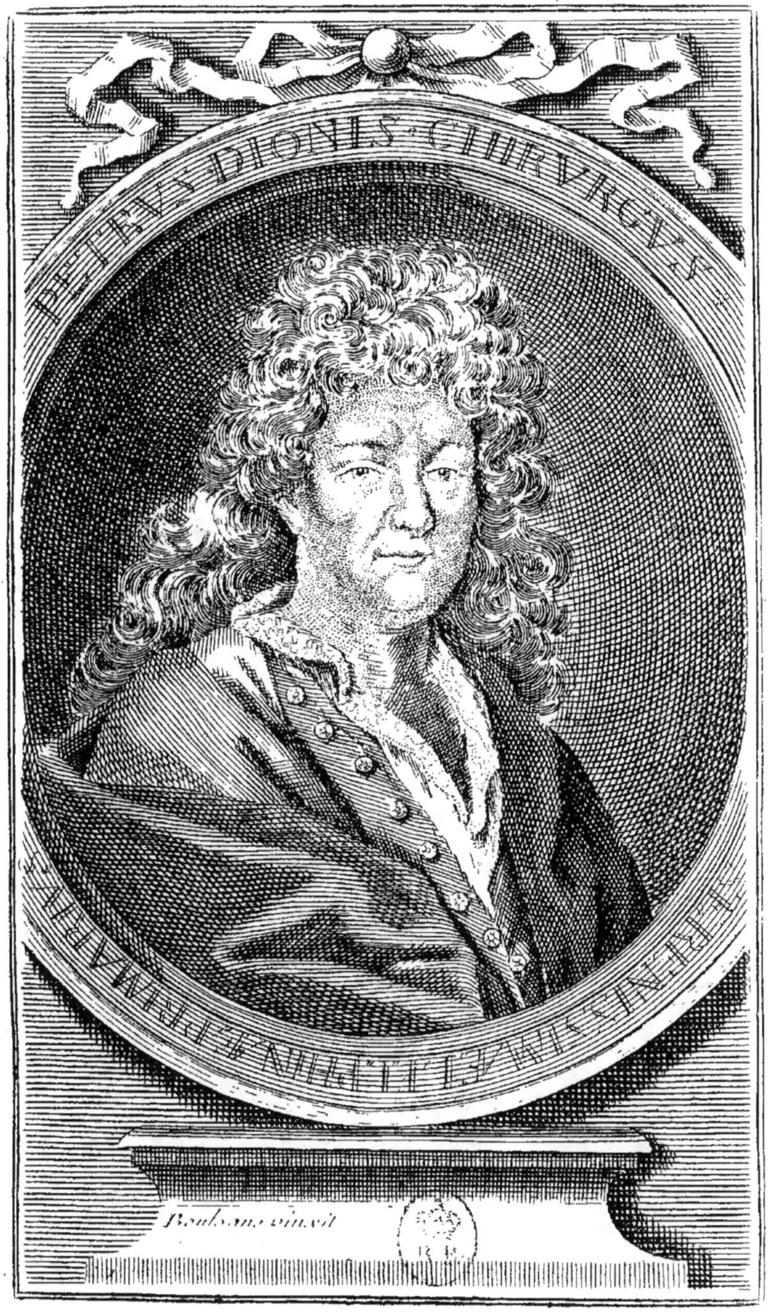

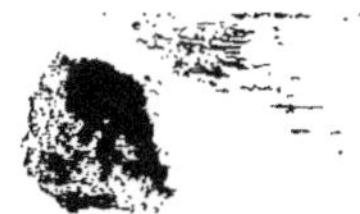
PETRVS DIONIS CHIRVRGVS
Boulanger invenit

# COURS D'OPÉRATIONS DE CHIRURGIE,

### Démontrées au Jardin du Roi

*Par M. DIONIS, premier Chirurgien de Mesdames les Dauphines, & Chirurgien juré à Paris.*

## HUITIEME EDITION,

Revue & soigneusement corrigée ; augmentée de Remarques importantes, & enrichie de Figures en taille douce qui représentent les Instrumens nouveaux les plus en usage,

*Par M. GEORGE DE LA FAYE, Professeur & Démonstrateur royal en Chirurgie, ancien Chirurgien des camps & armées du Roi, ancien Directeur de l'Académie royale de Chirurgie, Associé de l'Académie de Madrid & de celle de Rouen.*

## PREMIERE PARTIE.

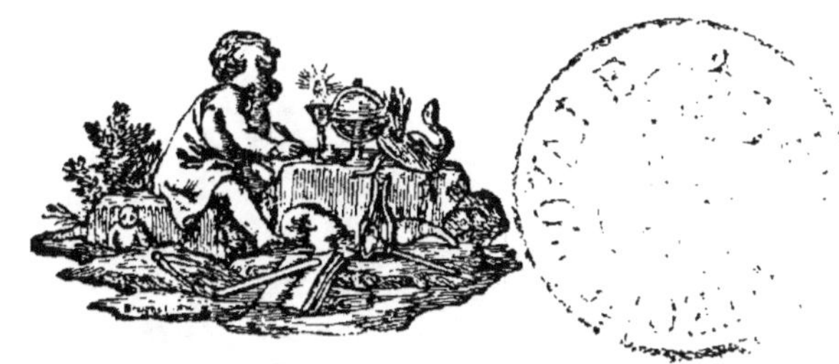

## A PARIS,

Chez MÉQUIGNON l'aîné, Libraire, rue des Cordeliers, près des Ecoles de Chirurgie.

## M. DCC. LXXXII.

AVEC APPROBATIONS, ET PRIVILÈGE DU ROI.

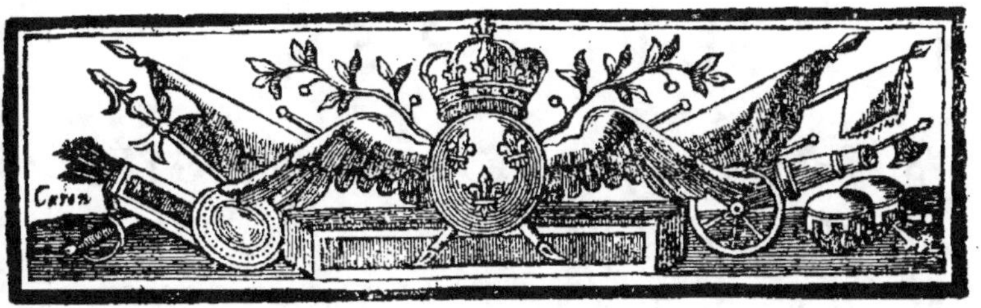

# AU ROI.

S I R E ,

Ce Cours d'Opérations de Chirurgie
que j'ose présenter aujourd'hui à Votre
Majesté, est un hommage qui lui est
dû, puisque c'est en exécution de ses
ordres qu'elles ont été démontrées dans

a ij

*ſon Jardin Royal.* VOTRE MAJESTÉ,
*toujours attentive au bien de ſes Sujets,*
*& ſur ce qui peut contribuer à la perfec-*
*tion des Sciences & des Arts, n'a pas*
*ſeulement ordonné, par une Déclaration*
*particuliere, que les Anatomies s'y*
*fiſſent publiquement; Elle a voulu en-*
*core que les Opérations de Chirurgie y*
*fuſſent démontrées à portes ouvertes &*
*gratuitement, perſuadée qu'il ne ſuffi-*
*ſoit pas au Chirurgien de connoître*
*l'homme pour le guérir des maux dont*
*il eſt ſi ſouvent attaqué, & qu'il lui étoit*
*impoſſible d'y parvenir, s'il n'étoit plei-*
*nement inſtruit de toutes les Opérations*
*qui ſe pratiquent ſur le corps humain.*
*Si l'Anatomie doit ſes plus grandes lu-*
*mieres à cet etabliſſement, la Chirurgie*
*n'eſt pas moins redevable aux bontés de*
VOTRE MAJESTÉ, *qui lui a procuré*
*les moyens de ſe perfectionner. L'auto-*
*rité des premiers Anatomiſtes nous te-*
*nant enchaînés, ne nous permettoit pas*
*de publier de nouvelles découvertes; &*
*l'attachement qu'on avoit pour l'ancienne*

maniere de faire les Opérations, nous empêchoit de chercher les moyens de les rendre plus heureuses & moins cruelles ; mais, par les soins paternels de VOTRE MAJESTÉ, nous sommes revenus de cette aveugle prévention pour les Anciens. Je fus choisi, SIRE, en 1672, pour démontrer les vérités Anatomiques & les Opérations Chirurgicales: j'ai tâché de m'en acquitter avec toute l'ardeur & l'exactitude qui sont dues aux ordres de VOTRE MAJESTÉ. Les diverses Editions de l'Anatomie de l'Homme, telle que je l'ai démontrée au Jardin Royal, font voir qu'elle a été favorablement reçue du Public ; mais comme on ne peut pas douter que le succès n'en soit dû au nom auguste de VOTRE MAJESTÉ, j'espere aussi que, puisqu'Elle m'a permis de mettre ce même nom à la tête de ce Cours d'Opérations démontrées dans le même lieu, il ne sera pas moins bien reçu de tous les Chirurgiens en général, vu qu'ils n'y trouveront plus ces fers ardens

*& ces inſtrumens affreux dont les An-
ciens épouvantoient leurs malades. J'oſe
même préſumer que l'impreſſion de ce
Livre deviendra également utile & aux
jeunes Eleves en Chirurgie, & à ceux
qui la pratiquent ſi dignement dans les
Armées de* VOTRE MAJESTÉ. *Trop
heureux que mon foible talent m'ait
procuré cette occaſion de marquer encore
le zele ardent & le profond reſpeᘔt avec
lequel je ſuis,*

SIRE,

DE VOTRE MAJESTÉ,

Le très-humble, très-obéiſſant
& très-fidele Serviteur & Sujet,
DIONIS.

# *PRÉFACE.*

Tous les Philosophes conviennent de l'importance de la Physique, qui pour nous instruire de l'Histoire Naturelle, ne se contente pas de monter jusqu'aux Cieux, d'examiner ce qui se passe dans les airs, de descendre dans le fond des mers & de fouiller dans les entrailles de la terre; mais qui, pénétrant dans chaque être en particulier, nous fait connoître tout ce qui compose & fait l'ornement de l'Univers.

La Physique ne pourroit pas développer les ressorts qui font agir tous les corps que nous voyons, sans le secours de l'Anatomie; c'est par son moyen que, disséquant & séparant jusqu'aux moindres particules qui composent un tout, elle découvre tous les secrets de la Nature; & un Cours de Philosophie seroit imparfait, s'il étoit privé des lumieres que lui donnent les Démonstrations Anatomiques.

Si le Philosophe est indispensablement obligé d'avoir recours à l'Anatomie pour découvrir l'intérieur de chaque Etre, que ne doit pas faire le Chirurgien qui a pour objet le corps humain, l'ouvrage le plus parfait qui foit forti des mains du Créateur ?

Le premier contente fa curiofité, en augmentant fes connoiffances par celles que l'Anatomie lui donne ; mais l'autre ayant à travailler fur l'homme, ne doit pas ignorer un feul des refforts qui le font mouvoir, s'il veut être bon Chirurgien.

Il faut donc que la connoiffance du fujet précede celle des Opérations qu'il doit y faire ; c'eft par cette raifon que chaque hiver, au Jardin Royal, on commence par l'Anatomie fur le premier cadavre qui fe préfente, & qu'enfuite fur un autre on fait toutes les Opérations de Chirurgie ; & c'eft cette même raifon qui m'a engagé de donner au Public *l'Anatomie de l'Homme* avant ce *Cours d'Opérations* que je lui donne aujourd'hui.

Le Roi, mieux informé qu'aucun de fon Royaume de tout ce qui peut contribuer au bien de fes fujets, ordonna, par une Déclaration particuliere qu'il fit vérifier & enregiftrer en fa préfence dans le mois de Mars 1673, que les démonftrations de l'Anatomie & des Opérations de Chirurgie fe feroient toutes les années dans fon Jardin Royal, à portes ouvertes & gratuitement, afin de faciliter aux Étudians en Chirurgie les moyens de fe perfectionner dans un Art qu'il a toujours regardé comme un des plus néceffaires dans un État.

J'appelle la Chirurgie un Art, pour me

renfermer dans fon étymologie, qui eft dé-
rivée de deux dictions grecques, de χεὶρ, qui
fignifie main, & d'ἔργον, qui veut dire Opération, de maniere que Chirurgien & Opérateur manuel font deux mots fynonymes,
qui font communs à tous ceux qui travaillent
de la main. Quoique le Chirurgien, par
cette étymologie, femble être confondu avec
tous les autres artifans, c'eft d'elle néanmoins
qu'il tire toute fa gloire, puifqu'elle le diftingue & le met au deffus de tous les autres.
Les Anciens, qui ont donné la dénomination
à tous les Arts, ont nommé Peintre celui
qui fait les tableaux, Sculpteur celui qui fait
les figures, &c.; mais ils ont laiffé par excel-
lence le nom de Chirurgien à celui qui, tra-
vaillant fur le corps humain, avoit pour objet
le plus noble de tous les Etres.

Ce feroit pourtant avec quelque juftice
qu'on pourroit qualifier la Chirurgie de
Science, contre l'opinion de quelques-uns
qui la traitent d'Art fimplement mécanique.
Il eft vrai qu'elle opere de la main; mais
comme elle n'exécute que ce que l'entendement lui dicte, elle ne mérite pas moins
le nom de Science, que les Mathématiques
qui tracent fur le papier, avec la regle & le
compas, les figures & les démonftrations
que l'efprit imagine; ces deux Sciences ont
également des inftrumens qui leur font propres; & comme l'ufage de ceux-là n'appartient qu'au Mathématicien, l'ufage du fcalpel

& de la lancette eſt propre au Chirurgien ; car la ſéparation de la Théorie d'avec la Pratique, eſt également impoſſible dans l'une & l'autre de ces Sciences ; & comme on eſtimeroit ignorant un Mathématicien qui ne pourroit pas former ſes figures ni faire ſes démonſtrations, on doit croire celui-là incapable de ſoulager autrui, qui auroit beſoin du ſecours d'une main étrangere pour guérir des maux qu'il ſe vanteroit d'avoir découverts. On peut non ſeulement mettre la Chirurgie au rang des Sciences, mais encore on doit la regarder comme la plus noble, la plus certaine & la plus néceſſaire de toutes, puiſque ce qui fait la nobleſſe d'une Science, c'eſt la dignité de ſon objet.

La Chirurgie a pour objet le même que Dieu a eu pour celui de ſa toute-puiſſance, ſur lequel il a bien voulu travailler de la main ; car, pour former tous les autres, l'Ecriture nous apprend qu'il a ſeulement parlé, & ils ont été faits ; & lorſque cette Science commande quelque choſe à pratiquer par la ſuite des conſéquences qu'elle tire de ſes principes, c'eſt ſur ce même corps qu'elle opere. Eſt-il rien de plus glorieux pour le Chirurgien, que de dire que Dieu, après avoir fait l'homme, & avoir donné à toutes les parties de ſon corps la forme & la figure convenables aux actions auxquelles elles étoient deſtinées, il l'abandonne entre les mains du Chirurgien pour avoir ſoin de ſa conſervation, & le maintenir dans cette conformation de toutes les parties qu'il a reçues du Créateur? Dieu l'a pratiquée étant ſur la terre, exèrçant en toutes occaſions cette Chirurgie parfaite en toutes ſes parties, qui, en même temps qu'elle connoît le mal, y porte la main & le remede pour la guérir; & les Apôtres, ſucceſſeurs de ſa charité auſſi bien que de ſon pouvoir, ne dédaignoient pas d'appliquer leurs mains ſur les infirmités des malades; & par ces ſecours charitables ils convertiſſoient une infinité de peuples qui, leur voyant faire des cures extraordinaires, ſe laiſſoient convaincre des vérités qu'ils enſeignoient. Les Rois & les Princes faiſoient autrefois leur principale occupation de panſer les malades qui imploroient leur ſecours, ne trouvant pas qu'il fût au deſſous de leur dignité d'appliquer leurs mains royales pour guérir & ſoulager le même ſujet que Dieu avoit formé de ſes mains divines; & ſans chercher des exemples dans l'Antiquité, nous avons vu le Roi faire préparer en ſa préſence & diſtribuer charitablement à tous ceux qui lui en demandoient, un remede qu'il avoit reçu du Prieur de Cabrieres. Ainſi de tous les temps la Chirurgie a été regardée comme très-digne d'être pratiquée par les plus Grands de la Terre.

La certitude de la Chirurgie eſt manifeſtement prouvée par les effets merveilleux qu'elle produit : en abattant les cataractes, elle rend la vue aux malades fur l'heure même ; en vidant la poitrine par le moyen de l'empyême, elle fait parler les muets ; & faifant les réductions des luxations de la jambe & du pied, elle fait marcher les boiteux. Enfin, rien n'eft plus fûr que ce qu'elle fait, en ajoutant au corps ce qui lui manque, en retranchant ce qu'il a de fuperflu, & en le confervant dans cette perfection que lui a donnée l'Auteur de la Nature ; & quoique toutes ces Opérations nous paroiffent des miracles, parce qu'elles guériffent l'homme dans un moment, ce ne font néanmoins que les effets ordinaires de la Chirurgie, dont la certitude ne peut être affez admirée.

Pour fe laiffer convaincre de la néceffité abfolue de la Chirurgie, il n'y a qu'à faire réflexion que toutes les autres Sciences & tous les autres Arts ne font néceffaires à l'homme que pour vivre commodément ; mais que la Chirurgie lui eft néceffaire pour vivre abfolument, puifque dès le moment de fa naiffance il implore fon fecours pour lui faire une ligature à l'ombilic, ou pour lui couper fous la langue le filet que fouvent il apporte en naiffant, fans quoi il périroit auffi-tôt qu'il a vu le jour. On peut ajouter que fans cette Science la terre feroit prefque toute dépeuplée, parce qu'il est peu de personnes à qui, dans le cours de sa vie, on n'ait fait quelque Opération qui l'ait empêché de mourir. Si on ne panse pas un coup d'épée ou de mousquet au travers du corps, si on ne trépane pas quand on a le crâne fracturé, si on ne fait pas l'opération du bubonocele dans un étranglement du boyau, on meurt infailliblement; & par conséquent il faut convenir de la nécessité de la Chirurgie, qui enleve tous les jours plusieurs personnes du tombeau, qui y descendroient sans elle. Combien dans les Armées a-t-elle guéri de blessés? combien de grands Capitaines seroient péris par des plaies épouvantables, si elle ne les avoit pas secourus? C'est dans les Armées, c'est dans les siéges que la Chirurgie triomphe; c'est là que tout reconnoît son empire & sa nécessité, c'est là que les effets & non pas les paroles font son éloge. On entend les uns qui, faisant le récit de leurs blessures, publient lui être redevables de la vie : on voit les autres qui, par la confiance qu'ils ont dans la Chirurgie, exposent encore leur vie avec plus de générosité pour le service du Prince, persuadés avec justice qu'ils trouveront chez elle tous les secours qu'ils en attendent.

Ce sont les Opérations qui, en produisant des effets si surprenans, rendent la Chirurgie si recommandable : c'est pourquoi celui qui s'engage dans cette profeſſion, ne doit rien négliger pour s'en inſtruire & s'y perfectionner. Paris lui en fournit les moyens mieux qu'aucune Ville de l'Europe ; il s'y fait des démonſtrations publiques en trois endroits différens, au Jardin Royal, à l'Ecole de Médecine, & à Saint-Côme, qui toutes étant faites par des Maîtres Chirurgiens Jurés de Paris, s'y démontrent avec la derniere exactitude.

J'ai fait pendant huit années celles du Jardin Royal, où le concours des Etudians étoit ſi grand, que la plus grande ſalle deſtinée à ces Démonſtrations n'en pouvoit pas tenir la moitié ; c'eſt ce qui nous obligea de faire des billets cachetés que nous diſtribuyons aux Garçons Chirurgiens qui ſervoient les Maîtres, qui ſeuls y pouvoient entrer, & cela pour éviter la confuſion, par l'excluſion de ceux qui étoient en boutique chez les Barbiers, & de ceux que la ſeule curioſité pouvoit y attirer.

C'eſt ce même Cours d'Opérations que j'ai démontrées tant de fois au Jardin Royal, que je rends public aujourd'hui, dans l'eſpérance qu'il ne ſera pas ſeulement utile à ceux qui par l'éloignement des lieux ou par leur ſéjour dans les Provinces, n'ont pas pu y aſſiſter, mais encore à ceux de Paris, qui, ayant quelques-unes de ces Opérations à faire, en le liſant y trouveront ce qui ſera échappé de leur mémoire.

Si ce Cours d'Opérations eſt reçu favorablement des Etudians, & ſi les connoiſſeurs
le jugent digne de leur approbation, c'eſt
à la Chirurgie de Saint - Côme que tout
le mérite en eſt dû. Je n'ai fait que répéter
les inſtructions que j'ai puiſées dans cette
Ecole célebre, en me faiſant paſſer Maître.
Les quatre Prévôts qui ſont chargés de faire
faire à l'Aſpirant toutes les Opérations ſur
le ſujet pendant la ſemaine Anatomique, ne
laiſſant paſſer aucune circonſtance eſſentielle,
s'il s'en acquitte bien, ils lui font rendre
raiſon pourquoi il les fait ainſi, & s'il manque en quelque choſe, ils le redreſſent &
le lui apprennent; de ſorte que celui qui a
fait le chef - d'œuvre à Paris, ſe peut dire
ſans conteſtation Chirurgien de la bonne
roche.

M. Felix le pere, dans le deſſein de mettre
un jour ſon fils à ſa place, voulut qu'il fût
Maître; il lui fit faire le chef-d'œuvre avec
toute la ſévérité qu'il demande. M. Mareſ-
chal, qui remplit la même charge de premier Chirurgien du Roi, a voulu que ſon
fils ſuivît cet exemple; il en a fait tous les
actes avec la même exactitude que font tous
les autres. Pour moi qui ai deux fils qui ont
voulu embraſſer cette Profeſſion, dont un
a été Chirurgien ordinaire de Madame la
Ducheſſe de Bourgogne, & l'autre Chirurgien Major de l'Armée du Roi en Eſpagne,

je les ai mis sur les bancs aussi-tôt qu'ils se sont déterminés à être Chirurgiens; ils ont fait les vingt-cinq actes du chef-d'œuvre avec la derniere rigueur, & dans cette Compagnie, ils ont puisé les lumieres qu'on ne trouve point ailleurs. Dieu veuille que les aggrégations, les associations, les légers examens qui y en ont incorporé plusieurs qui ne se sentoient pas assez forts pour y entrer par la voie du chef-d'œuvre, ne diminuent rien de son ancienne splendeur, ne la fassent point relâcher de la régularité dans ses actes, en prodiguant la qualité de Maître à des sujets indignes de la porter, & qu'enfin on continue de dire comme autrefois, que l'Ecole de Chirurgie de Paris est la premiere du monde !

Ces Opérations ayant été démontrées dans une des salles du Jardin Royal, où on avoit fait une espece d'Amphithéatre en attendant que le Roi en eût fait faire un autre plus superbe & digne de sa grandeur, comme il a été exécuté par la suite, j'ai fait graver la maison du Jardin Royal, que j'ai mise à la tête de ce Livre, & en même temps le dedans de l'Amphithéatre de Saint-Côme que vous voyez au commencement de la premiere Démonstration, dans lequel tous les Spectateurs sont assemblés. J'ai pris ce modele comme le plus magnifique de ceux qui sont à Paris, & tel qu'il doit être pour

faire

faire très-commodément des Démonstrations publiques.

J'ai divisé ce *Cours d'Opérations*, comme mon *Anatomie*, en dix journées. La premiere traite en général des Opérations & des futures; la seconde, des Opérations qui se pratiquent sur le bas-ventre; la troisieme, de celles qui se font sur la vessie, la verge & la matrice; la quatrieme, de celles que demandent les aines, le scrotum & l'anus; la cinquieme, de celles de la poitrine & du cou; la sixieme, de celles qui se font à la tête & aux yeux; la septieme, de celles qui se rapportent à toutes les parties du visage; la huitieme, de celles qu'on fait aux extrémités supérieures; la neuvieme, de celles qui se font sur les extrémités inférieures; enfin la dixieme & derniere, de celles qu'on peut pratiquer sur toutes les parties du corps. J'ai cru cet ordre moins embarrassant pour les Etudians, que si je les avois mises confusément comme nous les voyons dans les Auteurs.

J'ai mis à la tête de chaque Opération une planche qui représente l'appareil tel que le Chirurgien le doit préparer avant que de faire son opération : à celles qui sont légeres, & qui ne demandent point d'appareil, je n'y en ai point mis; & à celles où il n'en faut pas un considérable, j'en ai fait graver plusieurs sur une même planche. Le nombre des figures est de plus de soixante, ce qui fait voir que je ne les ai pas épargnées, que j'y en ai mis autant que j'ai jugé qu'il en étoit néceſſaire pour l'inſtruction, & pour la perfection de cet Ouvrage.

Il y a des lettres alphabétiques diſperſées dans le cours de chaque Opération, qui ont rapport avec celles qui ſont gravées dans la planche ; de ſorte que celui qui voudra s'inſtruire de la maniere de la faire, trouvera marqué par A le premier inſtrument dont il doit ſe ſervir, & continuant par ordre, il finira par l'inſtrument ou le bandage marqué par la derniere lettre qui ſera gravée dans la planche.

Ceux qui voudront voir un plus grand nombre d'inſtrumens, je les renvoie au Livre qui a pour titre : *l'Arſenal de Chirurgie de Scultet*, fameux Chirurgien d'Ulm. Cet Ouvrage a été imprimé en latin à Francfort, il y a plus de ſoixante ans, & depuis peu il a été mis en françois, & imprimé à Lyon. Ce Livre reſſemble aſſez à un Arſenal où l'on voit quantité d'armes antiques, capables ſeulement de contenter la curioſité, mais qui ne ſont d'aucun uſage à préſent.

J'ai évité, autant que j'ai pu, les noms rudes & barbares que les Grecs ont donnés aux maladies & aux Opérations qu'elles requierent ; j'ai tâché de parler françois, & d'en diſcourir ſous les noms les plus uſités dans notre Langue.

Je commence néanmoins par expliquer

leur étymologie, afin que le jeune Chirurgien sache d'où sont dérivés des mots si difficiles à retenir ; je continue par la définition, les différences, les causes & les signes de chaque maladie. Je prescris les remedes convenables pour en obtenir la curation ; & si la maladie ne cede point à ces remedes, & qu'il en faille venir à l'Opération, je marque ce qu'il faut faire devant, durant & après l'Opération, & comment il faut se conduire dans le pansement ; de sorte qu'il ne tient pas à moi si on n'obtient pas la fin qu'on se propose, qui est la parfaite guérison.

Je fais plusieurs remarques, & je rapporte souvent des faits historiques qui doivent encourager le Chirurgien à entreprendre les Opérations. Depuis plus de cinquante ans que je pratique la Chirurgie à la Ville & à la Cour, j'ai tant trouvé d'occasions de l'exercer, que tout ce que j'avance est fondé sur ma propre expérience ; c'est pourquoi on peut m'en croire, & d'autant plus que je ne cite rien ou très-peu de choses sur la bonne foi d'autrui.

Les portraits que je fais de plusieurs gens qui ont monté sur la scene pour jouer des rôles différens dans la Médecine & dans la Chirurgie, sont tirés au naturel ; on peut y ajouter toute la foi possible, puisque j'en ai connu les originaux, & que dans les Histoires que j'en fais, je parle avec ma sincérité ordinaire. Je ne les rapporte que dans la vûe de rendre fervice au Public, afin qu'il évite de fe livrer entre les mains de ces fortes de gens qui promettent infiniment plus qu'ils ne peuvent tenir, & de ceux qui, n'ayant qu'un remede, le donnent tête baiffée à tous ceux qui fe préfentent. S'il y a quelqu'un qui s'en trouve offenfé, ou par lui-même, ou par fes amis, je lui déclare que mon deffein n'eft point d'infulter perfonne fur fa vie, fes mœurs & fa probité; que je n'attaque que ceux qui prennent impunément la qualité de Médecins ou de Chirurgiens, parce qu'ils auront quelque légere teinture de l'une ou de l'autre de ces deux Sciences. Je ne blâme point ceux qui charitablemenr diftribuent des remedes aux pauvres qui leur en demandent; je fais qu'il y a quantité de perfonnes qui en donnent, dans l'intention de foulager les malades, & fans aucun intérêt; & je fais auffi qu'on peut être fort charitable & zélé pour le prochain, & en même temps ignorant Médecin & dangereux Chirurgien.

Enfin, pour remédier aux abus, ou plutôt pour éviter les inconvéniens qui arrivent quelquefois dans l'exercice de deux profeffions fi néceffaires à la confervation de la vie des hommes, il femble qu'on ne peut rien ajouter de mieux à la difcipline qui s'obferve aujourd'hui, que les anciens Réglemens des Ecoles de Médecine & de Chirurgie de Paris : en effet, on ne voit rien qui ne foit ſagement établi pour porter les Eleves à la perfection de leur Art, par rapport à la ſaine Doctrine qu'on y apprend. Les nouvelles inſtitutions qui y ont été faites, en doivent encore beaucoup augmenter la réputation & l'eſtime chez les Etrangers. M. Fagon, non content des ſoins qu'il prend à avancer la Botanique, la Chimie & la Chirurgie, par le choix qu'il fait ou qu'il approuve des Profeſſeurs les plus capables dans ces trois parties de la Médecine, & par les ſecours qu'elles reçoivent de ſon grand crédit auprès du Prince, a pourvu depuis peu d'années le Jardin Royal d'un Cabinet des plus rares de l'Europe, en tout ce qui regarde les choſes naturelles, afin que, dans le temps des exercices de ce lieu, les Phyſiciens de tout le Royaume & des autres pays les plus éloignés y puiſſent venir s'inſtruire de la nature & des propriétés de tous les mixtes qu'on y expoſe à leurs yeux, & dont on leur rapporte l'Hiſtoire la plus certaine; pendant que d'un autre côté quelques-uns des plus illuſtres de notre Compagnie ont fondé des Leçons publiques, où nos jeunes Maîtres donnent tour à tour des preuves de leur capacité dans les Démonſtrations & les explications qu'on les engage de faire de l'Anatomie, des Opérations, de l'uſage mécanique des os & de leurs maladies, en même temps que M. le premier Chirurgien nous anime tous par le zele qu'il témoigne tant à maintenir nos droits,

qu'à placer dans des poftes avantageux qu'il
a à fa nomination les perfonnes en qui il remarque un vrai mérite, & par les exemples
finguliers qu'il nous donne fi fréquemment
de la plus ingénieufe & de la plus heureufe
pratique.

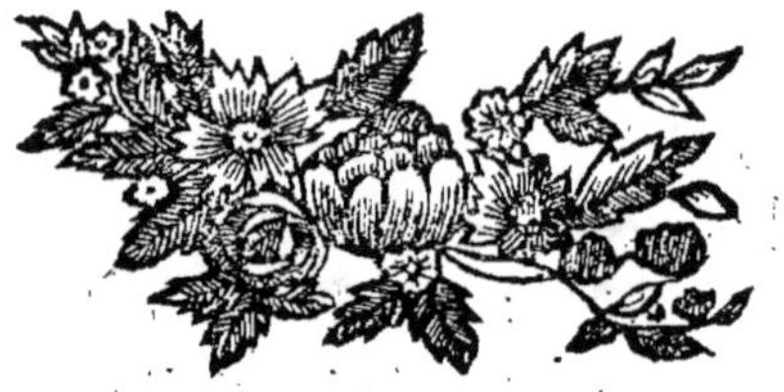

# AVIS

## DE L'AUTEUR

### DES

# REMARQUES.

IL n'eſt pas néceſſaire de relever ici par un long éloge le COURS D'OPÉRATIONS DE CHIRURGIE, dont on donne une nouvelle Edition. Il ſuffit de dire que c'eſt l'Ouvrage d'un des plus grands Maîtres de l'Art, & un Ouvrage digne de la réputation de ſon Auteur; que c'eſt un de ces Livres excellens auxquels le Public a toujours rendu juſtice, & dont le mérite a trouvé autant de ſuffrages dans les pays étrangers que dans le lieu de leur naiſſance.

Je me contenterai donc d'expoſer en peu de mots ce que je me ſuis propoſé en compoſant les Remarques dont j'ai augmenté la troiſieme, la quatrieme, la cinquieme, la ſixieme, la ſeptieme & cette huitieme Edition.

Mon but a été, 1°. d'éclaircir certains endroits que les Etudians n'auroient peut-être pas bien entendus; 2°. de décrire plus au long quelques Opérations dont j'ai cru qu'un détail plus exact feroit plaiſir; 3°. enfin, d'ajouter les découvertes qu'on a faites dans la Chirurgie, depuis que l'Auteur a donné ſon Livre au Public.

Si je m'étois borné à expliquer les endroits du Texte où il ſe rencontre quelque difficulté, le nombre de mes Remarques auroit été fort petit, car l'Auteur s'explique preſque toujours avec une clarté qui ne laiſſe rien à déſirer. Mais, comme ſon Livre n'eſt autre choſe que le Recueil de dix Dé-

monſtrations qu'il a faites au Jardin du Roi, &
qu'apparemment les bornes du temps l'ont empêché de les étendre autant qu'il auroit été à
ſouhaiter, j'ai cru rendre ſervice aux jeunes Chirurgiens en leur expoſant avec plus d'étendue quelques Opérations importantes. C'eſt la matiere de
pluſieurs de mes Remarques, longues à la vérité,
mais que je n'aurois pu abréger ſans en retrancher
beaucoup de choſes fort utiles, & que les Etudians
n'auroient trouvées qu'avec beaucoup de peine &
de temps dans un grand nombre d'Auteurs, dont
la plupart leur ſont inconnus. Ainſi j'eſpere qu'on
ne me ſaura pas mauvais gré de leur longueur.

   Je me flatte qu'on recevra encore mieux celles où
je rapporte les découvertes qu'on a faites depuis la
mort de l'Auteur. Les Arts ſe perfectionnent tous
les jours, & la Chirurgie eſt un de ceux dont les
progrès ſont actuellement plus ſenſibles. Aucun
ſiécle n'a été plus fécond en Praticiens ſtudieux &
habiles. Depuis le temps que M. Dionis a donné ſon
Ouvrage au Public, on a trouvé pluſieurs manieres
d'opérer plus ſimples, plus ſûres & moins cruelles
que celles qui étoient alors en uſage ; on a inventé
pluſieurs inſtrumens, & l'on a fait des obſervations
qui ont déſabuſé de quelques erreurs qu'un reſpect
trop aveugle pour les Anciens & que la pratique
ordinaire avoit accréditées. Auſſi, ceux qui depuis
notre Auteur ont traité des Opérations, ont-ils
répandu de nouvelles lumieres ſur cette matiere.

   Cette réflexion auroit pu faire regarder le Livre
de M. Dionis comme un Ouvrage incomplet. Il eſt
vrai que l'Auteur donne non ſeulement la deſcription des Opérations & des Inſtrumens, mais encore
une idée des maladies chirurgicales, & le détail des
appareils & des traitemens qui conviennent après
chaque Opération ; ce qu'on ne trouve pas, du moins
avec la même étendue, dans aucun autre Traité ſur
cette matiere. Mais, comme depuis la mort de l'Auteur (arrivée en 1718) on a fait beaucoup de décou-

vertes, il faudroit, en reconnoiffant la bonté de cet Ouvrage, convenir qu'il y manqueroit bien des chofes importantes.

Pour remédier à ce défaut, qui, fans ternir la gloire de l'Auteur, fait honneur à l'application & à la fagacité des Praticiens de nos jours, j'ai fait un nombre confidérable de Remarques qui renferment les nouvelles découvertes, & qui ferviront par con-féquent de fupplément.

C'eft avec confiance que je donne au Public cette addition, parce que je ne l'ai point tirée de mon propre fonds, mais de la lecture des meilleurs Au-teurs, des leçons & de la converfation des plus grands Maîtres de nos jours. J'avoue que c'eft à leurs dépens que j'ai enrichi ce Livre d'une infinité d'obfervations utiles & curieufes, & que c'eft par leurs travaux que je me fuis trouvé en état de donner une Edition de ce Cours d'Opérations, beaucoup plus complette que les précédentes.

Cette huitieme Edition a plufieurs avantages fur les autres *. J'y ai ajouté plufieurs nouvelles Re-marques que j'ai jointes aux anciennes, & j'ai mis les unes & les autres au bas des pages auxquelles elles ont rapport, au lieu que dans les autres Edi-tions (la feptieme exceptée) elles ne fe trouvoient qu'à la fin de l'Ouvrage, ce qui étoit incommode. J'ai fait graver quatre planches des inftrumens dont je parle. Comme la premiere des planches que l'Auteur a données n'étoit pas affez diftincte, j'ai cru devoir lui en fubftituer une où les inftrumens fuffent gravés avec plus de foin; j'y ai ajouté les pincettes à anneaux, indiquées dans une de mes Re-marques par la lettre *G*.

* Un de ces avantages eft d'être infiniment plus correcte que les trois ou quatre précédentes. On eft redevable de cette correction, à la peine qu'une perfonne de l'Art a bien voulu prendre de lire les épreuves avec le plus grand foin, après avoir conféré le Texte fur la premiere Edition donnée par M. Dionis lui-même en 1707, & fur celle de 1736 qui eft la plus eftimée.

*Noms des Auteurs cités dans les Remarques.*

| | |
|---|---|
| Albinus. | Lecat. |
| Antoine Maître-Jean. | La Motte. |
| Arnaud. | Littre. |
| Arnaud de Ronfil. | Lafnier. |
| Ariftote. | Morand. |
| Barbette. | Marchettis. |
| Bellofte. | Manne. |
| Berengarius. | Meuriffe. |
| Briffeau. | Meekren. |
| Boudou. | Munnick. |
| Bienaife. | Muys. |
| Caumont. | Mery. |
| Chefelden. | Manget. |
| Colot. | Mézeray. |
| *Commercium Litterarium*, &c. | Mercure de France. |
| Cortefius Johan. Baptifta. | Michel. |
| Dargeat. | Nuck. |
| Denis. | Peyer. |
| Duverney. | Paré, Ambroife. |
| Defprés. | Petit. |
| Ephémérides d'Allemagne. | Perchet. |
| Foubert. | Rulleau. |
| Fabricius ab Aquapendente. | Ramdorhé. |
| Fabricius Hildanus. | Rouhault. |
| Frere Jacques. | Rau. |
| Gerard. | Ruyfch. |
| Granier. | Saviart. |
| Gaffendi. | Sennert. |
| Galien. | Sabourin. |
| Garengeot. | Stahl. |
| Guerin. | Tollet. |
| Goulard. | Thibault. |
| Habicot. | Taliacot. |
| Hiftoire de l'Ac. des Sciences. | Tulpius. |
| Joubert. | Vacher. |
| Jonnot. | Verduin. |
| Journal des Savans. | Virgili. |
| Juncker. | Verdier. |
| La Peyronnie. | Verduc. |
| Ledran. | Wertembergius. |
| La Haye. | Winflow. |

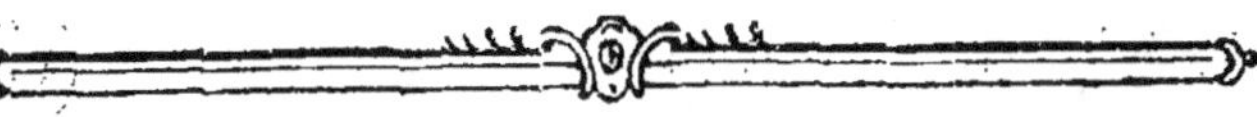

# TABLE

## D E S

## TITRES ET SECTIONS

## D E   C E   L I V R E ,

*Contenant dix Démonstrations.*

### PREMIERE DÉMONSTRATION,

Enseignant les choses nécessaires pour pratiquer
les Opérations.



### SECONDE DÉMONSTRATION,

Concernant les Opérations qui se font sur le
ventre inférieur.

## QUATRIEME DÉMONSTRATION,

Traitant des Opérations qui fe font aux aines,
au fcrotum & à l'anus.



## CINQUIEME DÉMONSTRATION,

Contenant les Opérations qui fe pratiquent à la
poitrine & au cou.

## SEPTIEME DÉMONSTRATION,

Concernant les Opérations qui fe pratiquent à
toutes les parties du vifage.



## HUITIEME DÉMONSTRATION,

Expliquant les Opérations qu'on fait aux extrémités fupérieures.

## NEUVIEME DÉMONSTRATION,

Traitant des Opérations qui se font sur les extrémités inférieures.



## DIXIEME
## ET DERNIERE DÉMONSTRATION,

Comprenant les Opérations qu'on peut pratiquer
sur toutes les parties du corps vivant, ou après
la mort.



Fin de la Table.

COURS

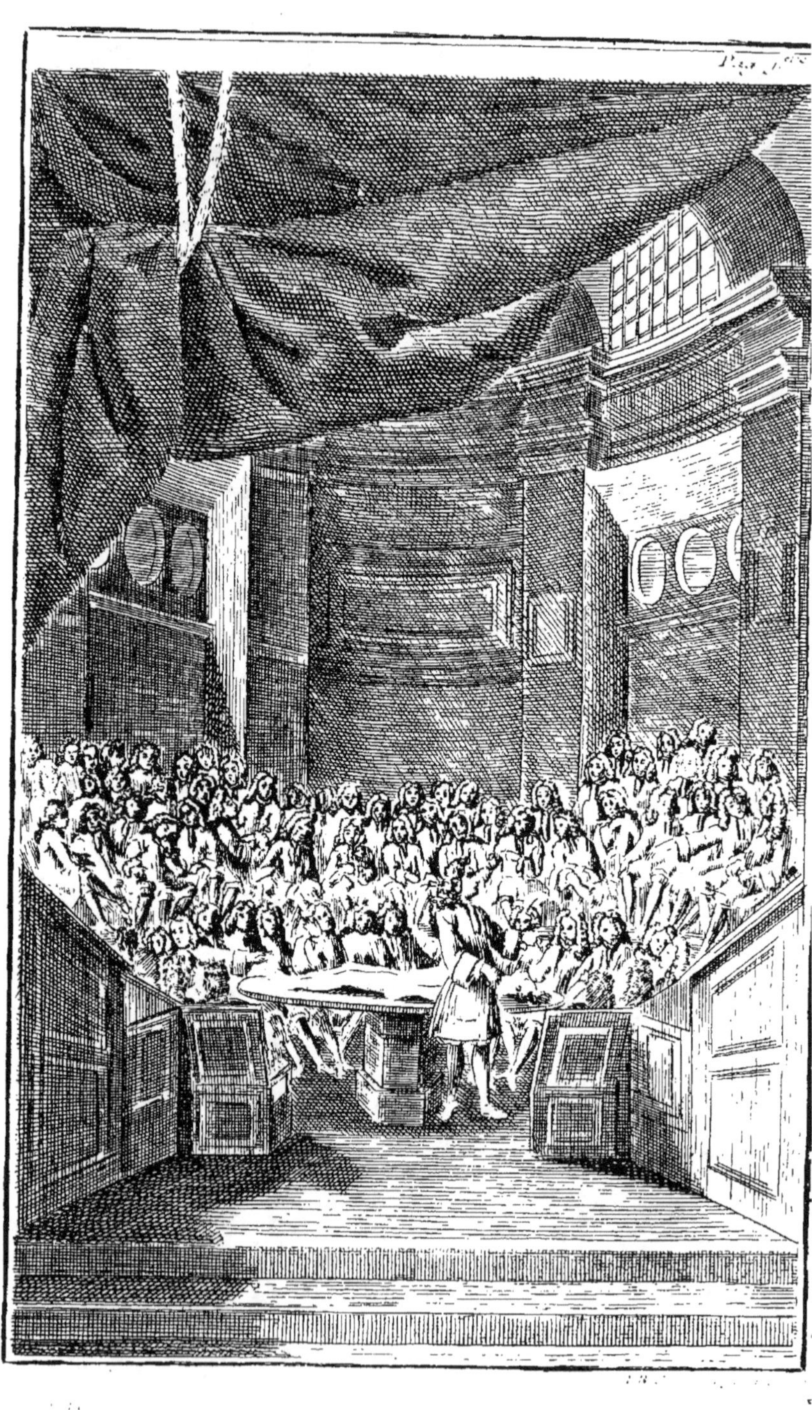

# COURS
# D'OPÉRATIONS
## DE
# CHIRURGIE,
### DÉMONTRÉES
## AU JARDIN DU ROI.

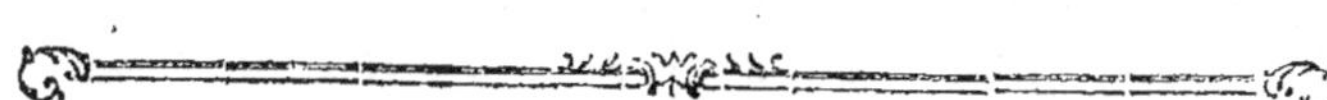

## DES OPÉRATIONS EN GÉNÉRAL.

### PREMIERE DÉMONSTRATION.

Nous voici affemblés, Meffieurs, fuivant la coutume fi fagement établie à la gloire du Prince & à l'avancement de la Chirurgie, pour commencer aujourd'hui, fur le fujet que vous voyez, un Cours d'Opérations, que j'efpere que nous acheverons dans les dix journées qu'on emploie d'ordinaire à cet exercice.

Les démonftrations que nous avons à vous faire, font abfolument néceffaires à ceux qui fe deftinent

A

à la Chirurgie, & qui veulent mériter le nom de Chirurgien; nom autrefois si estimé, que les plus grands Princes mêmes ne dédaignoient pas de le porter, en se faisant appeler du nom de la partie de Chirurgie dans laquelle ils excelloient, comme on peut en juger par l'étymologie de ces noms d'Hercule, d'Esculape, de Machaon, &c. si vantés pour leurs belles cures.

En effet, cette Profession s'occupant toute à la conservation & au rétablissement de la santé de l'homme, le chef-d'œuvre le plus accompli de l'Univers, ne doit-on pas convenir qu'elle est autant au dessus des autres emplois, que son objet est préférable au reste des êtres, & sa fin aux plus grands desseins qu'on se puisse proposer? Pour peu aussi que l'on réfléchisse sur les puissans secours qu'on tire tous les jours de ce grand Art, qui n'agit que sur des principes sûrs & manifestes, on sera bientôt convaincu que rien n'est plus utile dans un Etat que de bons Chirurgiens.

*Portrait d'un bon Chirurgien.* Par de bons Chirurgiens je n'entends pas parler de ceux qui prétendent à cette qualité parce qu'on leur aura appris à faire un emplâtre & une saignée, ni de ceux qui, connoissant leur foiblesse, n'ont osé s'exposer à subir la rigueur du chef-d'œuvre; mais j'entends parler de ceux qui, après une louable éducation, ont été instruits des préceptes de la Chirurgie par de bons Maîtres, qui ont ensuite pratiqué dans les hôpitaux des villes & dans les armées, selon les lumieres & la saine méthode qu'ils ont puisées dans l'Ecole de Saint-Côme, qui est assurément le lieu où se forment les plus habiles Chirurgiens de l'Europe. Je parle enfin de ceux qui ont pour principal but de leurs travaux la gloire de guérir ou de soulager, autant qu'il est possible, généralement toutes les personnes qui ont besoin de leur assistance; & qui, n'étant point avides du gain, courent également chez les pauvres comme chez les riches.

La Chirurgie a été définie diverſement par différens Auteurs ; les uns l'ont honorée du titre de
Science ; les autres ont prétendu qu'elle étoit un
Art ſimplement mécanique ; & d'autres ont ſoutenu
qu'elle étoit Science & Art tout enſemble , & que
ces deux choſes n'en pouvoient être ſéparées ſans
la rendre imparfaite : pour moi qui ſuis du nombre
de ces derniers , je dis que la Chirurgie dans toute
ſon étendue eſt une habitude de l'entendement ,
formée par l'étude & par les réflexions ſur l'expérience , pour connoître les maladies du corps humain ; & en même temps une dextérité acquiſe
par un uſage fréquent & bien ordonné , pour appliquer avec les mains , aidées des inſtrumens , les
remedes aux maladies qui en ont beſoin.

Tous les Anciens ont auſſi diviſé la Chirurgie en
deux parties , ſavoir , en Théorique & en Pratique ;
ils diſent que la premiere eſt une Science qui enſeigne la maniere d'opérer pour la guériſon des
maladies ; & ils veulent que la ſeconde ſoit un Art
qui guérit effectivement par l'opération de la main
adroitement dirigée. Il y a des Médecins qui ont
ſuivi la même diviſion qu'ils ont exprimée en des
termes différens , partageant toute la Chirurgie en
Chirurgie médicale & raiſonnée , & en Chirurgie
manuelle & opérative. C'eſt en conſéquence de
cette diſtinction qu'ils établiſſent deux ſortes de
Chirurgie , qui peuvent être poſſédées ſéparément
par différentes perſonnes , prétendant que la premiere eſt le partage des Médecins , & que la ſeconde appartient aux Chirurgiens.

Mais il faut demeurer d'accord qu'un Chirurgien
qui n'auroit que cette Chirurgie pratique , manuelle
& opérative pour ſon partage , ſeroit un Chirurgien
qui courroit ſouvent riſque de tuer ou d'eſtropier
ſes malades , quand il n'auroit pas de Médecin pour
le conduire ; & même en la préſence du Médecin ,
ne ſeroit-il pas encore en danger de faire des fautes ,

Définition de la Chirur- gie.

Diviſion de la Chirurgie.

A ij

si sa tête n'étoit la conductrice de sa main ? En effet, pour marcher sûrement, il faut avoir des yeux clair-voyans & des jambes souples & agiles ; l'un sans l'autre est insuffisant. Un aveugle, par exemple, qui aura de bonnes jambes, & qui sera mené par un conducteur éclairé & fidéle, ne laisseroit pas de trembler en marchant, parce que la lumiere sera séparée de la puissance qui le fait marcher : de même, quelque expérience qu'un Chirurgien puisse avoir, s'il n'a pas la connoissance qui le doit régler dans son ouvrage, il travaillera en aveugle ; & s'il n'est pas bon Théoricien, il ne sera jamais Praticien habile.

La Théorie est inséparable de la Pratique.

Il faut donc que le Chirurgien possede l'une & l'autre de ces deux parties de la Chirurgie. La premiere s'acquiert par la connoissance des maladies qui arrivent à l'homme, & la seconde par l'habitude que l'on contracte à bien exécuter toutes les opéra-tions qu'elles peuvent demander pour être guéries. Celle-là a été renfermée par le fameux Guidon dans six Traités, dont le premier parle des tumeurs, le second des plaies, le troisieme des ulceres, le quatrieme des fractures, le cinquieme des luxations, & le sixieme des maladies qui ne sont point comprises dans les cinq Traités precedens, comme la teigne, la goutte, la vérole, la peste, & beaucoup d'autres dont l'intelligence, aussi bien que de celles que je viens de rapporter, fait ce qu'on appelle *la Théorie Chirurgicale*, sur laquelle doit être fondée la se-conde partie qu'on nomme la *Pratique*.

Je suppose donc que tous ceux qui sont ici pré-sens, ont déja ces premieres connoissances de la Chirurgie ; & je me borne dans ce Cours à ne vous entretenir que de ce que chacun entend par les Opérations Chirurgicales, que je prétends vous dé-montrer toutes, & qui rempliront abondamment tout le temps qu'on a coutume de donner à ces Leçons publiques.

Tout le monde fait l'obligation indifpenfable dans laquelle eft le Chirurgien, d'être informé de l'Anatomie avant que d'entreprendre de connoître les maux auxquels nous fommes affujettis, & de fe hafarder de faire aucune opération. La connoif-fance de la ftructure de nos corps eft la bafe & le plus ferme appui de la Chirurgie; auffi lui a-t-on donné le premier rang entre toutes les Sciences qui forment un habile Chirurgien. C'eft pourquoi nous commençons toutes les années nos inftruc-tions par les Démonftrations Anatomiques, afin de difpofer nos Auditeurs à affifter avec fruit aux Opérations de Chirurgie qu'on démontre dans la fuite.

*(Pour être bon Chirurgien, il faut être Anatomifte.)*

On doit entendre par Opérations de Chirurgie, une prudente & méthodique application de la main fur le corps de l'homme, pour lui conferver ou lui rendre la fanté.

Toutes les opérations de la Chirurgie fe rédui-fent fous quatre efpeces, dont la premiere rejoint ce qui a été féparé, & fe nomme *Synthefe*; la fe-conde divife les parties dont l'union eft contraire à la fanté, & celle-là s'appelle *Diérefe*; la troifieme, qu'on a comprife par le mot *Exérefe*, ôte ce qui eft étranger; & la quatrieme, qu'on appelle *Pro-thefe*, ajoute ce qui y manque.

*(Quatre fortes d'opérations.)*

La Synthefe eft une opération qui réunit & remet avec adreffe les parties de notre corps divifées ou déplacées contre le cours ordinaire de la nature. Elle eft de deux fortes, ou commune ou particuliere. La premiere fert à toutes les opérations; c'eft à celle-là qu'on rapporte l'application des attelles, des compreffes, des bandages, la bonne fituation de la partie malade, & généralement tous les inftrumens & toutes les manieres qui peuvent contribuer à réta-blir ou raffermir les parties chacune en fon lieu. La feconde s'exerce, tant fur les parties molles que fur les parties dures. Celle des parties molles fe fait

*(Ce que c'eft que Synthefe.)*

en deux manieres, savoir ; sans division, & alors elle s'appelle *Taxis*, c'est-à-dire, arrangement ; ou bien avec division, & on la nomme *Raphe* ou *Suture*. Celle des parties dures a aussi deux especes, puisqu'elle s'applique à rassembler les os rompus, & à replacer les os luxés ou disloqués (*a*). Cette opération a la prééminence sur les autres, parce qu'outre qu'elle est la plus nécessaire, elle use encore des moyens les plus simples pour restituer au corps humain cette intégrité des parties qu'il a reçue de l'Auteur de la Nature.

*Définition de la Diérese.*

La Diérese est une opération qui divise & sépare les parties dont l'union & la continuité est un obstacle à la guérison, ou qui sont jointes & collées ensemble contre l'ordre naturel. Cette opération se pratique en quatre manieres, savoir ; en entamant, en piquant, en arrachant, & en brûlant. Ces quatre especes de divisions conviennent également aux parties molles & aux parties dures ; & cela s'exécute en tant de différentes circonstances, que la subdivision que je vous en ferois vous seroit plus ennuyeuse qu'utile, puisque j'espere vous les faire voir toutes dans le cours de ces opérations (*b*).

(*a*) Quelques-uns aiment mieux diviser la Synthese, en Synthese de continuité & en Synthese de contiguité. La Synthese de continuité a pour objet les divisions contre nature, qui sont de deux especes, savoir, les plaies & les fractures. La situation de la partie malade, le bandage, l'agglutination & la suture, sont les moyens que la Chirurgie emploie quelquefois séparément, & quelquefois ensemble. La Synthese de contiguité a pour objet le déplacement des parties, comme les hernies, les luxations, la chute de la matrice, celle du vagin & de l'anus. La premiere réunit ce qui a été divisé ; la seconde remet dans la situation naturelle ce qui a été déplacé.

(*b*) On peut diviser la Diérese en commune & en particuliere. La Diérese commune renferme toutes les opérations où l'on ne divise les parties que pour parvenir à quelque fin ; telle est l'incision que l'on fait pour tirer

L'Exérese eſt une opération qui retranche & tire hors du corps les choſes qui lui ſont ſuperflues, ou nuiſibles & étrangeres. Cette opération ſe fait en deux manieres ; ou par extraction, comme lorſque l'on eſt obligé de tirer des choſes engendrées naturellement dans le corps, & qui pourtant lui ſont devenues étrangeres, comme un enfant mort, ou de l'urine retenue ; ou par détraction, quand on ôte du corps les choſes contre nature qui y ont été introduites du dehors : on en vient à bout, ſoit en faiſant plaie, ſoit ſans faire plaie, comme lorſque les matieres ſe ſont fourrées dans des cavités qui ont des iſſues aſſez larges, telles que celles du nez, des oreilles, &c. Enfin, pour bien exercer ce que l'Exérese demande, il faut examiner, 1°. quelle eſt la partie dont on veut tirer quelque choſe ; 2°. quels ſont les corps étrangers que l'on veut faire ſortir ; & 3°. quels ſont les inſtrumens qu'on y peut employer.



La Protheſe eſt le quatrieme genre d'opération de Chirurgie, par lequel on ajoute au corps quelque inſtrument qui ſupplée à des parties qui lui manquent : ces défauts viennent ou naturellement, comme quand quelque partie manque à un enfant dès ſa premiere formation ; ou par accident, comme quand on a perdu à l'armée un œil, un bras ou une jambe : dans ce cas-là l'on a recours à quelque organe qui répare la partie dont on eſt malheureuſement privé. On tire quatre utilités différentes de la Protheſe. La premiere regarde la néceſſité de quelque action, comme d'ajouter une jambe de bois pour marcher ; la ſeconde eſt pour





les pierres hors de la veſſie ; telle eſt auſſi celle que l'on fait à la poitrine pour évacuer les fluides épanchés ſur le diaphragme, &c. La Diéreſe particuliere a pour but la ſéparation des parties dont l'union eſt contre nature ; elle remédie, par exemple, à l'imperforation de l'anus, à celle du vagin dans les femmes & du gland dans les hommes, &c.

rendre à quelque partie son usage, ou pour en
faciliter l'action, comme quand on applique à la
voûte de l'intérieur de la bouche de ceux qui ont
le palais rongé ou percé, une petite platine d'argent ou de plomb, sans quoi ils ne pourroient
parler que du nez, & n'avaleroient qu'avec peine ;
la troisieme pour l'ornement, comme quand on
enchâsse dans l'orbite un œil de verre peint &
figuré de même que le naturel ; & la quatrieme
pour redresser la mauvaise conformation de quelque partie : c'est dans ce dessein qu'on fait porter
un corset de fer à de jeunes enfans dont l'épine
& les côtes se dejettent & prennent une courbure
vicieuse.

Quel ordre il faut tenir pour démontrer les opérations.

Sous ces quatre especes d'opérations sont comprises toutes celles que j'ai à vous faire voir ; mais
l'on ne convient pas sur l'ordre que l'on doit tenir
pour les démontrer ; les uns, dont Thevenin est du
nombre, veulent que l'on commence par celles qui
appartiennent à la Synthese, que l'on continue par
celles qui regardent la Diérese, ensuite que l'on
vienne à celles qui dépendent de l'Exérese, & que
l'on finisse par celles que la Prothese ordonne de
faire ; les autres, parmi lesquels est Fabricius d'A-
quapendente, font preceder à toutes les autres opérations celles qui se pratiquent sur la tête ; ils passent
après à celles de la poitrine, & descendent à celles
du ventre, pour finir par celles des extrémités ; &
d'autres enfin prétendent que, pour garder le sujet
assez de temps, il faut suivre l'ordre anatomique le
plus usité, & pour cet effet commencer par le bas-
ventre, afin de le vuider incontinent après que l'on
aura achevé les opérations qui se font à cette région,
d'où l'on montera à la poitrine, & de là à la tête,
reservant les extrémités pour les dernieres. Ce sera
aussi cet ordre que nous tiendrons, comme étant & le
plus commode pour la conservation de notre sujet,
& le plus suivi dans les Démonstrations publiques.

De toutes ces opérations, il y en a de douces &
qui font quelquefois fort aifées à faire, comme la
faignée ; d'autres qui ont beaucoup de difficultés &
de danger, comme l'opération du bubonocele ; &
d'autres qui ne fe peuvent faire qu'avec de très-
grandes douleurs, & qui font horreur aux fpectateurs, comme l'amputation d'un bras ou d'une jambe.

De plus, il y a des opérations dont les unes font
abfolument néceffaires à la vie, en forte que l'on
ne peut fe difpenfer de les faire fans expofer le malade à périr, tel eft le trépan ou l'empyeme ; &
d'autres qui ne font néceffaires que pour la commodité de la vie, comme quand on tâche de fermer une
fiftule lacrymale ou d'abattre une cataracte. Enfin,
de ce grand nombre d'opérations que vous voyez
décrites dans les Auteurs, il y en a plufieurs que
l'on a rejetées, parce qu'elles étoient trop cruelles
ou tout-à-fait inutiles, comme ces grandes incifions à la tête, & ces cautérifations du foie, de la
rate & des jointures.

Ce n'eft pas feulement fur le nombre des opérations que nous ne nous accorderons pas avec nos Anciens, nous nous écarterons encore davantage d'eux
par la maniere dont nous apprendrons à faire plufieurs de celles qu'ils nous ont enfeignées. Ils les ont
rapportées comme on les pratiquoit de leur temps,
où l'on connoiffoit très-peu l'économie animale ;
mais aujourd'hui que la Chirurgie a acquis, par les
foins & par le génie d'une infinité d'habiles gens,
plus de lumieres & de politeffe qu'elle n'en a jamais
eu, l'on a féparé ce qu'elle avoit de rude & de barbare, l'on a retranché ces fers ardens & ces inftrumens affreux que les malades, ni même les affiftans, ne pouvoient voir fans trembler ; &, par une
méthode plus douce & plus humaine, l'on guérit
encore plus fûrement les malades que l'on ne faifoit
autrefois avec ces grands préparatifs, capables
d'épouvanter les plus intrépides.

Que les opé-
rations font
néceffaires.

La Chirur-
gie fe prati-
que mieux
que jamais.

Pour bien opérer, il faut le faire avec promptitude & assurance de succès, avec agrément du côté
du malade, & avec dextérité & sûreté de la part de
l'ouvrier. La promptitude s'entend de la diligence
qu'on apporte dans l'opération ou dans la guérison.
La sûreté se connoît quand on sait employer les
moyens que l'Art prescrit pour guérir parfaitement
le mal, & empêcher qu'il ne revienne, ou que sa
guérison ne soit la cause d'un autre plus grand.
L'agrément consiste à ne point faire de la douleur
que le moins qu'on peut, à ne point tromper le
malade, c'est-à-dire, à ne rien faire que de son consentement, & à ne point imiter ces Charlatans qui
promettent toujours de rendre en peu de temps la
santé, parce qu'il faut qu'un Chirurgien se distingue
de ces sortes d'ignorans, & que l'effet suive toujours
les promesses. Enfin la dextérité ou l'adresse de l'O-
pérateur doit paroître non seulement dans la délicatesse & l'exactitude de son travail, mais encore
dans les mures réflexions qu'il est obligé de faire
sur six ou sept circonstances que l'on exprime communément par ce vers latin :

*Quis, quid, ubi, quibus auxiliis, cur, quomodo, quando?*

c'est-à-dire, qui, qu'est-ce, où, quels moyens,
pourquoi, comment, & quand?

*Qui*, regarde le malade, savoir si c'est une personne foible ou robuste : *Qu'est-ce*, a rapport à la
nature du mal, si c'est un éclat de grenade, une
balle, ou un morceau de bois ou de fer qu'on doit
tirer : *Où*, s'entend de l'endroit du corps où il faut
opérer, & du lieu où l'on laissera le malade, dans
son lit ou dans une chaise : *Quels moyens*, ce sont
les instrumens, les machines & les médicamens
propres à l'opération & à traiter du mal : *Pourquoi*,
c'est la fin qu'on se propose en prenant les meil-
leures voies pour guérir le malade : *Comment*, signifie
la manière d'agir, & c'est ce que l'Art enseigne :

*Quand*, dénote l'occasion pour bien prendre son temps, & ce temps est de deux sortes; l'un que l'on appelle *temps de nécessité*, qui ne veut pas que l'on differe, comme lorsqu'il est question d'arrêter une hémorragie ; & l'autre que l'on nomme *temps d'élection*, qui permet de choisir un jour ou une saison commode lorsqu'il n'y a point de nécessité pressante, comme dans la Lithotomie.

Il ne suffit pas au Chirurgien d'avoir fait ses réflexions sur ce qu'on vient de dire, pour bien accomplir ce que son Art demande ; il faut encore qu'il jette les yeux, 1°. sur lui-même, 2°. sur le malade, 3°. sur les assistans, & 4°. sur les choses externes.

La personne du Chirurgien doit être avantagée de trois sortes de qualités, dont les premieres sont dues à une nature bien élevée, les secondes à une raison cultivée, & les troisiemes à un grand usage. Par la nature, on comprend les dons du corps, les bonnes mœurs, & une disposition naturelle qui nous fait préférer la Chirurgie à toutes les autres Professions ; par la raison, on veut qu'il ait un esprit docile & capable de posséder une Science d'une aussi grande étendue ; & par l'usage, on prétend qu'il ait beaucoup d'expérience acquise par un long exercice. Il faut aussi qu'un Chirurgien soit ambidextre, c'est-à-dire, qu'il puisse travailler également des deux mains, y ayant des opérations qu'il faut nécessairement faire de la main gauche. Mais il doit sur-tout être son propre juge, & se rendre à soi-même la justice qu'il mérite, c'est-à-dire, que quand il ne se sent pas assez fort ni assez exercé pour une opération difficile, il la doit laisser faire à un autre plutôt que de l'entreprendre témérairement (*a*).

Qualités personnelles du Chirurgien.

(*a*) On pourroit ajouter ici qu'un jeune Chirurgien qui, n'ayant pas encore beaucoup pratiqué, a d'ailleurs toutes les qualités que l'Auteur demande, doit, avant

Dispositions nécessaires au malade.

Trois dispositions d'esprit sont aussi requises dans un malade, s'il a envie de guérir; savoir, une grande confiance, de la patience, & de l'obéissance. En même temps que le malade fait choix d'un Chirurgien, il doit croire qu'il n'y en a point de plus habile; & dans cette persuasion, n'écoutant plus tous ceux qui lui proposeront des secrets imaginaires ou des remedes particuliers, il s'abandonnera entierement à lui, comme s'il étoit sûr que sa santé fût entre les mains de cette personne qui travaille à la lui rendre. La patience est une suite de sa confiance; car il faut que le malade souffre, sans murmurer, tout ce que le Chirurgien lui veut faire, ne doutant nullement que tout le traitement qu'il en reçoit, ne l'approche de plus en plus de sa guérison, & que s'il lui fait de la douleur, c'est ou qu'elle est inévitable, ou qu'elle donne occasion à quelques efforts utiles: rien au reste n'étant plus dangereux pour un malade que de s'impatienter, & de dissiper ce qu'il a de vigueur & d'esprit à se tourmenter en vain. L'obéissance est encore un effet de sa confiance; car il faut que le malade suive aveuglément tout ce que le Chirurgien lui prescrit, sachant qu'il n'y a pas de moyens plus sûrs pour recouvrer sa santé.

Ce qu'il faut trouver dans les assistans.

Les assistans doivent aussi avoir trois vertus principales, qui sont la sagesse, la fidélité, & la discrétion: s'ils n'étoient pas sages & prudens, ils inspireroient souvent au malade des choses qui préjudicieroient à sa santé, &, condescendant à ses désirs, ils lui accorderoient tout ce qu'il demanderoit; ils fuiront néanmoins toutes les manieres rudes &

chaque opération considérable, penser plusieurs fois, 1° à l'ordre qu'il doit suivre; 2° à la structure, tant naturelle que contre nature, des différentes parties sur lesquelles il doit opérer; 3° aux difficultés qu'il peut rencontrer en opérant. Ces réflexions le mettront en état d'agir plus sûrement.

brusques, & seront complaisans en tout ce qui ne
le pourra pas blesser. Si on ne leur supposoit pas
de la fidélité, l'on ne pourroit compter sur tout ce
qu'on leur ordonneroit; & au lieu d'avancer la guérison, ils la retarderoient, ou l'empêcheroient en
changeant ou n'exécutant pas les choses réglées &
commandées. Enfin, s'ils n'étoient point discrets,
ils iroient inconsidérément rapporter au malade tout
ce qu'ils auroient entendu dire de sa maladie; car
un rapport imprudent peut mettre un malade dans
un péril éminent de sa vie, comme il est arrivé
plusieurs fois. Cette même vertu les engage encore
à tenir le secret sur certaines imperfections qu'ils
découvrent ou qu'on leur déclare.

Les choses externes auxquelles il faut avoir égard
pour la commodité du malade & la guérison de sa
maladie, comprennent la maison ou la chambre,
qui doit être en bon air, éloignée du bruit, & garnie
de tout ce qui est nécessaire pendant la cure; le
boire & le manger doivent être proportionnés à
l'état du malade; les trop fréquentes visites qu'il
faut empêcher, la joie que l'on doit procurer, la
tristesse qu'il faut bannir comme pernicieuse, les
instrumens même & les médicamens qu'on fera
préparer suivant les facultés du malade, & une
infinité d'autres circonstances dont le détail seroit
trop long.

De tous ces préceptes généraux, il nous faut
tirer des instructions qui nous conduisent à bien faire
chaque opération en particulier, & qui renferment
ce qu'il faut observer avant l'opération, durant
l'opération, & après l'opération.

Avant que de se mettre en état d'opérer, il faut
convenir de l'importance & de la possibilité de
l'opération; ce qui se connoît à la constitution, aux
fonctions & aux liaisons de la partie offensée, aux
forces du malade, & aux circonstances du temps,
du lieu, &c. Les résolutions ayant été prises, il

faut préparer tout ce qu'on juge néceffaire pour l'exécution ; ce qui confifte en ce que l'on appelle *Appareil.* C'eft la coutume d'envoyer chez le malade, quelque temps avant que le Chirurgien arrive, des ferviteurs pour difpofer tout ; mais fouvent, par la quantité de linges qu'ils coupent, par les morceaux de charpie qu'ils font, & par l'étalage de beaucoup d'inftrumens, ils jettent la crainte & l'épouvante dans l'efprit du malade, en lui donnant une idée cruelle de l'opération qu'on va lui faire. Je voudrois que les Chirurgiens ne fe préfentaffent devant lui que dans le moment qu'ils doivent opérer, & que les chofes dont ils ont befoin fuffent toutes prêtes chez eux, ou dans une chambre voifine de celle du malade, afin de lui épargner la vue de tels préparatifs, qui ne font qu'infpirer de l'horreur à ceux pour qui on les fait.



Ce qu'on doit obferver durant l'opération, eft particuliérement ce que l'on nomme le *modus faciendi*, ou la maniere de la faire, qui confifte à mettre en pratique, dans le cas qui s'offre actuellement, toutes les regles que l'Art enfeigne dans des cas pareils, s'acquittant de tous fes devoirs avec douceur, avec adreffe, avec propreté, & avec délicateffe. Je veux donc que le Chirurgien foit affable à fon malade, qu'il l'encourage & le raffure, qu'il compatiffe à fa peine, qu'il lui promette de ne lui caufer que le moins de douleur qu'il fera poffible. Il faut qu'un Chirurgien foit naturellement adroit pour bien opérer, & qu'il ait fortifié cette adreffe par un grand exercice dans fa profeffion, où il aura appris à fituer fon objet, à choifir les inftrumens les plus commodes, à en inventer de nouveaux dans des cas particuliers, & à s'en fervir d'une maniere qui apporte autant de foulagement au malade qu'elle donne de fatisfaction aux fpectateurs. La propreté donne par avance une bonne idée du Chirurgien, & elle n'eft pas une des moindres circonftances dans l'opération. La délicateſſe eſt encore recommandable, mais il ne faut pas qu'elle ſoit outrée, c'eſt-à-dire, qu'au lieu d'aller au fait promptement, on manie, on tourne la partie en cent façons, & on en obſerve ſcrupuleuſement diverſes circonſtances peu eſſentielles ; j'entends par délicateſſe, cette légéreté, cette dextérité & cette circonſpecte application de la main du Chirurgien, qui fait avouer au malade que l'on a extrêmement ménagé ſa ſenſibilité, & à ceux qui étoient préſens, qu'il étoit impoſſible de mieux faire une opération.

Quoique l'opération ſoit achevée, le Chirurgien n'en eſt pourtant pas encore quitte, s'il ne remédie aux déſordres qu'elle peut avoir cauſés, dont le principal eſt la perte du ſang qu'il doit arrêter inceſſamment par les moyens que ſon Art lui enſeigne, & que je vous expliquerai en vous démontrant chaque opération en particulier. Il faut enſuite panſer la plaie, y mettre une tente ou des plumaceaux ſecs ou chargés de quelque médicament, ſelon que la nature du mal l'exige, puis un emplâtre, une compreſſe, & un bandage convenable. Il reſtera au Chirurgien à juger de la ſituation qu'il doit donner à la partie affligée, préférant celle où le malade ſouffre moins de douleur, où la partie eſt le moins oppreſſée, & où le pus a plus de pente au dehors; & en dernier lieu, il eſt à propos qu'il inſtruiſe la garde & les aſſiſtans de ce qui eſt de leur devoir, qu'il recommande le repos au malade, qu'il l'oblige de ſe tranquilliſer par l'eſpérance d'une prompte & parfaite guériſon, & qu'enfin, en le quittant, il l'aſſure que l'opération qu'il vient de lui faire étoit l'unique moyen de le rétablir en ſanté.

*Ce qu'il y a à faire après l'opération.*

Il ne ſuffit pas de vous avoir indiqué la conduite qu'un Chirurgien doit tenir en opérant, il faut encore que je vous faſſe remarquer pluſieurs abus ou manieres choquantes qu'il doit abſolument éviter.

*Mauvaiſes manieres qu'il faut éviter.*

Il y a des Chirurgiens qui ne font pas fitôt entrés dans la chambre du malade, qu'ils y répandent l'alarme par le bruit & par mille queftions inutiles qu'ils font, ou qui, voulant témoigner un grand empreſſement, lient leurs cheveux & trouſſent leurs bras comme s'il s'agiſſoit de déployer toutes leurs forces, ce qui jette l'effroi dans l'efprit du patient & des parens : ce procédé ruſtique eſt condamnable, auffi bien que ces cérémonies mal placées que quelques autres obſervent entre eux à qui fera l'opération, fe préſentant les uns aux autres des ciſeaux ou un biſtouri devant le malade, qui par-là fe voit miſérablement expoſé à tomber fous le couteau du plus mal-habile. S'ils font pluſieurs en droit d'opérer, c'eſt au malade à choiſir celui qui fera plus à fon gré ; & lorſque le Chirurgien ordinaire, à qui il appartient de mettre la main à l'œuvre, croit être obligé d'en faire la propoſition à quelque autre, qui par fon rang ou fon âge eſt au deſſus de lui, cette fcene fe doit paſſer hors de la préſence du malade, qui eſt aſſez affligé de fon mal, fans être encore fatigué par ces complimens hors de faifon.

Cérémonies puériles.

Je n'approuve point non plus que pendant une opération tous les Chirurgiens préſens aillent fonder ou mettre leurs doigts dans la plaie ; ce font autant de douleurs nouvelles qu'on fait eſſuyer au malade, qui ne font que prolonger le temps de fon martyre ; c'eſt à celui qui opere à examiner ce qu'il y a à faire, & il ne doit tout au plus y admettre avec lui qu'un des Chirurgiens conſultans qui font là pour l'aſſiſter de fes avis. Il eſt des Chirurgiens qui s'offenſent des cris d'un malade, qui le grondent & s'emportent contre lui, comme s'il devoit être inſenſible aux maux qu'ils lui font endurer : ces façons d'agir font trop cruelles ; il faut qu'un Chirurgien ait de l'humanité, qu'il exhorte fes malades à la patience, qu'il compatiſſe à la douleur qu'ils fouffrent, & s'il ne peut pas fe difpenfer de

leur

leur en faire, du moins qu'il leur laiſſe la liberté de crier & de gémir. Je voudrois auſſi qu'il n'aſſiſtât à une opération que les perſonnes qui y ſont néceſ-ſaires, car ce grand nombre de curieux ou de ſpec-tateurs inutiles ne fait qu'embarraſſer.

Une opération n'eſt pas plutôt finie, que le ma-lade & les parens interrogent le Chirurgien ſur ce qu'il en penſe ; c'eſt pour lors que ſa prudence pa-roît, en ne diſant rien au malade qui le puiſſe cha-griner, & ne déguiſant point la vérité aux amis & aux proches. Qu'il ne reſſemble donc pas à ceux qui, par des craintes mal fondées, mettent leurs malades ſur le bord du tombeau, enſorte qu'à les entendre parler ils ſont toujours près d'y deſcendre. Je ſai que quelques-uns en uſent ainſi par un trait de politique, en ce que, ſi le malade meurt, l'on décla-rera que le Chirurgien l'avoit prédit ; & ſi au con-traire il guérit, l'on publiera, diſent-ils, qu'il lui a ſauvé la vie. Il ne faut pas cependant prendre une route toute oppoſée, en promettant des guériſons infaillibles ; je n'ignore pas non plus que ceux qui la ſuivent, prétendent par ce moyen s'attirer plus de pratique, croyant qu'il eſt plus naturel à un ma-lade de ſe mettre entre les mains de celui qui l'aſ-ſure de le guérir, qu'entre celles d'un Chirurgien dont l'abord triſte, le diſcours compoſé & le pro-noſtic incertain & fâcheux ſemblent être les avant-coureurs de la mort. Ces deux extrémités ſont autant d'écueils que le Chirurgien doit éviter, parce que le monde eſt prévenu de toutes ces ruſes, & qu'il ne juge de la ſincérité & de l'habileté des Opéra-teurs, que par l'événement des cures qu'ils ont entrepriſes : il faut qu'ils tiennent un milieu entre l'eſpérance & la crainte, faiſant néanmoins plutôt entrevoir de l'eſpérance que de la crainte, parce que l'une ne peut produire que de très-bons effets, & que la ſeconde eſt capable de cauſer des troubles très-dangereux.



B

Je vous ai dit qu'avant que d'entreprendre aucune opération, il falloit préparer fon appareil : on entend par appareil, toutes les chofes fans quoi l'opération ne peut s'exécuter, & que l'on réduit à fix principales, qui font les inftrumens, les tentes, les plumaceaux, les emplâtres, les compreffes, & les bandages. Je dis les principales & les plus univerfelles, parce qu'il y a une infinité de chofes, comme des laqs, des attelles, des bancs, des boîtes, & d'autres machines qui conviennent à des opérations particulieres, dont je ne vous parlerai point à préfent, me propofant feulement aujourd'hui de vous faire connoître tout ce qui regarde les opérations en général.



Ne foyez point furpris fi je commence par les inftrumens, & fi je mets les bandages au dernier lieu ; je fuis en cela l'ordre dans lequel le Chirurgien emploie tous ces moyens en opérant : j'ai jugé cette méthode plus inftructive qu'aucune autre. J'ai cru auffi devoir faire graver ces fix fortes de chofes, chacune dans une planche à part, afin que vous en conçuffiez des idées plus diftinctes & plus nettes.

# DES INSTRUMENS DE CHIRURGIE.

IL n'eft pas poffible de fe paffer d'inftrumens dans la pratique Chirurgicale : les Anciens en ont tranfmis à la poftérité plufieurs deffins que nous voyons dans leurs Livres ; mais on peut dire à la louange des Chirurgiens modernes, que les inftrumens dont on fe fert aujourd'hui font plus commodes & moins groffiers : on ne s'eft pas contenté d'en retrancher quelques anciens qu'on a trouvés inutiles ou trop rudes, on a encore poli & perfectionné ceux dont on a confervé l'ufage, & on en a inventé plufieurs autres.

Nous regardons l'inſtrument comme une cauſe ſeconde, qui fait ou aide à faire quelque choſe, étant dirigé par une main induſtrieuſe ; de ſorte que la main & l'inſtrument ſont deux cauſes efficientes ſans leſquelles une opération ne pourroit pas être exécutée, mais avec cette différence, que la main eſt la principale, puiſque c'eſt celle qui produit & qui regle le mouvement de l'inſtrument, au lieu que l'autre n'eſt qu'une cauſe ſubordonnée.

Des inſtrumens, les uns ſont communs aux Chirurgiens & à pluſieurs autres Artiſans, comme des Ciſeaux, des Aiguilles, des Raſoirs ou des Couteaux ; les autres ſont particuliers à la Chirurgie, comme une Lancette. Entre ceux qui appartiennent proprement au Chirurgien, il y en a que l'on appelle *généraux*, parce qu'ils ſervent à diverſes maladies & à diverſes parties du corps, comme un Biſtouri ; & d'autres que l'on nomme *propres*, parce qu'ils ne ſont employés que pour certains maux, & dans telles ou telles parties, comme le Trépan pour les fractures du crâne.

La raiſon & l'expérience doivent nous apprendre à nous bien ſervir des inſtrumens ; la premiere nous fait choiſir l'inſtrument convenable à l'intention que nous nous propoſons ; & la ſeconde, nous rendant adróits, nous donne de la hardieſſe à le manier, n'y ayant rien qui aſſure & qui encourage plus un Opérateur dans l'uſage des machines, que les heureuſes épreuves qu'il en a faites.

Par les différentes machines qui peuvent être employées dans une opération, il y en a qui ſont néceſſaires pour l'exécuter, & d'autres qui contribuent ſeulement à la mieux accomplir. Le nombre des premieres qui ſervent à réunir les parties diviſées, à ſéparer les continues, à tirer les corps étrangers, à donner divers arrangemens, &c. eſt innombrable ; & ſouvent les ſecours que nous en tirons ne nous ſeroient jamais donnés par les médicamens, ni par tout autre moyen : car comment s'y prendroit-on pour faire fortir fans une fonde les urines de la veffie, quand elle aura perdu fon reffort ? & comment abattre une cataracte fans une aiguille ? Les fecondes, tels que font les lits, les couffins ou les bancs, qui facilitent les opérations, font auffi en très-grande quantité ; & elles ne doivent pas être négligées, puifque leurs ufages concourent à la perfection de l'œuvre.

Après vous avoir parlé du général des inftrumens, il faut les examiner en détail : ceux que vous voyez gravés fur ces planches conviennent prefque à toutes les opérations ; c'eft pourquoi vous les devez connoître préférablement aux autres ; c'eft auffi par ceux-là que je commence cette Démonftration.

A.<br>Cifeaux.

Les Cifeaux font les inftrumens les plus communs du Chirurgien : cette premiere paire A que je vous préfente, eft plus forte que les autres ; c'eft celle dont on fe fert pour couper les bandes, les compreffes, les emplâtres, & pour faire les ouvrages les plus groffiers ; auffi eft-elle proportionnée à de tels fervices.

B.<br>Cifeaux à<br>incifions.

La feconde paire B eft plus fine, les lames en font plus déliées & plus longues ; on les appelle Cifeaux à incifions : le Chirurgien en doit avoir une qui ne ferve qu'à les faire ; il y a un petit bouton au bout de celle des lames qui doit être introduite dans la plaie : ce bouton, empêchant que la plaie n'en foit piquée, fait éviter de caufer de l'irritation & de la douleur à la partie. L'acier de cette paire doit être fin & bien tranchant, afin qu'elle coupe net & proprement, pour faire moins fouffrir le malade.

C.<br>Cifeaux<br>courbes.

Cette troifieme paire C eft appelée Cifeaux courbes ; les deux lames en font courbées, pour pouvoir faire des incifions en des lieux où des droits ne pourroient fervir : il y a auffi un bouton à la pointe de la lame externe, qui eft toujours celle qui fe met.

dans la plaie qu'on veut dilater (*a*). Il faut remarquer que les Chirurgiens ne doivent pas tenir les ciseaux de même que les femmes & les Tailleurs, qui fourrent le pouce dans un des anneaux & le doigt indice dans l'autre ; mais il aura le doigt annulaire dans le second anneau, au lieu de l'indice, ce qui lui donnera plus d'adresse & de force, parce que de cette maniere les doigts indices & du milieu appuieront sur les branches des ciseaux & les conduiront.

Le Rasoir D est des plus anciens instrumens de la Chirurgie. On s'en servoit autrefois dans plusieurs opérations pour inciser & trancher ; mais n'étant pas ferme sur son manche, & y ayant d'autres outils plus commodes, l'on ne s'en sert plus guere que pour raser les endroits où il y a des cheveux ou des poils.

Quoique le Scalpel E serve particuliérement dans les dissections, il peut néanmoins être encore utile dans beaucoup d'opérations, comme dans l'amputation, où il faut couper la chair & les membranes qui sont entre les deux os d'un bras ou d'une jambe, avant que de les scier. Cet instrument tranche des deux côtés, & il a un manche ou d'ébene ou d'ivoire, qui, étant mince & plat par son extrémité, sert à séparer les parties membraneuses & fibreuses dans les préparations anatomiques.

Cet autre Scalpel F a un dos, c'est-à-dire qu'il ne tranche que d'un côté ; c'est un couteau dont la lame est courbe ; il est fort commode pour décharner

<hr>

(*a*) Le bouton que l'Auteur croit essentiel aux ciseaux, est regardé au contraire comme inutile, & même comme embarrassant, par tous les Praticiens, qui ne se servent aujourd'hui que de ciseaux à pointe mousse. Ces ciseaux ont ce double avantage, qu'ils ne peuvent point piquer les parties dans lesquelles on les introduit, & qu'ils laissent au Chirurgien la liberté de placer indifféremment ses doigts dans les anneaux.

B iij

un corps lorſqu'on veut l'embaumer ou faire un ſquelette.

L'Airigine G eſt encore un inſtrument néceſſaire pour diſſéquer : on l'a nommé ainſi, parce qu'à ſon extrémité il y avoit deux pointes courbes en façon de pattes d'araignées ; mais ayant reconnu l'incommodité de ces deux pointes, l'on n'y en fait plus qu'une, qui ſert à faire tenir par quelque ſerviteur un vaiſſeau ou un ligament que l'on veut anatomiſer ; & lorſqu'on en a beſoin dans quelque opération, comme dans le bubonocele, on en prend dont la pointe eſt mouſſe ou applatie, de crainte qu'en piquant quelques parties ſenſibles, elle n'excite de la douleur & de la convulſion.

La Lancette H eſt de tous les inſtrumens le plus néceſſaire au Chirurgien, d'autant que ſans celui-là il ne peut faire l'opération la plus commune de la Chirurgie, je veux dire la ſaignée ; & comme il s'en ſert à toute heure, il eſt obligé d'en avoir pluſieurs. Les uns veulent qu'elles ſoient fort pointues, les autres qu'elles aient peu de largeur ; ceux-là prétendent mieux conduire la pointe de leurs lancettes dans la veine, &, en les élevant plus ou moins, faire l'ouverture telle qu'ils la jugent à propos ; & ceux-ci diſent qu'avec une lancette large ils font d'abord l'ouverture aſſez grande, ſans être obligés de ſoulever leur inſtrument en le retirant du vaiſſeau, & qu'ainſi ils exemptent de la douleur, qui n'eſt pas tant cauſée par la ponction que par cette élévation. Celles dont je me ſers tiennent un milieu entre les pointues & les larges, & n'obligent qu'à faire une petite élévation ; auſſi la douleur qu'elles font eſt-elle très-légere ; on les appelle lancettes à pointes de grains d'orge. La châſſe eſt ordinairement faite d'écaille de tortue ; elle doit être mince & ſéparée en deux, pour la mieux nettoyer : c'eſt un abus que de les avoir garnies d'argent, parce qu'alors, étant trop lourdes, le Chirurgien ne peut

G.
L'Airigine.

H.
Une Lancette.

les conduire avec la délicateſſe que demande la ſaignée ; au reſte elles doivent être très-plates & très-
polies, afin de faire à la veine, pour l'ouvrir, la
fente la plus menue qu'il eſt poſſible & la plus
aiſée à refermer.

Cette autre Lancette I eſt bien plus grande que
la précédente ; elle eſt deſtinée pour des ouvertures
longues & profondes, que l'on ne pourroit faire
avec une lancette à ſaigner ; la pointe n'en doit pas
être trop fine & le tranchant trop délié, de peur
qu'elle ne s'émouſſe quand on vient à couper des
chairs ou des peaux un peu dures. On faiſoit autrefois les lancettes pointues à leurs extrémités &
larges dans leur ventre, elles reſſemblent à une
feuille d'olivier : mais à préſent on les fait égales
depuis leur ventre juſqu'à la châſſe ; on les tient plus
fermes ſous cette forme, & elles ne vacillent point
dans le temps qu'on s'en ſert.

Ce petit inſtrument K eſt appelé une Sonde ;
elle eſt ronde & égale par-tout, excepté à un bout
où elle a une petite tête qui l'empêche de piquer
la plaie que l'on veut ſonder. Il y en a de différentes, tant en groſſeur qu'en longueur. C'eſt par le
moyen de la ſonde que nous connoiſſons le chemin
& la profondeur d'une plaie ; c'eſt la ſonde qui
nous aſſure de l'exiſtence des corps étrangers, ſi le
coup a pénétré, ou ſi les os ſont découverts ; enfin
c'eſt la ſonde qui nous donne les premieres lumieres
dont nous avons beſoin pour parvenir à la guériſon
d'une plaie.

Cette autre marquée L eſt appelée une Sonde
plate ; elle eſt d'un grand ſecours en des endroits
où la ſonde ronde ne peut aller, car elle nous fait
connoître quand il y a des ſciſſures ou félures aux
os, ou quand le péricrâne eſt ſéparé ; ainſi elle n'eſt
pas moins utile que la premiere.

Cette troiſieme M eſt une Sonde creuſe en gouttiere, ayant preſque dans toute ſa longueur une

B iv

I.
Lancette à
abcès.


K.
Une Sonde.


L.
Une Sonde
plate.


M.
Une Sonde
creuſe.

cavité en forme de canelure pour conduire la pointe des inſtrumens qui font des inciſions ; elle eſt pour cet effet plus groſſe & plus forte que les deux autres, & ces deux petites anſes qui font à ſon extrémité la font tenir ferme de la main gauche au Chirurgien dans le temps qu'il s'en ſert. Ces ſondes ſont ordinairement de fer, mais il eſt mieux qu'elles ſoient d'argent.

Le Biſtouri N eſt un inſtrument fort en uſage : il y en a de pluſieurs ſortes ; celui-ci eſt tranchant de tout un côté ; mais de l'autre, qu'on appelle ſon dos, il ne tranche que juſqu'à ſon milieu ; il peut ſe déployer en avant & en arriere, comme une lancette à abcès, au lieu de laquelle il ſert quelquefois ; il eſt commode pour pluſieurs eſpeces d'inciſions, particuliérement pour celles que l'on fait à la tête. On ſait aſſez que dans l'uſage de ces inſtrumens on doit tenir immédiatement avec les doigts les lames qui circulent ſur leurs manches, leſquelles ſervent comme de contrepoids à la main pendant qu'elle opere, & d'étuis aux lames dans un autre temps.

Le Biſtouri O appelé droit parce qu'il ne ſe peut pas plier en arriere comme l'autre, & que la lame y demeure en droite ligne avec le manche comme dans un couteau, ne tranche auſſi que d'un côté, étant applati de l'autre : on met quelquefois un petit bouton de cire à la pointe, afin qu'elle ne bleſſe pas quand on eſt obligé de la faire entrer dans une plaie. Cet inſtrument eſt fort utile aux Chirurgiens d'armées, qui font des inciſions à tous momens, & en toutes ſortes de parties.

Cet autre P eſt un Biſtouri courbe fait en forme de croiſſant ; le tranchant de la lame eſt en dedans & le dos en dehors. Il y en a de petits, de moyens, & de très-forts ; ces derniers ſont nommés couteaux courbes, & ſont deſtinés pour les grandes opérations : on ne choiſit les courbes que lorſque les droits ne peuvent pas fervir , comme quand on veut, dans l'opération du bubonocele, dilater les anneaux du mufcle oblique defcendant ; en ce cas on conduit la pointe du biftouri dans la canelure de la fonde creufe, ce qui exempte de mettre un bouton à l'extrémité de la lame.

La Spatule Q eft un inftrument néceffaire au Chirurgien pour faire un emplâtre , & pour étendre les onguens fur les plumaceaux ; elle doit être forte , plus large par un bout que par l'autre , plate d'un côté, & à demi-ronde à l'oppofite : les Chirurgiens un peu curieux en ont toujours une d'argent plutôt que de fer, qui n'eft jamais fi propre & qui falit davantage les mains.

Q.<br>Une Spatule.

Cet inftrument R eft appelé Feuille-de-myrte à caufe de fa reffemblance ; d'autres l'ont nommé demi-fpatule , parce qu'il a prefque la figure d'une fpatule , qui toutefois eft pointue , moins étroite & plus groffe. Il fert à nettoyer le dehors d'une plaie ; il a une façon de cure-oreille à fon extrémité , avec quoi l'on peut tirer les corps étrangers entrés dans les oreilles , ou les petites pierres arrêtées dans l'uretre.

R.<br>Une Feuille-<br>de-myrte.

Cette autre Feuille-de-myrte S eft beaucoup plus mince que la précédente , étant à demi-tranchante ; elle eft crochue à fon extrémité en forme de déchauffoir. Outre l'ufage qu'elle a de commun avec la premiere, elle fert encore dans les diffections , lorfqu'on veut féparer des membranes ou des filamens. Je l'ai toujours employée heureufement dans l'opération du bubonocele, où je la préférerois aux inftrumens tranchans, de crainte de bleffer l'inteftin.

S.<br>Autre Feuil-<br>le-de-myrte.

L'Elévatoire T eft un inftrument qui prend fon nom de fon ufage ; vous en verrez plufieurs figures dans la fuite de ces opérations ; mais celui-ci eft courbe par fes deux extrémités , dont l'une eft carrée & l'autre ronde, pour fourrer celle-là dans des

T.<br>Un Eléva-<br>toire.

ouvertures longues & larges, & celle-ci dans des trous ronds ; elles font toutes deux dentelées au dedans, pour ne pas glisser fous l'os que l'on veut élever : il fert quelquefois à faire l'extraction des corps étrangers, comme des balles ou des éclats de grenades ; mais il est principalement utile à élever une piece d'os enfoncée fur la dure-mere.

**V.**
**Pincettes.**

Il y a des Pincettes de plufieurs façons, qui prennent leurs noms des parties auxquelles elles reffemblent, comme des becs de cane, de corbeau, ou de grue ; elles ont chacune leur ufage différent, comme vous le verrez. Je ne vous préfente ici qu'une paire de Pincette V, qui eft la plus commune de toutes, & que les Chirurgiens doivent porter fur eux dans un étui par-tout où ils vont. Il convient mieux de les avoir d'argent que d'acier, parce que ce dernier métal eft plus fujet à la rouille. L'extrémité fupérieure de cette paire fert à ôter quelque efquille, ou à arracher des poils ; elle a un reffort qui la tient toujours ouverte, & les branches inférieures étant plus longues que les fupérieures, elles font très-commodes pour lever les plumaceaux de deffus une plaie, ou pour les y remettre (a).

**X.**
**Une Aiguille.**

L'Aiguille X eft fort en ufage chez les Chirurgiens ; ils s'en fervent en tant de différentes occafions, qu'ils font obligés d'en avoir de toutes les fortes : je vous en parlerai amplement en vous montrant les futures. Celle-ci eft une aiguille droite fort pointue, dont les deux côtés vont un peu en s'élargiffant ; ils font tranchans jufque vers le milieu, le refte eft rond, & fa tête eft percée d'un grand trou pour paffer le cordonnet. Elle fert à recoudre un corps dans les préparations d'Anatomie publiques, ou dans les embaumemens.

(a) On préfere aujourd'hui à ces pincettes une autre efpece de pincettes ( &c. ), qui ont deux anneaux à l'extrémité de leurs branches, & qu'on tient comme des cifeaux. Ces anneaux empêchent qu'elles ne puiffent échapper, & leur ont fait donner le nom de pincettes à anneaux.

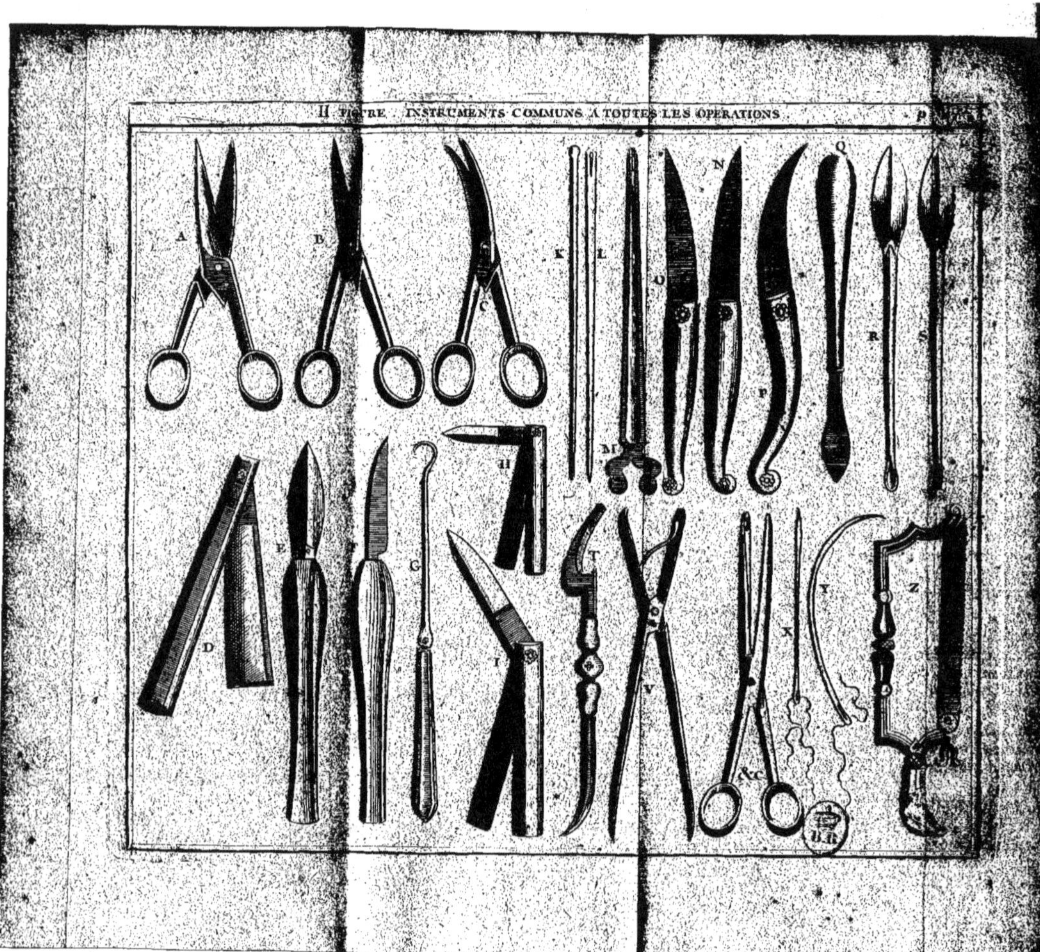


II. FIGURE. INSTRUMENTS COMMUNS A TOUTES LES OPERATIONS.

Celle-ci eft une Aiguille courbe Y, groffe & forte; elle doit être d'un bon acier, car fouvent elle plie ou fe caffe, fur-tout quand on s'en fert pour coudre la peau d'un corps mort, laquelle eft beaucoup plus difficile à percer que celle d'un homme vivant. Elle a le même ufage que la droite, & de plus elle eft abfolument néceffaire dans la Gaftroraphie (a).

Y.
Une Aiguille courbe.

La Scie Z eft un inftrument commun au Chirurgien & à plufieurs Artifans; mais celle du Chirurgien étant toujours faite par de très-bons Couteliers, l'emporte fur les autres par fa propreté & fon poli, & par la féparation prompte & nette qu'elle fait des parties auxquelles on l'applique : elle doit être petite & légere, afin qu'on la puiffe manier avec plus de liberté, & elle a un manche pour être tenue plus ferme : il faut que la lame en foit exquife & les dents bien aiguifées, pour fcier avec plus de douceur, divifer dans le moins de temps qu'il eft poffible les os d'un bras ou d'une jambe, quand on en fait l'amputation. On ne peut auffi fe paffer de fcie quand il s'agit d'ouvrir un crâne, ou pour embaumer la tête, ou pour faire la démonftration du cerveau.

Z.
Une Scie.

Le petit nombre d'inftrumens que vous venez de voir n'eft proprement que ceux que l'on appelle généraux; il y en a quantité d'autres particuliers que je n'ai pas repréfentés dans ces tables, parce que je vous les ferai voir chacun dans l'opération où ils conviennent.

(a) Les aiguilles qui fervent à cette future, doivent être extrêmement polies & tranchantes fur les côtés jufqu'à leur partie la plus large, très-aiguës par leur pointe, & arrondies par le talon. Elles doivent avoir à leur tête deux rainures affez profondes pour y loger le fil, de forte qu'elles paffent aifément & fans bleffer les parties. Ces rainures doivent être du côté du tranchant, & avoir une ouverture où l'on puiffe paffer le fil.

## III. FIG. DES TENTES ET CANULES.

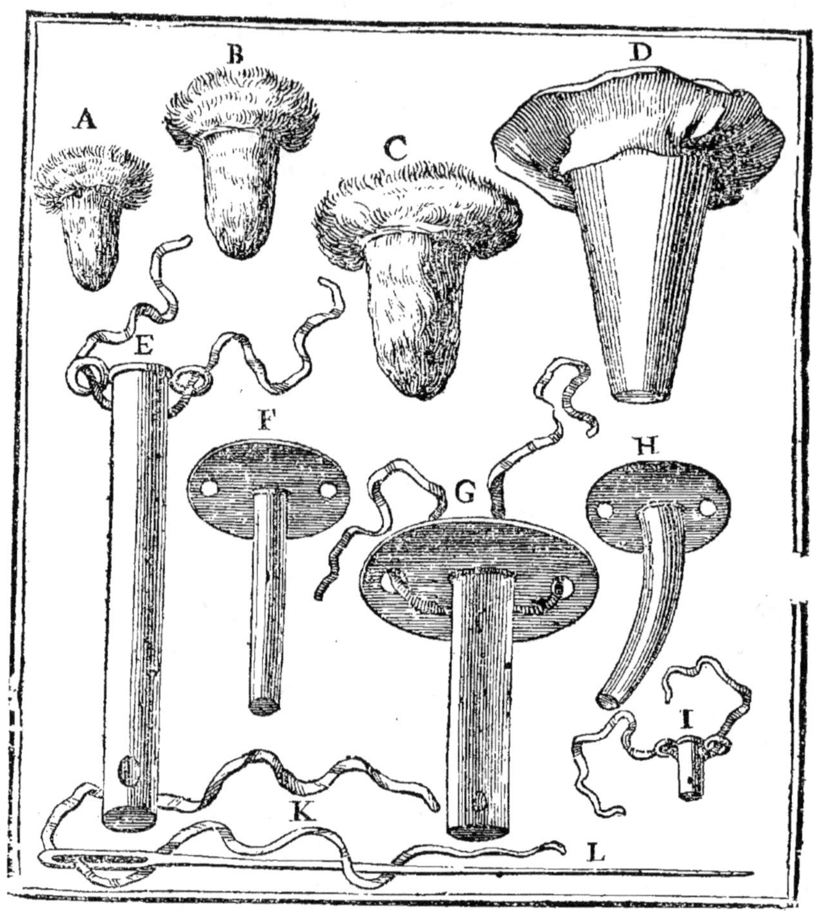

LES Tentes ne doivent pas être les dernieres parties à confidérer dans la compofition d'un appareil; il eft tant d'opérations qui en demandent, qu'il faut qu'un Chirurgien foit inftruit de tout ce qui les regarde, ce qui peut fe réduire à trois chofes que nous allons examiner, favoir, leurs matieres, leurs figures, & leurs ufages.

Je trouve cinq fortes de matieres dont on peut former des tentes; c'eft au Chirurgien à choifir celle qui convient le mieux à l'intention qu'il se propose, car elles se font de charpie, de linge, d'éponge préparée, d'argent, & de plomb.

Les tentes de charpie sont les plus mollettes & les plus douces, elles fatiguent moins une plaie que les autres; on s'en sert pour tenir un médicament au fond de la plaie; elles s'imbibent du pus liquide, de la sanie corrosive, & par ce moyen elles empêchent que cet excrément ne nuise à la partie.

Celles que l'on fait de linge sont ordinairement les plus grosses de toutes; elles sont longues & dures, ayant, à la maniere des clous, une tête épaisse & plus large que le reste, afin qu'elles ne puissent pas entrer dans la capacité de la poitrine & du ventre, qui sont les endroits où l'on s'en sert le plus souvent.

On appelle éponge préparée, celle que l'on fait bouillir dans une liqueur où il entre de la cire, après quoi on la lie encore toute chaude avec de menue ficelle, pour lui donner une forme de tente. Quand on veut dilater une plaie, l'on met une de ces tentes après en avoir ôté la ficelle, qui, venant à se remplir des humidités de l'ulcere, s'enfle tellement que l'on a de la peine à la retirer. Il est bon de s'en servir quelquefois; mais l'usage continuel en seroit dangereux, parce qu'en se gonflant elles pourroient, par leur compression, rendre calleuses ou squirreuses les parties qu'elles touchent.

Les tentes qui sont d'argent s'appellent canules, parce que, semblables à un tuyau, elles sont percées selon toute leur longueur. L'on en fait de plusieurs manieres, telles que vous les voyez ici représentées; je vous les expliquerai dans un moment: elles servent à conduire dehors les matieres contenues dans les grandes cavités, & elles ont cela de commode, qu'avec une petite tente de linge qui les bouche, on peut panser le malade sans les ôter de la plaie.

On en fait auſſi de plomb, qui ont la même figure & le même uſage que celles d'argent. Il y a des gens qui préferent le plomb à tout autre métal, diſant qu'il eſt ami de l'homme, puiſqu'on a vu des balles de plomb reſter pendant toute la vie dans le corps de diverſes perſonnes ſans les incommoder ; mais ſi ces balles ont pu demeurer ſi longtemps ſans nuire, c'eſt que leur figure s'ajuſtoit aux endroits où elles étoient cantonnées, & qu'elles ſe trouvoient hors de l'action des fibres mouvantes & de la route des liqueurs. Je crois qu'une tente d'argent bleſſeroit encore moins, parce qu'elle ſe maintiendroit mieux dans ſa forme, étant d'une ſubſtance plus dure, & dont on doit moins craindre qu'il ſe détache des corpuſcules métalliques par la corroſion des ſucs. Ce qu'il y a de commode au plomb, c'eſt qu'un Chirurgien peut fabriquer luimême de ces tentes quand il n'y a point d'Orfévre pour en préparer d'argent, ou quand les malades ſont ſi pauvres qu'ils ne peuvent pas en faire la dépenſe.

Entre toutes les tentes, qu'on ne peut guere mieux ſe figurer que comme des clous à tête ronde, il y en a de courbes & de longues, de menues & de groſſes, de plates & de rondes ; il faut que les unes & les autres ſoient toujours proportionnées à la figure, à la grandeur & à la profondeur de la plaie ; c'eſt ce qui fait qu'on ne peut rien déterminer en particulier de leur forme, parce qu'elle dépend du Chirurgien qui doit la faire quadrer avec la fin pour laquelle il s'en ſert.

L'on tire quatre utilités des tentes ; la premiere, c'eſt de porter les médicamens & de les tenir appliqués au plus profond des plaies ; la ſeconde, c'eſt d'abſorber la ſanie qui y croupiroit, & qui ſe filtre aiſément dans les pores des tentes ; la troiſieme, c'eſt de tenir une plaie ouverte pour empêcher que les levres ne reprennent avant que le

fond foit rempli ; & la quatrieme, c'eft de conduire dehors les matieres qui doivent fortir, d'où
vient qu'on les met toujours au plus bas lieu de la
plaie.

Quoique ces avantages des tentes foient confidérables, il y a néanmoins des Chirurgiens qui en
condamnent l'ufage. Ils difent premiérement, qu'il
faut éviter aux plaies & aux ulceres tout ce qui fait
de la douleur, de crainte qu'il ne s'enfuive fluxion
& inflammation ; or, felon eux, la tente fait de la
douleur ; donc on ne doit point s'en fervir. Ils ajoû-
tent en fecond lieu, qu'elles meurtriffent & froif-
fent, par leur dureté, les chairs qui font délicates
étant dépouillées de la peau. Troifiémement, ils alléguent que les tentes bouchant une plaie, y retiennent la fanie qui la ronge & la rend caverneufe.
Et en quatrieme lieu, ils prétendent que tout ce
qui empêche la réunion d'une plaie eft à fuir ; or
les tentes mifes dans une plaie font qu'elle ne peut
pas fe réunir ; il faut donc, concluent-ils, retrancher l'ufage des tentes.

Mais il eft facile de répondre à ces quatre raifons. Quant à la premiere, on convient que fur
toutes chofes on doit exempter de douleur fon malade autant qu'il eft poffible ; mais pour cela il n'y
a ici qu'à faire les tentes petites, égales, & fi unies
qu'elles ne bleffent point. Pour la feconde, je ne
comprends pas comment des tentes peuvent faire
de la contufion à une plaie, car elles doivent être fi
molles, qu'elles cédent aifément au reffort naturel
des parties. Contre la troifieme, je fuis perfuadé
qu'une tente, s'abreuvant de la fanie, empêche que
la plaie en foit ulcérée & cavée ; & s'il y en avoit
tant que la tente ou les plumaceaux ne puffent pas
l'abforber toute, il faudroit panfer plus fouvent,
ou faire la tente de maniere que le fuperflu de cette
férofité virulente pût s'échapper de la plaie. Pour
répondre à la quatrieme raifon, je dis que fi l'on

s'obſtinoit à laiſſer trop long-temps des tentes dans une plaie, on s'oppoſeroit à la réunion ; mais on les met dans les commencemens pour faire ſortir les corps étrangers, le ſang grumelé ou extravaſé ; enſuite, quand elle eſt mondifiée & que les chairs ſont belles & vermeilles, on en ôte les tentes pour lui permettre de venir à cicatrice : ainſi la réſolution de cette queſtion ne dépend que de ſavoir le temps où il faut les employer, & celui où il faut les bannir.

A.  
Petite Tente  
de charpie.

Examinons à préſent les tentes que vous voyez ici gravées. La premiere A eſt très-petite ; on la fait de charpie tortillée, de maniere qu'elle a une tête faite de la même maniere que le reſte ; on s'en ſert dans l'ouverture des petits abcès, en l'accompagnant d'un peu de mondificatif pour nettoyer les chairs altérées par le ſéjour que le pus y a fait.

B.  
Moyennne  
Tente de  
charpie.

Cette ſeconde B eſt plus groſſe & plus longue que la premiere ; elle eſt faite auſſi de charpie, avec une tête qui l'empêche d'enfoncer plus avant que l'on ne veut ; elle eſt molle pour ne pas bleſſer, & néanmoins elle a aſſez de réſiſtance pour ſe faire paſſage & pour tenir la plaie ouverte ; on la trempe dans quelque liqueur, ou bien on la couvre de quelque onguent ; elle convient à beaucoup de plaies, principalement quand elles ſont fraîches.

C.  
Groſſe Ten-  
te de charpie.

La troiſieme C eſt ſemblablement de charpie ; elle a beaucoup plus de volume que les précédentes, & elle eſt d'une même groſſeur dans toute ſa longueur. L'adreſſe du Chirurgien paroît à bien faire ces ſortes de tentes, car tous n'y réuſſiſſent pas également : elles ſervent à pluſieurs plaies, & particuliérement à celles de l'anus, après que l'on y a fait l'opération de la fiſtule.

D.  
Tente de  
linge.

Cette quatrieme D eſt une tente de linge, faite de pluſieurs petits morceaux de toile roulés les uns ſur les autres ; la pointe en eſt émouſſée & effilée,

pour

pour ne point offenſer les parties qu'elle doit toucher ; & quoiqu'elle ait une tête groſſe faite de
même linge , on y met encore un fil aſſez long,
pour pouvoir la retirer en cas qu'elle tombât dans
quelque capacité ; car on s'en ſert à la gaſtroraphie,
& on l'applique à la partie inférieure de la plaie,
pour y conſerver un égoût.

Cette grande canule E eſt d'argent , auſſi bien
que les quatre ſuivantes ; elle a deux petits anneaux
aux deux côtés de la tête , par leſquels on paſſe un
petit ruban , afin de la tenir ſujette dans la plaie ;
& quoiqu'elle ſoit percée d'un bout à l'autre , elle a
encore deux petits trous proche ſon extrémité inférieure , pour laiſſer échapper le pus ou l'urine , quand
les membranes de la veſſie , des pellicules ou des
grumeaux de ſang , touchant le bout de cette extrémité , le bouchent : c'eſt principalement après la
lithotomie , ou la ponction du périnée , que l'on ſe
ſert de cette canule.

En voici une autre F, que l'on appelle canule à
platine , parce qu'à ſa tête elle a une petite plaque
ronde percée de deux petits trous qui ſont traverſés par un ruban ; on s'en ſert, dans l'empyeme
ou la paracenteſe , préférablement à celle qui a des
anneaux , le pus & les eaux étant mieux retenus
par une platine qui s'applique exactement contre
la peau autour de l'ouverture extérieure de la plaie
qu'on a faite.

Celle-ci G eſt une canule plate , garnie d'une
platine de même que la précédente , dont elle ne
diffère qu'en ce que ſon corps eſt ovalaire comme un
cylindre applati par les côtés , au lieu que le corps
de celle-là eſt tout rond comme un cylindre ordinaire : il faut qu'elle ſoit ainſi , quand on trouve des
ſujets qui ont les côtes tellement ſerrées , que l'on
ne peut pas faire entr'elles une ouverture aſſez
grande qui puiſſe recevoir une canule ronde.

La canule H eſt courbe ; elle a auſſi une platine

E.
Grande Ca-
nule.

F.
Canule à pla-
tine.

G.
Canule plate.

H.
Canule cour-
be.

C

pour le même ufage qu'aux autres : le corps de cette canule eft courbe, pour s'accommoder à la figure des plaies où les droites ne conviennent pas.

La derniere I eft une très-petite canule qui a deux anneaux à fa tête, & dont le bout qui doit entrer dans la plaie eft percé latéralement de deux trous l'un au deffus de l'autre, pour le paffage de l'air qui entre par la bouche après l'opération de la bronchotomie, à quoi elle eft particuliérement deftinée.

Si je mets ici les Sétons au rang des tentes, c'eft qu'on fe fert des uns & des autres pour la même intention, & que l'effet de ceux-là a un très-grand rapport avec celui des tentes.

On appelle Séton un petit cordon qui traverfe une plaie depuis fon entrée jufqu'à fa fortie. Ce cordon K étoit autrefois fait de crin de cheval ; mais, ayant reconnu qu'il coupoit & incommodoit une plaie, on en a quitté l'ufage. Les uns fe fervent de ces meches de coton qu'on met dans les lampes, & les autres de plufieurs fils de chanvre unis énfemble. Pour moi je ne trouve rien de meilleur qu'une petite bande de toile, parce que le linge convient aux plaies.

Pour paffer le féton au travers de la plaie, il faut avoir un petit inftrument L, que l'on appelle aiguille à féton ; elle eft ronde, & a la pointe faite en tête d'ail, pour ne pas piquer la plaie en paffant ; elle eft percée d'un grand trou vers fa tête, par où l'on enfile le féton ; & il faut qu'elle foit fort longue, pour aller de l'entrée à la fortie d'une plaie qui perce la cuiffe de part en part.

Le féton eft d'un grand fecours pour porter le médicament tout le long de la plaie ; il doit être fort long, parce qu'à chaque panfement il faut retirer la premiere partie qu'on a paffée, & en faire fuivre une feconde, que l'on aura couverte d'onguent autant qu'il eft néceffaire pour occuper toute la longueur de la plaie ; on coupe enſuite ce qui en eſt ſorti , & qui a amené avec ſoi la matiere & le pus. Quand tout le ſéton eſt uſé , & que l'on a beſoin de s'en ſervir encore , il ne faut pas en paſſer un nouveau avec l'aiguille, mais on l'attachera au bout de celui qui finit : on obſervera de faire entrer le ſéton par le côté ſupérieur de la plaie , & de le faire ſortir par celui qui en eſt l'égout.

Quelques-uns objecteront que le ſéton eſt un corps étranger qu'on entretient dans la plaie, & qu'ainſi la pratique en doit être défendue ; mais comme il a toutes les utilités des tentes, ſavoir, d'empêcher que les entrées & les iſſues des plaies ne ſe ferment avant le milieu, de porter les remedes dans toute leur pro-fondeur, de conduire aiſément au dehors les matieres nuiſibles, &c. il y a toujours des cas où l'on ne peut s'en diſpenſer. La plaie étant mondifiée, on ôte le ſéton , & alors elle ſe guérit parfaitement bien (a).



L'on ne peut pas preſcrire poſitivement le temps qu'il doit reſter dans les plaies, c'eſt au Chirurgien à en décider ſuivant l'état où il les trouve ; les unes tardent plus à ſe décharger ou ſe purger que les autres, & il ne faut pas le retirer ſi tôt d'une plaie d'arquebuſade , que d'une plaie qui auroit été faite par un coup d'épée ; mais il faut prendre garde de ne pas l'y laiſſer trop long-temps, car la plaie de-viendroit calleuſe & fiſtuleuſe.

Ce que j'appelle ici ſéton, c'eſt le coton ou la bandelette que l'on introduit dans la plaie, & que l'on y laiſſe quelques jours. Je ne prétends pas parler préſentement de l'opération du ſéton que l'on fait à la nuque du cou, & que je vous enſeignerai dans ſon lieu.



(a) Il faut avoir ſoin de mettre enſuite une compreſſe un peu épaiſſe , ou de la charpie brute , ſur toute la lon-gueur de l'endroit ſous lequel le ſéton a paſſé. En rappro-chant par ce moyen les parois du ſinus, on procure une prompte réunion.

## IV. Fig. DES PLUMACEAUX.

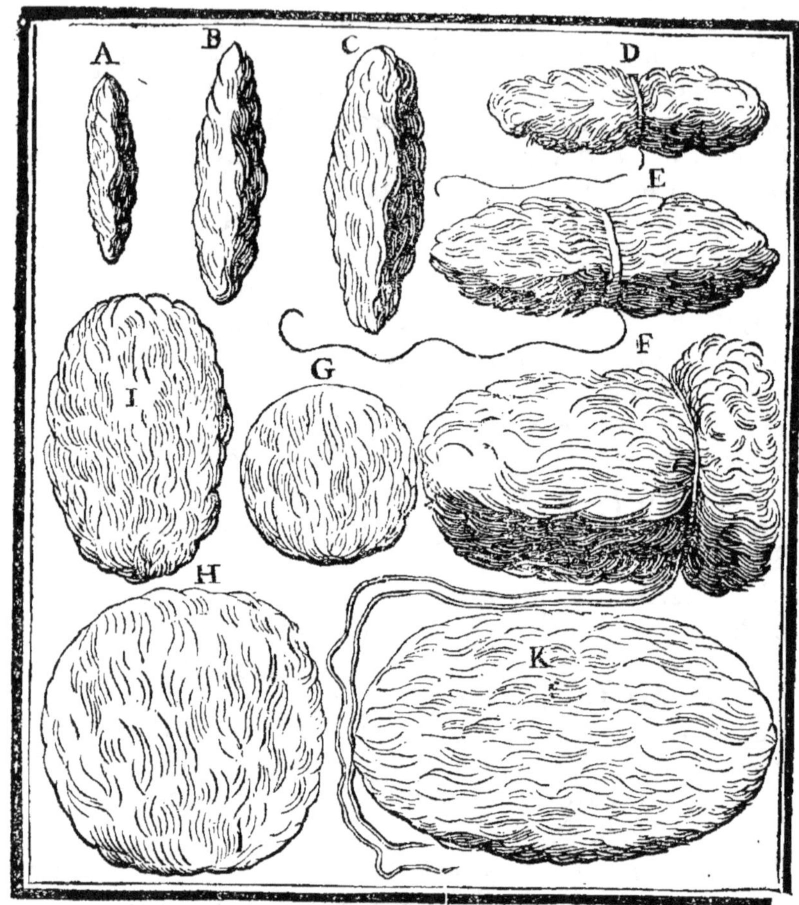



Quand après une opération la plaie demande une tente ou une canule, on y en met une de celles que je viens de vous faire voir; mais dans les plaies où il n'en faut point, on se sert alors de bourdonnets, qui sont des tampons de charpie dont on remplit les cavités, & de plumaceaux dont on les couvre.

D'où vient le mot de Plumaceau.    Le mot de plumaceau prend son origine, de ce que les Anciens se servoient de plumes cousues

entre deux linges, qui non feulement s'imbiboient
des matieres, mais qui étoient encore très-propres
à défendre la partie contre le froid, qui eft toujours
ennemi des plaies & des ulceres, parce qu'en y
refferrant les fibres qui font très-délicates, il cor-
rompt leur arrangement, & arrête le mouvement
par lequel les liqueurs purulentes tendoient à fe
féparer.

Nous remarquons que dans les premiers temps
on fe fervoit d'une efpece de champignons pour
panfer les plaies, en d'autres temps de meches &
d'étoupes, & en d'autres de coton & d'éponges;
mais aujourd'hui que le linge eft plus commun,
on a ceffé d'employer ces autres fortes de fubf-
tances, & nous ne nous fervons plus que de la
charpie, qui certainement eft préférable à tout
ce que les Anciens avoient inventé dans ces occafions.

La charpie eft faite de linge effilé. Pour cela l'on
déchire de la toile en plufieurs petits morceaux,
dont on tire les fils les uns après les autres. Il faut
que la toile ne foit ni groffe ni fine, ni neuve ni
trop ufée; il faut donc qu'elle tienne le milieu
entre ces quatre qualités, & fur-tout qu'elle foit
nette & blanche de leffive.

*Ce que c'eft que Charpie.*

De cette charpie on fait des plumaceaux & des
bourdonnets, qui ont retenu le nom des Anciens,
quoiqu'on en ait changé la matiere. On leur donne
une figure proportionnée à celle de la plaie, pour
les y appliquer ou fecs, ou couverts d'onguent, ou
trempés dans quelque liqueur, fuivant l'intention
pour laquelle on les met.

Les bourdonnets & les plumaceaux ont cinq
ufages importans. Par le premier, ils nous fervent
à arrêter le fang qui coule abondamment d'une
plaie; & c'eft pour cette raifon que dans le premier appareil on ne met ordinairement dans la plaie

*Ufages des Bourdonnets & des Pluma- ceaux.*

que de la charpie feche (*a*). Secondement, on tient par leur moyen une plaie dilatée, quand il s'agit de faire fortir quelque corps étranger ou une efquille. En troifieme lieu, ils infinuent les médicamens dans toutes les parties d'une plaie. Quatriémement, ils pompent les matieres virulentes & les férofités âcres qui s'écoulent de la plaie, empêchant ainfi qu'elles ne la corrompent. Enfin, en dernier lieu, ils garantiffent la plaie des impreffions d'un air froid ou chargé de particules nuifibles : ce font particuliérement les plumaceaux plats dont on la couvre, qui ont ce dernier ufage.

*Charpie ron-* *geante.* On prépare une efpece de charpie qui, comme les meches de Cilicie, confume & mange les chairs baveufes qui furviennent aux plaies & aux ulceres. Pour cet effet, on lave & on parfume des morceaux de toile avec du foufre, du nitre, & d'autres chofes femblables ; enfuite de quoi on les réduit en charpie. On fe fert encore d'une charpie raclée, que l'on fait en ratiffant de la toile avec un couteau : cette charpie eft très-fine, & fa principale utilité eft de deffécher une plaie, pour la difpofer à fe cicatrifer plus tôt.

On fait des plumaceaux en maniere de tampons, que l'on appelle bourdonnets ; & il y en a d'autres qui font plats, retenant le nom de plumaceaux. Les premiers rempliffent la plaie, & les feconds la couvrent. Ceux-là ont pour l'ordinaire la figure d'une olive ; & de ceux-ci il y en a de ronds, & d'autres en ovale, comme ceux qui font repréfentés par cette planche que je vais vous expliquer.

*A. B. C.* *Trois Bour-* *donnets.* Ces trois premiers bourdonnets A B C que vous voyez, dont l'un eft petit, l'autre moyen, & l'autre plus gros, font faits de charpie tortillée,

_____
(*a*) Cette charpie doit être brute & fans préparation ; on lui préfere même de petits morceaux de toile ufée & déchirée par lambeaux.

de façon qu'ils reſſemblent à des noyaux d'olives. On les fait plus durs quand on veut dilater l'entrée d'une plaie ; mais quand on n'a deſſein que de porter les médicamens ou d'abſorber le pus , on les fait mollets , pour ne point expoſer témérairement la partie au froiſſement & à la contuſion. Si la plaie n'étoit pas grande , on ſe ſerviroit des petits ; & lorſqu'elle eſt ample & profonde , on y en met de plus gros : il ſeroit toutefois plus à propos de la remplir d'un plus grand nombre qui fuſſent menus , parce qu'ils s'y arrangeroient mieux.

Ces deux autres D E ont la même figure que les précédens , mais ils ſont plus gros ; ils ſont liés dans leur milieu par un fil , long de quatre ou cinq pouces. Ce ſont des bourdonnets que l'on met premiérement dans le fond d'une plaie ou dans un grand abcès ; on ne lie que les deux ou trois premiers ; les autres n'ayant pas beſoin d'être liés , parce qu'entrant les derniers , ils ſortent toujours d'abord que l'on commence à retirer les précédens qu'ils couvrent. Ce fil aide ainſi à dégager les plumaceaux , & il fait connoître quand il n'y en a plus dans la plaie , vu que ceux auxquels il eſt attaché par le bout ſont les derniers à mettre dehors.

Ce gros tampon F tient à un double fil vers la tête , parce qu'étant fort juſte à la capacité de la plaie , il arrive ſouvent qu'il ſe tuméfie aſſez pour qu'elle le preſſe de telle ſorte qu'il faut que le fil ſoit fort pour le retirer ; on s'en ſert principalement après l'opération du bubonocele , pour boucher l'ouverture que l'on a faite aux anneaux des muſcles de l'abdomen , en intention d'empêcher que l'épiploon & les inteſtins ne ſortent de la capacité du ventre où on les a remis.

Ces deux plumaceaux plats G H ſont de figure ronde ; l'un eſt petit , & l'autre eſt plus grand , ſelon les endroits où l'on doit les appliquer : on ne leur donne pas beaucoup d'épaiſſeur ; mais il

C iv

faut de l'exercice & de l'adreſſe pour les faire proprement.

I. K.
Plumaceaux
ovalaires.

    Les deux derniers I K ſont des grands pluma-
ceaux plats figurés en ovale. On s'en ſert très-fréquemment; on en met pluſieurs à côté les uns des
autres aux grandes plaies; & quand un Chirurgien
fait ſon appareil, il en doit préparer un plus grand
nombre qu'il ne ſemble en avoir beſoin; car ſouvent il eſt obligé d'en mettre pluſieurs les uns ſur
les autres, & principalement lorſqu'il veut arrêter
une hémorragie opiniâtre, qui demande une compreſſion conſidérable des arteres & des veines par
où ſort le ſang; ce qu'on procure d'ordinaire plus
aiſément par ces moyens, qui affermiſſent les ligatures qu'on a jugé à propos de faire aux vaiſſeaux,
& qui retiennent les poudres & les eaux ſtyptiques
plus long-temps appliquées ſur les ouvertures. Ceci
ſuffira pour vous donner une idée des bourdonnets
& des plumaceaux. Venons à préſent aux emplâtres.

## V. FIG. DES EMPLATRES.

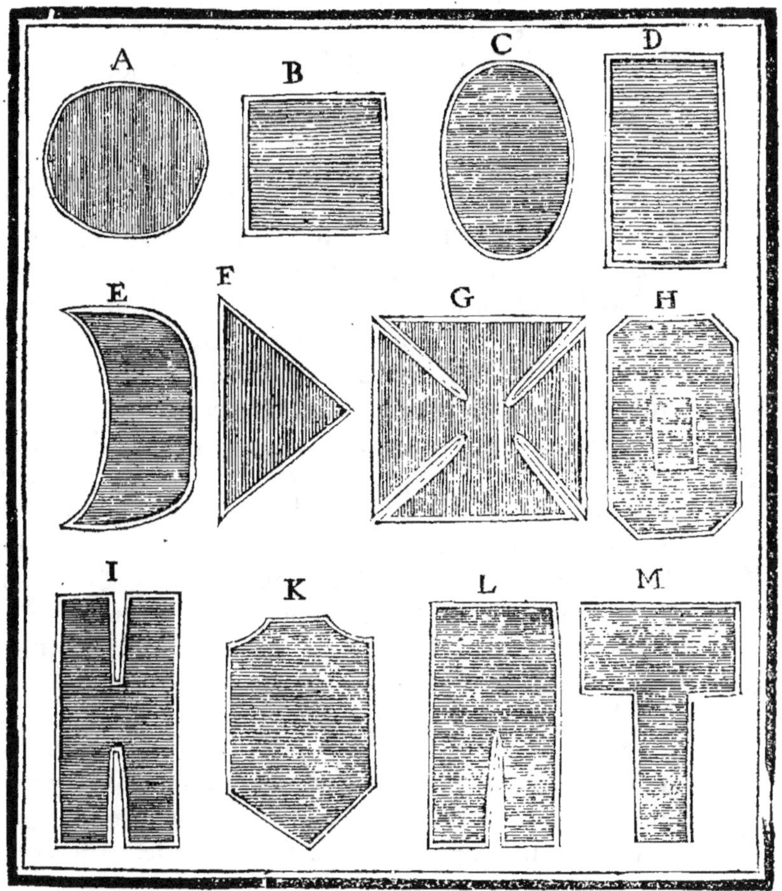

LES Emplâtres sont des compositions plus solides que les onguens & que les cérats, lesquelles on amollit pour les étendre sur un linge ou sur du cuir. On les applique extérieurement sur toutes les parties du corps. Ce mot d'Emplâtre vient du mot grec ἐμπλάξειν, qui signifie apposer ou former sur quelque chose, parce qu'on les applique sur la peau qui leur sert comme de moule. La

Etymologie du mot Emplâtre.

connoiſſance des emplâtres dépend de celle de leur matiere, de leur figure, & de leurs uſages.

Matiere des<br>Emplâtres.

Par la matiere on entend deux choſes, ou l'étoffe dont on les fait, ou la compoſition dont on la couvre. Aux parties délicates & douloureuſes, comme les levres, les yeux, on ſe ſert de taffetas & de linge fin; aux robuſtes, comme les bras & les jambes, l'on prend du gros linge ou de la futaine, & quelquefois du cuir. Quant à la compoſition, il eſt très-difficile de la ſpécifier; car on fait des emplâtres de tout ce qui ſe trouve ſur la terre : la cire, la poix, les huiles, & les graiſſes, en font les matieres les plus communes; on y ajoute de la litharge, de la céruſe, des gommes, des liqueurs, & une infinité de ſortes de poudres, ſuivant la nature de l'emplâtre que l'on veut faire & les propriétés que l'on y requiert, eu égard aux cas particuliers où on les emploie. De toutes ces différentes drogues, les unes font la baſe de l'emplâtre & lui donnent du corps, & les autres y ſont miſes pour y diſtribuer & communiquer leurs vertus, qui paſſent juſque dans la partie à laquelle on l'applique. Le mélange & la cuiſſon de tous ces divers ingrédiens forment un tout emplaſtique qui s'attache facilement, & qu'on peut garder long-temps en rouleaux ou magdaléons, ſans qu'il diminue de ſa bonté. Ce genre de remede, auquel on donne une conſiſtance médiocrement dure, a été imaginé par les Anciens, pour fomenter, ramollir ou fortifier les parties par des médicamens capables d'y reſter pendant pluſieurs heures, & même pluſieurs jours, ſans ſe fondre. Quand on veut employer la matiere, on l'approche du feu pour la pétrir & l'étendre ſur quelque étoffe mollette.

Figure des<br>Emplâtres.

La figure des emplâtres varie en tant de façons, qu'on ne peut pas les marquer toutes; on les réduit ſeulement à deux eſpeces générales, qui ſont la figure droite & la figure courbe : ſous la premiere, font compris les emplâtres qui font bornés par des lignes droites, comme les longitudinaux & les carrés ; & fous la feconde font renfermés ceux qui ont une circonférence courbe, comme les ronds, les ovales, & ceux qui font faits en croiffans. Ils font encore divifés en petits, en moyens, & en grands, accommodés à la figure & à la groffeur de la partie où l'on doit les impofer. De plus, il y en a d'univerfels qui conviennent à toutes les parties du corps, comme les ronds & les carrés ; & de particuliers, qui ne peuvent fervir chacun qu'en un feul endroit du corps, comme celui du périnée pour la lithotomie, & celui fait en croix de Malthe pour les amputations.

Les emplâtres font néceffaires en général pour contenir les autres remedes mis dans une plaie, ou répandus à fa furface, & en particulier pour imprimer la vertu des médicamens dont ils font compofés : à ce dernier égard, les uns deffechent & cicatrifent une plaie, comme le Diapalme ; les autres cuifent & digerent la matiere du pus, comme le Diachylon ; d'autres vuident & nettoient, comme le Divin ; d'autres amolliffent & diffipent, comme le Diabotanum : ainfi du refte.

De ces douze emplâtres gravés fur cette planche, font autant de figures différentes, & qui, pour une plus grande propreté, doivent tous avoir à leur circonférence un bord de la longueur d'une ou de deux lignes, qui ne foit point couvert de la compofition.

Le premier A eft rond ; c'eft le plus commun, & celui dont on fe fert le plus fouvent.

Le fecond B eft carré ; on en fait de grands & de petits.

Le troifieme C eft ovale, c'eft-à-dire, plus long que large fous une figure courbe ; on s'en fert à toutes les plaies qui ont plus de longueur que de largeur, & on le fend par quelques coups de cifeaux pour l'appliquer plus commodément quand on le pose sur des plumaceaux.

Le quatrieme D est longitudinal ; on lui donne cette figure quand on en veut entourer un bras ou une jambe dans une fracture : on en fait d'autres plus petits & figurés de même, pour mettre autour d'un doigt.

Le cinquieme E est taillé en croissant ou en demi-lune ; il convient à la fistule de l'anus lorsqu'elle est à côté : on en taille de même de très-petits, qui servent aux paupieres.

Le sixieme F est l'emplâtre triangulaire, figuré de la sorte pour s'ajuster au plis de l'aine dans le bubonocele. On en fait aussi à trois angles pour la fistule lacrymale, mais ils sont beaucoup plus petits que celui-ci.

Le septieme G est taillé en croix de Malthe ; il est très-commode pour appliquer sur le moignon, c'est-à-dire, à l'extrémité qui reste d'un membre coupé. On donne une pareille figure au petit emplâtre dont on se sert après l'amputation d'un doigt.

Le huitieme H est l'emplâtre fenestré, ainsi appelé parce qu'il est percé dans son milieu : il est d'usage aux fractures avec plaie. Cette ouverture fait qu'on peut panser la plaie sans être obligé de lever l'emplâtre de dessus les endroits d'alentour ; il convient aussi à la bronchotomie.

Le neuvieme I est nommé trapézial ; il est coupé dans ses deux extrémités, de maniere qu'il peut s'appliquer commodément sur des membres inégaux.

Le dixieme K est appelé l'écusson, parce qu'il en a la figure ; on taille de cette façon un grand emplâtre, lorsque l'on veut appliquer des vésicatoires entre les deux épaules.

L'onzieme L se nomme l'emplâtre ypsiloïde, parce qu'il a la figure d'un Y grec ; il est fait ainsi pour s'en servir au périnée après l'opération de la lithotomie.

Le douzieme M a le nom de T, parce qu'il lui reſſemble ; on l'applique ſur des inciſions qui ont une telle figure. Il y a de pluſieurs autres ſortes d'emplâtres que je ne rapporte pas ici, parce qu'il dépend ſouvent du génie du Chirurgien de leur donner une figure conforme à la partie ou à la maladie qui les demandent.

M.
Un Emplâtre en T.

## VI. FIG. DES COMPRESSES.

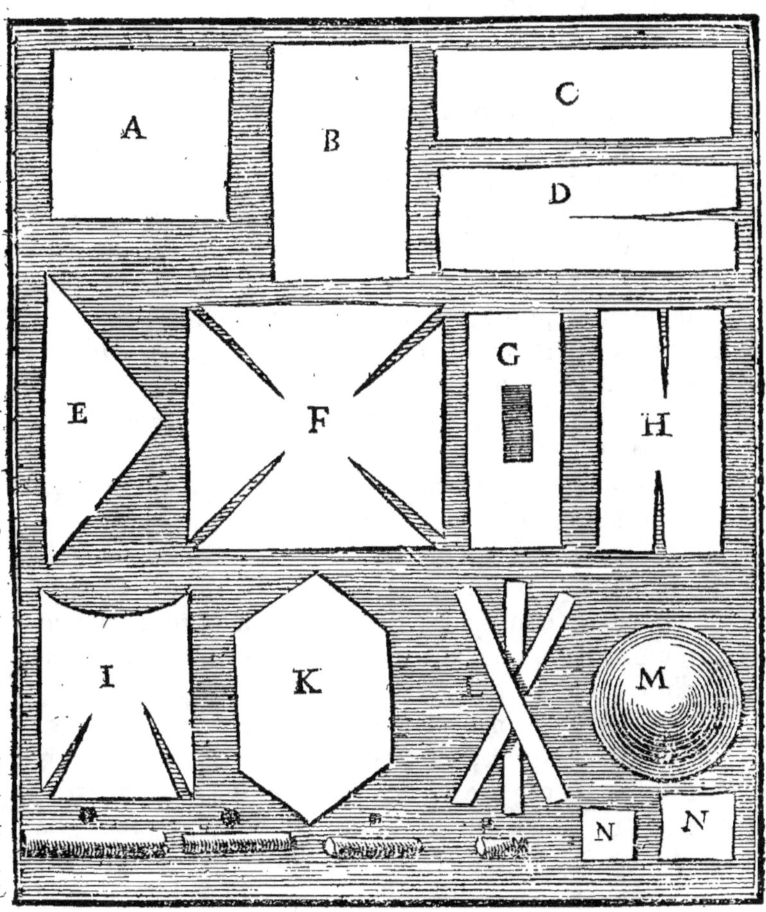

LES compresses sont des morceaux de linge ployés en plusieurs doubles, dont on couvre ou dont on environne quelque partie. On les emploie seches ou trempées en quelque liqueur, selon l'intention qu'on se propose de remplir dans leur usage.

*Pourquoi on les appelle Compresses.*

Ce nom de compresses leur a été donné, parce qu'elles font de la compression à l'endroit où on les applique ; & afin qu'il soit par-tout également pressé, comme il doit l'être, il faut qu'elles n'aient ni coutures ni ourlets ; circonstance que le Chirurgien doit observer dans tous les linges qu'il emploie aux pansemens des blessés.

Vous aurez une entiere connoissance des compresses, quand je vous aurai appris de quoi, comment, & pourquoi on les fait.

*De quoi elles font faites.*

La matiere des compresses est toujours de linge, qui doit être uni, mollet, propre, & blanc de lessive ; elles doivent avoir une épaisseur considérable quand il est question de comprimer beaucoup, ou de munir la partie malade contre un rude froid : il ne faut point les faire de linge neuf ; car c'est une regle générale que les linges qu'un Chirurgien emploie doivent toujours être à demi usés, afin qu'ils obéissent davantage, & qu'ils soient plus douillets.

*Comment on les fait.*

Nous ne pouvons ici vous prescrire que fort généralement la figure & la grandeur des compresses, parce qu'on les doit proportionner à la forme de la partie, à la commodité du malade, & à mille circonstances de la maladie ; nous dirons seulement qu'il faut toujours qu'elles débordent d'un ou deux doigts de tous côtés les emplâtres sur lesquels on les met. Il y en a de carrées, de triangulaires, de longitudinales, de transversales, de circulaires, & de plusieurs autres figures, dans toutes lesquelles on n'observe pas tant de régularité que dans celles des emplâtres. J'en ai fait graver les principales dans cette Planche, que je vous expliquerai après que je vous aurai dit deux mots sur leurs usages.

Les compresses servent à cinq choses; premiérement, elles assurent & affermissent le bandage; deuxiémement, elles conservent la chaleur de la partie qu'elles défendent du froid; troisiémement, elles servent de moyen pour tenir sur le mal la liqueur dont on les a imbibées; quatriémement, elles remplissent les inégalités d'un bras & d'une jambe, & font par-là qu'on les bande plus commodément; cinquiémement, elles empêchent que les laqs ne meurtrissent & n'écorchent une partie en y faisant des extensions, parce qu'alors on a soin de l'environner d'une compression circulaire.

La premiere A de toutes ces compresses est la carrée; c'est celle dont on se sert le plus souvent, parce qu'elle convient à quantité de maladies, & qu'elle se peut appliquer sur beaucoup d'endroits. On les fait plus ou moins grandes, selon les occasions.

Cette seconde B est appelée splénique par les Anciens, à cause qu'étant plus longue que large, elle a la figure d'une rate. Elle reçoit encore différens noms, selon les diverses manieres de l'appliquer. Etant mise en long, elle se nomme compresse longue; quand elle est posée de travers, elle s'appelle transversale; & lorsqu'on l'applique de biais, c'est une compresse oblique.

La troisieme C est appelée longitudinale quand on la met le long d'un bras ou d'une jambe; & elle aura le nom de circulaire si l'on s'en sert pour entourer ces parties : elle est beaucoup plus étroite que longue. On ne la pose d'ordinaire suivant la longueur de la partie, que sous une attelle; & quand elle est mise circulairement, c'est pour rendre un membre égal, ou pour empêcher que les laqs dont on le garrotte par-dessus ne fassent de la douleur.

D.
Compreſſe
circulaire.

La quatrieme D eſt une compreſſe circulaire, fendue juſqu'au milieu par un de ſes chefs ; ce qui donne des facilités pour l'ajuſter aux inégalités d'une partie , & pour l'appliquer ſur les fractures des bras & des jambes , qui ſont les occaſions où l'on ne ſauroit s'en paſſer.

E.
Compreſſe
triangulaire.

La cinquieme E eſt une compreſſe que ſa figure a fait nommer triangulaire ; elle convient aux aines , & on la fait toujours très-épaiſſe , parce qu'elle doit comprimer fortement , pour empêcher que l'épiploon ou les inteſtins ne s'échappent par les anneaux dilatés des muſcles de l'abdomen.

F.
Compreſſe
en croix de
Malthe.

Cette ſixieme F eſt coupée en croix de Malthe, afin qu'elle puiſſe embraſſer plus exactement un moignon ; car c'eſt particuliérement aux amputations qu'on s'en ſert : on doit faire un point à chaque angle , de crainte que les différens plans de toile qui font ſon épaiſſeur , ne ſe dérangent en la poſant.

G.
Compreſſe
feneſtrée.

La ſeptieme G eſt une compreſſe feneſtrée , ayant une ouverture dans ſon milieu , pour laiſſer la liberté à l'air d'entrer & de ſortir par la trachée-artere après l'opération de la bronchotomie : elle eſt encore d'un grand ſecours aux fractures avec plaie.

H.
Compreſſe
trapéziale.

La huitieme H eſt la trapéziale , figurée comme l'emplâtre de ce nom , c'eſt-à-dire qu'elle eſt fendue par ſes deux extrémités , pour s'appliquer plus juſte à des membres de ſurface inégale , ſur leſquels on la poſe toujours circulairement.

I.
Compreſſe
pour l'épaule.

La neuvieme I eſt une grande compreſſe carrée, fendue depuis ſes deux angles inférieurs juſque vers ſon milieu , pour s'ajuſter à la figure de l'épaule , qu'elle doit recouvrir dans les luxations de l'humérus avec l'omoplate.

K.
Compreſſe
ozange.

Cette dixieme K eſt une compreſſe appelée lozange , parce que ſes côtés ou pans , qui ſont au nombre de ſix , font entre eux des angles obliques , dont ceux qui ſont oppoſés l'un à l'autre ſont

égaux

égaux, auffi-bien que les côtés. On donne fouvent cette figure à une compreffe, plutôt que de la faire ronde, parce qu'elle a le même ufage que la circulaire, & parce qu'il eft plus aifé & plus prompt de couper ainfi en droite ligne les quatre angles d'une compreffe carrée, qui eft la plus commune, que de la tailler exactement en rond.

L'onzieme L eft compofée de trois compreffes étroites & longues, dont les deux obliques s'entre-croifent en forme de croix de S. André; & l'autre, que vous voyez fituée verticalement, les traverfe par leurs angles aigus. On les applique avec fuccès fous cet arrangement, dans l'anévrifme & dans les varices, parce qu'y ayant trois compreffes dans le milieu, cela comprime très-bien l'endroit où le vaiffeau eft ouvert ou dilaté.

L.<br>Compreffe<br>oblique.

La douzieme M eft une compreffe arrondie; il y en a de parfaitement rondes, comme des boules; & d'autres qui ne le font que d'un côté, comme des demi-globes : les unes & les autres fe mettent fous l'aiffelle, avant que de faire le bandage après la réduction de l'humérus luxé; on en met auffi une dans la main à ceux qui ont eu des os du bras ou difloqués ou fracturés.

M.<br>Compreffe<br>ronde.

Enfin, ces dernieres font de petites compreffes, dont les unes N N font carrées & épaiffes, pour les faignées du bras & du pied : les deux O O font longuettes; on s'en fert aux ligatures des vaiffeaux, pour nouer le fil par-deffus : & les deux autres P P font roulées & très-petites, pour être employées dans les futures, & particuliérement dans celle du tendon.

N. N.<br>Petites Com-<br>preffes.

D

## VII. Fig. DES BANDAGES.

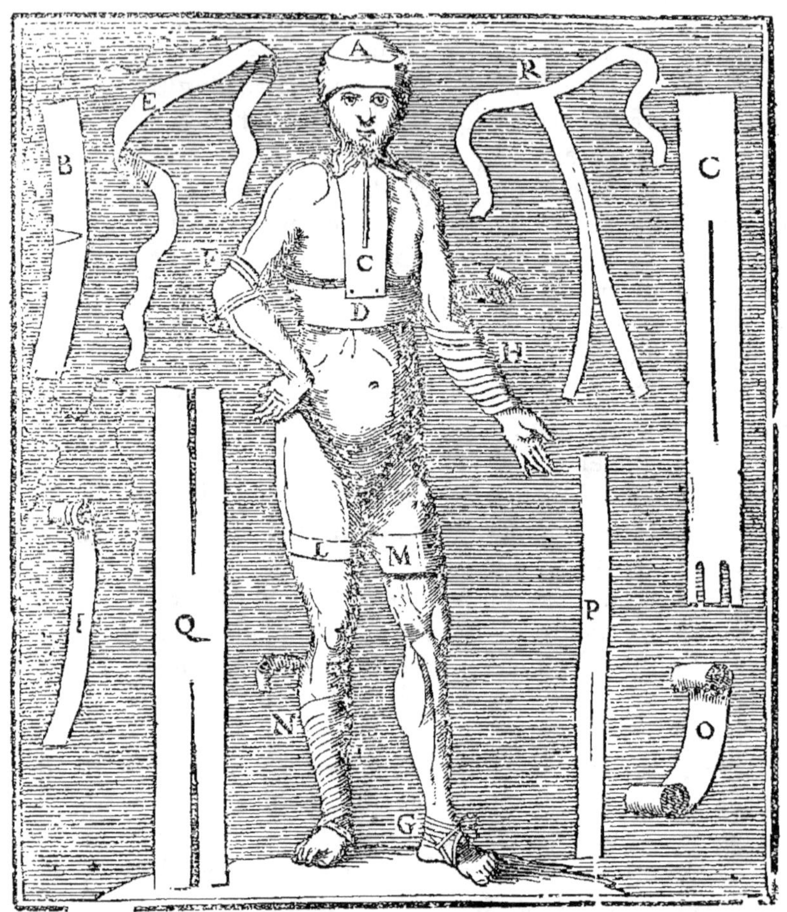


Définition des Bandages.

APRÈS avoir garni une plaie de tentes & de plumaceaux, & l'avoir couverte d'un emplâtre & d'une compresse, on finit par le bandage, qui n'est autre chose qu'une circonvolution de bandes, faite avec adresse autour de quelque partie du corps, pour lui conserver ou lui rendre la santé.

Ce que c'est que Bandage.

Avant que de pouvoir faire un bandage, il faut savoir ce que c'est qu'une bande. On appelle bande un lien long & large, dont on couvre & on enveloppe les parties qui en ont besoin, pour leur ré-tablissement. Remarquez donc que la différence qu'il y a entre bande & bandage, c'est que la bande est l'instrument, & le bandage est l'usage & l'apposition de la bande.

Les bandes different entr'elles en plusieurs façons, savoir; par leurs matieres, car il y en a de cuir & de linge; par leur figure, qui doit être convenable aux diverses parties qu'il faut bander; par leur grandeur, vu que les unes sont longues & larges, les autres courtes & étroites; & par leur structure plus ou moins artificielle, puisqu'on en doit tailler plusieurs exprès pour divers cas particuliers, & qu'on en trouve d'autres toutes faites, comme une serviette, une ceinture, &c. pour des besoins ordinaires.

On considere à une bande son corps, qui en est la partie la plus ample & la plus forte; & les extrémités se prennent selon sa largeur ou selon sa longueur, c'est ce qu'on nomme chefs. Ainsi il y en a toujours quatre en une bande, quelque petite qu'elle soit, parce qu'elle ne peut manquer d'avoir deux bornes à sa longueur, & autant à sa largeur.

La plupart des bandes représentent des parallélogrammes rectangles ou carrés longs; mais on fait quelquefois à leurs bouts, & même dans leur milieu, plusieurs incisions, comme vous pouvez l'appercevoir sur cette planche.

On veut qu'une bande ait quatre conditions pour être parfaite; la premiere, que la matiere en soit bonne, c'est-à-dire, que si c'est du linge, il ne soit ni trop vieux ni trop neuf, afin qu'elles soient douces ou molles, déliées ou légeres; la seconde, qu'elles soient nettes & blanches, pour n'imprimer aucune mauvaise qualité; la troisieme, qu'elles soient d'une toile unie & pleine, non ouvrée, & qu'elles soient coupées de droit fil, d'autant que

D ij

ce qui eſt de biais ſe relàche & ſe déchire ; & la quatrieme, qu'elles ſoient égales, ſans ourlets & ſans nœuds, comme les compreſſes, de crainte de bleſſer : ajoutez qu'elles ne doivent point avoir de liſiere, ſi on veut que le bandage ſoit accompli. Au reſte, on prendra de ſemblables précautions pour faire des bandes de cuir ou d'étoffe.

Diviſion gé- néiale des Bandages.

Les bandages ſont ou communs, ou propres : les communs peuvent être appliqués en pluſieurs parties, pour différens maux ; comme les bandages ſimples, tant égaux qu'inégaux : les propres ne conviennent qu'en certains endroits, & à telles ou telles maladies ; & le nombre de ces dernieres ſortes eſt auſſi grand, qu'on compte de différentes parties au corps. Je ne prétends pas vous les expliquer ici toutes ; la diſcuſſion en eſt d'une ſi grande étendue, qu'elle demande un cours particulier. Je ne vous parlerai auſſi des bandages, qu'autant qu'il eſt néceſſaire pour vous faire comprendre les opérations que j'ai à vous démontrer.

Le bandage eſt ou ſimple, ou compoſé. On appelle ſimple celui qui n'a qu'une ſorte de contours, & qui ſe fait avec une ſeule bande, à laquelle on n'a rien découpé ni ajouté. Ce bandage eſt de deux ſortes, égal ou inégal. Le ſimple égal eſt circulaire ; il embraſſe la partie en rond comme un cerceau ; la bande en eſt uniment terminée ſans imparité de circuits. Le ſimple inégal ſe diviſe en quatre eſpeces : on l'appelle doloire, lorſque les circonvolutions ne ſont que biaiſer un peu, en ſe couvrant les unes les autres ; il ſe nomme mouſſe, lorſqu'elles s'inclinent & gauchiſſent davantage ; il a le nom de rampant, quand elles s'éloignent tellement les unes des autres, qu'elles laiſſent entre elles des eſpaces découverts ; & il eſt appelé renverſé, lorſque l'inégalité de la partie oblige de faire des replis & des renverſemens en mettant la bande ſens deſſus deſſous. Le bandage compofé eft celui qui fe fait de plufieurs bandes jointes enfemble, ou d'une feule coupée en plufieurs chefs.

Tous les bandages ne font pas commencés & finis de la même maniere; les uns fe commencent par une des extrémités de la bande, comme ceux des fractures; les autres à quelque diftance d'un de fes bouts, comme ceux des faignées, ou même par le milieu de la bande, lorfqu'elle eft roulée à deux chefs comme la capeline.

On pofe fouvent le premier chef de la bande fur la partie malade, quelquefois fur la voifine, d'autres fois fur une partie éloignée & oppofée, & toujours fuivant l'intention pour laquelle on fait le bandage; mais il ne faut jamais le finir fur l'endroit de la plaie, parce que l'épingle dont on doit attacher le dernier chef ne manqueroit pas d'y faire de la douleur.

Les bandages fervent aux remedes, ou tiennent eux-mêmes lieu de remedes. Le nombre de ces derniers eft fort grand; car tous les bandages qu'on fait aux fractures & aux luxations, les guériffent prefque feuls. Les différens ufages qu'on reconnoît aux bandages, font qu'on les nomme différemment; on appelle incarnatifs, ceux qui approchent les lévres d'une plaie l'une de l'autre; expulfifs, ceux qui conduifent au dehors les matieres purulentes des abcès & des ulceres; ces maladies fe guériffent affez ordinairement par ces derniers moyens. Quant aux premiers, qui ne font que fervir aux remedes, on les appelle rétentifs; ils font très-communs en comparaifon des autres bandages; ils ne contribuent encore à la guérifon, qu'en retenant les médicamens fur la partie malade. Il y en a plufieurs de ceux-ci qui ne conviennent encore qu'à certaines parties, comme à la gorge ou au ventre, lefquelles ne peuvent pas fupporter d'autres bandages.

D iij

La matiere du bandage ayant toutes les conditions marquées ci-deſſus, le reſte dépend du Chirurgien, qui, connoiſſant les différences des bandages, & les cas où ils doivent être appliqués, n'a plus qu'à poſer proprement les bandes, & à les lever avec adreſſe.

On bandera élégamment une partie, ſi l'on obſerve les circonſtances ſuivantes. Il faut que le Chirurgien mette le malade dans une ſituation commode ; qu'il faſſe tenir la partie qu'il doit bander par un ou par pluſieurs de ſes ſerviteurs ; que la bande étant roulée ferme, & ſes circuits également & entiérement couverts les uns par les autres comme des anneaux concentriques, il la prenne d'une main, & tenant le chef de l'autre, il la poſe ſans héſiter, ni donner ſoupçon qu'il ne ſait par quel endroit commencer : dès ce moment, pour ne point faire languir ſon malade, il doit, avec autant de diligence que d'exactitude, entourer de la bande la partie affectée (a) : l'agrément & la propreté y ſont néceſſaires, afin que le malade, les aſſiſtans & l'Opérateur même ſoient contens de l'ouvrage. Le bandage fait, il examinera ſi les circonvolutions ſont également conduites & aſſurées, s'il n'eſt ni trop lâche, ni trop ſerré, & s'il quadre à la forme & au volume de la partie ; enſuite il la mettra ſur des couſſins, de maniere qu'elle ne puiſſe point vaciller ni ſouffrir de douleur, obſervant pour regle générale, que le bras ſoit ſitué un peu plié, & la jambe tout à fait étendue.

Si la dextérité du Chirurgien ſe fait voir lorſqu'il ſait poſer les bandes avec juſteſſe & élégance, elle ne paroît pas moins quand il eſt obligé de lever ces mêmes bandes, & qu'il s'en acquitte d'une maniere aiſée, ſans confuſion & ſans em-

Maniere de<br>bien faire un<br>Bandage.

(a) Pour bien appliquer cette bande, il faut la tenir dans la main, & n'en dérouler à chaque circuit que ce qui eſt néceſſaire pour entourer la partie.

barras. Pour débander la partie, il faut qu'il la mette dans la même situation qu'elle étoit quand il l'a bandée, qu'il la fasse tenir ferme par des assistans, & qu'alors défaisant l'appareil, & levant les bandes doucement & promptement, il les déroule tantôt d'une main & tantôt de l'autre, sans les laisser échapper de ses mains, & observant sur-tout de ne point exciter de douleur. Si les bandes sont collées les unes aux autres, ou bien à la partie, il doit, pour les dégager plus facilement, les humecter de quelque liqueur, qu'on diversifiera suivant l'état de la maladie, se servant d'huile, par exemple, quand la partie est douloureuse, de vin quand il y a de la froideur & de la débilité, d'oxycrat lorsqu'il y a de l'inflammation.

Examinons à présent quelques bandages qui sont représentés dans la Planche septieme. Je n'y ai fait graver que ceux dont on se sert tous les jours, & qu'un Chirurgien doit savoir indispensablement.

Le premier A est le couvre-chef, ainsi appelé parce qu'il couvre & enveloppe toute la tête. Il est fait avec une serviette pliée en deux pour être posée sur la tête ; & des quatre angles qui pendent à côté du visage, il y en a deux qu'on noue sous le menton, & les deux autres sur la nuque du cou : ce bandage, le plus usité de tous, convient à toutes les plaies de la tête.

Le second B est le bandeau : il est de deux sortes ; l'un simple, qui se fait avec une bande tournée circulairement autour de la tête ; & l'autre figuré, qu'on compose de plusieurs morceaux ou de plusieurs redoublemens de toile cousus ensemble, ayant quatre rubans aux quatre angles pour le nouer derriere la tête : ce bandage est particulier pour le front.

Le troisieme C est le scapulaire, ainsi nommé parce qu'il appuie sur les épaules. Il est fait d'une



D iv

piece de toile de deux ou trois pieds de long, fur fept ou huit doigts de large : on l'a fendue par le milieu, fuivant fa largeur, pour y paffer la tête ; il fert à foutenir tous les bandages qu'on fait à la poitrine & au ventre. L'un des C le fait voir hors du fujet, & l'autre le montre appliqué fur le fujet.

4. **D.**
La Serviette.

Le quatrieme D eft la ferviette ; on en prend une qui foit affez longue pour faire le tour du corps, on la plie de fon long en trois ou quatre, & on en bande toutes les plaies de la poitrine & du bas-ventre ; on y attache par-devant & par-derriere les extrémités du fcapulaire, qui empêchent qu'elle ne tombe.

5. **E. F. G.**
Bande à fai-
gner.

Le cinquieme E F G eft une bande à faigner ; elle eft longue d'une aune ou environ, & large de deux doigts : E vous la fait voir avant que de s'en fervir ; F vous montre un bras qui en a été bandé après la faignée ; & G vous apprend comment fe fait le bandage de la faignée du pied, le-quel on appelle l'étrier. Je vous parlerai plus am-plement de ces deux bandages, en faifant les fai-gnées où ils conviennent.

6. **H. I.**
Un Bandage
rampant.

Le fixieme H I eft un bandage pour le bras ou pour la jambe, appelé rampant ; il fe fait avec une bande roulée à un chef, de deux ou trois doigts de large, & longue de deux aunes ou environ. Quand on le fait au bras, on commence par un cir-culaire ou deux autour du poignet, & on le con-tinue jufqu'à l'épaule, en laiffant des efpaces entre chaque circonvolution ; & lorfqu'on le pratique à la jambe, on commence par un étrier, paffant le premier chef par-deffous la plante du pied, & montant en rampant jufqu'au haut de la cuiffe. Ce bandage eft fimplement contentif, parce qu'il ne fait que contenir les remedes fur la partie. H en eft un appliqué fur le bras, & I montre la bande dont on fe fert pour le faire.

Le septieme L est le plus simple de tous ; il se fait avec une bandelette courte, & qui n'a que ce qu'il faut de longueur pour en faire un ou deux tours circulaires sans monter ni descendre.

Le huitieme M est encore un simple contentif ; mais pour le faire, il faut un morceau de toile plus large que pour le précédent : on y met quelquefois de petits cordons, ou bien on le coud sur la partie.

Le neuvieme N est un bandage convenable pour une jambe qu'on a dessein de bander avec fermeté : il se fait avec une bande pareille à celle du rampant. On jette le premier chef sous la plante du pied, & en le remontant on le croise de maniere qu'on fait sur le tarse comme une croix de Saint André, après quoi on poursuit les circonvolutions jusqu'au jarret ; & il faut remarquer qu'à l'endroit où commence le gras de la jambe on doit faire des renversés, & les continuer jusqu'à ce qu'on ait atteint le plus épais de ce même membre ; car autrement le bandage feroit des godets, & ne serreroit pas également la jambe comme elle a besoin de l'être.

Le dixieme O est une bande roulée à deux chefs égaux ; on l'applique ordinairement par le milieu, tenant les deux chefs chacun dans une main. On fait cette bande plus ou moins large ou longue, suivant la différence des parties ou des maladies. Elle sert à faire la capeline & le spica, qui sont des bandages dont on use très-souvent.

L'onzieme P est une petite bande large de deux doigts, & assez longue pour faire deux tours sur la partie ; elle est fendue proche l'un de ses bouts, pour y passer l'autre chef. Ce bandage est appelé incarnatif ou unissant, parce qu'il réunit les levres d'une plaie faite en long, afin d'épargner par ce moyen une suture. On le commence par le milieu de la bande sur la partie opposite de la plaie ; par exemple, si on veut s'en servir au front, où il convient particuliérement, on posera le milieu de la bande sur l'occiput, &, coulant de part & d'autre les deux chefs au dessus des deux oreilles, on en passera l'un par la fente de l'autre au droit de la plaie ; puis, les tirant tous deux, on fera joindre si exactement les bords de la plaie l'un à l'autre, qu'ils se puissent reprendre sans aucune difformité.

12.  Q.
Bandage à quatre chefs.

Le douzieme Q est un bandage à quatre chefs. Il se fait avec une bande de toile, dont les deux extrémités ou chefs, pris suivant la longueur, son fendus chacun en deux ; lorsqu'ils sont fendus en trois, c'est un bandage à six chefs ; & quand ils le sont chacun en quatre, il est à huit chefs. Ce bandage s'accommode à plusieurs parties : nous le mettons principalement au rang des incarnatifs ou unissans, vu qu'on s'en sert pour rapprocher les lévres d'une plaie faite en travers. Avec ces deux derniers bandages on évitera beaucoup de sutures, dont le Chirurgien doit exempter ses malades autant qu'il est possible, parce qu'ils aimeront toujours mieux, pour guérir, être soumis au sentiment obtus d'un bandage, que d'essuyer les douleurs aiguës des sutures.

13.  R.
Bandage en T.

Le dernier R est un bandage figuré, représentant un T. On l'appelle figuré, parce qu'il est fait de deux bandes cousues ensemble ; il y en a de simples, comme celui-ci ; & d'autres qui sont fendus & doubles, dont on se sert en différentes occasions. Ce bandage convient à plusieurs parties ; il est employé sur-tout après l'opération de la Lithotomie & de la fistule à l'anus.

Si j'entreprenois de descendre dans le détail des bandages, je vous demanderois bien plus de tems qu'il ne nous est permis d'en passer à nos Assemblées ; ce que je vous ai appris suffira pour vous en donner autant la connoissance que vous en devez avoir pour le présent. Venons aux sutures.

## VIII. Fig. LES SUTURES.

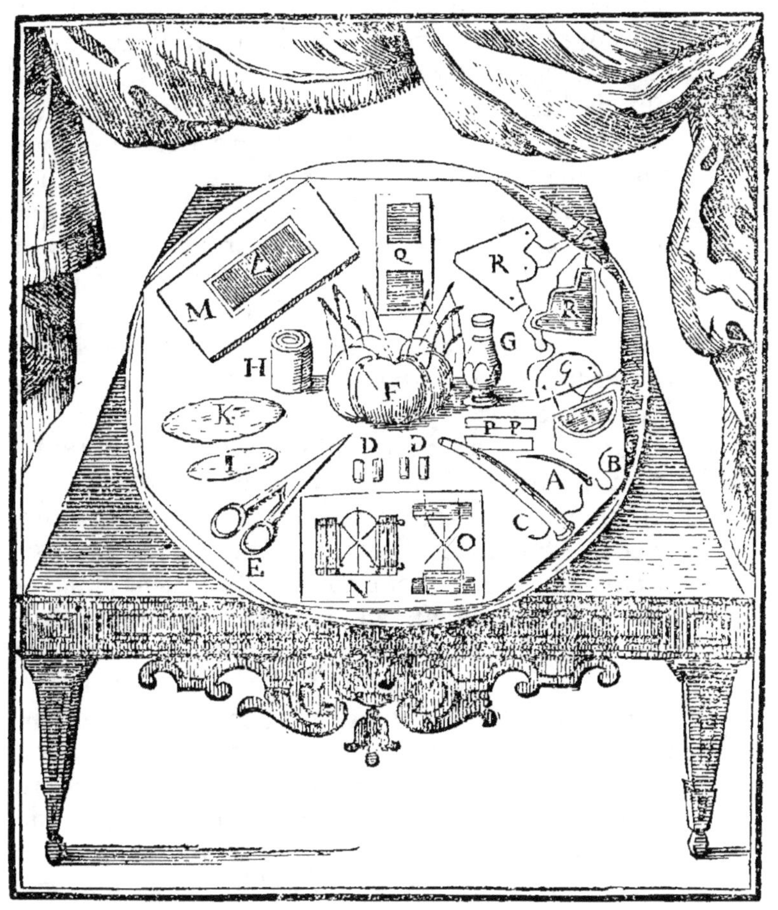



**L**A future est une opération de Chirurgie, qui, par le moyen d'une aiguille enfilée, aide à rejoindre & à remettre dans une parfaite continuité les parties de notre corps violemment divisées, & encore sanglantes.

   Ce mot de future se prend en deux façons ; ou pour l'union des os du crâne joints ensemble en maniere de dents de scie, qui s'engagent les unes entre les autres ; ou pour une couture qu'on fait

Définition de la Suture.

aux plaies qui en ont befoin ; & c'eft dans ce dernier fens que nous l'entendons , quand nous difons
que la futare eft le meilleur moyen qu'on doive
employer pour réunir les plaies nouvellement faites , lorfque le bandage , favorifé de la fituation la
plus avantageufe, n'en peut venir à bout ; parce que
les levres de la plaie étant approchées les unes
contre les autres par le fecours des points d'aiguille , les extrémités des principales fibres , qui
ont été coupées & déchirées, fe trouveront encore
appliquées les unes aux autres , comme elles étoient
avant que d'être rompues & féparées.

Les Anciens ont inventé plufieurs futures, qu'ils
ont réduites fous trois efpeces ; les incarnatives ,
les reftrinctives , & les confervatives.

L'incarnative eft ainfi appelée , parce que rejoi-
gnant les bords d'une plaie , & les tenant unis enfemble par le moyen des fils dont on les a traverfés
avec une aiguille , elle fait qu'ils fe collent, fe reprennent & s'incarnent comme ils étoient auparavant. On la fubdivife en cinq ; l'entrecoupée, l'entortillée , l'enchevillée ou emplumée , la future
avec agraffes , & la future feche. De ces cinq futures nous en fupprimons deux, comme trop cruelles & tout à fait inutiles, qui font l'enchevillée ou
l'emplumée , & la future avec agraffes. La premiere
fe nommoit enchevillée lorfqu'on fe fervoit de
petites chevilles , & emplumée quand on prenoit
des tuyaux de plumes : on enfiloit deux ou trois
aiguilles d'un double fil , qu'on paffoit au travers
des bords d'une plaie , faifant un trou à un doigt
de diftance l'un de l'autre ; & dans les anfes de ces
fils on mettoit une cheville ou une plume , & on
en lioit une autre avec les bouts du même fil , afin
que ces plumes tinffent les bords de la plaie réu-
nis (*a*). Pour faire la feconde , on avoit des agraffes

(*a*) La plupart des Praticiens d'aujourd'hui ne s'accordent pas fur cet article avec notre Auteur. Ils regar-

crochues & pointues par les deux bouts , & on
en fourroit une dans la partie supérieure de la
plaie , & l'autre dans l'inférieure , pour rapprocher
les levres. Vous jugez bien par le récit que je
fais de ces deux sutures, de quelle cruauté elles
étoient , & en même temps de leur inutilité ;
puisque dans le cas où elles semblent le plus nécessaires, comme dans des plaies profondes , où
la contraction des parties charnues coupées tient
les bords fort écartés , & dans les plaies des tendons, elles exposeroient à des convulsions terribles
& à des froissemens, qu'on évite, en diminuant
le mieux qu'il est possible, par des compressions mo-
dérées, la dilatation de ces plaies, & en attendant
que les fibres se relâchent & se prolongent pour
se reprendre. Je ne vous en parlerai donc pas davantage ; je vous expliquerai dans un moment les
trois autres, qui sont l'entrecoupée, l'entortillée,
& la suture seche.

On avoit donné le nom de restrinctive à une espece de suture avec laquelle on prétendoit arrêter

dent la suture enchevillée , comme un des moyens les
plus utiles pour guérir les plaies transversales & profondes des muscles , parce que la cheville pressant les
bords de la plaie dans toute son étendue & dans tous
ses points , cette espece de suture résiste davantage à
l'effort des parties divisées , qui tendent par leur ressort naturel à s'écarter l'une de l'autre : ils font encore
cette suture aux plaies du bas-ventre. Les moyens dont
on se sert pour la faire, sont l'aiguille, le lien, & les chevilles. Les aiguilles doivent être grosses & courbes , à
proportion de la profondeur de la plaie. Le lien doit
être composé de plusieurs fils de chanvre cirés, & arrangés à côté l'un de l'autre, de sorte qu'ils forment une
espece de ruban , & en assez grande quantité pour soutenir l'effort des levres de la plaie , qui tendent à s'é-
carter l'une de l'autre : on les préfere au cordonnet ,
qui étant rond coupe les parties. Les chevilles doivent
être égales en longueur à la plaie, grosses comme un
tuyau de plume , & faites de taffetas ciré ou de toile
gommée.

le fang dans les grandes plaies où il y avoit ouverture de vaiffeaux confidérables; & pour cet effet,
on en avoit imaginé de diverfes façons, du nombre
defquelles étoient celles du Cordonnier, du Cou-
turier, du Pelletier, &c. toutes plus inutiles les
unes que les autres; car, pour peu qu'on faffe
de réflexion fur cette future, on ne pourra pas
s'empêcher de la condamner; & certainement,
fuppofé qu'on eût coufu la peau fi exactement que
le fang n'en pût fortir, ne s'échapperoit-il pas par
le vaiffeau ouvert, d'où il s'écouleroit dans tous les
interftices des mufcles, ce qui enfleroit la partie,
la pourriroit & la gangréneroit? Ainfi c'eft avec
jufte raifon que nous retranchons cette future, &
d'autant plus qu'il eft d'autres moyens & plus fûrs
& moins pénibles pour arrêter le fang. On a néanmoins confervé l'ufage de celle du Pelletier pour
la future des plaies des inteftins; je vous la montrerai demain en faifant la Gaftroraphie.

Raifon de<br>cette fuppref-<br>fion.

On appeloit confervative cette efpece de future
ancienne, par laquelle on empêchoit que dans les
grandes plaies où il y avoit perdition de fubftance,
les bords ne s'éloignaffent trop l'un de l'autre:
mais comme un bandage y fuffit, ce feroit en vain
qu'on pafferoit de longs fils à travers une plaie où
ils ne feroient qu'embarraffer dans fes panfemens,
& irriter fans ceffe par le tiraillement qu'en feroient
le mouvement & le reffort naturel des parties, jufqu'à ce qu'elles fuffent coupées, ou ces fils rompus;
c'eft pourquoi je la bannis avec la reftrinctive.

Ce n'eft point de ma propre autorité que je retranche ces futures; je ne fuis pas le feul qui leur
aie fait leur procès. Le peu d'avantage qu'on en a
tiré, & les maux qu'elles ont caufés, les ont fait
condamner pour toujours. Depuis plus de trente
ans que je fais la Chirurgie, je ne les ai jamais
pratiquées, ni vu pratiquer par aucun autre; & de
plus de quatre cents Chirurgiens que nous fommes

ici aſſemblés, je ne crois pas qu'il y en ait un ſeul
qui les ait vu mettre en uſage.

Le ſeul avantage qu'on tire des ſutures, c'eſt la
réunion : deux choſes concourent à la procurer,
le Chirurgien & la Nature. De la part du Chirurgien, deux circonſtances doivent abſolument être
obſervées ; la premiere, d'approcher les levres de
la plaie l'une de l'autre ; & la ſeconde, de les maintenir dans cette ſituation. Et du côté de la Nature,
il faut qu'elle ſe ſerve de ſon baume, comme d'un
ciment le plus propre à coller & à réunir ces
levres l'une avec l'autre. Ne vous étonnez pas ſi
je mets le Chirurgien avant la Nature ; elle tra-
vailleroit infructueuſement ſur une plaie, s'il n'en
mettoit, par ſon induſtrie, les parties en état de ſe
réparer par les ſucs que cette ſage économe leur
fournit pour cela. Afin de concevoir comment ſe
fait cette réunion, il faut ſavoir que toutes les
parties de notre corps ne ſont compoſées que de
tuyaux perpétuellement traverſés par des liqueurs
qui tendent à ſe répandre de toutes parts, & qui
ſont inceſſamment pouſſées pour circuler d'une
partie dans une autre ; de ſorte qu'auſſitôt que le
Chirurgien a approché les levres d'une plaie, par
le moyen des ſutures & d'un bandage, & qu'il les
a aſſujetties dans cette diſpoſition, ces humeurs,
qui cherchent à paſſer & à repaſſer d'une levre
dans l'autre, trouvant les conduits rompus, s'extra-
vaſent, & leurs parties les plus gluantes & les plus
balſamiques s'arrêtant dans les intervalles qui reſtent toujours dans une plaie la plus exactement
refermée, s'y épaiſſiſſent & s'y endurciſſent par la
chaleur du lieu, & s'accrochant aux deux parois
de la plaie, elles les tiennent unies de telle maniere, que les extrémités des filamens & des vaiſſeaux capillaires ramollies & repétries, recompo-
ſent en peu de temps un tout continu, & de même
tiſſu qu'avant leur déſunion.

C'eſt aux plaies tranſverſes qu'on ne peut pas ſe diſpenſer de faire une future, & particuliérement à celles que le bandage ne peut pas réunir (a); car lorſque les bandages, tels que ſont les uniſſans & les incarnatifs, peuvent joindre immédiatement l'une à l'autre les levres d'une plaie, il faut épargner au malade les épreuves de toutes les autres voies. Les plaies déchirées où des morceaux de chair pendent, & celles du nez ou des oreilles à demi coupées, demandent auſſi d'èrre couſues ; mais c'eſt un abus que de vouloir faire la future à des parties telles que le nez & l'oreille, lorſqu'elles ſont entiérement ſéparées de leur tout, quoiqu'il y ait des Auteurs qui l'aient conſeillée ; & c'eſt une folie de croire qu'on puiſſe refaire un nez emporté, en appliquant premiérement en ſa place un morceau de chair de la cuiſſe ou du bras, figuré comme des narines, ainſi que quelques-uns diſent l'avoir tenté avec ſuccès.

Cas où les futures ſont inutiles ou nuiſibles.

Quoique les futures ſoient des moyens infaillibles pour joindre une plaie & en procurer la réunion, il y a néanmoins des occaſions où il nous eſt défendu de nous en ſervir. En voilà ſix ou ſept auxquelles elles ne ſe doivent point pratiquer ; 1°. aux plaies ſoupçonnées d'être venimeuſes, parce qu'il eſt à propos de donner iſſuɔ au venin, & de faire pénétrer les remedes dans l'intérieur des parties où il s'eſt inſinué ; 2°. aux parties de la poitrine, à cauſe de ſon mouvement continuel (b) ; 3°. à celles qui ſont accompagnées

---

(a) Il eſt inutile auſſi de faire la future aux plaies des parties dont la ſituation ſeule ſuffit pour maintenir les levres de la plaie rapprochées l'une de l'autre. Le bandage & la ſituation de la partie, ſont deux moyens préférables à la future, lorſqu'ils ſuffiſent.

(b) Les principaux muſcles qui recouvrent la poitrine ne ſervent point a la reſpiration, & n'ont dans le temps de cette action qu'un mouvement qui leur eſt commu

de

de grandes inflammations, parce que les points d'aiguilles les augmenteroient encore; 4°. aux plaies contufes, vu que les chairs n'y auroient pas affez de fermeté pour foutenir le fil; 5°. à celles où de grands vaiffeaux font ouverts, car il s'agit de les fermer par la ligature ou par des aftringens; 6°. aux plaies où les os font découverts, à caufe de l'exfoliation qu'il en faut attendre (a); 7°. aux plaies où il y a une déperdition notable de fubftance, parce qu'il en doit fortir du pus pour la régénération de la chair.

Lorfqu'une plaie n'eft point de la qualité de celles que je viens de vous marquer, & qu'un Chirurgien eft convenu de la néceffité d'y faire une future, il doit, avant que d'en venir à cette opération, avoir, outre l'appareil ordinaire d'une plaie, trois

*Appareil pour les futures.*

niqué à tous en même temps par l'élévation des côtes, & qui ne peut guere caufer de tiraillement aux points de la future. Il femble donc que le mouvement continuel de la poitrine n'empêche point qu'on ne faffe la future aux plaies de cette partie qui ne font point pénétrantes. On la fait tous les jours avec fuccès aux plaies du bas-ventre, qui a, comme la poitrine, un mouvement continuel.

(a) Ceci demande une explication; car fi les os font découverts & altérés, la future n'y convient pas; mais s'ils font feulement découverts, ou même divifés par un inftrument tranchant, les plus habiles Praticiens font cette opération, lorfque les autres moyens que l'art fournit pour procurer la réunion des plaies, n'ont pas lieu ou ne fuffifent pas. Cette pratique eft fondée fur un grand nombre d'obfervations, & fur les raifons fuivantes : 1°. en rapprochant les parties nouvellement divifées, & les maintenant en cet état, on les préferve des impreffions de l'air, qui font très-dangereufes pour les plaies où les os font découverts : 2°. le fuc nourricier des parties divifées & ainfi rapprochées, eft le baume le plus propre à les réunir : 3°. s'il furvient des accidens capables d'empêcher les bons effets de la future, ce qui arrive rarement, il eft aifé de couper les fils & de panfer la plaie par la voie de la fuppuration, qui eft toujours beaucoup plus longue, & que l'on ne doit fuivre que lorfqu'on ne peut faire autrement.

E

chofes néceffaires pour la faire; une aiguille A, du fil B, & une canule C. On choifit une aiguille proportionnée à la nature de la plaie, car il en faut pour cela de plufieurs figures & de diverfes grandeurs : il y en a de droites, & d'autres qui font plus ou moins courbes; mais les courbes font préférables, parce qu'il n'y a point d'endroit au corps où l'on ne puiffe s'en fervir plus commodément que des droites : l'acier en fera doux, toutefois un peu ferme, afin qu'il ne plie point : elles doivent être polies, pointues & fans rouille, afin qu'elles percent plus promptement, & qu'en paffant dans une plaie elles ne raclent point : la tête de cet inftrument doit être fendue pour y paffer le fil ou le cordonnet, & creufée par fes côtés en façon de petite gouttiere, afin que le fil fe plaçant dans les crénelures, n'arrête pas l'aiguille en l'empêchant de paffer aifément à raifon de la groffeur qu'il forme à cette tête. Ce fil doit être uni, rond, égal, mollet, & d'une groffeur convenable ainfi que l'aiguille : on préfere le fil d'Epinay ou de Florence à la foie, parce qu'elle coupe les chairs, encore plutôt quand elle eft teinte, toutes ces teintures étant cauftiques & rongeantes. On met le fil fimple ou double, fuivant l'effort auquel il faut qu'il réfifte; & on n'oublie pas de le cirer, afin qu'il ne fe pourriffe pas, & qu'il tienne mieux. La canule doit être d'argent, plutôt courbe que droite, pour s'en fervir en toutes les parties du corps; elle fera fenêtrée pour donner paffage à l'aiguille, & fendue par fon bout pour laiffer fortir le fil. Il y en a qui prétendent que les doigts du Chirurgien valent mieux qu'une canule pour tenir le bord d'une plaie pendant qu'on la coud; & de fait il eft des occafions où l'on peut s'en paffer, mais non pas en toutes. C vous repréfente comment elle doit être fabriquée (*a*).

(*a*) On ne fe fert plus de cette canule dans aucun cas,

*Forme des Aiguilles.*

*Qualité du fil.*

En faifant une future il y a fix ou fept préceptes
généraux à obferver , dont le premier eft de bien
nettoyer la plaie de tous les grumeaux de fang,
& des autres corps étrangers ; le fecond, d'en faire
joindre les levres par un ferviteur qui les tienne
ainfi durant l'opération ; le troifieme, de ne point
trop prendre de la peau en longueur en la perçant obliquement ; le quatrieme, de ne pénétrer
la chair en profondeur, qu'autant qu'il faut pour
ne pas laiffer au fond de la plaie un efpace où
des humeurs pourroient s'amaffer & fe corrompre ; le cinquieme, de féparer les points les uns des
autres par des intervalles médiocres ; le fixieme,
c'eft d'éviter la piqûre des nerfs , des membranes
& des tendons ; & le feptieme confifte à mettre
quelquefois une tente au plus bas lieu de la plaie,
pour lui faire un égoût. Inftruit donc de ces regles
générales , on pourra mettre la main à l'œuvre ;
mais comme l'entre-coupée , l'entortillée & la
future feche fe font différemment, je m'en vais
vous démontrer ces trois fortes de futures l'une
après l'autre.



L'entre-coupée ou entre-pointée s'appelle ainfi,
parce qu'à chaque point d'aiguille on coupe le
fil après y avoir fait un nœud. Elle fe pratique en
deux manieres, ou avec un fil fimple, ou avec un fil
double. Pour la faire en la premiere , on prend de
la main droite l'aiguille enfilée , & la canule de la
gauche ; il y en a qui veulent qu'on en trempe la
pointe dans de l'huile , afin qu'elle faffe moins de
douleur en entrant ; & alors , appuyant de la canule
la levre fupérieure de la plaie , on enfonce l'ai-



parce qu'elle eft inutile , & qu'elle peut meurtrir les
bords de la plaie. Le pouce & le doigt indice , placés à
l'endroit où doit fortir la pointe dé l'aiguille , font le
même effet que cet inftrument , & n'en ont point les
inconvéniens.

E ij

guille de dehors en dedans, & quand elle est à demi passée dans la fenêtre de la canule, on la tire tout à fait ; puis, faisant la même chose à la levre inférieure, on passe le même fil de dedans en dehors. Si la plaie demande plusieurs points, on y en fait autant qu'il en est besoin, & ensuite on noue chaque point d'aiguille séparément, se gardant de faire le nœud sur la plaie, qui doit être à sa partie supérieure ; il faut faire le nœud du Chirurgien, qui est de passer deux fois le fil par la même anse, parce qu'il tient plus ferme que le nœud simple. Il y en a qui mettent de très-petites compresses de linge D D sous chaque nœud. L'autre espece d'entre-coupée se fait avec un fil double enfilé dans l'aiguille ; il fait une anse par son bout ; & quand on l'a passé par la plaie comme le précédent, l'anse qui est à la partie inférieure de cette plaie se releve vers la supérieure, & on passe un des fils par cette anse ; après quoi, l'ayant noué d'un double nœud, on le coupe avec des ciseaux E. Cette suture ne diffère pas de l'autre seulement par le fil simple ou double, mais encore parce qu'il faut la commencer par la levre inférieure de la plaie, qui est l'endroit où le fil doit faire son anse ; & elle a cet avantage sur l'autre, qu'elle convient mieux aux plaies profondes, parce qu'elle est plus forte & qu'elle serre plus exactement ( a ).

(a) Cette suture entre-coupée se peut faire d'une maniere plus simple. On rapproche les levres de la plaie, on les fait tenir dans cette situation par un aide ; on porte ensuite avec la main droite, à quelque distance de la division, & à un pouce de son extrémité, la pointe d'une aiguille enfilée : on met le pouce & le doigt indice de la main gauche sur le côté opposé à l'endroit où l'on doit faire entrer la pointe de l'aiguille ; on perce tout à la fois les deux levres de la plaie. Il faut que l'aiguille passe jusqu'au fond, & que la pointe sorte de l'autre côté vis-à-vis de son entrée & à une distance égale. On tire l'aiguille par sa pointe, & l'on fait les autres points de suture sans couper les fils. Ces

Pour bien faire les futures, le Chirurgien doit avoir une pelotte F, lardée d'aiguilles de toutes les fortes, de droites, de courbes, de grandes, de petites, de rondes, de plates, de triangulaires, enfilées de plufieurs efpeces de fils, afin qu'il voie devant lui toute prête celle qui conviendra à la plaie qu'il doit coudre ; autrement il feroit fouvent obligé ou de fe fervir d'une aiguille qui ne feroit pas propre, ou d'attendre qu'on lui en eût apporté une autre qu'il auroit envoyé chercher.

Circonftances néceffaires dans cette pratique.

Après avoir fait la future, il y a encore des circonftances effentielles à obferver, dont la principale eft de faire en forte qu'ayant joint enfemble le plus jufte qu'il étoit poffible les levres d'une plaie, elles puiffent demeurer en cet état. Plufieurs confeillent de mettre fur la plaie une poudre qu'ils appellent confervatrice des futures ; elle eft compofée avec des remedes gluans & collans, tels que le maftic, la myrrhe, le bol, & l'aloès ; il y en a dans cette phiole G. D'autres prétendent que le meilleur remede eft le fuc nourricier qui, porté à la partie, en fait la réunion. L'on emploie communément le baume d'Arcæus, qui eft dans ce petit pot A, dont on enduit ce petit plumaceau I qu'on met fur la future, & qu'on recouvre de cet autre plumaceau K qui eft affez grand pour s'étendre jufque fur les nœuds, afin que l'emplâtre ne s'attachant pas à ces nœuds, on ne faffe point de dou-

points doivent être à égale diftance les uns des autres, & en nombre proportionné à l'étendue de la plaie. Lorfqu'on les fait, il faut tenir le fil fort lâche, de forte qu'il forme des anfes affez grandes. On coupe ces anfes par le milieu, & l'on noue les fils de maniere que le nœud ne fe trouve pas fur la divifion. On applique fur la plaie un petit plumaceau couvert du baume d'Arcæus ; & au lieu de l'emplâtre que l'Auteur propofe, on fe fert d'une petite compreffe fur laquelle on en met une ou deux autres plus grandes, foutenues de plufieurs tours de bande, qu'on dirige de maniere qu'ils tendent à rapprocher les levres de la plaie.

leur en relevant l'appareil : on pose ensuite l'emplâtre L, qui doit être fait de médicamens agglutinatifs & astringens, tel qu'est celui des hernies, puis la compresse M, trempée dans quelque liqueur qui fortifie & qui résiste à la pourriture. Pour le bandage, il faut le conformer à la figure de la partie blessée, c'est pourquoi on ne peut pas le spécifier en particulier ; mais il faut qu'il soit fait de maniere qu'il retienne les levres de la plaie jointes étroitement ensemble.

Moyen de faire l'entortillée.

L'entortillée ou enfilée a reçu ce nom de ce que, laissant les aiguilles dans la plaie, on traîne le fil tout autour de ces aiguilles, de la même maniere que les Tailleurs le font autour des aiguilles enfilées qu'ils gardent sur leurs manches.

Cette suture s'exécute aussi en deux façons ; car ou les aiguilles sont passées à travers la plaie, comme celle qu'on a marquée par N ; ou bien, comme celle qui vous est indiquée par O, elles sont fichées à ses côtés. Elles se font l'une & l'autre ordinairement avec deux aiguilles ; à la premiere, on prend deux aiguilles droites bien pointues, que l'on passe l'une après l'autre, avec l'aide de la canule, au travers de la plaie ; on commence par les enfoncer de dehors en dedans, & on les fait sortir ensuite de dedans en dehors : & se trouvant disposées de maniere que les quatre extrémités fassent un carré égal, on prend un fil qu'on tourne sous ces quatre extrémités, & qu'on croise par-dessus la plaie trois ou quatre fois, en sorte qu'il en fasse joindre exactement les levres ; puis on arrête le fil ; on coupe les pointes des aiguilles avec des tenailles incisives, & on finit par deux petites compresses P P, que l'on met sous les aiguilles. La seconde espece d'entortillée n'est différente de la premiere, qu'en ce que les aiguilles, au lieu de traverser la plaie, sont posées le long de ses levres, comme vous le voyez par cette figure O. Je conviens que ces deux aiguilles font deux corps étrangers qui peuvent bleffer fans ceffe ; mais fi l'on les fouffre bien au travers d'une plaie , elles ne feront pas plus de mal dans cette difpofition , puifqu'elles y doivent moins faire de douleur , & qu'elles referment une plaie fans qu'il y ait rien au dedans qui la puiffe fatiguer. Ces futures font admirables pour les parties qu'on ne peut pas empêcher de fe mouvoir , comme les levres.

La future feche a été ainfi nommée , parce qu'il ne faut point verfer de fang pour la faire ; elle n'a befoin ni d'aiguille , ni de fil , ni de canule , & elle s'applique fans douleur. On la diftingue en deux efpeces , comme les précédentes , parce qu'elle fe fait tantôt avec un feul morceau d'étoffe , & tantôt il en faut deux. Pour faire la premiere , on prend un petit morceau de toile ou de cuir , figuré comme il vous eft marqué par Q ; on le couvre de colle forte ou de quelque médicament qui s'attache à la peau , comme de la farine mêlée avec un blanc d'œuf (a) ; on en applique la moitié fur un des côtés de la plaie , & lorfqu'elle tient à la peau , on tire la toile par fon autre moitié pour l'appliquer fur l'autre côté , où s'attachant affez fortement , les deux levres de la plaie fe trouvent très-unies enfemble. Cette future eft fort facile à faire , mais elle ne convient qu'aux plaies fuperficielles. L'autre efpece de future feche veut un peu plus de façon ; on prend deux petits morceaux de cuir R R coupé en triangle , fur un des côtés duquel il y a trois dentelures , dont chacune a un petit fil ; on couvre ces morceaux de quelque chofe qui les faffe tenir à la peau ; l'on en pofe l'un fur une des levres de la plaie ; & l'autre fur l'autre côté.

De la future feche & de fes deux efpeces.

Diverfes pratiques pour cette future.

(a) L'emplâtre d'André de la Croix , ou quelque autre de cette efpece , eft très-agglutinatif , & préférable à la colle forte & à la farine mêlée avec le blanc d'œuf.

E iv

Les deux endroits où ils font collés font éloignés de l'extrémité des bords de la plaie d'environ un doigt ; enfuite, tirant ces bouts de fils, on fait approcher les levres de la plaie, & liant ces fils par un double nœud on tient ces levres jointes, de forte que la réunion s'en peut facilement accomplir. Quelques-uns coufent ces dents les unes aux autres, ou bien ils y mettent des agraffes pour y paffer un cordonnet ; & d'autres ne fe fervent que de deux petits morceaux de cuir marqués S S, couverts du même remede & garnis des mêmes fils ou rubans : mais cela ne change point l'efpece & ne va qu'à la même fin. Cette future eft merveilleufe pour les plaies du vifage, parce qu'évitant la difformité caufée par les points de l'aiguille, elle fait qu'après la guérifon la cicatrice ne paroît que très-peu.

Je ne vous parle point des plaies angulaires & figurées, parce qu'il s'en peut faire de tant de différentes manieres, qu'il eft impoffible de vous montrer ici comment il les faut coudre toutes : je vous dirai feulement qu'en général on commence toujours par des points de future entre-coupée dans les angles, quand il y en a, & dans le milieu de leurs lignes ou droites ou circulaires, quand elles font fans angles : on y fait autant de points que leur longueur le requiert, obfervant de ne les faire ni trop ferrés, ni trop éloignés. mais à une diftance raifonnable les uns des autres, felon que la plaie paroît expofée à fe rouvrir, ferrant d'ordinaire le premier & avec plus de force l'endroit qui fait plus de violence à fe dilater, parce qu'en le contenant fermement rejoint, tous les autres reftént comme d'eux-mêmes dans la fituation où on les a mis.

De quelle façon l'on débarraffe les futures après la réunion de la plaie.

Quand une plaie eft réunie, il eft queftion d'en ôter la future ; & pour le faire avec prudence & avec adreffe, il faut que le Chirurgien fache deux chofes ; le temps de l'ôter, & le moyen de le faire.

Il connoît le temps de l'ôter, quand il voit la plaie parfaitement guérie ; car alors il n'y a plus à cicatrifer que les petits points faits par l'aiguille, lefquels tenant toujours ces trous ouverts, les empêchent de fe boucher. Le moyen de les ôter eft différent, fuivant la nature de la future : autrement fe leve une entre-coupée, autrement une entortillée, & autrement une future feche. Si c'eft une entre-coupée, il faut paffer une petite fonde fous le fil, puis le couper avec la pointe des cifeaux fur la fonde proche du nœud, & enfuite en tirant par le nœud appuyer du doigt fur la plaie, afin qu'elle ne puiffe pas fe rouvrir ; fi c'eft une entortillée, on défait le fil tourné autour des aiguilles, & on tire avec dextérité ces mêmes aiguilles, prenant bien garde de ne rien violenter, de crainte de renouveller la plaie ; & fi c'eft une future feche, il ne faut que de l'eau pour humecter ces morceaux de toile ou de cuir attachés fur la peau, qui étant mouillés s'en détachent facilement.

Voilà, Meffieurs, tout ce que j'avois à vous démontrer aujourd'hui fur le général des Opérations, & fur les futures ; demain nous commencerons par les opérations qui fe pratiquent fur le ventre inférieur, pour fuivre l'ordre des Démonftrations anatomiques, où nous avons examiné d'abord les parties contenues dans cette région, comme étant les plus fujettes à fe corrompre, & celles où fe font les premieres préparations des fucs qui doivent être diftribués enfuite à tout le refte du corps : nous avons encore une autre raifon de commencer par elles, en ce qu'elles font plus expofées que les autres à des maladies dont le Chirurgien doit principalement entreprendre la cure.

*Fin du général des Opérations.*

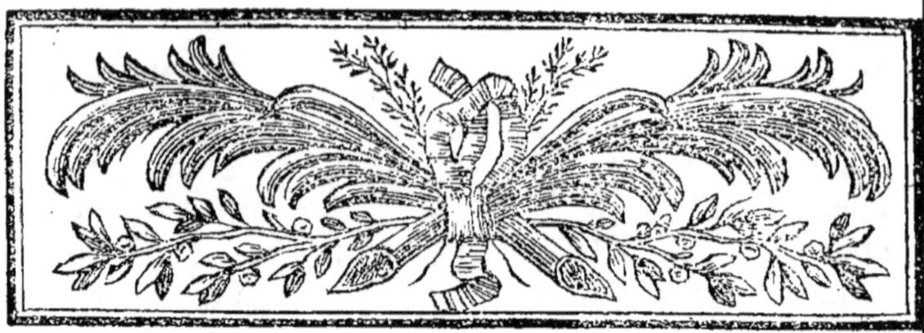

# OPÉRATIONS

## *DE*

# CHIRURGIE.

Des Opérations qui se pratiquent sur le
ventre inférieur.

## *SECONDE DÉMONSTRATION.*

L'Homme n'est pas plutôt né, Messieurs,
qu'il doit un tribut à la Chirurgie. Il faut
qu'il souffre d'abord une de ses opérations, sans
quoi il seroit en danger de périr peu de temps
après sa naissance. A peine voit-il le jour, qu'il
implore le secours d'un Chirurgien qui lui fasse
la ligature & l'incision du cordon ombilical. Le
besoin que nous avons d'une telle opération en
venant au monde, prouve la nécessité de l'Art qui
nous enseigne à la pratiquer, puisque sans elle,
aussi-tôt que nous commencerions à respirer, nous
serions obligés de rendre incontinent les derniers
soupirs.

Qu'on ne nous dise pas que ce qui se pratique
pour lors à l'ombilic n'est point du domaine de

A
B
C
D
E
H
H
H
H
K
G
Q
M
N
M
O
I
P
F
R
R
T
X
S
V

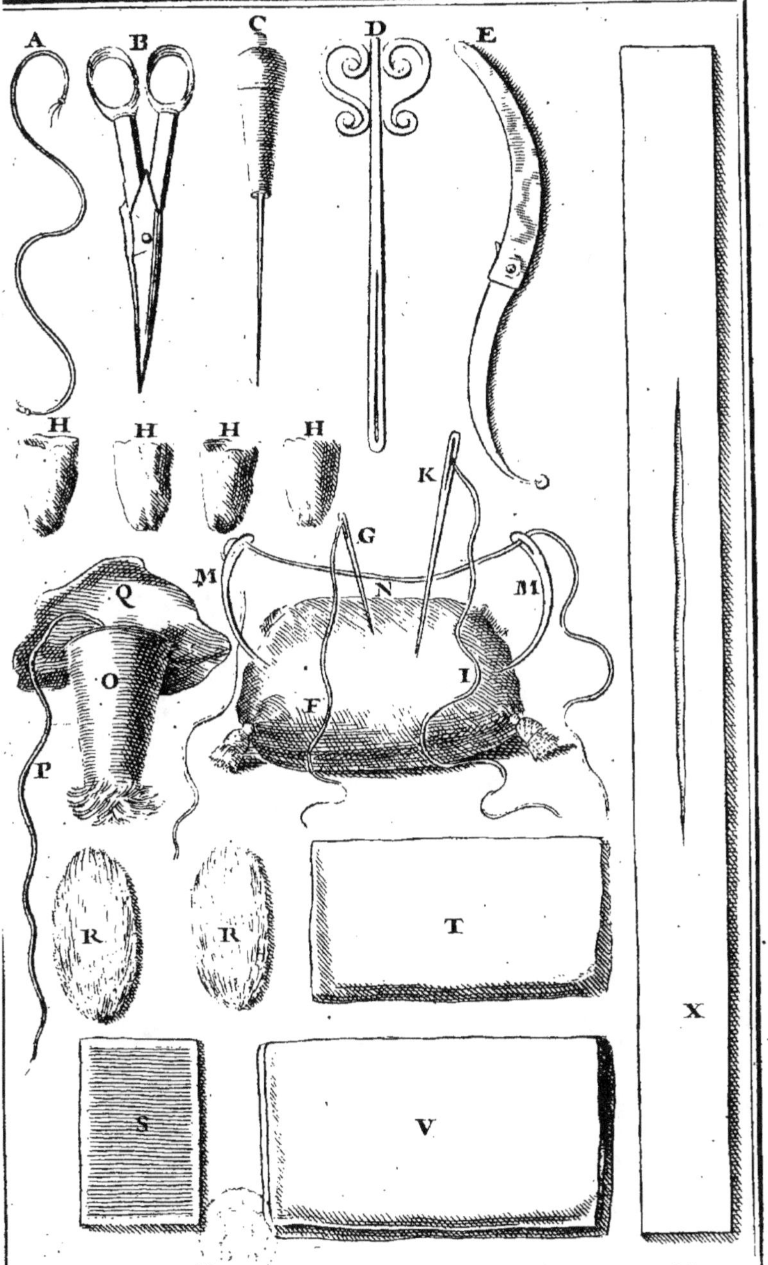

Chirurgie, à caufe que les Sages-femmes font employées à cette opération ; car quoique, par un motif de pudeur mal fondé, les Chirurgiens aient anciennement inftruit des Matrones dans l'art d'accoucher, toutefois il eft vrai de dire que les accouchemens ne dépendent pas moins de la Chirurgie, que les maladies des yeux, des dents, de la pierre, les fractures & les luxations, lefquelles font pourtant traitées par des perfonnes qu'on défigne fous le nom d'Oculiftes, d'Arracheurs de dents, de Lithotomiftes, de Renoueurs, puifque tous ces différens Opérateurs n'ont de fuccès dans la cure de ces infirmités, qu'autant qu'ils fe conforment aux préceptes que leur préfcrit notre Profeffion.

De la ligature du cordon ombilical.

La fcience Chirurgicale eft d'une fi grande étendue, qu'on a été obligé de la féparer en divers emplois, auxquels plufieurs gens, fuivant leur génie, fe font uniquement attachés. En effet, les parties de la Chirurgie font en fi grand nombre, qu'il eft très-difficile qu'un Chirurgien puiffe exceller également dans toutes ; mais il ne lui eft pas permis de les ignorer ; il ne doit point donner de bornes à fes lumieres, & c'eft ce qui le diftingue de ces fortes d'Opérateurs particuliers.

Les Chirurgiens qui ne font pas leur principal des accouchemens, ou qui même font dans le deffein de ne s'en pas mêler du tout, doivent favoir comment il faut lier le cordon de l'ombilic, parce que, s'ils étoient appelés au moment qu'une femme viendroit d'accoucher, ou qu'ils fe trouvaffent feuls avec elle, ils verroient expirer l'enfant entre leurs bras, s'ils ignoroient les moyens de faire la ligature à ce cordon.

Il ne faut pas différer long-temps à faire cette ligature, par la raifon que je vais vous en dire. Vous avez pu apprendre dans mon Anatomie, que le fang étoit porté de la mere à l'enfant le long du

cordon par la veine ombilicale, & qu'il retournoit
de l'enfant à la mere par les arteres du même nom,
ce qui est manifeste par le battement qu'on sent à
ces arteres tout le long de ce cordon, & qui répond au mouvement du cœur de l'enfant : ainsi
vous jugez bien que par le retardement de la ligature l'enfant pourroit perdre tout son sang, parce
que les arteres le portant sans cesse vers le placenta,
d'où il se peut échapper par les mêmes embouchures par où il repassoit à la mere, & n'en revenant
plus de nouveau par la veine ombilicale pour rem-
placer celui qui se vuideroit, il ne faudroit pas que
cette issue restât ouverte beaucoup de temps pour
le faire mourir.

Cette opération qu'on nomme *embryotomie*, dérive de εμβρυον, qui signifie enfant, & de τέμνειν
qui veut dire couper, parce qu'elle consiste à faire
la section du nombril d'un enfant qui ne vient que
de naître. Cette opération, dis-je, quoique de
plus simples de la Chirurgie, demande néanmoins toute l'application de celui qui la fait, parce
qu'elle est accompagnée de circonstances essentielles qui sont très - délicates, puisqu'on a vu
mourir plusieurs enfans, faute de l'avoir bien
faite. Voici la maniere de s'en acquitter parfaitement.

On prend du fil qu'on plie en cinq ou six doubles, de la longueur d'environ un pied ; on fait
un nœud à chaque bout de fil, pour les tenir
ensemble & empêcher qu'ils ne s'entremêlent en
faisant la ligature. De ce fil A ainsi apprêté, on lie
le cordon à deux travers de doigt près du nombril de l'enfant ; on fait un double nœud d'a-
bord, puis, retournant le fil de l'autre côté, on
fait encore un semblable nœud qu'on recommence une troisieme fois pour plus grande sûreté ; ensuite on coupe avec de bons ciseaux B ce cordon
à un doigt au delà de la ligature, ensorte qu'i

Fil A propre
à lier le cor-
don de l'Om-
bilic.

Ciseaux B.

e refte du cordon au ventre de l'enfant, que la
ngueur de trois travers de doigt.

Cette ligature doit être médiocrement ferrée ;
ır, fi elle l'étoit trop, elle pourroit couper le cor-
ɔn, principalement quand on la fait avec du fil
n, c'est pourquoi on prend ordinairement de gros
l : il ne faut pas aufsi qu'elle foit trop lâche, de
ɔainte que le fang ne s'échappe, ce qui cauferoit la
ɔort à l'enfant avant qu'on fe fût apperçu de cet
ɔoulement, parce que l'enfant alors fe trouve em-
ɔailloté ; & cela n'eft arrivé que trop fouvent. On
bferve donc un milieu entre ces deux extrémi-
ɔs, & on examine, après la ligature faite & le
ɔrdon coupé, s'il ne fort point de fang, ce qui
ɔra une preuve évidente que l'opération eft bien
ɔxécutée.

On trempe dans de l'huile un morceau de linge
ɔrge de trois doigts, ou bien on le couvre de beurre
ɔais pour en envelopper circulairement ce refte
ɔ cordon lié ; puis, le relevant en haut, on le cou-
he fur une petite compreffe dont on aura garni le
ɔentre de l'enfant ; on en met une feconde fur le
ɔombril, & on bande le tout avec un linge large
ɔe quatre travers de doigt, qui fait le tour du
ɔorps de l'enfant.

Quelquefois ce cordon venant à fe deffécher, Inconvé-<br>niens à éviter.
ɔait que la ligature n'eft plus affez ferrée, & qu'il
ɔn fort quelques gouttes de fang, par les différentes
ɔmpulfions de celui de fes arteres, qui fait toujours
ɔes efforts pour reprendre fon ancienne route ; en
ɔe cas il faut refferrer la ligature, c'eft pourquoi le
Chirurgien ne doit pas la premiere fois couper les
ils proche des nœuds ; au contraire il les laiffera
un peu longs, pour en faire encore quelques tours
quand la néceffité le requerra.

Lorfque le Chirurgien aura fait ce que nous venons de marquer, il abandonnera le refte à la Nature qui aura le foin de féparer le cordon, ce

qu'elle acheve en fept ou huit jours ; & on doit
toujours le laiffer tomber de lui-même , fans tirer
par trop d'impatience, de crainte qu'en l'arrachant
trop tôt & avant que les arteres foient entiérement
réunies & fermées , il n'y arrivât une perte de fang.

Erreur perni-<br>cieufe.

Il n'y a fur cette opération que trop d'erreurs
vulgaires, auxquelles le Chirurgien ne doit point
faire attention. Quelques femmes prétendent qu'a-
vant que de faire la ligature de l'ombilic , il faut
repouffer dans le ventre de l'enfant tout le fang qui
eft dans les vaiffeaux de ce cordon : cette pratique
feroit pernicieufe, & on fe donnera bien de garde
de la fuivre, vu que le fang refroidi par l'air du
dehors , étant ordinairement grumelé , feroit capable de faire des obftructions & de fe corrompre
dans le corps. Il y en a d'autres qui affurent qu'une
femme aura encore autant d'enfans, qu'il fe rencontre de nœuds le long de ce cordon ; & elles
ajoutent que de ces nœuds ceux qui font rouges
marquent les garçons, & les blancs les filles ; mais
comme ces nœuds ne font faits que par la dilatation des vaiffeaux qui font plus pleins de fang en
un endroit qu'en un autre, c'eft un abus de croire
qu'ils marquent le nombre des enfans qu'une femme aura , puifqu'on en voit autant au cordon du
dernier enfant d'une femme qui accouchera à
quarante - cinq ans, qu'au cordon du premier enfant d'une autre qui fera accouchée à dix-huit ou
vingt ans. D'autres encore veulent qu'on faffe la ligature tout proche du ventre de l'enfant quand
c'eft une fille , & plus loin quand c'eft un garçon,
parce qu'elles s'imaginent que les parties de la génération ont du rapport avec ce cordon, & qu'elles
feront dans la fuite proportionnées à la mefure
qu'on lui donne alors ; mais vous ne devez avoir
aucun égard à ces préventions , qui ne peuvent paffer que pour des contes de bonnes-femmes.

QUOIQUE la Gaſtroraphie ſoit une des plus conſidérables Opérations, ce n'eſt cependant qu'une ſuture qui ſe fait aux plaies du ventre. Ce nom eſt compoſé de deux dictions grecques, ſavoir, de γαςὴρ, qui ſignifie ventre, & de ραφὴ, qui veut dire couture ; & comme cette couture ne ſe pratique pas ſeulement à l'abdomen, mais encore à l'eſtomac & aux inteſtins, il eſt à propos que le Chirurgien ſoit inſtruit des plaies qui arrivent à ces parties.

GASTRORAPHIE.

Etymologie de ce mot.

Les plaies du ventre ſont de deux ſortes, car ou elles ſont pénétrantes, ou bien elles ne bleſſent que les parties contenantes ſans entrer dans la capacité ; & alors elles ne demandent pour être guéries, que le traitement qu'on fait aux plaies ſimples de toutes les autres parties du corps (a).

Des plaies pénétrantes, les unes ſont ſans léſion des parties contenues, & les autres avec léſion : celles qui ne bleſſent point les parties internes, ſeront encore panſées comme les plaies ſimples, tâchant d'en procurer au plus tôt la réunion : mais pour celles où les parties contenues ont reçu quelque atteinte, il faut que le Chirurgien examine ſoigneuſement quelles de ces parties peuvent être offenſées, car de telles plaies ont toutes des ſignes particuliers qui nous indiquent le viſcere bleſſé & l'endroit où le coup a porté.

De toutes ces plaies, les unes ſont avec iſſue de quelque partie ſans léſion, les autres ſont avec iſſue & léſion tout enſemble ; & tant aux unes qu'aux autres, ou c'eſt l'épiploon qui ſort, ou c'eſt

(a) Il y a néanmoins des plaies non pénétrantes du bas-ventre, qu'on ne doit pas traiter comme des plaies ſimples : telles ſont celles qui ſont faites par les armes à feu & par d'autres inſtrumens contondans, & celles qui pénetrent juſqu'à la gaîne des muſcles droits, & qui peuvent ſe trouver compliquées de tous les accidens qui ſuivent les bleſſures des parties aponévrotiques.

l'inteſtin, ou tous les deux de compagnie. Enfin, à ces ſortes de bleſſures où les parties ſont récemment ſorties, les inteſtins ne ſont pas encore enflés, ni l'épiploon altéré : au contraire, ſi ces organes ont été long-temps expoſés à l'air, pour lors les inteſtins étant bourſoufflés, ont beſoin de remedes carminatifs & diſcuſſifs, pour les déſenfler ; & la partie de l'épiploon qui ſera pouſſée au dehors étant altérée, il faudra faire la ligature, pour la retrancher de la maniere que je vous montrerai dans un inſtant.

Il faut examiner l'inſtrument qui a fait la plaie.

Le bas-ventre peut recevoir une bleſſure de tout ce qui eſt capable d'en faire dans toute autre partie du corps ; mais en quelque endroit qu'il arrive plaie, il eſt toujours de la prudence de ſe faire repréſenter l'inſtrument avec quoi le malade a été offenſé, & de l'examiner, comme l'on fit lorſque le Roi Henri III fut bleſſé : on trouva que le couteau dont le traître l'avoit frappé étoit long d'un pied, & enſanglanté plus de quatre doigts, ce qui fit juger que les inteſtins étoient percés, eu égard à la ſituation de la plaie ; en quoi on ſe confirma par les accidens qui ſurvinrent, & par la mort qui s'en enſuivit dix-huit heures après le coup reçu.

Comment on connoîtra qu'une plaie pénetre.

On connoît quand une plaie eſt pénétrante, ou par la ſonde (a), ou par ce qui en ſort, comme l'épi-

(a) Pour découvrir la pénétration d'une plaie du bas-ventre par le moyen de la ſonde, on doit mettre, autant qu'il eſt poſſible, le bleſſé dans la ſituation où il étoit lorſqu'il a reçu le coup. Cette méthode cependant ne réuſſit pas toujours. Le changement de direction des fibres qui ont été diviſées, un corps étranger arrêté dans la plaie, le gonflement qui arrive quelquefois autour de la plaie par la rétention du ſang, de la lymphe ou de l'air, l'iſſue de quelques parties engagées dans le trajet de la plaie, ſont autant d'obſtacles qui peuvent empêcher la ſonde de pénétrer juſqu'au fond de la plaie. Au reſte, la ſonde ne fait connoître que la pénétration des plaies, ſans découvrir ſi les parties intérieures ſont

ploon

ploon & l'inteſtin : & parce que les plaies qui pé-
nétrent peuvent bleſſer toutes les parties contenues
dans le bas-ventre, c'eſt au Chirurgien à diſtinguer
par les ſignes qui paroiſſent, quelles ſont celles qui
ſont offenſées. Voici à peu près tous les ſignes généraux, ſur leſquels on ne ſe peut guere tromper.

La ſituation de la bleſſure donne au Chirurgien *Par la ſi-*
la premiere notion de la partie qui peut être en- *tuation.*
dommagée, puiſque, ſachant par l'Anatomie quelles
ſont celles qui ſont placées dans chaque région
du ventre, il eſt vraiſemblable de croire que ſi le
coup a été reçu dans l'hypocondre droit, par
exemple, c'eſt le foie qui ſera bleſſé ; & ſi la plaie

bleſſées ou non ; & comme le plus ou moins de profondeur d'une plaie n'en fait pas le danger, il me ſemble que
la pratique de ſonder les plaies du bas-ventre eſt aſſez inutile. Ce qui les rend dangereuſes, c'eſt principalement la
léſion des parties intérieures. Or les ſymptômes qui viennent de l'épanchement des liqueurs, ou de la diviſion des
parties nerveuſes & membraneuſes, ſont les ſeuls moyens
par leſquels on peut connoître ſi les parties intérieures ſont
endommagées.

Il faut encore remarquer ici, au ſujet de la pénétration
des plaies, qu'une plaie peut paroître pénétrante, & ne
l'être pas effectivement. Par exemple, une épée perce
les tégumens extérieurs du ventre à un certain endroit,
& ſort par l'endroit oppoſé ; il ſemble alors qu'elle tra-
verſe le ventre ; cependant elle peut avoir gliſſé le long
du péritoine ſans l'avoir percé, ſur-tout ſi le bleſſé eſt
fort replet. Un homme a deux bleſſures à peu près ſemblables au ventre, l'une par-devant, l'autre par-derriere ;
on peut croire qu'elles ont été faites du même coup,
& par conſéquent que l'inſtrument a percé le ventre de
part en part : elles pourroient néanmoins venir de deux
coups différens, & n'être point pénétrantes. Pour ne ſe
point tromper en ce cas, il faut ſavoir diſtinguer l'effet
de l'entrée des inſtrumens, d'avec celui de leur ſortie.
Les inſtrumens piquans, tels que l'épée, font de plus
grandes ouvertures en entrant qu'en ſortant ; au contraire les inſtrumens contondans, tels que les balles de
fuſil, font de plus grandes ouvertures en ſortant qu'en
entrant.

F

est à gauche, ce sera la rate ; & ainsi des autres.



Les excrétions sont des marques certaines de la nature de la partie blessée ; par exemple, si c'est le foie, il sortira de la plaie une grande quantité de sang assez vermeil ; si c'est la rate, il n'en sortira pas tant, mais il sera plus noir & plus épais, parce qu'il est moins atténué, & qu'il séjourne davantage dans ce dernier viscere ; si c'est l'estomac, il s'en écoulera des alimens ; si ce sont les intestins grêles, il se fera perte d'une substance blanchâtre & chyleuse ; des gros boyaux percés, on verra évacuer les matieres fécales ; comme l'urine, de la vessie qui aura été ouverte.



Les plaies des parties du ventre ont encore chacune leurs accidens propres, qui nous les font distinguer les unes des autres. On appelle accidens propres, ceux qui sont particuliers à chaque organe. Le foie blessé fait sentir une douleur poignante, qui s'étend jusqu'au cartilage xiphoïde. Les reins, les ureteres & la vessie ne sont point attaqués ensemble ou séparément, qu'il n'y ait difficulté d'uriner, ou que les malades ne rendent une urine teinte de sang, & quelquefois du sang tout pur. L'estomac percé cause le hoquet, le vomissement, des contorsions au ventre, des sueurs avec refroidissement des extrémités ; & les plaies des intestins, principalement des grêles, sont accompagnées de fréquentes foiblesses, de douleurs extrêmes, de suffocations, de nausées, de fievre continue, de soif insupportable, & de grandes inquiétudes : ce furent aussi tous ces symptômes que Guillemeau nous rapporte être survenus à la blessure de Henri III, Roi de France & de Pologne (a).

---

(a) Outre ces trois moyens de discerner quelle est la partie blessée, il en est plusieurs autres qui ne sont pas moins utiles. 1°. Le siége de la douleur indique à peu près la partie souffrante. 2°. Si l'on peut faire dire au blessé en quelle situation il étoit lorsqu'il a reçu le coup,

Quoiqu'une plaie du ventre ne soit pas des plus grandes, il arrive toutefois très-souvent que l'inteſtin en ſort ; un Chirurgien habile connoît à la ſeule vue s'il eſt bleſſé ou non, quand même ce ſeroit dans un autre endroit que dans la portion qui eſt ſortie. Lorſque l'inteſtin eſt flétri & affaiſſé, c'eſt une marque qu'il y a eu ouverture par où les ventoſités ſe ſont échappées ; mais lorſqu'il eſt tendu & bourſoufflé, c'eſt un ſigne évident qu'il n'a point reçu de plaie.



Il ne faut pas s'étonner ſi l'inteſtin ſort ſouvent ſeul ſans être accompagné de l'épiploon : la raiſon en eſt aiſée à concevoir ; c'eſt que l'épiploon pour l'or-



on en tire quelques conjectures ; car l'on ſait que les parties flottantes du bas-ventre peuvent, ſelon les différentes ſituations ou attitudes du corps, changer de place & en faire changer à quelques-unes de celles qu'on appelle fixes. Il n'eſt pas même inutile de ſavoir l'attitude de celui qui a porté le coup ; car un coup porté de haut en bas, & en certain endroit, bleſſera des parties différentes de celles qu'il bleſſeroit s'il étoit porté de bas en haut vers le même endroit. 3°. Il eſt bon de ſavoir ſi l'eſtomac n'étoit pas rempli d'alimens, & s'il y avoit long-temps que le bleſſé avoit uriné lorſqu'il a reçu le coup ; car la plénitude de l'eſtomac ou de la veſſie augmentant leur volume, les expoſent davantage aux bleſſures, & change un peu la ſituation naturelle des parties voiſines. 4°. Si la bleſſure a été faite par une épée, il faut tâcher, s'il eſt poſſible, de l'avoir, pour confronter la différente largeur qu'elle a dans ſa longueur, avec celle de la plaie : on pourra conjecturer par-là combien l'épée a pénétré.

Il faut remarquer au ſujet de la tenſion, de la douleur, de la difficulté de reſpirer, de la petiteſſe & de la concentration du pouls, du froid des extrémités, des nauſées, des vomiſſemens, de la fievre, & des autres ſymptômes de cette eſpece, qu'ils ſont plutôt les ſuites de l'inflammation ou de l'épanchement de quelques liqueurs dans la cavité, que les effets de la léſion des parties ; & par conſéquent, que les plaies du bas-ventre ne ſont dangereuſes que par l'épanchement ou l'inflammation qui peuvent y ſurvenir.

dinaire ne defcend point plus bas que le nombril, ce qui fait qu'aux plaies qui font au deffous de l'ombilic, cette toile graiffeufe ne paroit point au dehors, fi ce n'eft à des perfonnes dans qui il occupe une plus grande étendue, tombant à quelques-uns jufque dans le fcrotum.

Le pronoftic de ces plaies eft douteux.

Nous ne parlerons ici que de la cure des plaies des inteftins & de l'épiploon, parce qu'il n'y a que celles-là qui aient befoin de l'opération que je vais vous enfeigner. Mais avant qu'un Chirurgien l'entreprenne, il doit en faire un pronoftic douteux, car il en meurt beaucoup plus qu'il n'en réchappe; il faut auffi qu'il fache que les inteftins grêles font plus difficilement guéris que les gros, tant à caufe de la ténuité & de la délicateffe de leur fubftance, qui eft moins charnue, & par conféquent moins propre à fe cicatrifer, qu'à caufe que ce qui paffe chez eux étant plus liquide, échappe plus aifément par la plaie.

Comment on replace l'inteftin forti.

Venons à préfent aux moyens de remettre l'inteftin lorfqu'il eft forti, & qu'il n'eft point bleffé : nous travaillerons enfuite fur celui qui eft percé, & qui a befoin d'une future pour être guéri.

Un Chirurgien qui voit un inteftin dehors, & qui, comme je vous ai déjà dit, connoît à fon bourfoufflement extraordinaire qu'il n'eft point ouvert, doit le faire rentrer dans le ventre au plus tôt, après avoir reconnu qu'il ne fait que de fortir; car alors il fera plus aifé de le remettre promptement, furtout quand la plaie de l'abdomen eft affez grande; & il s'y prendra de la maniere qui fuit. On pofe le malade de forte que la plaie foit au plus haut lieu. Si elle eft au deffus du nombril, il fe tiendra debout ou affis; fi elle eft au deffous, on le couchera, & on lui mettra les feffes & les cuiffes beaucoup plus haut que le refte du corps : quand elle fe trouve dans la partie lombaire droite, on le couchera fur la gauche; & au contraire, fi la plaie eft à la gauche, on le mettra fur la droite, afin que dans de telles poſtures le reſte des parties internes ne pouſſe pas vers la plaie ; puis avec les deux doigts indices, & non pas avec des bougies, comme vouloient quelques Anciens, il faut repouſſer peu à peu l'inteſtin dans le ventre, obſervant de ne point retirer le doigt qui eſt au dedans, que celui qui eſt au dehors ne ſoit entré, de peur que ſi la partie de l'inteſtin qu'on a fait rentrer n'étoit toujours retenue par un doigt, elle ne reſſortît à l'inſtant. Il faut commencer à faire rentrer le boyau par le bout ſorti le dernier, & finir par celui qui a paru le premier, afin que chacun puiſſe être remis dans ſa place ordinaire. Si le malade pouvoit continuer de pouſſer & de rendre ſon haleine pendant qu'on lui repouſſe les inteſtins en dedans, ils rentreroient plus commodément, parce que durant l'expiration le diaphragme ſe retirant en haut, la capacité du bas-ventre en ſeroit plus grande. Il faut faire tenir en même temps avec les deux mains par un ſerviteur les deux levres de la plaie, pour empêcher que l'inteſtin ne reſſorte ; & enfin agiter & ſecoüer le malade, afin que les parties reprennent leur lieu naturel.

Mais s'il y avoit long-temps que l'inteſtin fût ſorti, & s'il étoit tellement groſſi & enflé qu'il fût impoſſible de le renfoncer en cet état dans l'abdomen, il faudroit procurer ce replacement en faiſant le deux choſes l'une ; ſavoir, de diſſiper les ventoſités, ou d'accroître la plaie.

Pour diſſiper les ventoſités, dont la cauſe eſt toujours l'impreſſion de l'air extérieur, qui, refroidiſſant l'inteſtin, fait obſtruction dans ſes vaiſſeaux, & excite dans ſes fibres charnues & tendineuſes les convulſions qui le bourſoufflent, on fomentera cet organe avec de l'eau & du vin tiédes, lorſqu'on n'aura pas la commodité ni le temps d'y faire des fomentations avec de gros vin dans lequel on auroit mis bouillir l'anis, le fenouil, la camomille & le mélilot, y ajoutant un peu de ſel commun. Si par malheur on étoit en pleine campagne où on n'eût rien pour réchauffer & amollir l'inteſtin, il faudroit faire piſſer le bleſſé, & de ſon urine toute chaude fomenter cette partie, pour en diſſiper les vents. Quelques Auteurs ordonnent de mettre deſſus des animaux, comme de petits chiens coupés vifs; & Paré nous propoſe de faire à l'inteſtin pluſieurs ponctions avec cette aiguille C. Il aſſure en avoir vu de bons effets; mais il faut que l'aiguille ſoit ronde, afin qu'elle ne faſſe qu'écarter les fibres de ce canal ſans les couper, comme feroit une aiguille qui ſeroit tranchante, plate ou triangulaire (*a*).

Si ce premier moyen tenté par toutes ces voies ne réuſſiſſoit pas aſſez pour faire rentrer le boyau, il en faudroit venir au ſecond, qui ſeroit d'agrandir la plaie (*b*); & pour le faire avec méthode, on doit examiner quatre choſes, qui ſont, 1°. le lieu qu'il faut amplifier, 2°. la grandeur de l'ouverture qu'il y faut faire, 3°. les inſtrumens qu'on y emploiera, & 4°. comment on s'y prendra pour faire cette augmentation.

Pour le premier point, il faut avoir égard à deux choſes; la premiere, que les inteſtins ne puiſſent pas ſortir librement par l'endroit qu'on dilatera; & la ſeconde, que la plaie ſe puiſſe reprendre & agglutiner facilement, ſans qu'il y ſurvienne d'accidens qui embarraſſent, & qu'on évi-

(*a*) Il eſt inutile & ſeroit dangereux de faire ces ſortes de ponctions à l'inteſtin; les ouvertures qu'une aiguille ronde peut y faire, ne ſont pas aſſez grandes pour donner iſſue à l'air qui y ſeroit renfermé, & peuvent y occaſionner une inflammation.

(*b*) Quand on ne peut pas faire rentrer avec les doigts les parties ſorties, il eſt plus prudent de ne pas s'amuſer aux premiers moyens dont l'Auteur parle ici, & de recourir auſſi-tôt au ſecond. Tout délai eſt dangereux, parce que les parties étranglées ſe gonflent & ſe mortifient en peu de temps.

tera en s'éloignant autant qu'il eſt poſſible de la ligne blanche, qui n'eſt formée que de parties tendineuſes & nerveuſes (a).

Quant au ſecond point, qui concerne l'étendue de l'ouverture, il faut la proportionner au volume de la portion d'inteſtin ſortie qu'on a deſſein de faire rentrer, obſervant de n'agrandir la plaie que préciſément autant qu'il en faut pour lui donner paſſage, & l'aider à ſe remettre en ſa place (b). La ſeconde.

Le troiſieme conſiſte au choix qu'on doit faire des inſtrumens, qui ſont de deux ſortes, ſavoir, une ſonde D & un biſtouri E. La ſonde doit être cannelée, longue, forte, & d'argent pour la propreté. Le biſtouri dont on ſe ſervira ſera courbe, tranchant d'un côté & applati de l'autre, ayant ſur-tout un bouton à ſa pointe, de crainte de piquer l'inteſtin. La troiſieme.

Enfin, le quatrieme article eſt ſur le *modus faciendi.* Pour s'en acquitter, on rangera doucement l'inteſtin à l'endroit de la plaie oppoſé à celui où on veut la dilater & la fendre davantage ; on le couvrira d'une compreſſe trempée dans du vin chaud, & on le fera tenir ſujet par un ſerviteur ; puis il faudra prendre la ſonde cannelée, l'introduire avec adreſſe dans la plaie, la tourner enſuite de côté & d'autre, prenant garde de ne pas engager l'inteſtin entre le péritoine & la ſonde. On tient en- La quatrieme.

---

(a) Comme la veine ombilicale conſerve quelquefois ſa cavité dans les perſonnes avancées en âge, & qu'on a vu périr des ſujets à qui elle avoit été coupée, on doit auſſi s'en éloigner le plus qu'il eſt poſſible, pour éviter une hémorragie qui ſeroit peut-être mortelle. Fabricius Hildanus rapporte qu'un jeune homme mourut ſur le champ d'un coup d'épée qu'il avoit reçu au bas-ventre, & qui avoit coupé cette veine. *Cent.* 1. *Obſerv.* 53.

(b) Ce précepte regarde principalement le péritoine, qui, étant une partie membraneuſe, ne ſe réunit que par recollement, & qui, ayant été une fois ouvert, donne preſque toujours occaſion à une hernie ventrale.

F iv

fuite cette fonde de la main gauche, pour foulever
en dehors, par fon moyen, l'endroit qui doit être
incifé ; puis avec la main droite on tire un peu de
l'inteftin, pour être affuré qu'il n'eft point engagé ;
après quoi, prenant le biftouri de cette derniere
main, on en coule la pointe dans la cannelure de la
fonde, & on coupe à une ou plufieurs fois également-
ment du péritoine, des mufcles & de la peau ; & on
obfervera que ce foit avec le corps du biftouri, je
veux dire ce qui s'étend du tranchant de cet inftrument depuis le manche jufqu'à quelque diftance de
la pointe, qui ne doit point trancher du tout, parce
qu'il faut qu'elle demeure toujours dans la cannelure de la fonde pendant qu'on retire le biftouri
en dehors, en pouffant le tranchant contre ce qu'il
y a à couper (a).

(a) On fera plus commodément & plus fûrement cette
dilatation avec le biftouri gaftrique A, inventé par M. Morand : cet inftrument réunit en lui la fonde & le biftouri.
Ainfi une feule main fuffit pour s'en fervir, tandis qu'avec
l'autre on range de côté les inteftins ; avantage d'autant
plus confidérable, qu'on n'eft pas obligé d'avoir recours
à une main étrangere, dont on eft toujours moins fûr
que de la fienne, & que d'ailleurs la multitude des inftrumens ne fait qu'embarraffer l'Opérateur. Deux pieces
compofent cet inftrument, une fixe & une mobile. La
piece fixe eft femblable à un manche de cifeau, excepté
qu'elle eft plus longue : elle eft terminée d'un côté par
un anneau, & de l'autre par un ftylet ou une fonde
boutonnée & un peu recourbée. La piece mobile eft plus
courte ; elle eft compofée d'une lame dont le tranchant
eft extérieur, & d'un petit manche au bout duquel eft
un anneau femblable à celui de la piece fixe. La partie
antérieure de la lame eft jointe à la piece fixe, par une
petite charniere à jonction paffée. L'union de la piece
mobile à l'immobile, eft à deux pouces de diftance du
bout du ftylet. On tient le biftouri gaftrique par les anneaux, comme on tient des cifeaux ; on en porte perpendiculairement le ftylet dans l'endroit que l'on veut dilater ; on le fait gliffer, s'il eft poffible, plutôt fur l'inteftin
que fur l'épiploon. Lorfqu'il eft entré auffi avant qu'il eft
néceffaire, on éloigne la partie mobile de l'immobile, afin

La dilatation de la plaie étant fuffifante, on doit remettre l'inteftin de la maniere que je vous ai montré ci-devant. Voilà pour ce qui regarde l'inteftin

de couper avec le tranchant les parties qui font l'étranglement.

L'étranglement eft quelquefois fi confidérable, qu'il n'eft pas poffible, avec quelque adreffe qu'on s'y prenne, d'introduire une fonde dans la plaie. Quelques-uns propofent de porter alors dans le ventre, par un des angles de la plaie, un petit ftylet mouffe, & à fa faveur une fonde cannelée, fur laquelle ils veulent qu'on faffe la dilatation après avoir retiré le ftylet. Mais comment faire entrer deux inftrumens enfemble, où l'on ne peut faire entrer le ftylet ? Il faut donc avoir recours à quelque autre moyen. Le biftouri B inventé par M. Petit, & fait à la lime, convient en ce cas. Il eft droit & fixe dans fon manche ; le tranchant de cette lame eft fait à la lime, & par conféquent mouffe, mais affez coupant pour divifer les parties qui font tendues, & qui lui réfiftent ; elle a à fon extrémité un petit bouton, pour ne pas piquer les parties. On porte perpendiculairement dans le ventre ce biftouri à l'endroit que l'on veut dilater ; & comme les parties qui font l'étranglement font les feules qui foient tendues, elles font auffi les feules qu'il coupe.

Au défaut de cet inftrument, voici une autre maniere de dilater l'étranglement. On place le doigt indice de la main gauche fur les parties que l'on veut ménager, de forte que l'ongle foit au bord de la bride qui forme l'obftacle, & à l'endroit où l'on veut dilater la plaie. Sur cet ongle, qui fert pour ainfi dire de bouclier aux parties, on porte avec l'autre main la pointe d'un biftouri demi-courbe, dont le dos regarde l'ongle. A la faveur de cet ongle ainfi pofé, on coupe la peau ; on pouffe enfuite le doigt un peu plus avant, & l'on incife de fuite les parties qui font au deffous de la peau jufqu'au péritoine inclufivement, fans ôter la pointe du biftouri de deffus l'ongle.

Quand on a débridé les parties qui faifoient l'étranglement, on réduit celles qui font forties, en portant les deux doigts indices fucceffivement & perpendiculairement dans le ventre. Il faut prendre garde de ne point engager l'inteftin & l'épiploon entre les mufcles & le péritoine, ou dans la gaîne du mufcle droit, principalement au deffous de l'ombilic, où ce mufcle n'eft guere

quand il n'eſt point bleſſé : examinons maintenant ce qu'il faut faire lorſqu'il y a plaie.

*Pratique pour les ouvertures d'inteſtins faites par les plaies.*

Quand on eſt ſûr, par les ſignes que je vous ai marqués, que l'inteſtin eſt percé, ſi la plaie n'eſt pas dans la portion qu'on voit dehors, il faut en tirer encore davantage, afin de tâcher de ſavoir où elle eſt ; quand on l'a découverte, on conſidere ſi elle eſt petite ou grande, s'il n'y en a qu'une ou s'il y en a pluſieurs. Lorſqu'elle eſt trop petite, comme ſeroit une plaie faite par un poinçon ou par un canif, il n'eſt pas néceſſaire de la coudre, la Nature peut la guérir étant ſecondée d'une diéte très-exacte ; mais ſi elle étoit grande, ayant été faite par un coup de couteau ou d'épée, ou qu'il y en eût deux ou trois, comme il arrive quelquefois, il y faudroit faire la ſuture du Pelletier.

*De la ſuture du Pelletier, ou couture à ſurjet.*

On appelle ainſi cette ſuture, parce que les Pelletiers ont accoutumé de coudre de cette maniere les coupures qu'ils trouvent aux peaux faites par les Bouchers en les écorchant ; on lui a donné auſſi le nom de couture à ſurjet, à cauſe que les points ſe ſurjettent l'un après l'autre ſur les levres de la plaie. On prend ordinairement de la ſoie F plate & crue ; il faut qu'elle ſoit plate, telle qu'eſt celle que les femmes emploient dans leurs tapiſſeries, afin que chaque point étant plus large, il bouche mieux l'ouverture de la plaie ; elle doit être crue, c'eſt-à-dire non teinte, à cauſe des différentes drogues

adhérent à la gaîne ; car cela produiroit des accidens fâcheux.

Quand une plaie du bas-ventre a donné iſſue à l'épiploon ſeul, & que l'étranglement de cette partie empêche de la faire rentrer, il n'eſt pas néceſſaire de faire alors de dilatation ; il ſuffit de couper ce qui eſt ſorti de l'épiploon, & de panſer la plaie ſimplement, ſuppoſé qu'il ne ſurvienne point d'accidens, ou de la laiſſer flétrir, & d'en faire enſuite la ligature, ſuivant la pratique de quelques-uns.

qui entrent dans les teintures, & qui pourroient
envenimer la plaie en s'y détrempant; & on se sert
d'une aiguille G droite & ronde, pour les raisons
que je vous ai déjà dites.

On fait quatre petits doigtiers de linge, H H H H, dont deux servent à mettre deux doigts d'un serviteur, savoir, le pouce & l'indice de l'une de ses mains; & les deux autres pour les deux semblables doigts de la main gauche du Chirurgien; on se sert de ces doigtiers, afin que l'intestin retenu avec ces quatre doigts ne s'échappe pas comme il feroit si les doigts étoient à nud. L'Opérateur prend de sa main droite l'aiguille où la soie est passée; il en traverse les deux levres de la plaie à un endroit supérieur, & il fait un peu au dessous un second point de la même maniere, n'oubliant pas d'engager le bout de la soie sous ce second point, plutôt que de nouer cette soie; il continue tout autant de points que la longueur de la plaie en demande, & il laisse entre chaque point une distance d'environ l'épaisseur d'un écu, finissant par un point qu'il fait au delà du bout de la plaie, comme il a commencé par un point plus loin que le commencement de cette même plaie, afin qu'elle soit cousue si exactement qu'il n'y ait aucune petite embouchure par où il puisse rien sortir; & enfin il engage sous le dernier point ce qui reste de sa soie, pour n'être pas obligé de faire de nœud.

Doigtiers de linge, H. H. H. H.

Des points qu'il faut faire.

On recommande de laisser sortir par la plaie du ventre, après avoir remis l'intestin en sa place, un bout de la soie long d'un pied, pour avoir moyen de la retirer, lorsque la cicatrice étant faite à la plaie du boyau, elle en sera en même temps séparée. C'est un fait de pratique qu'il ne faut pas omettre; & on a coutume, la suture étant finie, de couper la soie proche l'aiguille, & de laisser ainsi le bout à la fin de la suture.

Précaution pour retirer la soie.

Mais je prétends qu'il est beaucoup mieux de le

Méthode particuliere préférable aux autres.

laiffer au commencement, & voici comme je m'y prends. Dès mon premier point, au lieu de paffer toute la longueur de la foie, j'en laiffe pendre un bout long d'un pied ou environ, & je n'en paffe qu'autant que je juge qu'il en faut pour coudre la plaie; j'arrête les deux bouts en les engageant fous les points les plus proches, comme je vous ai dit; & je trouve que d'en ufer de cette façon, on en tire deux avantages; l'un, que la couture s'en achevant plus tôt, le boyau eft moins de temps expofé aux injures de l'air, & plus promptement rétabli dans fon lieu; & l'autre, qu'on épargne au malade la douleur que lui feroit cette longueur d'un pied de la foie, qui pafferoit autant de fois par fa plaie, qu'on lui feroit de points pour la coudre (a).

Inutilité du maftic.

Les Auteurs ordonnent de mettre fur la future un peu de poudre de maftic, afin qu'elle fe recolle plus vîte; mais comme je la crois inutile, & que même, quand elle y feroit néceffaire, elle n'y demeureroit pas long-temps, je confeille de replacer les boyaux au plus tôt, parce que la chaleur naturelle du ventre leur fera plus de bien que tous les remedes qu'on pourroit appliquer.

(a) Il faut retirer le fil quelque temps après l'opération. Si l'on en avoit engagé les extrémités dans le premier & le dernier points de future, comme l'Auteur le prétend ici, on ne conçoit pas comment on pourroit le retirer fans de violens efforts, fans faire froncer l'inteftin, & fans rompre les adhérences qu'il doit avoir contractées alors avec les parties voifines. Il femble donc plus à propos, de ne point engager les extrémités du fil : il femble auffi qu'on en faciliteroit l'extraction, en faifant, autant qu'il eft poffible, les points de future en longueur, de forte que le fil faffe une ligne prefque droite; ou, comme l'a pratiqué M. Gerard, en paffant au travers de la plaie de l'inteftin, par le moyen d'une aiguille, un fil dont les bouts foient affez longs pour fortir par la plaie des tégumens, & qu'on tire un peu pour appliquer la plaie de l'inteftin au péritoine. Si la plaie eft longue, on paffe deux fils à égale diftance.

Auſſi-tôt que l'inteſtin eſt placé, on ſonge à remettre l'épiploon quand il eſt ſorti ; mais auparavant on regarde s'il eſt altéré ou corrompu, ce qui arrive toujours pour peu qu'il ait reſté au dehors. Il faut donc le lier & en ſéparer la portion altérée, avant que de le remettre ; & pour le faire avec méthode, on prend le gros fil ciré ou du petit cordonnet I, au bout duquel il y a une aiguille K droite, enfilée. On tire du corps un peu plus d'épiploon qu'il n'en eſt ſorti, afin de ne pas faire la ligature ſur ce qui eſt altéré ; on lie enſuite cette membrane en faiſant deux ou trois tours du cordonnet autour de la partie ſaine, la ſerrant médiocrement, de crainte qu'en la ſerrant trop on ne la coupât, ou qu'en la ſerrant trop peu, les vaiſſeaux qui y ſont en grande quantité ne verſaſſent du ſang dans la capacité du ventre. On paſſe l'aiguille à travers la propre ſubſtance de cet organe, afin que la ligature ne s'échappe pas ; puis on le coupe à un demi-doigt de la ligature, laiſſant paſſer au dehors un bout du cordonnet auſſi long que celui de la ſoie, pour le retirer quand l'eſchare eſt tombée. Enſuite on remet l'épiploon dans le ventre ; & afin qu'il puiſſe s'étendre ſur les boyaux, qui eſt ſa place naturelle, on remue ou on ſecoue un peu le malade.

*Rétabliſſement de l'épiploon.*

*Maniere de lier l'épiploon.*

Voilà la maniere d'en uſer à l'égard de l'épiploon, enſeignée par nos prédéceſſeurs, & ſuivie juſqu'à préſent par les plus grands Praticiens ; mais M. Maréchal nous aſſure qu'il a remis pluſieurs fois l'épiploon ſorti en partie, ſans y faire ni de ligature, ni d'extirpation, & qu'il n'en eſt point arrivé d'accident. Sa grande pratique, tant à l'Hôpital de la Charité de Paris que dans la ville, & ſa haute réputation, qui l'a élevé au premier degré de la Chirurgie, ne nous permettent pas de douter que ce qu'il avance ne ſoit vrai ; c'eſt pourquoi le jeune Chirurgien ne peut pas manquer en l'imitant.

*Pratique de M. Maréchal, premier Chirurgien du Roi.*

Après avoir mis ordre à l'inteſtin & à l'épiploon,

un ferviteur tiendra de fes deux mains les deux levres de la plaie de l'abdomen approchées l'une de l'autre, afin que ces organes ne reffortent point pendant que le Chirurgien fe difpofera à faire la future du ventre.



Les Auteurs nous propofent plufieurs manieres de la faire. Guidon veut qu'on coufe d'un côté de la plaie le péritoine avec les mufcles, & que de l'autre on faffe en forte que les mufcles touchent au péritoine; parce qu'il prétend que le péritoine fe rejoint mieux avec les mufcles qu'avec lui-même. Albucafis y emploie la future entortillée. Lanfranc approuve celle à laquelle de deux en deux points on fait un nœud. Celfe ordonne qu'on prenne deux aiguilles courbes, enfilées du même fil; qu'on les paffe de dedans en dehors de la plaie, & qu'enfuite; les changeant de main, on faffe autant de points que la plaie le requiert. Il y en a d'autres qui confeillent la future enchevillée ou emplumée; mais je me fers, avec Galien, de l'entre-coupée, qui eft la moins embarraffante & la plus fûre de toutes. Voici comme il la faut faire.



On aura deux groffes aiguilles courbes M M, enfilées du même cordonnet N qui vaut mieux que du fil, parce qu'étant plus gros, il ne coupe pas les levres de la plaie. On met un doigt indice dans cette plaie, afin de tenir le péritoine, les mufcles & la peau enfemble; puis de l'autre main on introduit une des aiguilles dans le ventre, en conduifant fa pointe fur le doigt indice, pour éviter de piquer l'épiploon ou les inteftins; on perce de dedans en dehors un des bords de la plaie, affez avant afin que la future tienne mieux, & réfifte au mouvement continuel du bas-ventre; & ayant tiré cette aiguille en dehors, on prend l'autre, dont on perce l'autre bord de la plaie de la même maniere & avec la même précaution qu'au premier point, en obfervant que fi on a pris la premiere aiguille avec la main droite, pour paſſer le fil de droite à gauche,  on doit paſſer la ſeconde de gauche à droite avec la main gauche. Si la plaie eſt aſſez grande pour y faire deux, trois ou quatre points, on renfile autant de fois les deux aiguilles d'un autre cordonnet, qu'on paſſe de même que le premier ; on fait enſuite autant de nœuds qu'il y a de cordonnets ; on fait ces nœuds doubles ſur la levre ſupérieure, en paſſant deux fois le cordonnet par la même anſe ; ce qu'on appelle le nœud du Chirurgien, parce qu'il tient mieux que les autres ( *a* ).

( *a* ) Quelques Praticiens préferent à cette eſpece de ſuture, celle qu'on appelle enchevillée, & dont on a indiqué les avantages dans une des remarques précédentes. Voici la maniere de la faire. Le lien dont on ſe ſert eſt fait de pluſieurs brins de fil unis & applatis, de ſorte qu'il reſſemble à un ruban. On fait avec ce lien les points de ſuture, de la même maniere que l'Auteur preſcrit ici de les faire avec du cordonnet ; mais au lieu de nouer chaque bout du lien d'un côté avec celui qui eſt oppoſé, on le partage en deux pour y mettre une cheville, ſur laquelle on fait autant de doubles nœuds qu'il y a de points de ſuture : on en fait autant de l'autre côté de la plaie. Un Aide tient pendant tout ce temps-là les levres de la plaie rapprochées l'une contre l'autre. On applique enſuite ſur la plaie un plumaceau, couvert de baume d'Arcæus, que l'on ſoutient en nouant un des deux brins du lien de chaque double nœud qu'on a fait de l'autre côté de la plaie, avec l'un des deux brins du lien de chaque double nœud qu'on a fait de l'autre côté : on coupe les brins du lien qui reſtent inutiles. Les nœuds qu'on fait pour tenir le plumaceau doivent être en roſette, afin qu'on les puiſſe dénouer plus facilement lorſqu'on voudra panſer la plaie. Suivant cette méthode, l'on ne met point de tente à la partie inférieure de la plaie, comme le veut l'Auteur. Cette tente, en conſervant une ouverture, ne peut ſervir qu'à retarder la guériſon. Il vaut mieux couvrir la plaie & les chevilles de petites compreſſes, que d'un emplâtre.

Si l'on avoit fait la ſuture à l'inteſtin, il faudroit placer aux extrémités de la plaie les deux bouts du fil qui auroient ſervi à la faire. On procure par ce moyen la

Quand on fera obligé de faire plufieurs points, on les commencera par la partie inférieure de la plaie, & ils doivent être plus proches les uns des autres au ventre qu'aux autres parties, à caufe de fon mouvement; mais avant que de nouer les cordonnets, il faut placer une groffe tente de linge O à la partie la plus baffe de la plaie, & attacher à la tête de cette tente un fil P, quoiqu'elle ait une tête Q faite du même linge, de crainte qu'elle n'entre dans l'abdomen. Elle y eft très-néceffaire, tant parce qu'elle donne au fang extravafé, au pus & aux autres matieres étrangeres, moyen de fortir, qu'à caufe qu'elle entretient une ouverture jufqu'à ce que, l'inteftin & l'épiploon étant guéris, on en puiffe retirer les fils; elle doit être courte, afin de ne point pénétrer plus avant que le péritoine; & il faut que fa pointe foit effilée, pour qu'elle ne bleffe ni l'épiploon ni les inteftins lorfqu'ils viennent à la frapper.

On couvre la plaie, la tente, & les nœuds de la future, avec des plumaceaux plats R R, couverts d'un digeftif ou de quelque baume; on met enfuite un grand emplâtre aftringent S, puis une compreffe T trempée dans du vin chaud, & par deffus le bandage circulaire fait avec la ferviette

guérifon de la plaie de l'inteftin en le rapprochant du péritoine; car les plaies des inteftins, comme celles du péritoine, ne fe guériffent pas de la même maniere que les plaies des autres parties. Les plaies des inteftins ne fe guériffent qu'en contractant une adhérence avec le péritoine, ou avec l'épiploon, ou avec quelques-uns des inteftins voifins. Il en eft à peu près de même de celles du péritoine, elles ne fe guériffent que par la cohéfion de leurs levres; de là vient qu'elles font ordinairement fuivies de hernie ventrale. Si l'on avoit fait la ligature à l'épiploon, il faudroit laiffer pendre en dehors le bout du fil, afin de pouvoir le retirer lorfque la portion qui aura été nouée fera féparée du refte.

V

V attachée au scapulaire X. Il est à propos de faire une embrocation sur toute la région du ventre avec l'huile rosat & l'eau-de-vie; & si les premiers jours on fait des fomentations émollientes & résolutives, on empêchera la tension & l'inflammation, accidens qui accompagnent très-fréquemment ces sortes de plaies (*a*).

Quelques Auteurs veulent qu'on fasse à l'estomac une suture pareille à celle qui se pratique aux intestins; ils prétendent qu'étant & plus épais & plus charnu que les intestins, il peut se reprendre plus aisément : mais la prodigieuse quantité de nerfs dont il est muni, & les furieux symptômes que cause un estomac blessé, me feroit plutôt craindre la mort, qu'espérer une bonne issue de cette méthode, d'autant plus que je vois beaucoup de difficulté, pour ne pas dire d'impossibilité à coudre l'estomac, à cause de sa situation, & de ses mouvemens ordinaires de contraction & de dilatation : néanmoins, comme il faut plutôt essayer un remede douteux que d'abandonner le malade à un désastre certain, je crois que le Chirurgien doit faire tous ses efforts pour coudre cet organe, sur-tout si la plaie est dans un endroit où l'on puisse tenter la suture (*b*).

Suture peu praticable.

(*a*) Outre l'embrocation & les fomentations émollientes que l'Auteur recommande ici, il ne faut point oublier les saignées ni la diéte. Le nombre des saignées, & la quantité de sang que l'on tirera, doivent être proportionnés aux forces du malade, & aux accidens qui peuvent survenir.

(*b*) Si l'estomac plein d'alimens est ouvert par une blessure médiocre, on pourroit le vuider par quelque vomitif, comme on l'a déjà pratiqué avec succès. On empêche de cette maniere l'épanchement des alimens dans le ventre, lequel épanchement est mortel, & l'on rend la plaie beaucoup plus petite. Il faut ensuite prévenir les accidens par de copieuses saignées & par une diéte exacte, ne faisant prendre au blessé que très-peu de nourriture à la fois. Si l'estomac rempli ou vuide est blessé vers son orifice supérieur, il ne

Voy. l'Histoire de l'Académie des Sciences, année 172?.

G

De tous les inteſtins, les ſeuls Jejunum & Ileon peuvent être ſoumis aux ſutures.

On trouve des Chirurgiens qui permettent de faire la ſuture aux inteſtins bleſſés quand ce ſont les gros, & qui la défendent quand ce ſont les grêles; mais je voudrois qu'ils nous montraſſent le moyen de coudre les gros boyaux, qu'on ſait être tellement attachés dans leur place, qu'ils ne ſortent jamais par aucune plaie. Si ces Praticiens ne peuvent donc pas ſe diſpenſer d'admettre la ſuture des inteſtins, il faut qu'ils conſentent qu'on la faſſe plutôt aux grêles, & ſur-tout au *Jejunum* & à l'*Ileon*, puiſqu'il n'y a que ces deux boyaux qui peuvent ſortir hors du ventre.

La ſeule diéte ne ſuffit pas aux grandes plaies.

Il eſt d'autres gens qui ne veulent coudre ni les inteſtins grêles ni les gros, diſant qu'une grande diéte eſt une voie plus aſſurée que la ſuture. Je conviens qu'après avoir fait la ſuture, un régime de vie fort ſobre eſt encore néceſſaire; mais ſi la plaie eſt tant ſoit peu grande, le mouvement périſtaltique & perpétuel des inteſtins récarteroit à tout moment les levres de la plaie, ſi elles n'étoient arrêtées enſemble par une ſuture; ainſi la réunion ne s'en pourroit pas accomplir par la diéte ſeule. Il eſt pourtant vrai que quand la plaie eſt à un des gros inteſtins, il faut s'en tenir à ce ſeul moyen, par l'impoſſibilité qu'il y a de leur appliquer une ſuture; & j'ai guéri pluſieurs perſonnes à qui les gros inteſtins étant percés, les matieres fécales ſortoient par la plaie, en ne leur faiſant prendre les

faut point de vomitif, parce qu'il cauſeroit alors une irritation dangereuſe. La ſaignée & la diéte ſont les ſeuls moyens indiqués en ce cas.

Il eſt bon de remarquer ici que les bouillons & la gelée pris en forme de lavement, ſuppléent aux nourritures qu'on prendroit par la bouche; car il eſt démontré qu'il y a des vaiſſeaux lactés qui aboutiſſent aux gros inteſtins, & pluſieurs expériences confirment ce qu'on avance ici. Cette obſervation ſur la maniere de nourrir ceux qui ſont bleſſés à l'eſtomac, regarde auſſi ceux qui le ſont aux inteſtins grêles.

remiers jours que deux cuillerées de confommé &
n jaune d'œuf.

Ce qui eft arrivé à un foldat des Invalides eft
n fait trop fingulier pour tenir lieu d'exemple
lans la pratique, puifque c'eft la Nature feule qui
a guéri, & que l'induftrie du Chirurgien n'y a
u aucune part; elle s'eft fait elle-même un égoût
ar la plaie du ventre, l'inteftin bleffé s'y étant
ttaché : il vuide tous les jours par cette ouverture
es excrémens qui fortent involontairement, ce
ui l'oblige d'avoir continuellement à cet endroit
ne boîte de fer blanc pour les recevoir; il ne
end plus rien par l'anus, & ce qui fort par la
laie n'a point de méchante odeur, parce que le
ur chyle n'en eft pas encore tout à fait féparé, &
ue les foufres groffiers n'y ont pas eu le temps
e fe développer par la fermentation qui furvient
ix excrémens qui féjournent.

Les Anciens défendent les lavemens aux plaies
es inteftins, & il y a des Modernes qui les approu-
ent; ces derniers difent que ces remedes rafraî-
iffent, & fervent de bain-marie pour calmer le
iouvement du fang & arrêter le progrès des
mptômes. Ces deux fentimens font aifés à con-
lier, puifqu'ils font l'un & l'autre fondés en rai-
n. Il ne faut point donner de lavement quand
: font les gros boyaux qui font bleffés, parce
i'il fortiroit par la plaie, & qu'ainfi il empê-
ieroit la réunion; mais il en faut donner quand
uverture eft aux menus boyaux, parce que les
vemens ne pouvant pas aller jufqu'au lieu de la
aie, à caufe de la valvule du cœcum, ils ne
euvent point caufer de défordre.

Pour finir ce que j'avois à vous démontrer fur la
aftroraphie, il ne s'agit plus que de donner une
uation au bleffé : la meilleure c'eft de le coucher
r fa plaie, les autres parties contenues dans le
ntre appuyant fur celles qui font bleffées, les

G ij

obligent de se tenir plus en repos, ce qui en hâte la cicatrice : de plus, cette situation facilite la sortie du pus & des matieres épanchées dans le bas-ventre ; car, quand même le malade seroit couché de quelque autre maniere, on doit en le pansant, après avoir ôté la tente, le faire pencher sur l'ouverture, pour évacuer ce qui peut être contenu dans la capacité. Quand les fils sont tombés, & qu'il n'y a plus qu'à laisser reboucher la plaie, on diminue tous les jours la grosseur & la longueur de la tente, & pour lors on fait coucher le malade sur le côté sain (a).

(a) Les plaies pénétrantes dans le bas-ventre avec issue des parties contenues, sont assez rares : celles qui sont accompagnées de la lésion de ces parties, mais sans leur issue, sont plus communes. Elles peuvent être suivies de symptômes qui viennent de l'épanchement de quelque liqueur, ou de la lésion de quelque partie membraneuse ou nerveuse. Ces symptômes dont on a parlé plus haut, sont plus ou moins dangereux selon l'espece des parties lésées, & ne se manifestent pas toujours au moment de la blessure. Les saignées faites les unes près des autres, la diéte exacte, les embrocations & les fomentations émollientes sur le ventre, sont presque les seules ressources de l'art, soit pour prévenir ces symptômes, soit pour y remédier.

L'inflammation est le premier effet de l'épanchement de quelque matiere, ou de la lésion de quelque partie nerveuse, & produit tous les symptômes qui augmentent ou qui diminuent selon que la maladie est plus ou moins grave. Les matieres qui peuvent s'épancher sont de différentes especes.

Les épanchemens de sang sont plus ou moins considérables, à proportion du diametre du vaisseau divisé, & de la grandeur de l'ouverture qui y a été faite. Ainsi le sang épanché en petite quantité, quoique dans une grande étendue, suppose l'ouverture d'un petit vaisseau. Les saignées peuvent procurer la réunion de ce vaisseau, & occasionner la rentrée du sang épanché dans le torrent de la circulation.

Elles ne peuvent pas remédier entiérement aux épanchemens considérables de cette liqueur, mais elles peuvent en arrêter le progrès.

Le sang répandu en grande quantité, s'insinue dans les intervalles des visceres, & s'y coagule plus ou moins promptement par le séjour. L'inflammation qui survient quelque-

ois, en gonflant les parties, borne l'épanchement. Si le
poids du sang rompt les adhérences contractées par l'inflammation, cette liqueur se déplace & va former un amas dans
un autre endroit. On ne peut remédier à tous ces désordres,
qu'en donnant une issue aux matieres par une opération à
peu près semblable à celle que l'on fait à la poitrine en pareil cas.

Cette opération semblera peut-être téméraire, parce qu'elle
n'est pas usitée ; mais quelques observations que je vais
apporter en autorisent la pratique, & doivent encourager
les Chirurgiens à faire une opération qui peut réussir, puisqu'elle a déjà eu d'heureux succès, & sans laquelle on ne
peut sauver la vie du blessé.

Néanmoins il ne faut pas la faire sans s'être auparavant
bien assuré de sa nécessité. C'est par les symptômes qu'on
reconnoît qu'il y a épanchement. Les principaux sont la
tension du ventre & la douleur. Si cette douleur & cette
tension se font sentir par tout le ventre, c'est une preuve
que l'épanchement n'est point borné : si la douleur est fixe,
& si le ventre n'est tendu qu'à un seul endroit, c'est une
marque que l'épanchement est borné à cet endroit-là.

Quand l'épanchement s'étend par tout le ventre, l'opération paroît inutile, parce qu'il semble impossible de pouvoir
donner issue à tout le sang épanché dans les intervalles des
visceres ; mais quand il est borné à un certain endroit,
l'opération est utile, supposé que les saignées & les autres
remedes ne puissent résoudre la matiere.

Voici les observations qui autorisent, comme je l'ai dit,
la pratique de l'opération dont je parle.

Au mois de Juin 1733, un soldat reçut un coup d'épée
à la région épigastrique, à un pouce au dessous du cartilage
xiphoïde, & à côté de la ligne blanche. Une fiévre violente,
une tension considérable à l'épigastre, un vomissement de
sang, un hoquet, furent les accidens qui accompagnerent
cette blessure dès le lendemain, & qui firent soupçonner
à M. Vacher, Chirurgien-Major de Besançon, Auteur de
cette observation, & à M. Dargeat avec lequel il voyoit le
malade, que l'estomac avoit été blessé. Neuf saignées faites
dans l'espace de trente-six heures ou environ, les fomentations émollientes appliquées sur le ventre, & les lavemens,
diminuerent les symptômes, qui, après quelques autres
nouvelles saignées, parurent cesser le cinquieme jour de la
blessure. Mais on sentit bientôt après une petite dureté entre
la plaie & les cartilages des fausses côtes. Ce nouvel accident
fit craindre qu'il ne se fût formé aux environs de ce lieu
quelque dépôt. Cependant deux saignées le firent disparoître, & le blessé fut regardé depuis jusqu'au 14 de sa bles-

ſure, comme entiérement hors de danger. Ces apparences favorables ne durerent pas; car le quinzieme jour la fievre qui revint, une difficulté de respirer, & une petite douleur vers la région hypogaſtrique, déterminerent à ſaigner ce bleſſé pour la quatorzieme fois. Le ſeizieme jour la douleur, la fievre & la difficulté de reſpirer augmenterent & furent accompagnées par intervalle de défaillance; & l'on s'apperçut d'une légere tenſion dans un endroit de la région hypogaſtrique. L'extrême foibleſſe du malade empêcha de réitérer la ſaignée. Ces ſymptômes firent ſoupçonner un amas de ſang ou d'autres fluides échappés des parties bleſſées, & capables par leur ſéjour de faire périr le malade. M. Vacher crut alors être obligé de donner iſſue à ces matieres. Il ouvrit à l'endroit le plus ſaillant de la tumeur, un pouce au deſſus de l'anneau du côté droit, & à quelque diſtance du muſcle droit, la peau & les muſcles, ce qui le mit en état de ſentir avec le doigt que le péritoine faiſoit effort de dedans en dehors, & par conſéquent de juger certainement de l'utilité de l'opération. Le péritoine ayant été ouvert dans la même étendue que les autres tégumens, il ſortit d'abord en jet trois chopines d'un ſang noir, grumelé & de mauvaiſe odeur. Le ſoulagement que le malade reſſentit ſur le champ, & la quantité de ce fluide qui ſortit, prouverent la néceſſité qu'il y avoit de faire promptement cette opération. Il panſa enſuite le malade avec un morceau de linge plié en double, qu'il introduiſit dans la plaie. Les accidens diminuerent peu à peu, & ils diſparurent totalement le troiſieme jour. Il ſortit néanmoins par la plaie pendant les cinq ou ſix premiers jours, une liqueur de la couleur & de la conſiſtance de la lie du vin, eſpece de ſuppuration qui vient à la ſuite des extravaſations de ſang.

Il s'établit enſuite une ſuppuration louable qui diminua peu à peu, & ceſſa par le moyen d'une injection faite vers la fin avec une diſſolution de la tête-morte de vitriol. La plaie fut parfaitement guérie dans l'eſpace d'un mois. La cicatrice ſe trouva enfoncée, & il ne reſta aucune apparence de hernie.

*Obſ. 51.* Pierre de Marchettis rapporte un fait qu'on peut joindre à celui-là. On coupa, dit-il, à un homme une portion de l'épiploon ſortie par une plaie faite aux enveloppes du bas-ventre, quoique cette portion ne fût pas mortifiée, & l'on réduiſit dans le ventre le reſte de l'épiploon ſans y faire de ligature. Le ſang qui s'écouloit continuellement des vaiſſeaux qui avoient été coupés à cette partie, tomba du côté de l'aine droite, s'y amaſſa, ce qui forma dans ce lieu, au bout de vingt jours, un abcès conſidérable qu'on ouvrit, & dont il ſortit une très-grande quantité de pus. On panſa la plaie avec une tente que l'on diminua peu à peu, & que l'on supprima ensuite totalement afin de laisser former la cicatrice.

Ces deux observations font voir qu'on peut remédier aux épanchemens de sang dans quelque endroit du bas-ventre, pourvu qu'ils soient bornés, & qu'on puisse faire avec succès à cette partie la même opération qu'on fait à la poitrine, pour donner issue aux matieres qui y sont épanchées. Quant à la différente maniere dont on s'est conduit dans les pansemens des deux opérations que j'ai rapportées, je crois qu'on doit préférer la pratique de M. Vacher qui s'est servi d'un linge pour entretenir l'ouverture de la plaie, comme on s'en sert après l'empyéme, à celle de P. de Marchettis qui s'est servi d'une tente. Le morceau de linge tient la plaie ouverte sans empêcher les matieres de sortir : la tente bouche exactement la plaie, & empêche par conséquent la sortie des matieres.

Il paroît que l'espece d'opération autorisée par les observations précédentes, convient autant aux épanchemens de pus dans le ventre à la suite de quelque inflammation, qu'aux épanchemens de sang. On lit dans Méekren, une observation faite en pareil cas. Une femme, après un accouchement laborieux, sentit une douleur continuelle & très-vive au côté gauche du bas-ventre. Cette partie se gonfla, & les médicamens ne purent empêcher qu'il ne se formât aux environs de l'ombilic une tumeur qu'on ouvrit, & d'où il sortit une pinte de pus fétide. La malade se trouva soulagée pendant les premiers jours, mais l'abondance de la suppuration épuisa ses forces, & elle mourut un mois après. L'introduction de la sonde, & quelques portions de l'épiploon qui étoient sorties, avoient fait connoître avant sa mort, que l'abcès s'étoit formé dans l'intérieur du ventre ; mais on en fut plus certain encore par l'ouverture que l'on fit de son cadavre. La mort de la malade qui suivit l'opération un mois après, ne doit pas être attribuée à l'opération qui paroît très-utile en elle-même, mais à la trop grande abondance de la suppuration, & peut-être même au délai de l'opération que les symptômes avoient indiquée trop tard.

Obf. Medic. Chirurgica. cap. 25.

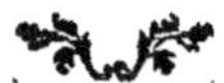

G

## X. FIG. DE L'EXOMPHALE.

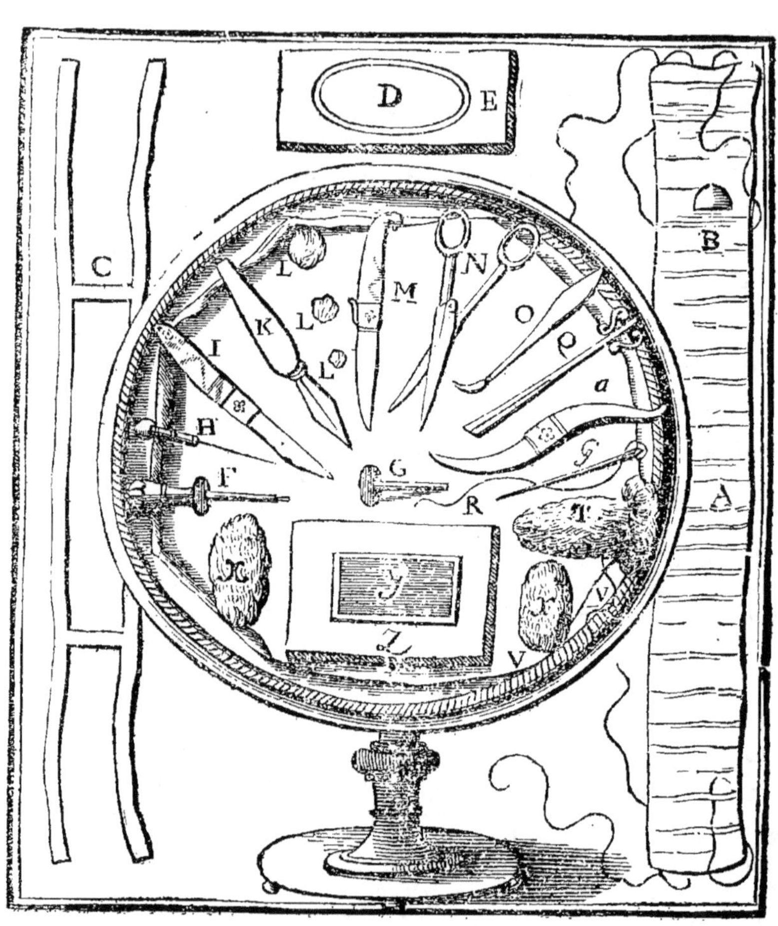





L'*Exomphale* comprend toutes les tumeurs qui arrivent au nombril ; ce mot est dérivé de ἰξ ou *extra* qui signifie dehors, & d'ομφαλὸς qui veut dire ombilic, d'autant que cette maladie est une élévation de l'ombilic qui se pousse en dehors plus qu'il ne doit.

L'exomphale, qui convient à toute élévation de

l'ombilic, se réduit sous deux genres différens, dont
l'un est des tumeurs qui se forment de parties, &
l'autre résulte d'un amas d'humeurs ; & ces sortes
de maladies reçoivent différens noms, par rapport
à la différence des parties ou des humeurs qui les
causent.

Celles qui se font des parties sont de trois especes ; l'une qu'on appelle *Enteromphale*, c'est
quand l'intestin sort ; l'autre *Epiplomphale*, qui
se produit de l'épiploon ; & la troisieme *Enteroépiplomphale*, à laquelle l'intestin & l'épiploon
concourent en même temps.

Celles qui se font faites par des humeurs se sub-
divisent en quatre especes ; la premiere appelée
*hydromphale*, est causée par de l'eau ; la seconde
par des vents, on la nomme *pneumatomphale* ; la
*sarcomphale*, qui est la troisieme, est une chair
endurcie ; & la quatrieme, c'est-à-dire la *varicomphale*, consiste dans la dilatation de quelques
vaisseaux.

A ces deux sortes d'*Exomphales* en général, l'on
en ajoute une troisieme qui est composée de l'une
& de l'autre, savoir, de parties & d'humeurs ensemble. Quand c'est l'intestin & de l'eau qui font
la tumeur, on la nomme *Entero-hydromphale* ; &
lorsque c'est l'épiploon & de la chair, on l'appelle
*Epiplo-sarcomphale* ; & ainsi des autres.

Tous nos Anciens nous disent que ces tumeurs
se font ou par dilatation ou par rupture ; mais
quelques Modernes ne conviennent pas de la
rupture, prétendant qu'elles se font toutes par
la seule dilatation du péritoine, qui, selon eux,
peut s'étendre & prêter autant qu'il le faut pour
former ces tumeurs, quelque grosses qu'elles
soient, puisqu'il se dilate encore davantage aux
hydropiques.

Ces divers sentimens méritent une discussion
particuliere : cependant je ne reconnois qu'une

cauſe des exomphales, ſavoir la rupture; j'entends des exomphales des parties; car la dilatation que les Anciens & quelques nouveaux admettent, me paroît impoſſible à l'égard de l'ombilic, qui, n'étant qu'un nœud fait en cette partie après la ligature du cordon, ne peut non plus avoir la liberté de s'alonger, qu'une cicatrice de quelque plaie de la peau; & pour convenir de ce que je dis, il n'y a qu'à remarquer que le nombril eſt formé par la réunion des vaiſſeaux ombilicaux, qui après la naiſſance ſe rétreciſſent, & en ſe deſſéchant dégénerent en ligamens, dont les extrémités étant unies avec la peau & le péritoine, en cet endroit, forment enſemble un petit corps ſemblable à un nœud, incapable de s'alonger en aucune maniere.

L'expérience le prouve.

J'avoue que le péritoine peut prêter dans toute ſon étendue, mais non pas dans l'ombilic; & j'oſe dire que j'ai l'expérience de mon côté, puiſque j'ai ouvert pluſieurs de ces tumeurs, & à des hommes vivans & à des corps morts, où je n'ai jamais pu remarquer que le péritoine les tapiſſât intérieurement, ainſi qu'il auroit dû faire ſi elles s'étoient produites par ſa ſimple dilatation. Après avoir coupé la peau, je ne trouvois plus de membrane, & mettant mon doigt dans l'ouverture qui étoit au nombril, il entroit dans la capacité de l'abdomen ſans aucune réſiſtance; ce qui m'a confirmé dans l'opinion où je perſiſte, que la rupture ſeule fait les exomphales faites de parties.

Diſtinction à faire des hernies du nombril & des bourſes.

Il faut diſtinguer les hernies du nombril d'avec celles du ſcrotum; car le péritoine ſe prolongeant vers les aines pour conduire les vaiſſeaux ſpermatiques juſqu'aux teſticules, l'épiploon ou les inteſtins ont beaucoup de diſpoſition à ſe gliſſer le long de ces productions, & à tomber juſque dans le ſcrotum ſans rompre le péritoine : mais il n'en eſt pas de même de l'ombilic, qui, n'étant pas ſuſceptible d'une pareille distension, ne peut donner passage à aucune partie qu'auparavant il ne soit rompu, & que toutes les parties se désunissant ne permettent à l'épiploon ou aux intestins de sortir (*a*).

Ceux qui croient que les Exomphales se peuvent faire par la dilatation de l'ombilic, en attribuent la cause à quelque humeur qui l'abreuve sans cesse. Mais, s'il étoit vrai que cela se fît ainsi, ces tumeurs auroient un très-petit commencement, & augmenteroient par degrés, au lieu qu'elles se font ordinairement tout d'un coup ; ce qui arrive lorsque, par quelque grand effort, le nœud du nombril s'est rompu & séparé. Ce qui me confirme dans cette opinion, c'est qu'il n'y a presque que les femmes qui aient cette incommodité, & encore celles qui ont eu des enfans, parce que les douleurs de l'accouchement contraignent la mere de faire des efforts pour obliger l'enfant de sortir, & que pour lors ce nœud est disposé à se rompre, par la grande étendue du ventre vers la fin de la grossesse.

Toutes les Exomphales ne sont pas d'un égal volume ; il y en a d'aussi petites qu'un œuf ; on en voit de moyennes, grosses comme le poing, & d'autres qui sont plus grosses que la forme d'un chapeau : mais ces différentes grosseurs n'empêchent pas qu'elles ne procédent toutes de fracture

Cause de<br>l'Exomphale.

Ces tumeurs<br>sont de diffé-<br>rentes gros-<br>seurs.

(*a*) Il est vrai que les Praticiens modernes ont tous remarqué que le péritoine est divisé lorsque les parties sortent par l'anneau ombilical, & n'ont jamais trouvé de sac herniaire en cet endroit. Néanmoins, comme cette envelope tapisse intérieurement le trou ombilical, sans faire partie du nombril, qui n'est autre chose que la cicatrice des vaisseaux ombilicaux ; on ne voit pas pourquoi elle ne pourroit pas s'alonger en cet endroit comme ailleurs. Ce qui donne lieu de croire que cela n'est pas impossible, c'est qu'on a trouvé très-souvent un sac herniaire formé par le péritoine, lorsque les parties ne sortent pas précisément par l'anneau ombilical, mais à côté.

& de divifion, puifqu'elles fe forment fubitement, & qu'elles font proportionnées aux efforts plus ou moins violens, qui écartent plus ou moins l'une de l'autre les extrémités des vaiffeaux qui compofent l'ombilic.

Signes de ces maux.

Chaque Exomphale a des fignes particuliers qui la font reconnoître, & dont le Chirurgien doit être parfaitement inftruit pour en porter fon jugement, & pour remédier à chacune felon fon efpece.

1. De l'Enteromphale.

L'*Enteromphale* fait une tumeur tendue & affez dure, qui groffit quand l'haleine eft retenue, parce que le diaphragme preffant fur les inteftins, les oblige de s'échapper vers l'endroit qui cede le plus, c'eft-à-dire du côté de la tumeur : elle eft plus étroite à fa bafe, elle diminue lorfqu'on la preffe avec la main, & on entend un petit bruit caufé par le gargouillement que les inteftins font en rentrant dans le ventre.

2. De l'Epiplomphale.

L'*Epiplomphale* ne change point la couleur de la peau ; la tumeur eft indolente, plus molle & plus grande d'un côté que de l'autre, ayant une bafe plus large ; & lorfqu'on la comprime pour la réduire, la partie rentre fans faire aucun bruit.

3. De l'Enteroépiplomphale.

L'*Enteroépiplomphale* a des fignes communs à l'une & à l'autre de ces deux efpeces dont je viens de vous parler : la tumeur en eft plus groffe, plus douloureufe, & plus inégale ; & fi, après avoir repouffé l'inteftin, il refte encore quelque chofe dans le fac, on eft affuré que l'épiploon formoit une partie de la tumeur.

Caracteres de l'Hydromphale.

L'*Hydromphale* fe diftingue des autres tumeurs du nombril, en ce qu'elle eft molle & néanmoins peu obéiffante au toucher, & qu'elle ne diminue ni n'augmente en la comprimant ; & lorfqu'on la regarde à travers la lumiere, on la trouve tranf-parente.

De la Pneumatomphale.

La *Pneumatomphale* eft une tumeur molle qui cede promptement aux doigts, & qui revient dans

les mêmes bornes aussi-tôt que la compression cesse
& qu'elle est libre : elle paroît toujours de même
figure & de même grosseur en quelque situation
que le malade se mette ; & si on frappe dessus,
elle résonne comme un ballon gonflé de vents
renfermés.

La *Sarcomphale* fait une tumeur dure qui n'o-
béit point aux doigts quand on la touche ; elle
augmente peu à peu, à mesure que grossit la chair
qui la forme. Il y a des especes de Sarcomphales
douloureuses, & il y en a d'insensibles ; & quelque effort qu'on fasse pour faire rentrer les unes
ou les autres, on n'y peut pas réussir, parce que
ce sont des surcroissances de chairs attachées au
nombril. *De la Sarcomphale.*

La *Varicomphale* forme une tumeur inégale &
variqueuse, dont la couleur est brune & livide, à
cause du sang croupi qu'elle contient ; & quand
elle est faite par la dilatation ou par la rupture
des arteres, on y sent un battement comme aux
anévrismes. *De la Varicomphale.*

Par la connoissance de tous ces signes le Chirurgien fera son pronostic, considérant toutes les
Exomphales comme des maladies dangereuses
par les accidens qui les accompagnent, & par
ceux qui peuvent y survenir ; car à celles qui sont
faites de parties, il arrive quelquefois des étranglemens qui causent la mort ; & à celles qui proviennent d'humeurs, il faut presque toujours une
opération pour les guérir : de maniere que tous
ceux qui sont affligés de ces sortes de maux ont
leur vie en risque, à moins qu'un Chirurgien
éclairé n'y remédie ; & voici comment il doit s'y
prendre. *Du pronostic de ces maux.*

Quand une Exomphale est faite par l'intestin ou
par l'épiploon, ou bien par tous les deux ensem-
ble, on doit repousser au plus tôt ces parties dans *Cure de l'Exomphale.*

l'abdomen : pour y réuffir, il faut que le malade couché fur le dos, & ayant les genoux hauts (*a*), refte un peu de temps fans refpirer ni crier, pendant que le Chirurgien, comprimant doucement la tumeur, fera rentrer les parties les unes après les autres, commençant par l'inteftin qui, étant fitué fous l'épiploon, doit être replacé le premier. Il connoîtra que cette réduction fera achevée, par la diminution de la tumeur, & par le bruit que ce vifcere aura fait en rentrant ; enfuite de quoi on preffera l'épiploon pour l'obliger de fe remettre en fa place, ne précipitant rien dans ces réductions, de crainte de meurtrir les parties, qu'il jugera être toutes rentrées lorfqu'il verra le fac tout-à-fait vuide.

*Obftacles qui fe préfentent à l'opération.*

　Si ces parties font tellement tendues, que par le feul fecours des mains le Chirurgien ne puiffe pas les rétablir, il faut qu'il reconnoiffe quels obftacles s'oppofent à fon deffein, afin de les furmonter. J'en trouve deux ; l'un eft lorfque l'inteftin eft rempli d'excrémens ou de vents ; & l'autre, quand le trou par où il eft forti eft trop petit pour lui permettre de rentrer. Dans ces cas, il faut avoir recours aux remedes, dont les plus convenables font les carminatifs pour diffiper les vents, & les émolliens pour relâcher l'endroit qui fait l'étranglement.

*Moyens de les furmonter.*

On fera une embrocation fur la partie avec de l'huile de lis bien chaude, ou avec l'onguent d'althæa, & on y mettra un cataplafme fait avec toutes les herbes adouciffantes & humectantes, defquelles on pourra faire boire la décoction, ou

(*a*) Pour faire la réduction des Exomphales, il ne fuffit pas que les genoux du malade foient élevés ; il faut encore que fa tête foit plus haute que fa poitrine, & fa poitrine plus haute que le bas ventre. Cette fituation met les mufcles dans le relâchement où ils doivent être lorfqu'on réduit les hernies.

a donner en lavemens, & même préparer un
demi-bain pour y mettre le malade (a).

Ces parties étant ramollies, le Chirurgien fera
une nouvelle tentative pour les réduire; la facilité
avec laquelle on y réussit d'ordinaire cette seconde
fois, persuade qu'on ne doit pas négliger l'usage
de tels médicamens. Il s'agit après cela d'empêcher
que ce qu'on a fait rentrer ne ressorte; car jusque-
là on n'a exécuté que la moitié de l'opération,
qui consiste en deux points, l'un de remettre les
parties dans leur lieu, & l'autre de les y tenir
étant réduites.

Cette seconde partie de l'opération s'obtient par
un bon bandage circulaire A fait exprès, & proportionné à la grosseur de la personne; la bande
doit avoir sept ou huit doigts de large, & être
faite d'une toile forte & en plusieurs doubles; il
faut qu'elle ait dans son milieu une élévation B
en forme de demi-boule ou de champignon, qui
doit posée directement sur le nombril, afin qu'en
remplissant la cavité, on ôte aux parties l'occasion
de ressortir; ce bandage doit être soutenu par un
scapulaire, ou par des bretelles C faites d'un ruban
de fil blanc, & telles qu'en ont pour soutenir leur
culotte ceux qui ont le ventre trop gros. Avant
que de mettre le bandage, il y faut appliquer
l'emplâtre C *contra rupturam*, dont on se sert
aux hernies, & par-dessus lequel on mettra une
grande compresse E, trempée dans du vin chaud
où on aura fait bouillir diverses sortes de remèdes
astringens (b).

Comment on doit rendre l'opération fructueuse.

(a) Pendant l'usage des remèdes émolliens, tant internes
qu'externes, il faut saigner le malade; & s'il arrivoit que
pendant ou après quelques-unes des saignées il tombât en
foiblesse, il faudroit profiter de ce moment pour faire la
réduction; car lorsqu'on est en foiblesse toutes les parties
sont relâchées.

(b) Ce bandage a des défauts essentiels. Il n'assujettit pas
les parties si bien que ceux qui ont un écusson & une

Je vous ai dit que les Exomphales faites d'h
meurs étoient de quatre efpeces ; que les eaux,
vents, les chairs & le fang en forment chacu
une efpece : elles demandent toutes quatre po
leur traitement autant de manieres différentes ;
fouvent les remedes ne faifant que blanchir, el
ont befoin de la main du Chirurgien pour ê
guéries.

L'*Hydromphale* fe peut diffiper par des remé
réfolutifs, principalement quand elle eft petite :
doit donc mettre fur cette tumeur une épon
imbibée d'un vin dans lequel on aura fait boui
les femences de cumin & de lupin, les fleurs
camomille, de fureau & de rofe, l'écorce de g
nade, les baies de laurier & le fel commun ;
fi, malgré ces médicamens ou d'autres dont on

ceinture de fer, difpofés à peu près comme l'écuffon
la ceinture des brayers ordinaires. Outre cela, l'élévat
en forme de champignon qui doit remplir la cavité, e
pêche en effet l'iffue des parties ; mais elle empêche a
que le trou ombilical ne fe rétreciffe. Le bandage
écuffon n'a pas cet inconvénient ; il s'applique directem
fur le trou, & n'y entre pas ; il s'oppofe à la fortie
parties, fans entretenir une ouverture que la Nature d
diminuer.

L'écuffon convient aux efpeces d'exomphales où
parties fortent à côté de l'ombilic, de même qu'à cel
où elles fortent par l'anneau ombilical. Lorfque l'épipl
a contracté des adhérences fi fortes qu'on ne peut le fa
rentrer, ce qui arrive auffi fouvent aux perfonnes graff
la pelote qui eft fur l'écuffon doit avoir dans fon mil
un enfoncement affez grand pour loger les parties f
les comprimer. On remplit par degrés cet enfoncemer
à mefure que la tumeur diminue. Quelques Praticier
pour fondre la tumeur, mettent deffus avant d'appliq
le bandage, un emplâtre fait d'un mélange égal de
*Vigo*, de diabotanum & de Nuremberg, & le renouvelle
tous les quatre ou cinq jours. Le bandage à écuffon
convient pas aux exomphales anciennes & confidérabl
il ne faut qu'un bandage fimplement contentif, po
foutenir les parties déplacées & empêcher qu'il n'en fo
d'autres.

fe

Médicamens
pour l'Hy-
dromphale.

fera fervi, la tumeur groffit & fait connoître qu'il
n'y a point de guérifon à efpérer par la voie de
la réfolution, il faudra fe difpofer à faire une
ponction dans le milieu de l'ombilic, en cette ma-
niere. On a un inftrument F, long de trois doigts, *Maniere de piquer l'om-bilic.*
& auffi menu qu'un petit tuyau de plume, em-
manché par le bout, & pointu triangulairement
par l'autre pour pouvoir percer la peau ; on le
paffe par une canule d'argent G fort mince, dont
la cavité eft proportionnée à la longueur de cet
inftrument, qu'on plonge dans le milieu de la tumeur ; puis on pouffe la canule un peu fortement
pour la faire entrer dans l'ouverture, & ayant retiré l'inftrument qui rempliffoit la canule, on voit
fortir l'eau qu'on laiffe couler jufqu'à la quantité
que la maladie ou les forces du malade peuvent
permettre. La canule qui reftera dans la plaie fera
bouchée avec une petite tente faite comme un fauf-
fet, laquelle on ôte autant de fois qu'on veut tirer
de l'eau.

Cet inftrument fe peut appeler un trocart, vu *Difference de l'inftru-ment qu'on y emploie d'a-vec le trocart.*
qu'il reffemble affez à celui que quelques Moder-
nes prétendent avoir inventé pour percer le ventre des hydropiques ; & il n'en differe qu'en ce
que celui-ci ne fait que le trou par l'introduction
d'une canule, & que l'autre étant ouvert felon fa
longueur comme un tuyau, fait en même temps
l'office de poinçon & de canule. Ils ont l'un & l'autre leur utilité ; celui des Modernes eft à la vérité
fort commode pour les ponctions de l'abdomen,
mais il ne conviendroit pas à celles de l'ombilic ;
parce qu'ici, n'y ayant que la peau, fi on en retiroit l'inftrument & qu'il n'y reftât pas une canule,
on ne feroit pas maître d'empêcher que les eaux ne
fortiffent continuellement.

La *Pneumatomphale* fe guérit par le moyen des *Traitement de la Pneuma-tomphale par les remedes.*
remedes carminatifs qu'on applique deffus ; ils ont
la vertu de diffiper les vents en atténuant, incifant

H

& discutant par leurs particules pénétrantes
tranchantes, les matieres visqueuses & vaporeus
qui entretiennent le mal : c'est pourquoi on se se
vira de la ruë, du romarin, du laurier, de l'absir
the, de l'anis, de la graine de cumin, des fleu
de roses, de camomille, de mélilot, de sel de ta
tre ou de sel armoniac, &c. dont on fera d
fomentations ou des cataplasmes, selon qu'on
jugera à propos. Si, après l'usage de ces rem
des, la tension subsistoit aussi fort qu'auparavan
on auroit recours à une opération qui ne co
siste qu'à prendre une grosse aiguille H, qui au
un petit manche, de même que celles avec le
quelles on abat les cataractes, & avec la poin
de cette aiguille on feroit à la tumeur plusieu
ponctions par où les vents s'échapperoient, con
me ils font lorsqu'on pique une vessie enflée q
s'affaisse incontinent ; & si tous les vents ne so
pas sortis par ces petites ouvertures, on reprend
l'usage des remedes précédens qui dissiperont
reste.



La *Sarcomphale* est très-difficile à guérir ; & ava
que de l'entreprendre, on doit examiner si elle e
traitable ou non. Celle qui se peut traiter, c'e
à-dire, celle où il y a espérance d'un heurer
succès, est presque sans douleur : la tumeur en e
égale, un peu vacillante & médiocrement dure
il faut à celle-là faire une incision en long sur
tumeur avec ce bistouri I, afin de découvrir
chair qui la forme, & dont on coupera toutes l
adhérences qu'elle a avec les parties voisines, po
l'emporter toute entiere. Mais comme, en sépara
& en disséquant cette chair, on est obligé d
trancher les vaisseaux qui la nourrissoient, ce q
donne du sang quand ils sont gros, on doit se se
vir alors de l'eau styptique ou de la poudre vitri
lée pour l'arrêter. La plaie sera pansée dans le
premiers jours avec un digestif doux pour proc

rer la suppuration , ensuite avec un mondificatif ai-
guisé pour manger & consumer les petites racines
de cette excroissance charnue : on procédera enfin
à la cicatrice, comme dans les autres plaies. Mais
si la Sarcomphale étoit intraitable , c'est-à-dire ,
qu'elle tînt de la nature du cancer , ce qu'on connoîtroit par son extrême adhérence , par l'inquiétude du malade , par les douleurs sourdes qu'il
sentiroit , & par la nature variqueuse de la tumeur , il seroit dangereux d'y toucher : néanmoins ,
s'il y a quelque moyen de la guérir , c'est par l'opération susdite. Je ne conseillerois pourtant point
à un Chirurgien de l'entreprendre , qu'après avoir
exposé aux parens les suites fâcheuses qui en peuvent arriver. *De la Sar-comphale in-curable.*

La *Varicomphale* étant causée par la rupture ou
par la dilatation de quelques vaisseaux artériels ou
veineux, si la tumeur est petite, il faut essayer de
la dissiper par un remede astringent fait avec du
bol d'Arménie , du sang-dragon , de la terre sigil-
lée & de la folle farine , incorporés dans du blanc
d'œuf ; on l'appliquera sur la partie , & on l'y tiendra par un bandage un peu serré : si elle est grosse ,
& qu'on n'ait point d'espérance de la guérir par les
médicamens , il faut l'ouvrir dans toute sa longueur
avec ce scalpel K , en vuider le sang , & mettre des
boutons de vitriol L L L sur les ouvertures des
vaisseaux , comme on fait aux anévrismes. On
en laisse dans la suite tomber les escares d'elles-
mêmes , on fait revenir les chairs , & on procure la
cicatrice. *Remedes pour la Vari-comphale.* *Opérations pour ce mê-me mal.*

Avant que de faire aucune des opérations que
demandent ces quatre sortes d'Exomphales faites
d'humeurs , on ne manquera pas d'y préparer les
malades par les remedes généraux , comme la saignée & la purgation ; & de leur prescrire , quand
on aura opéré , un régime de vivre convenable à
leurs maladies , moyennant quoi on obtiendra *Préparation du sujet.*

H ij

la guérifon. Mais outre toutes ces efpeces d'opéra
rations que je viens de vous faire voir, il eft encor
des occafions où il en faut faire de plus grandes
comme lorfque l'inteftin forti ne peut fe replacer
ce qui met le malade en un fi grand danger qu'
périroit indubitablement, fi on ne le faifoit rentre
au plus tôt.

Il arrive donc fouvent à ceux qui ont des Exom
phales d'inteftins, qu'en négligeant de porter u
bandage, ces parties fe gonflent de vents, s'em
pliffent de matieres, & qu'alors, ne pouvant pl
retourner par le même trou par où elles font fo
ties, elles excitent des douleurs infupportables, &
des vomiffemens qui durent autant que les inte
tins reftent hors de la capacité de l'abdomen. Ainf
quand on n'a pas pu les faire rentrer par les moyer
que je vous ai expofés ci-devant, on y pourvoi
comme au bubonocèle; favoir, en faifant une ir
cifion fur la tumeur avec le biftouri M, prenai
bien garde de ne couper que la peau, & de 1
point bleffer les inteftins qui font immédiateme1
deffous. Lorfqu'on a un peu fendu la peau, c
coule dans la plaie, par le fecours d'une fonde cre1
fe, la pointe des cifeaux N, avec laquelle on ouv.
le refte de la tumeur; & s'il y avoit une poche c
des brides qui embarraffaffent, on les couperoit ave
ce déchauffoir O; puis, l'inteftin étant découver
on en tireroit au dehors plus qu'il n'en feroit fort1
afin de donner une plus grande étendue aux mati
res qu'il renferme; enfuite on fait entrer la fonc
creufe (a) dans la capacité, & la tenant de la ma

Opération
plus confidé-
rable pour re-
médier à cer-
tains acci-
dens.

(a) La fonde ailée C, inventée par feu M. Mery, céleb
Chirurgien de Paris, vaut mieux que la fonde ordinaire. 1
plaque dont elle eft garnie empêche que les parties ne
préfentent au tranchant de l'inftrument. Si l'on ne peut p
l'introduire dans le ventre pour débrider l'étranglement, c
aura recours à quelques-uns des moyens que l'on a indiqu
en parlant de la Gaftroraphie.

gauche on l'éleve en dehors , & dans sa cannelure
on introduit de la main droite la pointe d'un bistouri courbe , avec lequel on coupe ce qui fait
l'étranglement ; enfin , l'ouverture étant suffisante ,
on fait rentrer les intestins en les poussant doucement dans le ventre , & observant d'y rengager
les premiers ceux qui sont sortis les derniers. Si
on trouve une partie de l'épiploon dans la tumeur ,
après avoir réduit les intestins , on la lie d'un double fil R, au bout duquel il y a une aiguille droite *g* ;
& avant que de faire l'extirpation , on laisse passer un grand bout de fil par la plaie , pour le tirer
quand la nature l'aura séparé elle-même. Il faut
fourrer dans la plaie un gros tampon T (*a*) de
charpie , attaché à un long fil pour le pouvoir retirer en cas qu'il tombât dans le vuide du ventre. On
observera que les fils de l'épiploon & du tampon
soient de différentes couleurs , afin que , si par malheur le tampon étoit entré & qu'on voulût le retirer , on ne risquât point de se tromper , en amenant le fil avec lequel on auroit lié l'épiploon. On
garnira la plaie de plumaceaux X X que l'on couvrira de l'emplâtre Y & de la compresse Z , pour

Observation
pour le pansement.

(*a*) La tente a dans ce cas un inconvénient très-grand ,
sans avoir aucune utilité ; elle entretient une ouverture qu'il
faut refermer le plus promptement qu'il est possible. La pelote de M. Petit est préférable : on la fait de charpie brute
qu'on enveloppe dans un petit morceau de toile coupée en
rond; on l'environne d'un fil, dont on laisse pendre un bout
assez long pour pouvoir la retirer. On la met directement
sur le trou ombilical : on panse le reste de la plaie avec de
petits morceaux de linge usé & déchiré par lambeaux; on
couvre la plaie de compresses que l'on soutient avec le bandage du corps. Il ne faut pas oublier de faire des embrocations d'huile émolliente, & d'appliquer sur tout le ventre
un morceau de flanelle, qu'on trempera de deux heures en
deux heures dans une fomentation émolliente. On fera observer au malade un régime très-exact, & on le saignera à
proportion de ses forces & de la grandeur des accidens.

H iij

appliquer le bandage de la même maniere que j
vous ai montré dans la Gaſtroraphie.

*Danger de cette opération.*

Vous jugez bien que cette opération eſt très
périlleuſe & preſque toujours mortelle, parce qu'o
eſt obligé de couper les aponévroſes qui entouren
le trou du nombril; je l'ai faite cependant une fo:
avec un ſuccès heureux. Le malade ſentoit des dou
leurs ſi cruelles, qu'il ſouhaitoit la mort à tous mo
mens; mais auſſi tôt que les boyaux furent remis,
ne ſe plaignit plus, & il guérit parfaitement. Je l'a
faite encore deux autres fois, mais à la vérité les ma
lades en ſont morts. Il eſt certain auſſi que de cett
opération il en périt plus qu'il n'en réchappe; c'e:
pourquoi ceux qui ont de ces Exomphales doiven
plutôt ſe paſſer de chemiſe que de bandange.

*Méthodes cruelles des Anciens.*

Il ſemble que les Anciens aient pris plaiſir
inventer pour les Exomphales différentes ſorte
d'opérations toutes plus cruelles les unes que le
autres. Quelques-uns veulent qu'on ſerre l'Exom
phale entre deux morceaux de bois, juſqu'à c
qu'elle ſoit tombée en mortification : & pluſieu:
ordonnent de paſſer au travers de la tumeur u
double fil, dont ils font faire quatre chefs, pou
en lier deux d'un côté de la poche & deux d
l'autre, les reſſerrant tous les jours juſqu'à ce qu
cette tumeur ſoit ſéparée du corps. Il y en a qu
demandent qu'après avoir paſſé deux aiguilles
travers de l'Exomphale, on faſſe une petite inciſio:
circulaire à la peau, afin que la ficelle avec laquell
on ſerrera la tumeur, la puiſſe couper plus promp
tement. Je ne crois pas que ceux qui nous ont laiſſ
par écrit de telles opérations, aient été aſſez har:
dis pour les pratiquer : je ne les ai jamais vu faire
& je ne m'arrêterai point à vous les démontrer
parce que je ſuis aſſuré qu'elles vous inſpireroien
plus d'horreur & de mépris pour l'ancienne Chirurgie, qu'elles ne vous inſtruiroient ou ne con-
tenteroient votre curioſité.

TOutes les tumeurs qui font caufées par la fortie de l'épiploon & des inteftins s'appellent du nom général de hernies, & elles ont des noms particuliers fuivant les endroits où elles fe font. Lorfque ces parties fortent de l'ombilic, on les nomme des *Exomphales*; quand elles font une groffeur dans l'aine, on les appelle des *Bubonocèles*; lorfqu'elles defcendent jufques dans le fcrotum, elles ont le nom d'*Ofcheoceles*, ces deux derniers mots étant dérivés de βɛϐὼν & d'ὄχεον, dont l'un fignifie l'aine, & l'autre le fcrotum, & de κήλη, defcente; & quand ces mêmes organes trouvent moyen de s'échapper dans un autre endroit de l'abdomen, ce font des *Hernies ventrales*.

La caufe de ces fortes de hernies eft une rupture qui fe fait au péritoine; car il n'eft pas vraifemblable qu'elles fe puiffent faire par la fimple dilatation de cette enveloppe, qui adhere trop aux mufcles & aux aponévrofes qu'elle touche, pour s'étendre autant qu'il faudroit afin de former de fi groffes tumeurs; c'eft donc toujours un déchirement qui ne furviendra que par quelque effort très-rude, & qu'aux endroits où il y aura eu abcès ou plaie qui, n'ayant pas été bien cicatrifée, laiffera le péritoine fujet à fe rouvrir.

Les fignes qui font connoître ces hernies, font qu'elles fuccedent toujours à la violence de quelque effort, qu'elles fe font tout d'un coup, qu'elles rentrent pour peu qu'on les comprime, & qu'étant rentrées il ne refte plus de tumeur à l'endroit où elles étoient.

Pour guérir ces efpeces de ruptures, il faudroit faire en forte d'approcher l'une de l'autre les deux levres de cette plaie du péritoine, & de les tenir unies afin qu'elles puffent fe rejoindre & fe reprendre enfemble; mais je ne vois rien de plus difficile, & les moyens que Celfe propofe pour y parvenir me pa-

HERNIE
VENTRALE.

Différences
de hernies.

Caufe de ces
maux.

Les fignes.

De la cure.

Moyens prefcrits par Celfe.

H iv

roiſſent trop rigoureux pour vous conſeiller de les mettre en pratique. Il dit qu'il faut lier la poche avec un double fil paſſé à travers la baſe de la tumeur, & qu'en la ſerrant fortement on approchera les levres de la plaie du péritoine ; ou qu'on peut faire deux inciſions en forme de croiſſant, qui ſoient oppoſées l'une à l'autre, & qui ſe joignent par leurs pointes, afin d'emporter le milieu qu'elles comprendront, & qui étant plus long que large, aura la figure d'une feuille de laurier ; il ordonne enſuite de faire à cette plaie une ſuture pareille à celle qu'on fait dans la Gaſtroraphie. Outre la cruauté de la premiere de ces opérations, c'eſt qu'elles manquent très-ſouvent : car on n'eſt pas certain de rejoindre la plaie du péritoine, en faiſant tomber en mortification toute la tumeur par la ligature, vu que cette ligature ne peut ſerrer que la peau & les muſcles, & nullement l'autre enveloppe ; & on ne pourroit pas s'aſſurer de réuſſir mieux par l'inciſion, d'autant que les hernies ventrales ſuccédant toujours aux plaies du péritoine mal cicatriſées, il y auroit de la témérité de l'ouvrir une ſeconde fois, & d'entreprendre de le guérir de cette nouvelle plaie, le Chirurgien n'ayant pu obtenir une cure parfaite de l'ancienne.

Ce ſeroit donc être indiſcret que de propoſer ou de promettre la cure radicale de ces hernies ; il faut ſe contenter de la palliative, & chercher les moyens de rendre cette incommodité ſupportable. Pour cet effet on ſe ſervira d'un bon bandage fait en forme de ceinture, qui, tenant les parties ſujettes, empêchera que la tumeur n'augmente, qui eſt tout ce qu'on doit prétendre pour le ſoulagement du malade (a).





(a) L'expérience nous apprend qu'il y a des hernies ventrales avec dilatation du péritoine. Celles où le péritoine eſt rompu & diviſé, ſont communément la ſuite d'une plaie pénétrante dans la capacité du bas-ventre, ou de quelque coup violent porté deſſus. Celles où le péritoine eſt dilaté, ſont cauſées par la foibleſſe ou la rupture de quelques fibres des muscles de l'abdomen ou de celles de la ligne blanche ; car il survient quelquefois de ces hernies le long de cette partie entre les muscles droits, de même qu'aux environs de l'anneau ombilical, comme on l'a déjà dit dans une des remarques précédentes. On a observé que plusieurs de ces hernies situées dans la région épigastrique, entre les muscles droits, étoient formées par l'estomac. La grosseur énorme des hernies ventrales, ou l'adhérence des parties avec le péritoine, ou enfin l'étranglement des parties sorties, empêchent quelquefois de réduire ces hernies. Quand elles sont trop grosses & adhérentes, il suffit de les soutenir par un bandage contentif. Quand les parties sont étranglées, ce que l'on connoît aux symptômes, il faut avoir recours aux saignées, aux potions huileuses, aux cataplasmes émolliens, &c. Si les accidens résistent à ces remedes, ou que la réduction des parties ne puisse pas se faire, il en faut venir à l'opération ; mais il faut se souvenir, en la faisant, qu'il y a des hernies ventrales par dilatation du péritoine, & par conséquent renfermées dans un sac. Voici la maniere de la faire. On fait à la peau un pli que l'on coupe transversalement ; on passe une sonde cannelée sous un des côtés de la plaie, pour y faire, avec un bistouri, une seconde incision ; on en fait autant de l'autre côté, pour donner à l'incision la forme d'une croix ; on sépare les quatre angles, on déchire les feuillets membraneux qui se trouvent sur le sac herniaire, s'il y en a, ou bien on les coupe avec des ciseaux à la faveur d'une sonde cannelée, qu'on glisse de haut en bas entre eux & le sac. Après avoir ainsi découvert le sac herniaire, quelques Praticiens conseillent d'introduire entre le sac & la bride qui forme l'étranglement, une sonde, dans la cannelure de laquelle ils glissent la pointe d'un bistouri, coupent l'obstacle, & réduisent tout à la fois les parties & le sac. Si la descente est considérable & ancienne, si les accidens ont été violens, ou qu'ils soupçonnent que le sac forme l'étranglement, ils suivent la méthode ordinaire que voici. Après avoir découvert le sac, on l'éleve en le pinçant avec les ongles ou avec des pincettes à disséquer, ou avec une érine dont on fait entrer la pointe dans le sac, & on y fait une petite ouverture avec un bistouri presque couché sur la tumeur. On éleve le sac, on tient le bistouri presque couché, & l'on ne fait qu'une petite ouverture pour ne point blesser les parties renfermées dans la tumeur. On porte dans la petite ouverture une sonde, dans la cannelure de laquelle on glisse des ciseaux pour ouvrir entiérement le sac ; l'on coupe ensuite ce qui forme l'étranglement, & l'on fait rentrer les parties dans le ventre. Il y a quelquefois dans le fac une férofité qui s'échappe auffi-tôt qu'on l'a ouvert. On met fur l'ouverture une pelote. On panfe la plaie comme celle qu'on fait pour guérir les Exomphales. S'il n'y a point de fac herniaire, on apperçoit les parties auffi-tôt qu'on a fait l'incifion a la peau & a la graiffe : l'on débride l'étranglement, & l'on panfe la plaie de la même maniere qu'on vient de dire.

## XI. FIG. POUR LA PARACENTESE.

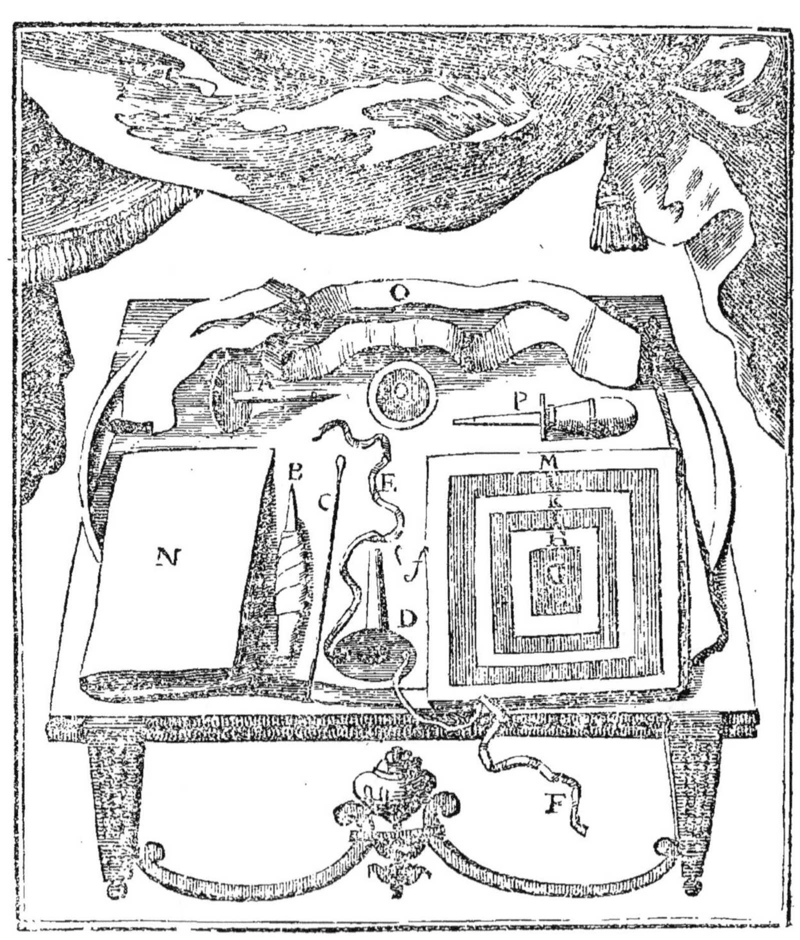

QUelques Auteurs donnent le nom de Paracentese à toutes les opérations qui se font, soit avec la lancette, soit avec l'aiguille, en quelque partie du corps que ce puisse être. Ils n'en exceptent pas même l'opération qu'on fait à l'œil pour abattre une cataracte, se fondant en cela sur l'étymologie de ce nom qui vient de παρά, qui signifie au delà, & de κεντέω, percer ou piquer : beaucoup d'autres ne lui donnent pas une si grande étendue, n'appelant Paracentese que les ouvertures qu'on fait à la tête, à la poitrine, au ventre & au scrotum, pour en tirer les eaux qui y sont contenues : & enfin la plupart bornent la Paracentese à la seule opération pratiquée au ventre des hydropiques. Nous serons du nombre de ces derniers, parce qu'il n'y a point d'opération qui n'ait son nom particulier ; & que celles qui s'exécutent sur ces quatre parties pour en faire sortir les eaux, s'accomplissent de différentes manieres : ainsi nous n'appelons Paracentese que celle que l'hydropisie du ventre demande, & c'est celle-là que je vais vous démontrer.

L'Hydropisie est regardée comme une tumeur contre nature, en laquelle tout le corps, ou quelqu'une de ses parties, est d'une enflure & d'une grosseur démesurées. On remarque que cette enflure peut être produite par trois différentes matieres ; savoir, par la pituite, par des vents, & par de l'eau. Celle qui est faite de pituite, se nomme *anasarque* ou *leucophlegmatie* ; celle qui est causée par des vents, s'appelle *tympanite* ; & celle qui est formée par de l'eau, a le nom d'*ascite*.

Voilà les différences tirées de leurs matieres, & décrites chez nos Anciens qui ont traité de cette maladie : mais elles ne me paroissent pas bien établies, parce que ce mot d'hydropisie étant dérivé de deux dictions grecques, d'ύδως, qui signifie eau, & de ώψ, qui signifie face, aspect, il semble que ceux qui lui ont donné ce nom n'ont entendu parler que de celle qui est faite d'eau : ainsi l'anasarque & la tympanite, dont l'une est faite par de la pituite, & l'autre par des vents, sont des maladies particulieres qui ne devroient point être appelées des hydropisies.

Etymologies de tous ses noms.

L'anasarque est un accroissement & un boursoufflement universel de tout le corps, & produit & entretenu par une pituite crasse & crue répandue entre la peau & les chairs, ce qui rend toute la peau pâle ou blanchâtre. Anasarque est dérivé de ἀνὰ, dessus, & σάρξ, chair, comme pour signifier une humeur extravasée sur les chairs. On l'appelle encore leucophlegmatie ; ce mot vient de λευκὸς, blanc, & de φλέγμα, pituite, parce qu'elle est faite d'une pituite blanche. Cette maladie est

Signes de l'Anasarque.

facile à distinguer ; le visage est tellement bouffi, qu'on a même de la peine à ouvrir les yeux ; la couleur de la peau est jaunâtre ou blanche, & si molle, que si on y appuie le doigt en quelque endroit, le vestige y demeure, & la partie enfoncée ne se releve qu'après quelque temps. Ceux qui croient que le foie étoit le premier ministre

Sa cause selon les Anciens.

de la sanguification, l'ont tous accusé d'être l'auteur de cette maladie ; ils disoient que ce viscere, au lieu d'exécuter selon les regles les fonctions auxquelles il étoit destiné ; savoir, de former un sang bon & louable, propre à nourrir toutes les parties, il ne leur envoyoit pour lors qu'un sang pituiteux & phlegmatique, qui ne faisoit que les boursouffler & les engourdir, au lieu de les vivi-

La cure en est dans les remedes généraux.

fier & de les sustenter. Mais aujourd'hui on lui rend justice, & on trouve d'autres causes de cette maladie, sur lesquelles je ne m'étendrai point, non plus que sur sa cure, qui ne consistant qu'en des remedes généraux, sans avoir besoin d'opération Chirurgicale pour être guérie, doit être traitée par un habile Médecin.

La Tympanite eſt une grande enflure du ventre, causée par des vents renfermés dans ſa capacité : on donne le nom de Tympanite à cette maladie, parce que la peau du ventre y eſt tendue comme celle d'un tambour. Hippocrate l'appelle hydropiſie ſeche, à cauſe qu'elle eſt faite de vents, à la différence de l'anaſarque & de l'aſcite, qu'il nomme hydropiſies humides, comme réſultant de pituite & d'eau. Les ſignes qui la font reconnoître, ſont que le ventre n'eſt point ſi peſant que dans l'aſcite, qu'en le preſſant des doigts on n'y peut laiſſer aucune marque, qu'on le voit clair & tranſparent, & qu'en frappant deſſus il réſonne comme un tambour. Le foie, à qui on s'en prenoit autrefois de ces ſortes de maladies, n'y a aucune part ; c'eſt pourquoi il en faut chercher la cauſe ailleurs, & on la trouvera dans l'eſtomac & les inteſtins, lorſqu'ils ne peuvent pas exactement accomplir la diſſolution des alimens.

D'où vient la Tympanite.

Je ne vous apporterai point ici tous les remedes dont on doit ſe ſervir contre les indigeſtions, & par conſéquent contre les diſpoſitions à la Tympanite ; la Médecine nous en fournit une infinité ; je ne vous en dirai qu'un, qu'on appelle le *Roſſolis du Roi*, parce que Sa Majeſté en a uſé pendant un temps conſidérable, & s'en eſt très-bien trouvée. Il ſe fait de cette maniere : on prend une pinte d'eau-de-vie faite avec du vin d'Eſpagne, dans laquelle on met infuſer pendant trois ſemaines des ſemences d'anis, de fenouil, d'anet, de chervis, de carottes, de coriandre, de chacune demi-once ; on y ajoute après l'infuſion une demi-livre de ſucre candi, diſſous dans de l'eau de camomille, & cuit en conſiſtance de julep, & on paſſe le tout par la chauſſe : on en prend une cuillerée le ſoir en ſe couchant. Ce remede eſt excellent contre les crudités & les coliques d'eſtomac ; car il diſſipe les matieres indigeſtes

Préparatif du Roſſolis du Roi.

Ses vertus.

& les vents, il fortifie les organes de la di-
gestion.

Si par l'usage des remedes, tant généraux que
particuliers, les vents contenus dans la capacité
de l'abdomen ne se dissipoient point, on pourroit y
faire quelques ponctions avec une aiguille, comme
nous avons montré dans la Pneumatomphale &
dans la Gastroraphie; mais comme il y a ici plus
d'épaisseur que dans les parties où on fait ces deux
dernieres opérations, & qu'ayant la peau, les
muscles & le péritoine à percer, il arrive qu'en
retirant l'aiguille ces membranes & ces chairs recouvrent les ouvertures les unes des autres, empêchant ainsi les vents de sortir; il faut alors
recourir au Trocart A, & s'en servir de la façon que

*A. Trocart.*

je vais vous montrer dans l'ascite, car cet instrument étant cavé dans toute sa longueur, il donne
moyen aux ventosités de sortir avec facilité. On

*Usage du Trocart.*

ne le retire qu'après que le ventre est tout-à-fait
affaissé; car il n'y a aucun danger de vider les
vents tout d'un coup, à la différence des eaux
qu'il faut tirer à plusieurs fois, parce que les
fibres membraneuses & musculeuses ayant accoutumé d'être fortement tendues & appuyées par ces
eaux, ne pourroient manquer tout à coup de ce
soutien, sans danger de causer une violente secousse
à toute l'habitude, de suspendre le mouvement du
cœur & des autres principaux organes.

*Définition, étymologie, & division de l'Ascite.*

L'Ascite est une tumeur ou une élévation extraordinaire du ventre, faite par une grande quantité d'eau renfermée dans cette région. Le nom
d'Ascite qu'on a donné à cette maladie, est dérivé
d'ἀσκός, qui signifie peau de bouc, parce que les
eaux qui la produisent sont rassemblées dans le
ventre, de la maniere qu'une liqueur l'est dans une
peau de bouc où on l'a mise pour la transporter d'un
lieu à un autre.

Toutes les fois qu'il y a des eaux épanchées ou

amaſſées en quelque endroit, cela ſe nomme hydropiſie, ſuivant l'étymologie que je vous en ai rapportée. On en fait de deux ſortes, ſavoir, de générales & de particulieres ; les générales ſont celles où l'eau eſt répandue dans toute l'habitude du corps ; & les particulieres ſont celles où elle eſt ramaſſée dans quelque cavité. De ces dernieres il y en a pluſieurs qui reçoivent différens noms, ſelon les parties qui ſont remplies & inondées de cette lymphe : quand elle fait une tumeur à la tête ſous le cuir chevelu, elle s'appelle hydrocéphale ; lorſqu'elle emplit la poitrine, elle a le nom de plévocele ; ſi c'eſt dans le ventre qu'elle ſoit renfermée, on l'appelle aſcite ; & quand elle s'amaſſe dans le ſcrotum, on la nomme hydrocele. Mais quoique toutes ces infirmités ſoient de de vraies hydropiſies, néanmoins nous n'appelons ordinairement hydropiques, que ceux à qui nous voyons le ventre plein d'eau ; & ce n'eſt qu'à ceux-là que convient l'opération de la paracenteſe que je vais vous démontrer, après vous avoir fait connoître la nature de ces maladies, autant qu'il faut qu'un Chirurgien en ſoit inſtruit pour ſavoir s'il doit en entreprendre le traitement & en eſpérer la guériſon.

A quelle hydropiſie la paracenteſe convient.

Il n'y a point d'Auteurs qui ne ſe ſoient efforcés de trouver la cauſe de l'hydropiſie ; les uns l'ont d'abord cherchée dans le foie, les autres dans la rate. Le nombre de ceux qui en accuſoient le foie étoient le plus grand, parce qu'étant prévenus qu'il fabriquoit le ſang, ils imputoient à un tel organe tous les déréglemens qui ſurvenoient à cette humeur, & particuliérement ſa converſion en ſéroſités, qui regorgeant de la maſſe du ſang & inondant quelque partie, faiſoient tous les déſordres qui accompagnent la maladie dont nous parlons. Ce qui les confirmoit extrêmement dans cette penſée, c'eſt qu'après avoir ouvert des corps

Ce mal a été attribué au vice du foie ou de la rate.

morts hydropiques, ils en trouvoient le foie dur, skirrheux & altéré dans fa fubftance & dans fa couleur : il n'en falloit pas davantage pour leur perfuader que ce parenchyme étoit la feule caufe de l'hydropifie.

Ceux qui prétendoient que la rate contribuoit à faire le fang, & qui pour cette raifon l'appeloient le vicaire du foie, croyoient être en droit de s'en prendre à elle des défauts qu'ils remarquoient dans la fanguification. La douleur que le malade fentoit dans la région de la rate par la dureté & la pefanteur de ce vifcere, les obftructions qu'on y établiffoit, & l'état enfin où on la trouvoit après la mort de l'hydropique, leur paroiffoient des raifons affez fortes pour foutenir qu'elle pouvoit être une caufe primitive de l'hydropifie, auffi-bien que le foie ; & c'étoit pour cela qu'ils nous ont ordonné de faire la paracentefe au côté gauche, quand on reconnoît que l'hydropifie étoit caufée par le foie, & de percer au côté droit, lorfqu'on avoit des fignes qu'elle provenoit de la rate ; choififfant un côté plutôt que l'autre, par les motifs que je vous dirai dans un moment.



Je fais qu'en ouvrant une perfonne morte d'hydropifie, on lui trouve le foie & la rate tellement endurcis, qu'on a quelquefois de la peine à les couper ; mais l'état où ces parties font pour lors, leur vient d'avoir nagé long-temps dans cette férofité qui rempliffoit le ventre, & qui, femblable à de la faumure dans laquelle on mettroit tremper de la viande, l'endurciroit avec le temps ; ainfi ces skirrhes du foie & de la rate ne doivent point être regardés comme caufe d'hydropifie, mais comme un accident qui la fuit.



Les Auteurs qui ont raffiné fur les caufes de l'hydropifie nous difent qu'elles font de deux fortes, dont les unes font caufes primitives & de foi, &
les

les autres ne le font que par fympathie avec les premieres, qui font celles qu'on fait dépendre du foie
ou de la rate, & qu'ils prétendent ne confifter
que dans le propre défaut & le vice de l'une ou de
l'autre de ces deux parties ; au lieu que celles qui
produifent le mal par fympathie, réfident ailleurs
que dans le lieu où il fe manifefte, comme dans
les poumons, dans l'eftomac & dans les inteftins,
dans le méfentere, dans la véficule du fiel, dans
les reins ou dans la matrice.

Sans nous arrêter davantage fur l'opinion des Anciens touchant les caufes de l'hydropifie, je vous dirai que je n'en reconnois qu'une, c'eft l'obf-tacle qui fe fait à la féparation de la férofité du fang par les reins & par la veffie ; car, quand on piffe bien, on ne devient jamais hydropique, & vous remarquerez toujours que ceux qui le font de-venus, n'urinent point autant qu'ils avoient de coutume : c'eft donc la fuppreffion totale ou en par-tie de l'urine, qui fait cette maladie. Il s'agit de dé-couvrir quels peuvent être les empêchemens qui ne permettent pas à l'urine de prendre fon cours or-dinaire ; je n'en connois que deux, qui font ou la rupture de quelque vaiffeau lymphatique, ou le défaut des fels urineux.

Sa véritable caufe.

Vous favez qu'il y a une infinité de petits vaif-feaux pleins d'une liqueur claire comme de l'eau, appelés des veines lymphatiques, qui rampent fur toute la membrane du foie, & qui font parfemées & répandues par-tout l'épiploon & le méfentere ; que la tunique de ces vaiffeaux eft très-mince ; qu'ils charient fans ceffe la lymphe, pour la verfer dans la maffe du fang ; & que fi, par quelque caufe que ce foit, un de ces vaiffeaux vient à fe rompre, ce qui peut arriver aifément à raifon de la délica-teffe de leurs membranes, cette eau tombant & diftillant goutte à goutte dans la capacité du ven-tre, l'emplit par fucceffion de temps. Ainfi on conce-

Obftacle à la féparation de la férofité.

I

vra facilement qu'une telle liqueur, qui sert à détremper le sang, & à se charger de ses parties les plus âcres & les plus salées, trouvant moyen de s'echapper peu à peu par l'endroit dans lequel il y a un de ces vaisseaux ouvert ou rompu, ne sera plus portée en si grande abondance aux reins, & qu'il ne s'y séparera plus autant d'urine qu'avant que cette sérosité eût pris un autre cours ; de maniere qu'il ne faut pas dire que l'hydropisie est cause du peu de séparation qui se fait de l'urine, mais que ceux qui n'urinent que très-peu deviennent hydropiques ; & ne vous étonnez pas si nos Anciens n'ont point parlé de cette cause de l'hydropisie, puisque ces veines lymphatiques leur étoient inconnues, n'ayant été découvertes que dans le siecle dernier.

*Pourquoi cette cause a été ignorée des Anciens.*

Le défaut des sels urineux, que je vous ai dit être une autre cause de l'hydropisie, n'est pas moins probable que celui-ci. Vous savez que les reins sont d'une substance fort compacte ; qu'ils ont plusieurs petits corps mamillaires percés d'une infinité de trous imperceptibles, par où l'urine se sépare du sang, & distille continuellement dans leur bassinet, pour être conduite de là par les ureteres dans la vessie. Si cette sérosité portée aux reins par les arteres émulgentes est ou trop épaisse, ou trop douce, il n'est pas difficile de comprendre qu'elle aura de la peine à passer par les porosités de ces corps mamillaires, dont la substance est plus solide que celle des autres glandes. Elle ne pourra donc être suffisamment filtrée, qu'elle n'ait ces deux conditions, savoir, de subtile & de salée ; l'une, afin qu'elle s'échappe aisément par des trous extrêmement petits ; & l'autre, afin qu'étant chargée des pointes aiguës & piquantes que les sels portent avec eux, elle s'ouvre un passage qui seroit refusé à une liqueur insipide, & dont les particules seroient trop gluantes.

*D'où provient ce défaut des sels urineux.*

Quelques observations qu'on fasse sur cette maladie, on trouvera toujours qu'elle provient de l'une de ces deux causes. Si elle succede à une indigestion, comme il arrive souvent, c'est que n'y ayant pas un acide assez fort dans l'estomac & dans les intestins pour dissoudre parfaitement la nourriture, le chyle, encore cru & à demi fait, étant porté dans le sang, empêchera que la sérosité pleine de ces particules grossieres du chyle ne passe par des trous aussi petits que sont ceux des corps mamillaires des reins; c'est pourquoi, refluant dans le sang dont elle augmente par trop la masse, elle cherche quelque autre endroit par où s'échapper; elle se répand dans les espaces qu'elle rencontre; & si elle demeure épanchée par toute l'habitude du corps, elle fait une hydropisie générale, ou bien, trouvant à s'amasser dans quelque cavité, elle en fait une particuliere.

Preuves des causes qu'on vient d'assigner.

Quand le chyle encore imparfait est porté au cœur, c'est que les acides qu'il a trouvés dans la bouche, dans l'estomac & dans les intestins, étoient mal conditionnés; & s'ils n'étoient point armés de pointes tranchantes & assez puissantes pour le briser entiérement, & le rendre aussi fluide qu'il doit être, ces mêmes acides trop doux n'auront pas aussi la force requise pour se faire un passage dans les reins par des trous qui ne peuvent être traversés sans violence; car, s'ils étoient assez ouverts pour laisser sortir l'humeur séreuse sans aucune difficulté, le sang & les autres liqueurs mêlées avec lui prendroient cette route, ce que nous voyons arriver lorsque, par un excès d'acrimonie, l'urine passant trop précipitamment, sort encore toute sanglante.

Cause & suite d'un chyle imparfait.

L'hydropisie est souvent précédée d'une grande hémorragie, soit par le nez, soit par la matrice, soit par les hémorroïdes; ce qu'on n'aura pas de peine à expliquer. Après une perte de sang, la ma

L'hémorragie est souvent cause antécédente de l'hydropisie.

I ij

tiere chyleufe & la boiffon étant portées dans les
vaiffeaux, elles les rempliffent, & fuppléant à la
quantité du fang qui manque, elles en entretiennent le mouvement circulaire ; c'eft pourquoi, auffi-
tôt qu'on a perdu beaucoup de fang, il faut donner très-fouvent du bouillon au malade, afin que
cet aliment liquide prenne promptement la place
du fang qui eft forti. Mais il fe peut faire que ces
liqueurs n'ayant pas la même confiftance ni la
même pénétration que le fang, elles fe gliffent dans
une capacité du corps par quelque fentier inconnu ;
& alors, ayant commencé à fe faire ce chemin, elles
continueroient leurs inondations, fi, avec le fecours des remedes apéritifs, on ne travailloit pas à
leur faire prendre la route naturelle des reins,
qu'elles ne doivent point quitter.

Qualité des<br>médicamens<br>qui y font<br>propres.

Si on fait réflexion fur tous les médicamens qu'on
emploie pour faire uriner, on verra que ce font
des fels qui, mélangés avec la férofité, l'aiguifent,
& qui piquant les endroits par où elle doit fortir,
lui font franchir tous les paffages, foit en les dilatant, foit en irritant les fibres mufculeufes qui doivent forcer la liqueur à enfiler ces conduits. Cette
pratique prouve qu'on reconnoît que l'urine étant
trop phlegmatique, a befoin d'être animée, afin
de rentrer dans fes voies ordinaires, & de ne point
regorger dans quelque autre partie.

Expérience<br>qui confirme<br>ce qu'onvient<br>de dire.

L'expérience journaliere s'accorde avec ce que
j'avance. Le vin de Bourgogne étant plus épais &
moins piquant que celui de Champagne, paffe auffi
moins promptement que ce dernier, qui ayant
plus de fubtilité, & participant davantage d'un fel
tartareux, incife & fe gliffe avec tant de précipitation, qu'il excite les urines peu de temps après l'a-
voir bu. Je pourrois vous rapporter encore plufieurs raifons pour prouver mon fentiment, mais
cela nous meneroit trop loin ; & en voilà affez
pour vous convaincre que les deux principales

caufes de l'hydropifie font, ou la rupture de quelque vaiffeau lymphatique, ou le défaut des fels uri-neux.

Il n'y a guere de maladies qui aient des fignes plus affurés que celle-ci. On connoît qu'une hydro-pifie commence, lorfqu'en urinant moins que de coutume, le ventre s'enfle peu à peu par l'amas des férofités qui y dégouttent. Quand le malade eft couché fur le dos, fon ventre eft également éten-du ; mais s'il fe couche fur un des côtés, alors l'eau fe portant toute dans le côté inférieur, elle y fait une grande poche par fon propre poids & par fon volume ; & pour peu qu'il fe remue, on entend flotter l'eau dans la capacité comme dans un vaiffeau à demi plein. Le fcrotum fe tuméfie dans la fuite par une partie de la férofité qui y diftille du ventre ; la verge & les levres de la ma-trice deviennent bourfoufflées par la même férofité ; les cuiffes, les jambes & les pieds déterminent par leur fituation baffe les humeurs à couler vers eux, & ces parties groffiffent extraordinairement par l'affluence de ces eaux. La tête au contraire, la poi-trine & les bras amaigriffent tous les jours. Il faut encore obferver ici, que l'enflure des extrémités in-férieures précede toujours l'anafarque, & qu'elle fuccede à l'afcite, celle-ci finiffant par où l'autre commence.

Plufieurs fymptômes accompagnent cette mala-die : voici les principaux. La lenteur du pouls, cau-fée par le chyle cru & indigefte, qui, rendant le fang plus pefant & plus groffier, retarde fon mou-vement ; la pefanteur de tout le corps, qui vient de ce que les efprits font comme éteints dans les eaux ; la difficulté de refpirer, occafionnée par la tenfion du ventre, qui repouffant le diaphragme en haut, & diminuant le diametre de la poitrine, ne laiffe pas aux poumons la liberté de s'étendre fuffifamment. La foif exceffive dépend de ce que

I iij

l'humidité qui fuinte des glandes de l'œfophage &
de l'eftomac, pour entretenir la moiteur de ces organes & les rafraîchir, étant détournée ailleurs,
ces mêmes parties s'échauffant & fe defféchant, excitent une altération continuelle. La fievre lente eft
un effet de la crudité du chyle & des autres levains
qui s'y trouvent confondus, & qui par leurs fermen-
tations déreglent les mouvemens du cœur, ou qui
n'ayant qu'une petite quantité d'efprits, ne peuvent
qu'affoiblir l'action de ce mufcle. Je ne parle point
de la difficulté d'uriner, qui eft inféparable de toutes
les hydropifies, parce que je la regarde comme
caufe & non comme accident.

Caufe de la pâleur des hydropiques.

On remarque de plus la pâleur du vifage & de
tout le corps, laquelle n'abandonne point ces malades. Elle provient de deux caufes; favoir, de ce
qu'il y a dans les vaiffeaux trop de lymphe qui dé-
laye & lave le fang, ou de ce que le fang n'a pas
encore affez de fermeté pour acquérir le degré de
rougeur ordinaire. La premïere dépend du vice des
reins qui ne féparent pas la férofité du fang; & la
feconde, d'une quantité exorbitante d'alimens
indigeftes infinués dans la maffe du fang, comme
il arrive après une grande hémorragie. Les malades
reftent très-long-temps pâles, parce qu'il faut que le
chyle paffe à travers les fournaifes du cœur, & que
là, par la chaleur qu'il y trouve & par la compreffion qu'il y fubit, il foit élaboré, atténué & fer-
menté à plufieurs reprifes, pour devenir un fang
rouge & capable d'imprimer à la peau cette couleur vermeille, qui marque une fanté entiere.

Pronoftic de cette maladie.

Quant au pronoftic des hydropifies, on peut
répondre qu'elles font toutes mortelles, fondé fur
ce principe, qu'il faut faire une régle générale de
ce qui arrive le plus fouvent; & comme il en périt beaucoup plus qu'il ne s'en fauve, on doit plutôt faire entrevoir que le malade en peut mourir,
que d'aller témérairement affurer ou promettre la

guérison ; néanmoins elles ne font pas toutes mortelles abfolument , puifque quelques-uns en font
guéris. Les mortelles font principalement celles où
le foie eft devenu dur & skirrheux , celles qui fuccedent à une maladie aiguë ; celles qui font invété-
rées , & auxquelles il furvient un flux de ventre ;
celles qui fe trouvent en un fujet foible & vieux ,
ou qui ne fe peut tenir debout ni affis ; & celles
enfin qui font accompagnées d'une grande toux. Les
curables font celles qui, ne fe rencontrant pas dans
les mauvaifes circonftances que je viens de dire ,
attaquent une perfonne robufte & jeune , qui a affez de force & de courage pour faire les remedes
& fouffrir les opérations néceffaires à la cure de ce
mal ( a ).

( a ) La qualité des eaux que l'on tire par la ponction , &
l'état où fe trouve le malade après cette évacuation , font
encore connoître ce qu'on doit craindre ou efpérer pour
lui. Voici en abrégé les diverfes obfervations que feu M.
Duverney , le Chirurgien , a faites à ce fujet fur un grand
nombre d'hydropiques qu'il a traités.

1°. Les eaux des hydropiques font ordinairement un
peu mucilagineufes & falées ; leur couleur eft celle de
la tifane citronnée , & leur odeur celle de l'urine. Plus
elles s'éloignent de ces qualités , moins il y a d'efpérance
de guérifon.

2°. Celles qui reffemblent à peu près à l'eau de riviere ,
& qui ne laiffent que peu de fédiment après leur évapo-
ration , annoncent une mort prefque certaine , & qui eft
ordinairement précédée d'une enflure de ventre & d'une
bouffiffure extérieure , qui augmente & s'endurcit en peu
de temps.

3°. La mauvaife odeur des eaux & une couleur fanguinolente font de fort mauvais fignes , fur - tout fi le
fang eft noirâtre , & s'il paroît avoir féjourné avec la
liqueur.

4°. Celles qui font fort hautes en couleur jaune ou
rouge , marquent la mauvaife qualité de la bile. Celles où
il fe trouve des filets d'épiploon , font connoître la fonte
ou la fuppuration de cette partie.

5°. Ceux à qui les urines reftent rouges & brique-
tées , & en petite quantité après la ponction ; ceux qui ,

Je ne sai pourquoi il y en a qui mettent de la différence entre hydropisie naissante & hydropisie formée ; car quand on s'apperçoit d'un amas d'eaux dans quelque capacité, cette maladie n'est pour lors que trop formée ; & s'il ne paroît nulle part des sérosités extravasées, il n'y a point d'hydropisie ; mais pour peu qu'on la soupçonne en quelque endroit, il ne faut pas négliger d'y faire des remedes ; car cette maladie croissant & augmentant incessamment, elle mene presque toujours son malade au tombeau, quand on n'en arrête pas de bonne heure les progrès, en resserrant les pores trop dilatés ou les fibres relâchées, & en remêlant la sérosité dans la masse des autres humeurs par médicamens ; car le secours que le Chirurgien peut lui donner, par le moyen de la paracentèse, n'allant point à la cause, ne remédie qu'à l'accident.

Il s'agit de travailler présentement à la curation

après avoir été soulagés, deviennent inquiets sans sujet ; ceux dont l'hydropisie a été précédée de la jaunisse, surtout si la jaunisse a subsisté durant la maladie ; & ceux dont le ventre grossit de nouveau après la ponction, guérissent difficilement.

6°. Quand après la ponction le malade demeure presque aussi oppressé que devant, lors même que son ventre est soutenu par un bandage, c'est une marque qu'il y a épanchement dans la poitrine.

7°. Lorsqu'un flux de ventre continue après l'opération, le malade meurt extrêmement sec & tendu ; cette évacuation est une fonte de la substance des parties.

8°. Les accès de fievre qui lui viennent après la ponction, & qui sont marqués par des frissons, ont pour cause ordinaire quelque suppuration intérieure, ou quelque reflux de matiere.

Il se trouve quelquefois du chyle mêlé dans les eaux des hydropiques. M. Saviart rapporte une observation faite au sujet d'une femme de dix-neuf ans, de laquelle on tira par la ponction, à vingt reprises différentes, deux cent quatre - vingt - neuf pintes d'une liqueur laiteuse & grumeleuse semblable à du chyle.

de cette maladie ; & afin d'y réuffir on accomplira deux chofes. La premiere , de vuider les eaux renfermées dans le ventre ; & la feconde , d'empêcher qu'il ne s'y en amaffe de nouvelles.

On fait fortir les eaux de deux manieres , ou infenfiblement ou fenfiblement , c'eft-à-dire , ou par la Pharmacie ou par la Chirurgie.

Les médicamens que la Pharmacie fournit , font encore de deux fortes ; ou ce font des remedes appliqués par dehors , ou des remedes pris intérieurement.

Ceux-là doivent être fortement defficatifs. Fabrice dit qu'il a vu de très-bons effets de l'ufage d'une grande éponge trempée dans de l'eau de chaux & mife fur le ventre. Galien confeille au malade de s'enfoncer tout nu dans un tas de bled , parce que , dit-il , les Laboureurs pour rendre les bleds plus gros & plus pefans , y mettent des bouteilles pleines d'eau , lefquelles fe vuident peu à peu ; d'où la conféquence lui paroît jufte , que fi le bled a la vertu de tirer imperceptiblement l'eau des bouteilles , il pourra bien faire fortir celle qui eft contenue dans le ventre ; & il ajoute qu'en Egypte on guériffoit les hydropiques en leur expofant le ventre au foleil , ou en les couchant fur du fable échauffé par les rayons de cet aftre.

Les remedes qu'on prend par dedans font en fi grand nombre , qu'il me feroit impoffible de les rapporter tous ; ce font ceux qui animant les urines , pouffent vers les reins , & qui par leurs particules incifives & piquantes , peuvent s'ouvrir un chemin pour s'évader : on appelle ces remedes apéritifs ou diurétiques , dont les plus forts font les fels de cloportes , de rhue , d'armoife , de tartre , de genievre & de polycrefte. M. le Prieur de Cabrieres , qui a donné au Roi fes fecrets , y a inféré pour un remede contre l'hydropifie , une poudre faite de limaille d'acier & d'efprit de vitriol , dont on faifoit prendre fix grains tous les jours. Il mettoit encore bouillir du céleri fauvage dans du vin rouge, y ajoutant un peu de féné & de cryſtal minéral, pour en donner à boire un petit verre tous les matins ; prefcrivant à fes malades d'ufer alternativement de ce vin & de cette poudre , & leur recommandant fur-tout de répandre quelques gouttes d'efprit de fel dans les bouillons. Avec ces remedes il préten-doit guérir toutes fortes d'hydropiſies ; mais quoi-qu'ils foient des meilleurs qu'on connoiſſe, il n'eſt pourtant pas fûr qu'ils réuſſiſſent ordinairement.

*Des Remedes chirurgiques.* Si donc , après s'en être fervi, la maladie va en aug-mentant , il faut avoir recours à la Chirurgie, qui nous propofe deux moyens ; l'un , d'ouvrir le ventre ; & l'autre , de faire feulement des fcarifications en quelque autre partie, comme au fcrotum, aux cuiſſes, aux jambes , ou aux pieds.

*Lieux qu'on doit fcarifier.* On les fait aux bourfes , & quelquefois à la verge ou aux levres de la matrice , quand ces parties font tellement gonflées , qu'il femble impoſſible de faire écouler ces eaux autrement que par de petites plaies par où elles fuintent goutte à goutte , faifant défenfler manifeſtement la partie à mefure qu'elles fortent. On eſt obligé d'en faire auſſi aux cuiſſes, aux jambes & aux pieds , proche les malléoles ou fur le tarfe , pour décharger ou faire regorger ces parties , qu'on voit tranfparentes comme des bou-teilles pleines d'eau ( *a* ). La nature n'attend pas

( *a* ) Si ces fcarifications font quelquefois fuivies d'un heureux fuccès, c'eſt principalement dans l'anafarque, qui eſt une efpece d'hydropiſie univerfelle par infiltration de la lymphe dans les cellules graiſſeufes, & non pas dans l'afcite, qui eſt une efpece d'hydropiſie du bas-ventre par épanchement. Cependant , lorfque cette derniere eſt une fuite de l'anafarque, les fcarifications peuvent pro-duire quelques bons effets. Les eaux infiltrées s'écoulent continuellement par ces ouvertures, qui fe font pour l'ordinaire à la partie moyenne & interne de chaque jambe , & de la longueur de deux ou trois travers de

toujours qu'on lui donne ce foulagement ; car ces
parties fe crevent fouvent d'elles-mêmes par l'abondance de la férofité qui les emplit & les tend ;
quand cela arrive , le malade en paroît foulagé ,
mais il ne fait que traîner fon lien.

On en voit à qui toutes les eaux de l'abdomen fe
vuident par ces ouvertures ; mais comme la fource
ne s'en tarit point , elles ne fe peuvent refermer.
L'eau qui en coule fans ceffe rend blanchâtres & cadavéreufes les chairs des bords des ulceres , & quelquefois la gangrene y furvient , manquant de chaleur naturelle , qui fe perd ou s'étouffe par la chute
continuelle de ces eaux. On n'affigne point de lieux
particuliers où il faille faire ces fcarifications ;
mais les plus propres font aux endroits les plus tranf-
parens , & où la tumeur menace de crever , fi on ne
lui procure au plus tôt une fortie. Fabrice prétend
mieux rencontrer , quand il dit qu'il applique un
cautere à la jambe pour donner un égoût à ces eaux ,
& par ce moyen leur faciliter une iffue. Il y a quelques Médecins modernes qui préferent les véfica-
toires aux fcarifications , mais cette pratique eft
mauvaife ; car , outre qu'ils n'ouvrent pas la peau
comme la lancette , & qu'ils ne font que faire élever
des veffies fous l'épiderme , c'eft que la gangrene y
furvient infailliblement & en peu de temps.

Quoiqu'il paroiffe moins cruel de fcarifier que
de percer le ventre , toutefois je préfere la ponction





doigts. L'inflammation & la gangrene furviennent quelquefois à la fuite de ces efpeces d'incifions ; mais ces
accidens viennent fouvent de ce que l'incifion ne pénétre
point jufqu'aux corps graiffeux , ou de ce qu'elle pénétre
plus avant. Le biftouri eft l'inftrument dont on fe fert
pour les faire. Il faut panfer les petites plaies avec un
plumaceau chargé de baume d'Arcæus , ou d'un fimple
emplâtre de Nuremberg , & les couvrir de compreffes
chaudes, qu'on doit renouveler lorfqu'elles font mouillées
par les eaux qui fuintent continuellement.

par plufieurs confidérations ; la premiere , c'eft qu'on n'eft pas obligé , pour la faire , d'attendre juf-qu'à ce que les parties inférieures foient enflées & pleines d'eau , comme on fait aux fcarifications ; la feconde , c'eft que par la ponction on vuide plus d'eau en un quart-d'heure , qu'on ne fait en huit jours par les fcarifications , & ainfi on peut plus promptement fecourir le malade ; la troifieme , c'eft que les eaux abreuvant les mufcles & les membra-nes de tous ces organes , elles en relâchent les fibres , de maniere qu'il leur en refte une foibleffe dont ils reviennent rarement ; & la quatrieme , c'eft que la plupart de ces hydropifies finiffent par le fphacele , qui furvient fouvent à l'endroit de ces ouvertures.

Sans nous arrêter aux raifonnemens de ceux qui improuvent la paracentèfe , je confeillerai tou-jours de la faire , plutôt que d'abandonner un ma-lade à fon fort , & de le voir mourir fans fecours. En effet , ils nous repréfentent affez les difficultés qu'ils trouvent à l'exécuter , mais ils ne nous enfeignent rien de meilleur. Je préférerai donc à leur entêtement les expériences que j'en ai vues fur plufieurs malades , qui en font bien guéris ; & j'en croirai Paré , lorfqu'il dit qu'un crocheteur hydropique à Orléans , fut guéri par un coup de couteau qu'un de fes camarades lui donna dans le ventre en fe battant avec lui , toutes les eaux s'é-tant écoulées par la plaie.

La ponction qu'on ordonne pour tirer les eaux de l'abdomen , fe peut faire en deux différens en-droits de cette région ; favoir , dans l'ombilic ou hors de l'ombilic.

Celle qu'on pratique au nombril ne differe pas de celle que je vous ai montrée dans l'hydromphale ; on fe fert des mêmes inftrumens , & on fuit la même maniere d'opérer ; car ces deux maladies ne different que du plus ou du moins ; c'eft toujours l'eau qu'il faut évacuer ; & il eft arrivé quelquefois que, penfant ne donner iſſue qu'à une petite quantité de lymphe contenue dans la tumeur du nombril, on en a vu ſortir par la plaie tout ce qui rempliſſoit le ventre, parce que ſouvent l'hydromphale n'eſt qu'un effet de l'aſcite (a).

Il y a deux méthodes de faire l'ouverture hors de l'ombilic, ou ſelon les Anciens avec la lancette, ou ſelon les Modernes avec le trocart. Elles ſont toutes deux bonnes, néanmoins il y en a une meilleure que l'autre : vous en jugerez après les avoir vues.

Nous trouvons dans la plupart de nos Auteurs, des raiſonnemens aſſez inutiles ſur l'endroit du ventre où il faut faire l'ouverture ; ils veulent qu'on ouvre le côté gauche quand l'hydropiſie vient du



(a) Quoique cette méthode paroiſſe être appuyée ſur pluſieurs obſervations, & qu'on ait même vu quelquefois les eaux contenues dans le bas-ventre, s'évacuer par une ouverture que la nature s'étoit faite au nombril ; cependant les Praticiens lui préferent la méthode ordinaire, qui eſt de faire cette ponction dans le milieu de l'intervalle qu'il y a entre l'ombilic & l'épine antérieure & ſupérieure de l'os des iles. On évite par-là le danger de percer les aponévroſes, dont les bleſſures ſont dangereuſes ; on évacue une plus grande quantité d'eau à la fois ; & ſi le malade vient à guérir, on ne craint point qu'il ſe forme de hernie dans le lieu de la ponction, comme il auroit pu s'en former à l'ombilic, ſi on l'avoit faite à cet endroit. Il eſt néceſſaire, avant de faire cette opération, de s'aſſurer s'il y a une quantité ſuffiſante d'eau épanchée dans le ventre. Pour le ſavoir, on met la main gauche à plat ſur un côté du ventre, & de l'autre on donne ſur le côté oppoſé de petits coups avec le bout des doigts. Ces coups déterminent une colonne d'eau à aller frapper la main immobile. Si cette colonne ſe fait ſentir foiblement, il faut différer l'opération, parce qu'il n'y a pas aſſez d'eau épanchée pour la faire ; ſi elle ne ſe fait point ſentir, c'eſt une marque qu'il y a peu ou point d'eau dans la cavité de l'abdomen, ou que les eaux ſont renfermées dans un kiſte.

foie ; le côté droit , lorsqu'elle est causée par la rate ; & qu'on fasse la ponction dans le milieu , si on reconnoît que le mal vienne des intestins. Pour appuyer leur opinion , ils apportent trois ou quatre raisons très-peu solides ; ils disent qu'un côté déja affoibli par la maladie , ne le doit pas être encore par l'incision , qui d'ailleurs étant faite dans ce même côté, obligeroit le malade à se coucher sur le côté opposé ; & pour lors le viscere skirrheux , c'est-à-dire , le foie , la rate ou l'intestin , pendant en bas , causeroit de la douleur par la pression qu'il feroit sur les parties saines ; qu'il en arriveroit pis si le malade se couchoit sur la plaie , parce que la section fait déja assez souffrir le côté blessé , sans le fatiguer ainsi davantage ; & enfin qu'il faut néanmoins être couché du côté du viscere malade , pour le fortifier par la chaleur du lit.



Mais il est aisé de répondre que cette plaie est trop petite pour augmenter considérablement le désordre plutôt dans une situation que dans une autre , ou qu'on ne peut guere savoir lequel du foie ou de la rate , est le plus offensé dans un hydropique. On n'aura donc aucun égard aux raisons précédentes , & on fera la ponction indifféremment ou du côté droit , ou du côté gauche , le Chirurgien prenant celui qu'il trouvera plus à sa main. Toutefois je ne conseillerai point de percer dans le milieu du ventre à quatre doigts au dessous de l'ombilic , à cause des aponévroses des muscles de l'abdomen qu'il faudroit couper , lesquelles, outre la douleur qu'elles feroient sentir au malade dans l'opération , seroient très-difficiles à se consolider. On peut donc faire la ponction à l'un des deux côtés , ou, pour mieux dire , tantôt à l'un & tantôt à l'autre ; car, comme on ne doit pas tirer l'eau toute en une seule fois , & que souvent on est obligé de l'évacuer à cinq ou six reprises , il faut pour lors ouvrir des deux côtés alternativement.

Il s'agit à préfent de vous enfeigner la maniere de l'exécuter ; & pour y procéder avec ordre, on doit examiner ici, comme dans une entreprife importante, ce qu'il y a à faire avant l'opération, durant l'opération, & après l'opération.

Avant l'opération trois chofes font néceffaires ; 1°. de préparer l'appareil ; 2°. de fituer le malade ; 3°. de convenir du lieu où on doit faire la ponction.

*Préparatifs pour cette opération.*

Il faut avant tout dans cette opération, auffi-bien que dans les autres, difpofer fon appareil, qui confifte en inftrumens, emplâtres, compreffes & bandages convenables, tels que vous les voyez arrangés dans la planche XI. Les inftrumens font trois, une lancette B, une fonde C, & une canule D. La lancette doit être pareille à celles dont on fait les faignées, c'eft-à-dire, petite, afin de ne pas faire une trop grande ouverture : on enveloppera la lame d'une bandelette de linge, & on n'en laiffera de découvert qu'autant qu'il en faudra pour pénétrer jufqu'à l'eau. La fonde eft un petit ftylet d'argent, femblable à ceux dont on a coutume de fonder les plaies ; elle doit être affez menue pour paffer par la cavité de la canule, qui fera de plomb ou d'argent, ayant les conditions fuivantes, qui font ; 1°. d'être bien liffe, pour ne pas bleffer ; 2°. d'avoir une arrête à fa tête, de crainte qu'elle ne tombe dans la capacité du ventre ; 3°. d'être percée de toute fa longueur & à fes côtés ; 4°. de n'être pas fi longue, qu'elle puiffe toucher aux parties internes ; 5°. d'avoir deux petits trous à fa tête pour y paffer un ruban E E qui l'empêchera de fortir ; 6°. d'être proportionnée à l'inftrument avec lequel on a fait la ponction ; car, fi elle étoit plus groffe, elle ne pourroit pas entrer, & fi elle étoit plus menue, les eaux s'échapperoient entre elle & les bords de la plaie.

*Conditions des inftrumens.*

*Situation du Sujet.*

L'appareil étant préparé, on situera le malade. Il y en a qui le mettent à son séant dans son lit, & d'autres qui le font lever pour le faire asseoir dans un fauteuil de commodité. Cette derniere situation est la plus avantageuse ; car, outre que les eaux tombent librement dans un vaisseau mis à terre entre les jambes du malade, c'est qu'on ne court pas le risque de répandre de l'eau dans le lit, qui doit être disposé à recevoir le malade incontinent après l'opération, ayant pour lors besoin de repos ( *a* ).

*L'endroit où on doit percer le ventre hydropique.*

On leve ensuite la chemise du malade pour lui découvrir le ventre, & on marque avec un peu d'encre l'endroit qu'on veut percer. Les Auteurs nous disent que ce doit être quatre doigts au dessous & à côté de l'ombilic, afin d'éviter les aponévroses, & de faire la ponction dans le corps des muscles de l'abdomen ; mais si dans le temps que le ventre est gonflé & plein d'eau, on ne laissoit que quatre doigts entre le nombril & l'endroit où on applique la pointe de la lancette, il arriveroit indubitablement que la ponction se feroit dans ces aponévroses. Il faut donc, pour le plus sûr, la faire sept ou huit doigts à côté & au dessous du nombril ; & on verra que le ventre étant vuide & revenu dans son état naturel, elle ne se trouvera plus qu'à quatre doigts de ce milieu de l'abdomen ; & il est à croire que les Auteurs l'ont ainsi entendu.

*Quelle direction doit avoir l'incision.*

Ils ne conviennent pas encore si on doit faire l'incision en long, obliquement ou en travers ; ceux qui la proposent en long, disent qu'on évite par-là

( *a* ) La meilleure situation où l'on puisse mettre le malade pour lui faire cette opération, est de le coucher sur le bord de son lit, de sorte qu'il soit comme sur un plan presque horizontal, & qu'il soit seulement un peu penché du côté où l'on doit faire la ponction. Cette situation détermine les eaux à se porter vers ce lieu, & à sortir en plus grande quantité.

*de*

de couper les fibres du mufcle droit; ceux qui la font de biais, prétendent ne pas endommager les mufcles obliques; & ceux qui la recommandent en travers, préferent la confervation du mufcle tranfverfe à celle des autres. Les premiers fe trompent; car, en éloignant la ponction du nombril, elle ne fe fait point fur les mufcles droits. Les feconds ne réuffiffent pas dans leurs prétentions; car, la faifant de biais, on coupe toujours les fibres de l'un des deux obliques, parce qu'elles s'entrecroifent; mais il la faut pratiquer comme ces derniers, c'eft-à-dire, en travers, vu que de cette façon l'incifion fépare feulement les fibres du mufcle tranfverfe fans les couper; & lorfqu'on vient à ôter la canule, elles fe rapprochent les unes des autres, & rejoignent les levres de la plaie du péritoine qui leur eft adhérent, ce qui en avance la cicatrice.

Les circonftances qu'il faut obferver pendant l'opération, font celles-ci. Un ferviteur doit être placé derriere le malade, afin qu'appuyant de fes mains les deux parties latérales du ventre, il faffe pouffer au dehors l'endroit qui doit être piqué, & que la pointe de la lancette ne touche à aucune des parties contenues. Après cela, le Chirurgien prend de fa main droite cet inftrument B, qu'il plonge en travers, jufqu'à ce qu'il ait percé les mufcles obliques; là il fait une petite panfe, puis tirant de l'autre main la peau un peu en bas, il acheve d'enfoncer la lancette jufques dans la capacité; & lorfque par les eaux qui fortent aux deux côtés de la lame, il reconnoît qu'il y eft entré, il prend la fonde C de la main gauche, & il l'introduit dans l'abdomen à la faveur de cette lame qui lui fert de conducteur; puis ayant retiré la lancette, & l'ayant donnée à quelque garçon, il en reçoit de la même main la canule D, dans la cavité de laquelle il fait entrer le bout de la fonde, & après avoir

K

changé de main, il la pousse avec un peu de violence, jusqu'à ce qu'elle soit dans la capacité; alors retirant la sonde, il voit sortir l'eau par l'ouverture extérieure de la canule, de la même maniere que le vin sort d'un tonneau qu'on vient de percer.

Ce n'est pas inutilement que je vous ai dit qu'il falloit percer le ventre en deux temps, & abaisser un peu la peau; car par ce moyen la plaie n'étant pas toute droite, l'ouverture des muscles sera bouchée par la peau qu'on aura tirée en bas, & la réunion s'en fera beaucoup plus tôt. Il faut bien se garder de tomber dans la faute que commit un Chirurgien de Montfort, qui, faisant cette opération à la femme d'un Officier du Roi, & voulant introduire la canule, quitta par mégarde la sonde, qui s'étant glissée dans la capacité du ventre, n'en put être retirée qu'après la mort de la malade; & quoique cet accident n'ait point été la cause de cette mort, néanmoins le peuple, qui ne s'en peut toujours prendre qu'à quelque chose de sensible, ne laissa pas de la lui imputer. Il ne faudra donc point quitter la sonde en la changeant d'une main, qu'on ne soit bien assuré de la tenir de l'autre.

La quantité d'eau qu'on doit tirer cette premiere fois n'est point prescrite; on la réglera selon les forces du malade. On en pourra évacuer deux, trois ou quatre pintes; & si on en croyoit les malades, on en tireroit encore plus, parce qu'à mesure qu'elle sort, ils se sentent soulagés, & ils respirent plus librement. Mais suivez en cela l'avis des bons Praticiens, qui nous défendent de vider le ventre tout à une fois; & véritablement il vaut mieux le faire à trois ou quatre reprises, que d'aller tout-à-coup d'une extrême réplétion à une extrême inanition, parce que les fortes & démesurées évacuations sont mortelles, & qu'en général tout ce qui excede est ennemi de la nature, qui procede len-

tement & par degrés (*a*). Durant que l'eau fort,
on peut donner au malade un doigt de vin ou quelque autre liqueur, pour l'empêcher de tomber en
foibleffe ; & lorfqu'il y en a une quantité fuffifante
de fortie, on bouche le trou de la canule avec un
petit tampon F de charpie. Deux ou trois jours
après on revient, & en ôtant feulement le tampon,
on laiffe fortir autant d'eau qu'on le juge à propos,
& on continue ainfi à la tirer à plufieurs fois, jufqu'à ce que le ventre foit entiérement épuifé de ces
férofités étrangeres.

Immédiatement après la premiere évacuation,
le trou de la canule étant bouché, on y appliquera
un emplâtre G, de figure carrée, chargé d'un
médicament aftringent, & on le couvrira d'une
compreffe H qui déborde un peu ; on met un

Ce qu'il faut faire après l'o-
pération.

(*a*) Les Chirurgiens de nos jours ne font point difficulté
de tirer tout-à-la-fois les eaux, mais ils font preffer le
ventre à mefure qu'elles s'évacuent ; ils appliquent enfuite
deffus cette partie une ou deux ferviettes bien chaudes &
pliées en plufieurs doubles, & ferrent toute la circonférence avec une ferviette pliée en long. Ils préviennent par
ce moyen la foibleffe ou la défaillance qui fuit quelquefois
cette opération.

On attribue ordinairement la caufe de cet accident à
la pefanteur du foie, qui, n'étant plus foutenu par les
eaux ni par les mufcles, dont le reffort naturel eft perdu
pour un temps, tiraille en bas le diaphragme & le péri-
carde. Quelques-uns croient qu'avant l'évacuation des
eaux, la compreffion, caufée par leur épanchement, empêche le fang de couler avec abondance dans les arteres
de l'abdomen, & le détermine à fe porter en plus
grande quantité vers la tête ; mais qu'après l'évacuation,
la compreffion venant à ceffer, il fe trouve alors un vide
qui, rappellant le fang dans les arteres inférieures, le
détourne en quelque forte des fupérieures, & fait que
le fuc nerveux n'eft plus porté dans toutes les parties en
fi grande abondance qu'à l'ordinaire, ce qui occafionne
la défaillance ou la fyncope. Qu'elle foit caufée par la
defcente du diaphragme, ou par le retour précipité du
fang dans les arteres de l'abdomen, le moyen propofé
convient également,

*Voyez les
Mémoires de
l'Académie
des Sciences,
année 1719.*

second emplâtre I de même figure, & une autre compresse K par-dessus, recouvrant le tout d'un troisieme emplâtre L encore plus grand, & enfin d'une grand. compresse M, qui comprime fortement l'endroit de l'ouverture. Ces emplâtres & ces compresses sont maintenus par la serviette N, dont on fait un bandage circulaire, soutenu par le scapulaire O. On remet ensuite le malade dans son lit, observant de ne le pas laisser coucher sur le côté où on a fait la ponction, de crainte que les eaux ne repoussassent le tampon en dehors, & qu'elles ne sortissent à contre-temps, ou en si grande quantité, que cela mettroit le malade en danger de la vie.

Voilà de quelle maniere se fait la paracentese avec la lancette, selon les Anciens. Voyons maintenant la méthode de la faire avec le trocart, selon les Modernes.

*Méthode des Modernes.*

Ceux-ci n'ont pas besoin d'autant de préparatifs que les Anciens pour exécuter la paracentese. Il ne faut que deux choses; un instrument P, & un emplâtre Q. L'instrument est appellé trocart (*a*) ou trois-quarts, parce que sa pointe est triangulaire.

(*a*) M. Petit a perfectionné la canule du trocart D, en y faisant ajouter une espece de gouttiere semblable au bec d'une aiguiere, & en y faisant pratiquer une fente un peu large, qui s'étend presque jusqu'au bout de cet instrument. La gouttiere par où les eaux s'écoulent, les dirige de maniere qu'elles ne tombent pas sur le ventre du malade, comme cela arrive souvent quand on se sert de la canule ordinaire. La fente tient lieu de la cannelure d'une sonde, & sert à diriger les instrumens tranchans, dans le cas où il est à propos de faire la ponction à une tumeur avant d'y faire l'incision, ce qui se pratique lorsqu'on ne connoît pas la nature du fluide qui forme une tumeur; car il est très-important de le connoître avant d'en venir à l'incision. Si la tumeur étoit formée par du sang, elle seroit anévrismale, & l'on ne pourroit pas par conséquent faire une incision, sans exposer le malade à une hémorragie fort dangereuse.

Il a la figure d'un poinçon, & sa longueur est de deux ou trois travers de doigts, étant percé tout de son long comme une canule, excepté vers la pointe où il a latéralement quatre petits trous, par où l'eau trouve moyen d'entrer dans sa cavité, & de sortir hors du corps. Il est muni, comme une canule, d'une tête qui fait qu'en pressant dessus avec le pouce, on a assez de force pour l'enfoncer tout d'un coup; puis en ôtant le pouce de dessus l'ouverture, on voit sortir l'eau comme d'un robinet. De ces trois-quarts on en fait qui sont emmanchés, & dont l'aiguille est dans la cavité d'une petite canule. Pour mettre l'un ou l'autre en usage, on fait asseoir le malade dans un fauteuil, & on commande à un garçon d'appuyer sur les côtés du ventre pendant qu'on en tire la peau un peu en haut ou en bas, à l'endroit qu'on a dessein de percer; puis on l'enfonce dans le ventre tout d'un coup, comme on fait un foret dans un muid de vin (a) : on met

(a) Pour faire cette opération, on tient dans la main le manche du trocart; on alonge le doigt indicateur sur la canule, on porte la pointe de l'instrument sur l'endroit où l'on veut l'introduire, & on le pousse perpendiculairement avec le creux de la main. Le doigt indicateur modere la force avec laquelle on le pousse. Il faut que l'instrument perce tous les tégumens; c'est pour cela qu'on le perce perpendiculairement; car si on le portoit obliquement, il pourroit glisser entre ces enveloppes, & n'en ouvrir qu'une partie. Il faut prendre garde qu'il n'entre trop avant, de peur qu'il ne perce quelque vaisseau ou qu'il ne blesse quelque autre partie intérieure. C'est pour cela que le doigt indicateur doit moderer la force avec laquelle on le pousse.

Quand le trocart est suffisamment entré dans le ventre, on en retire le poinçon, & on y laisse la canule pour donner issue à l'eau épanchée. On la tient par le pavillon ou par la cuiller avec deux doigts, & on la presse légérement & par degré le chef du ventre appellé celui qu'on a percé.

Il arrive quelquefois que les eaux, après avoir coulé pendant quelque temps, s'arrêtent tout d'un coup. Si

un baſſin aux pieds du malade, qui reçoit l'eau qui
ſort, & qu'on laiſſe écouler à diſcrétion. Lorſqu'on
trouve qu'il en eſt aſſez ſorti, il n'y a qu'à retirer
le trocart, l'eau ceſſe de ſortir dans le moment,
& on n'en voit pas ſuinter une ſeule goutte ; parce
que la peau, les muſcles & le péritoine ſe rétabliſ-
ſant, bouchent les ouvertures les unes des autres.
On met ſeulement ſur la ponction un emplâtre
de céruſe, de la grandeur d'une piece de quinze
ſols. Quand il eſt beſoin de retirer de l'eau, on fait
des ponctions nouvelles alternativement des deux
côtés autant de fois qu'on le juge néceſſaire, afin que
l'un ne ſoit pas plus maltraité que l'autre ; faiſant
en ſorte que les ponctions qui feront renouvelées
ſur un même côté, ſoient ſéparées entre elles d'environ deux doigts.

Raiſon de
la préférence
qu'on donne
à cette ſecon-
de méthode
où le Trocart
eſt employé

Cette ſeconde maniere l'emporte de beaucoup
ſur l'autre, & lui eſt préférable par toutes ſortes
de raiſons ; il ne faut point un ſi grand appareil,
la ponction eſt plus petite, & par conſéquent la
douleur moindre ; elle eſt auſſi plus tôt faite ; on eſt
ſûr que les eaux ne s'échappent point, & il ne faut
ni compreſſe ni bandage, qui ne font ſouvent
qu'embarraſſer. Je vous conſeille donc de vous en
tenir à cette derniere méthode ; vous en verrez
certainement de ſi bons effets, que vous aban-
donnerez entiérement, comme moi, la méthode

Voyez l'Hiſ-
toire de l'A-
cadémie des
Sciences, an-
née 1723.

faut alors introduire dans la canule une ſonde boutonnée, pour repouſſer l'obſtacle qui s'oppoſe à leur ſortie,
& qui eſt ordinairement l'inteſtin ou l'épiploon. M. Morand, après avoir fait la ponction à un malade, tira une
eſpece de membrane très-fine & chiffonnée, qui s'étoit
préſentée au trou de la canule, ce qui empêchoit l'eau de
ſortir. Ce malade mourut trois mois après. M. Morand ouvrit ſon cadavre, & on y trouva une autre portion de pareille membrane, qui probablement avoit fait avec la premiere une eſpece d'enveloppe ou de kiſte qui contenoit
les eaux. Il croit que ces membranes avoient été formées
des parties les plus épaiſſes de la liqueur.

ancienne, pour ne vous plus servir que du trocart, qui a conservé la vie à plusieurs, entre autres à l'Ecuyer de Madame de Châteauneuf, à qui on a tiré plus de six-vingt pintes d'eau par vingt-cinq ponctions, & qui continue toujours de vivre.

En l'année 1705, Nosseigneurs les Princes étant à Liancourt, M. Duchesne & moi nous fûmes priés de voir le Jardinier de M. le Duc de la Rochefoucauld. Il étoit hydropique; nous conclûmes l'opération, & je lui tirai par le moyen du trocart sept pintes d'eau; & comme nous fûmes obligés de le quitter, nous chargeâmes un Chirurgien de Clermont de lui faire une seconde ponction huit jours après, par laquelle il tira encore quatre pintes d'eau; il lui fit prendre ensuite pendant trois mois les remedes que nous avions ordonnés. Il en fut parfaitement guéri; & deux ans après il vint à Versailles m'en remercier en très-bonne santé.

Je vous ai dit tantôt que pour guérir l'hydropisie deux choses étoient nécessaires : l'une, de faire sortir les eaux; & l'autre, d'empêcher qu'il ne s'en amassât de nouvelles. La premiere intention s'accomplit par tous les moyens que je viens de vous faire voir; & la seconde, par les remedes pris intérieurement; de sorte qu'après que le Chirurgien a fait de sa part tout ce qui regarde l'opération, le malade n'en doit pas demeurer là; il faut au contraire qu'il s'assujettisse à prendre des remedes apéritifs & diurétiques, capables de détourner ces sérosités de la route du ventre, & de leur faire prendre le cours que la nature leur a tracé pour être évacuées. Dans cette sage résolution, il aura recours à un Médecin habile, qui lui prescrive ce qui regarde la Pharmacie & la diete, d'où il doit attendre la confirmation de sa santé.

## XII. FIG. DE L'OPÉRATION CÉSARIENNE.

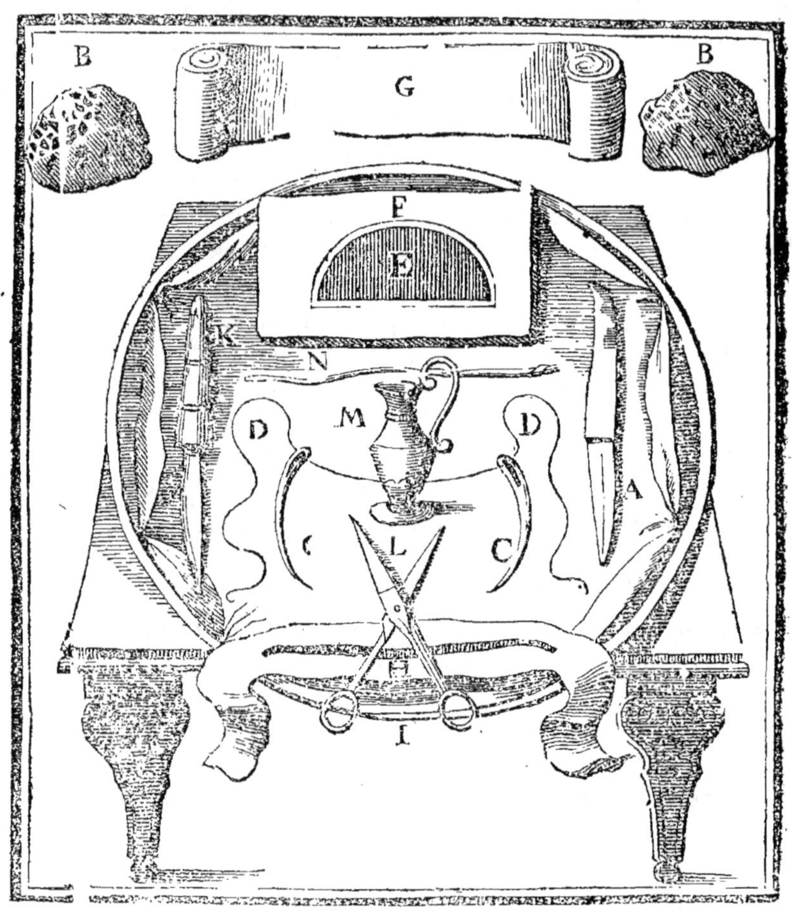





L'OPÉRATION Césarienne est une incision qu'on fait au ventre d'une femme grosse, pour tirer l'enfant contenu dans sa matrice, lorsqu'il n'en peut pas sortir autrement. On l'appelle Césarienne, parce que Scipion l'Africain ayant été tiré du ventre de sa mere par incision, fut nommé César pour cette raison; & ce nom s'étant conservé à ses descendans, & à ceux qui etoient venus au monde

de même, on appela Césarienne l'opération qui
avoit fait ainsi les Césars; mais Pline, qui en rapporte l'Histoire, ne dit point si ce fut du vivant ou
après la mort de la mere que cette ouverture se
fit, circonstance qu'il ne devoit pas oublier. Il y a
néanmoins apparence que la mere étoit morte;
car il est rare de trouver des personnes assez cruelles
pour faire une pareille opération à une femme
vivante.

Il faut être aussi barbare que le fut Henri VIII, Roi
d'Angleterre, auteur du schisme de ce Royaume.
Il avoit épousé en troisiemes noces Jeanne Seimer,
Demoiselle d'Anne de Boulen, sa seconde femme.
La Reine étant dans les douleurs de l'accouchement
de son premier enfant, on vint demander au Roi
lequel il vouloit qu'on sauvât, ou la mere ou l'enfant, parce qu'on ne voyoit point de moyen de les
conserver tous deux. L'enfant, répondit-il; car
pour des meres j'en trouverai assez. Cette réponse
ne laissa pas que d'étonner, quoiqu'on ne dût point
en attendre d'autre d'un Prince qui, de sept femmes
qu'il eut, en répudia les unes, & fit décapiter ou
mourir misérablement les autres, & qui venoit de
renoncer à sa Religion.

Thevenin, qui décrit cette opération, nous dit
qu'elle se fait en trois occasions différentes; savoir,
quand la mere & l'enfant sont vivans, ou quand la
mere est morte & l'enfant vivant. Il est même assez
hardi pour nous conseiller de la mettre en usage;
mais il ne nous marque point l'avoir fait, ni même
qu'il l'ait jamais vu faire à personne.

Il y a quelques Auteurs modernes qui, épousant
son sentiment, nous rendent cette opération si aisée,
par la description qu'ils en font, que si nous les en
croyions, nous la pratiquerions dès qu'on trouveroit
les moindres difficultés dans un accouchement.
Mais s'ils avoient été témoins d'une telle opération, ils changeroient bientôt d'opinion, & ils

conviendroient qu'un Chirurgien doit n'avoir pas d'humanité pour l'entreprendre.



Son idée seule feroit trembler les plus intrépides. Jugez aussi quelle résolution il faut avoir, pour aller ouvrir le ventre à une femme vivante, en lui faisant une incision de plus d'un demi-pied de long ; ensuite, fouillant dans la capacité de l'abdomen, faire une semblable plaie au corps de la matrice, puis percer les membranes, & tirer un enfant par toutes ces ouvertures. Si cette opération effraie le Chirurgien, quand même il l'exécute après la mort de la mere, quelle horreur ne doit-elle point imprimer quand elle est accompagnée des cris d'une mere qu'on fait souffrir avec une cruauté sans exemple, & d'une quantité de sang prodigieuse, qui, sortant par de si grandes plaies, peut faire périr la mere dans l'instant, & entre les mains de l'Opérateur ?



S'il est vrai qu'une égratignure faite par un coup d'ongle à la matrice y cause des inflammations, & souvent la mort, & qu'un ulcere, tout petit qu'il soit, y devient presque toujours incurable ; quelle suite fâcheuse ne doit - on pas attendre d'une incision longue de six à sept pouces ? Ceux qui l'approuvent avancent deux choses, qui ne s'accordent point avec l'expérience ; l'une, que la femme ressent très-peu de douleur quand on lui coupe la matrice ; & l'autre, que l'hémorragie qui en arrive n'est point si grande qu'on se l'imagine. La sensibilité de la matrice détruit le premier préjugé ; puisque, de l'aveu de toutes les femmes, les douleurs qu'elles ressentent à cette partie sont insurmontables, & un léger ulcere y est infiniment plus douloureux qu'en aucun autre endroit du corps. Le grand nombre de vaisseaux qui arrosent l'utérus, & leur grosseur dans le temps qu'il renferme un enfant, condamnent la seconde raison qu'ils alléguent ; car, s'ils avoient ouvert une femme morte dans cet état, ils feroient furpris d'y voir tant de veines & d'arteres ; & ces vaiffeaux qui, lorfqu'une femme n'eft point enceinte, ne paffent point la groffeur d'une petite corde de luth, ont fur la fin de la groffeffe acquis le diametre d'un gros tuyau de plume à écrire. Le moyen donc de couper tant de canaux remplis de fang, & d'empêcher en même temps qu'il n'en forte une abondance terrible ? Ce qu'ils répondent à cet article n'eft nullement recevable ; ils difent que l'enfant n'eft pas plutôt tiré de la matrice, qu'elle commence à reprendre fon volume ordinaire, & qu'en fe rétréciffant elle bouche les orifices des vaiffeaux que l'incifion a ouverts. Mais cet organe ne fe refferre que peu à peu, & il lui faut deux ou trois jours au moins pour revenir dans fon état naturel ; & dans l'efpace d'une demi-heure au plus, une femme pourra perdre fon fang jufqu'à mourir.

Ils ajoutent qu'on a vu des enfans crever le fac qui les contenoit, & tomber dans la capacité du bas - ventre, où ils ont demeuré pendant plufieurs années fans que les meres en foient mortes. Il eft vrai que j'ai lu quelques hiftoires qui avancent ce fait. M. Bayle nous en a donné une, arrivée à Touloufe, dans laquelle il rapporte que l'enfant demeura vingt-cinq ans ou environ dans le ventre de fa mere. Une autre femblable hiftoire m'a été faite à Pont-à-Mouffon. La Cour y paffant en l'année 1673, Frere Barbilart, Apothicaire des Jéfuites de cette Ville, montra à la Reine, qui vifitoit leur Maifon, un enfant qu'il gardoit dans de l'eau-de-vie, & qu'il difoit avoir été trouvé dans le ventre de fa mere après fa mort. Je lui demandai fon fentiment fur un fait fi particulier ; & il me répondit, en préfence de Sa Majefté, qu'il croyoit que c'étoit un enfant jumeau avec la mere, qui avoit été conçu en même temps qu'elle, comme font tous les jumeaux, & qu'il n'y avoit ici que cette différence ;

favoir, que l'un avoit été formé dans le corps de l'autre. Je lui fis voir que fon opinion n'étoit pas foutenable, puifque cette femme n'avoit point eu de groffeur dans le ventre jufqu'à l'âge de vingt-fix ou vingt-fept ans; qu'étant devenue groffe, & ayant atteint le terme de la groffeffe, elle avoit certaine-ment fenti de grandes douleurs, qui ne fe termine-rent point par un accouchement; que vraifembla-blement l'enfant, dans le temps de fes douleurs, avoit crevé la poche qui le contenoit, & qu'étant forti dans la capacité du ventre, il y avoit pu refter pendant les vingt années qu'elle porta cette grof-feur, d'autant plus que les eaux mêmes où l'enfant flottoit dans cette poche, s'étant épanchées dans le ventre, avoient pu le conferver tout ce temps-là, parce qu'ils lui tenoient lieu d'une faumure, dans laquelle il s'étoit racorni & comme pétrifié, n'ayant prefque plus la figure d'un enfant.

Examen de ces hiftoires. Ces deux hiftoires ne prouvent point la poffibi-lité de l'opération dont nous parlons à l'égard d'une femme vivante, parce qu'il eft certain que ces enfans trouvés dans le vide de l'abdomen n'ont point été formés dans la cavité ordinaire de la ma-trice, que nous appelons fon fond, mais dans l'une des trompes; n'étant pas impoffible qu'un œuf s'y foit arrêté, & qu'ayant pris accroiffement jufqu'à une certaine grandeur, cette trompe, qui ne pou-voit plus prêter davantage, fe foit rompue, pour permettre à l'enfant de tomber dans quelque endroit du ventre inférieur; & que les vaiffeaux de cette même trompe n'étant pas fi confidérables que ceux de la matrice, ils n'aient pas verfé affez de fang pour caufer la mort. Ainfi je perfifte dans mon fentiment, qui eft qu'un enfant, quelques efforts qu'il faffe, ne peut point crever la matrice, parce qu'elle peut s'étendre autant qu'il eft befoin pour le contenir; & nous voyons même tous les jours qu'elle eft capable d'en renfermer deux, & fouvent jusqu'à trois, qui ne la font point rompre.

Je ne mets point en doute ces deux histoires, que je trouve possibles de la maniere que je viens de dire ; mais je suis plus assuré de celle ci, que je vais vous raconter en deux mots, & qui confirme ce que j'avance. Dans le mois de Juin 1681, une des femmes de chambre de Madame la Dauphine étant grosse de six mois ou environ, fut surprise de douleurs excessives à la région de la matrice ; les cris qu'elle faisoit marquoient que cette partie n'est pas des moins sensibles. Les convulsions survinrent ; on vit son ventre s'enfler, & elle mourut un quart-d'heure après. La Reine & Madame la Dauphine, étonnées d'une mort si prompte, m'ordonnerent de faire l'ouverture de son corps, pour en savoir la cause. Je la fis le lendemain en présence de M. Daquin, alors premier Médecin du Roi, & de M. Fagon, premier Médecin de la Reine. Je trouvai la capacité du ventre toute pleine de sang, & un enfant couché sur les boyaux. J'examinai la matrice, qui n'etoit pas semblable aux autres ; elle avoit deux fonds : dans l'un je trouvai un faux germe ; & dans l'autre, qui étoit la surnuméraire, avoit été formé l'enfant, lequel y ayant vécu jusqu'au sixieme mois, avoit crevé cette partie, qui n'étant ni aussi ferme, ni aussi épaisse que le fond d'un utérus ordinaire, n'avoit pu résister davantage ; mais les vaisseaux qui la nourrissoient ayant, par leur rupture, répandu le sang en abondance dans l'abdomen, la femme mourut en peu de temps. J'en donnai au public une relation, sous le titre d'*Histoire Anatomique d'une matrice extraordinaire*, avec les approbations de Messieurs les premiers Médecins.

Ce n'est pas seulement la cruauté de cette opération, & la mort presque inévitable qui la suit, qui nous doivent ôter la pensée de la faire, mais encore la Religion, qui nous la défend ; car ayant été mis en queſtion lequel des deux on devoit ſauver, ou de la mere ou de l'enfant, lorſque les Accoucheurs ou les Sages-femmes ſe trouvoient dans l'impuiſſance de conſerver la vie à l'un & à l'autre enſemble, Meſſieurs les Docteurs de Sorbonne & les plus fameux Caſuites ont décidé qu'il falloit plutôt ſauver la mere que l'enfant. Sur ce principe, il faut bien ſe donner de garde de tenter ſur elle une opération qui la tueroit infailliblement.

Il y en a qui nous diſent qu'elle a été faite à **Londres** & à **Amſterdam** ; & on entend tous les jours des bonnes femmes, & des hommes auſſi crédules qu'elles, ſoutenir qu'on l'a faite à leurs voiſines ou à leurs commeres. Je mets toutes ces hiſtoires au rang de celles qu'on débite ſur les eſprits & ſur les ſorciers : je n'en crois rien du tout. On publie tant d'extravagances, qu'un honnête homme doit ſe méfier de tout, & ne croire que ce qui eſt rapporté par des gens dignes de foi ; & comme il n'y a pas un de nos célebres Chirurgiens qui oſât la pratiquer, je ſuis en droit de l'improuver à leur exemple.

Réfutation d'un Moderne.

Un Auteur moderne, qui conſeille & qui approuve cette opération, dit, pour autoriſer ſon procédé, qu'une femme de Château-Thierry vint à l'Hôtel-Dieu de Paris pour ſe faire traiter d'une hernie ventrale exceſſivement groſſe ; qu'après l'avoir panſée pendant trois mois elle mourut, & que cette femme ayant aſſuré de ſon vivant qu'on lui avoit fait autrefois l'opération Céſarienne, les Chirurgiens de ce lieu eurent la curioſité de l'ouvrir après ſa mort. Ils trouverent que la plaie du ventre n'ayant pas été bien réunie, avoit donné occaſion à cette hernie de ſe former ; & on remarqua au corps de la matrice, tant extérieurement qu'intérieurement, des lignes qui déſignoient l'endroit où la cicatrice s'étoit faite. Je réponds, premiérement, que ces lignes pouvoient être celles qui s'y trouvent naturellement ; lesquelles ont trompé quelques Auteurs, & leur ont fait dire mal-à-propos qu'elles séparoient la matrice en deux cavités, dont la droite étoit pour les garçons, la gauche pour les filles. J'ajoute que la plaie du ventre pouvoit avoir été causée par quelque grand abcès à cette partie ; & que si cette femme assuroit qu'on lui avoit fait cette opération, elle n'étoit pas la premiere à qui, après avoir accouché dans des convulsions & sans connoissance, on avoit fait accroire qu'on lui avoit tiré son enfant par le côté. Et enfin je conclus que quand même une telle histoire seroit véritable, elle prouve que cette opération doit être mise au rang de celles qui tuent les personnes sur lesquelles on les pratique, puisque cette femme n'a fait que traîner depuis ce temps-là une vie misérable & pleine d'incommodités, qui l'ont à la fin conduite dans un hôpital, où elle a trouvé la mort. L'observation que nous allons rapporter, paroît favoriser encore davantage l'opinion où nous sommes présentement.

Le sieur Raleau, Maître Chirurgien de Xaintes, nous dit qu'en l'année 1689 il fit l'opération Césarienne à la femme d'un Marchand de cette Ville, qui n'avoit pas pu accoucher après trois jours de travail ; qu'il l'exécuta en présence du sieur Jolin, son confrere : l'enfant vécut deux jours, & la mere en guérit. En passant par Xaintes avec le Roi d'Espagne & les Princes, je fus loger chez le sieur Moreau, habile Médecin, de qui je m'informai si cette histoire étoit véritable. Il me dit qu'il n'avoit point été présent à cette opération, qu'il avoit vu la malade quinze jours après, avec trois ou quatre de ses Confreres, & qu'ils l'avoient trouvée en état de guérison. Que cette femme en étoit demeurée boiteuse ; qu'elle n'avoit point eu d'enfans dans la suite ; & qu'après la mort de son mari elle s'étoit retirée de la Ville pour aller demeurer en une maison de campagne.

Mais cette histoire, dont la fin semble avoir été plus heureuse que la précédente, justifie ce qu'on disoit de ce Chirurgien, qu'il étoit trop entreprenant, puisque trois jours de travail ne font pas un temps suffisant pour desespérer qu'une femme puisse accoucher par les voies ordinaires. Que sait-on si la matrice étoit bien cicatrisée, & s'il n'y est pas resté une fistule ou un ulcere qui, suintant, sans cesse, lui aura fait mener une vie languissante le peu de temps qu'elle a resté au monde après cette opération ?

Je ne me rends point à de pareilles histoires, non plus qu'à la raison de ceux qui disent qu'il ne faut faire l'opération que quand il y a de l'impossibilité que la femme puisse accoucher autrement ; car vous trouverez très-peu de femmes qui ne puissent accoucher naturellement ; c'est toujours l'impatience ou de la femme, ou de l'Accoucheur, ou des assistans, qui fait desespérer que l'enfant sorte par la voie ordinaire ; il n'y a qu'à différer. Si une matrice, se trouvant d'une consistance très-dure, est tardive à s'ouvrir, ne vous impatientez pas ; elle fera en quatre ou en six jours ce qu'elle n'a pas pu faire en deux. Il ne faut pas souvent se regler sur les cris de la femme ; il y en a qui, pour les moindres atteintes qu'elles commencent à sentir, se plaignent plus fort que d'autres ne font dans les plus grandes douleurs ; c'est ce qu'il faut examiner, & sur-tout prendre patience, parce que l'accouchement étant l'ouvrage de la nature, elle en vient toujours à bout, principalement quand l'Accoucheur & la Sage-femme lui aident par les moyens que l'art leur enseigne, & que la prudence leur fournit dans les cas particuliers. On doit donc s'en rapporter à elle, puisqu'il est certain que toutes les femmes ont communément toutes les dispositions nécessaires pour accoucher, les unes plus tôt, les autres plus tard.

Confirmation des raisons précédentes.

Il

Il y a cinq ans qu'à Versailles Madame la Comtesse de Clermont, grosse de son premier enfant, sentant les premieres douleurs de l'accouchement, se mit entre les mains de M. Mauriceau, le plus célebre Accoucheur de Paris. Après trois jours de douleurs, & malgré tous les efforts de la mere, l'enfant n'ayant fait aucune démarche pour sortir, M. Dionis le fils fut appelé. Ils firent l'un & l'autre tout ce que leur art leur inspiroit, & néanmoins l'enfant n'avançoit point. Le cinquieme jour les forces de la mere diminuant, & la voyant en état de mourir si on ne la secouroit promptement, ils résolurent, de l'avis & en présence des Médecins de la Cour, de l'accoucher de force, c'est-à-dire, de tirer l'enfant avec le crochet. M. Dionis, comme le plus fort, travailla ; il planta son crochet à la nuque du col de l'enfant, où ayant senti un point d'appui ferme, en tirant fortement, il fit avancer la tête & par conséquent le corps, dont il la délivra & lui sauva la vie. Si le sieur Raleau s'étoit trouvé à un pareil accouchement, il auroit fait l'opération Césarienne ; mais ici il n'en fut pas question, elle ne fut pas seulement proposée. Deux ans après cette Dame a eu un second enfant dont M. Dionis l'a accouchée sans se servir d'instrumens, & aujourd'hui elle est grosse d'un troisieme dont il faut espérer qu'elle accouchera heureusement.

Par tout ce discours vous voyez bien que je suis entiérement opposé à ceux qui conseillent de faire l'opération Césarienne à une femme vivante. M. Mauriceau qui a très-bien écrit sur tout ce qui regarde les accouchemens, la condamne absolument dans ce cas. Vous pouvez en voir les raisons dans le chapitre où il parle de cette opération ; mais je suis comme lui dans le sentiment qu'on la doit faire, & que même on est obligé par un commandement exprès de la Loi, d'ouvrir le ventre à toutes

L

les femmes grosses dans le moment qu'elles viennent d'expirer.

Deux principaux motifs engagent le Chirurgien
à faire l'opération Céfarienne à une femme enceinte aussi-tôt qu'elle a expiré ; l'un est pour tâcher de sauver la vie à l'enfant, l'autre est pour le
baptiser.

Si un Chirurgien se trouve présent lorsqu'une
femme grosse de huit ou neuf mois viendra d'être
assassinée, ou tuée par quelque autre malheur, ou
qu'elle aura subitement fini ses jours par une apo-
plexie, par une frayeur, &c. il n'est pas impossible
qu'en lui ouvrant incontinent le ventre, il n'en
tire l'enfant encore en vie, & que par ce moyen
il ne le garantisse de la mort, qui lui arriveroit
indubitablement s'il séjournoit encore dans la matrice quelques instans après que le principe de la
vie de la mere a été détruit. Il y a des exemples
que des enfans tirés de cette maniere ont vécu
l'espace d'une vie ordinaire. C'est pourquoi, sans
perdre de temps en raisonnemens, le Chirurgien
doit promptement en venir à l'opération, pour
tâcher de sauver la vie à l'enfant, comme il est
arrivé quelquefois.



Si la femme n'étoit grosse que de quatre, de cinq
ou de six mois, il n'y auroit pas d'apparence pour
lors que l'enfant pût long-temps survivre ; néanmoins il faudroit faire l'opération Céfarienne, dans
l'espérance de trouver encore l'enfant vivant, & de
le baptiser avant qu'il mourût. Ainsi, en quelque
temps de la grossesse que ce soit, & par quelque
cause de mort qu'une femme soit périe, il lui faut
ouvrir le ventre, vu que s'il n'est pas possible de
conserver la vie à l'enfant, du moins on a sujet
d'espérer de pouvoir lui donner le Sacrement de
Baptême, ce qui peut arriver plus sûrement & plus
vîte que si on s'y prenoit d'une autre façon.

Le nom d'*Embryoulkie* que les Grecs ont donné

à cette opération, étant dérivé de ἐμβρυον, qui
signifie enfant, & de ἕλκειν, qui veut dire tirer,
nous fait voir qu'elle se pratiquoit avant qu'il y eût
des Césars; comme aussi, que Scipion l'Africain
n'est pas le premier qui ait été mis au jour de cette
maniere; & que si le nom d'opération Césarienne
est demeuré, c'est qu'il est plus facile à prononcer
que celui d'Embryoulkie. Voici comment elle se
fait.

Ceux qui conseillent cette opération à une
femme vivante, disent qu'avec ce bistouri A il faut
faire une grande incision à la partie latérale du ventre, en traçant la figure d'un croissant, & ouvrir
tout de suite le fond de l'uterus, pour en tirer l'enfant par les ouvertures faites à ce viscere & au bas-
ventre par le même instrument; qu'on doit avec
ces éponges B B imbiber tout le sang épanché par
l'opération; qu'il ne faut point faire de suture à la
matrice, parce qu'en se resserrant d'elle-même,
les levres de la plaie se rapprochent l'une de l'autre, mais qu'il faut coudre le ventre comme à la
gastroraphie, avec ces deux aiguilles courbes C C
enfilées du cordonnet D D, & la suture étant faite,
la couvrir de l'emplâtre E, puis de la compresse F,
ensuite du bandage circulaire G qu'on fait tenir par
le scapulaire H, ayant soin de panser tous les jours
cette plaie, qui se guérit, à ce qu'ils nous témoi-
gnent, aussi facilement que celles des autres parties du corps.

Ceux qui ne la pratiquent que sur des femmes
mortes, attendent qu'elles aient rendu le dernier
soupir, & au même instant le Chirurgien travaille
avec toute la diligence possible. Pour cet effet on
ne met point le corps sur une table, comme on
fait dans les ouvertures ordinaires; on ne marque
point avec de l'encre l'endroit où on doit faire
l'incision, on ne la fait point dans l'un des deux
côtés du ventre, parce qu'il a plus d'épaisseur

Moyens de<br>l'exécuter.

L ij

que dans le milieu, & pour abréger le temps on ne donne point à l'incifion la figure d'un croiffant, comme il y en a qui l'ordonnent. Il commence par mettre un bâillon dans la bouche de la femme, afin de la tenir ouverte; il lui découvre le ventre, & avec le fcalpel K il lui fait une incifion longitudinale au milieu de l'abdomen, en commençant au deffous du cartilage xiphoïde, & finiffant au deffus des os pubis. Auffi-tôt qu'il a percé le péritoine en un endroit, il y introduit un des doigts de fa main gauche pour le foulever, & avec des cifeaux L il acheve de l'ouvrir de toute la longueur du ventre. Il apperçoit d'abord la matrice, parce que l'épiploon eft monté en haut & les inteftins rangés à côté; & avec le même couteau il fend la matrice, en y faifant une incifion capable de donner paffage à l'enfant, qui fe trouvera enveloppé de fes membranes qu'il faudra déchirer fi elles font tendres, ou couper fi on les croit trop dures pour pouvoir les ouvrir & les écarter avec les ongles. L'enfant étant à découvert, on lui fouleve la tête de la main gauche, & de la droite lui verfant de l'eau contenue dans la burette M on le baptife fans aucun délai; puis on le tire de la matrice, on lui lie le cordon avec ce fil N environ à un pouce du ventre, & on le coupe enfuite à un demi-doigt au deffous de la ligature. Enfin on donne l'enfant à quelque femme, qui l'ayant enveloppé dans un chauffoir fort chaud, le porte auprès du feu, où on emploie toutes fortes de moyens pour le faire revenir de fa foibleffe, foit en le réchauffant, foit en le lavant avec du vin tiede, foit en lui en foufflant au vifage, & lui ouvrant la bouche afin qu'il puiffe avaler quelques gouttes de liqueur fpiritueufe.

Si je vous ai dit qu'il falloit tenir la bouche de la mere ouverte pendant l'opération, ce n'eft pas que fur ce chapitre je fois dans l'erreur du menu peuple, qui croit que l'enfant respire dans le ventre de sa mere, & qui s'imagineroit que trouvant l'enfant mort, comme il arrive le plus souvent, ce seroit la faute du Chirurgien qui n'auroit pas mis un bâillon dans la bouche de la mere. Je sais que cette circonstance est inutile; mais il ne la faut pas omettre, pour contenter les assistans, & pour éviter tous les sots discours que feroient à l'encontre du Chirurgien quelques femmelettes, ou gens qui n'ayant aucune connoissance de l'Anatomie, ne savent pas qu'il n'y a point de communication de la bouche avec l'uterus.

Il ne faut pas faire l'ouverture de la matrice avec trop de précipitation, ni enfoncer le scalpel trop avant tout d'un coup, dans la pensée qu'elle auroit l'épaisseur de deux travers de doigts, comme l'ont avancé la plupart des Auteurs; car on ne manqueroit pas de blesser l'enfant, puisqu'il est constant qu'elle est plus mince dans les derniers temps de la grossesse que dans les premiers, & que, semblable aux autres membranes, elle diminue d'épaisseur à mesure qu'elle s'étend. Ce qui a trompé les Anciens, c'est que l'ayant ouverte à l'endroit où le placenta étoit attaché, c'est-à-dire dans son fond, ils ont confondu l'épaisseur de cet arriere-faix avec celle de la propre substance de la matrice distinguée de ses vaisseaux sanguins & lymphatiques, qui sont véritablement fort gros, mais dont les tuniques sont fort minces. Ils nous ont fait là-dessus bien des raisonnemens qui se détruisent par l'expérience même.

Le Chirurgien doit être instruit de cette disposition naturelle de la matrice, de crainte de se tromper en pareille occasion; mais pour peu qu'il ait l'adresse, il ne blessera pas l'enfant, car sous la matrice il y a des enveloppes qui contiennent l'eau au milieu de laquelle nage cet enfant, ce qui facilite l'opération, & empêche qu'on ne le blesse à moins que d'y aller inconsidérement & à l'étourdi.

L. iij

Marques pour connoître si l'enfant est en vie dans l'uterus.

On connoît que l'enfant est vivant ou mort, en touchant son cordon : si on y sent un battement, c'est signe qu'il est en vie, & alors il le faut baptiser ; & si on n'en sent point, il y a tout sujet de croire qu'il est mort. Sur quoi on fait alors une question, savoir, si on doit le baptiser ou non, parce qu'il y a des Casuistes qui veulent qu'on ait des signes certains de la vie pour administrer le Baptême, disant que ce seroit profaner ce Sacrement que de le donner à un cadavre. Pour moi je les baptise tous, & cela pour deux raisons : l'une, est qu'il peut arriver qu'un enfant soit en vie & qu'il lui reste encore quelques soupirs à rendre, quoiqu'on ne sente point de pulsation manifeste à son cordon ombilical, auquel cas ce seroit tomber dans un inconvénient fâcheux que de refuser le Baptême à un enfant vivant, parce qu'il n'auroit pas assez de force pour donner des signes certains de sa vie. L'autre raison est que dans ces sortes d'opérations, la chambre est toujours pleine de parens ou de voisines, qui ont la plupart une imagination timide & occupée des préjugés les plus déraisonnables. J'en ai vu qui, prenant un enfant qu'on venoit de tirer du ventre de sa mere, où il avoit cessé de vivre depuis plusieurs jours, le réchauffoient auprès du feu, & qui au moindre mouvement qu'elles lui voyoient faire, comme d'ouvrir tant soit peu une paupiere, de remuer la levre, &c. s'écrioient & assuroient qu'il étoit vivant, sans considérer que ces petits mouvemens sont des effets de ceux qu'elles faisoient faire à la tête de l'enfant en s'efforçant de le ranimer. Si dans une pareille occasion un Chirurgien ne vouloit pas ondoyer l'enfant, il s'attireroit la haine publique, & toutes ces femmes ne lui pardonneroient jamais.

Comment on baptisera l'enfant.

Il y a encore un expédient qui remédie à tout ; c'est qu'en donnant le Baptême à l'enfant, il le faut faire sous condition, en disant ces paroles, avec

intention de faire ce que l'Eglise Chrétienne ordonne en pareille rencontre : *Si tu es vivant, je
te baptise au nom du Pere, & du Fils, & du Saint-
Esprit ; ainsi soit-il.* De cette maniere, si l'enfant
est vivant, il est bien baptisé ; s'il est mort, on ne
baptise point un cadavre ; & les plus scrupuleux ne
peuvent point blâmer un tel procédé, puisque l'E-
glise même ne baptise les enfans ondoyés dans une
nécessité pressante, que sous condition, & qu'en
cas qu'ils ne l'aient pas été, lorsqu'on a été obligé
de les ondoyer.

Quand je prescris au Chirurgien comment il
doit se comporter pour baptiser un enfant, je suppose qu'il n'y ait point de Prêtre pour le faire, &
qu'on ait été tellement pressé qu'on n'ait pas eu le
temps d'en avertir un, comme quand une femme
vient de recevoir quelque coup dont elle sera morte
à l'instant ; mais lorsque la maladie donne quelque
loisir, il ne faut pas manquer d'envoyer quérir
un Prêtre, sur-tout de la Paroisse, & de le prier
d'attendre auprès de l'agonisante, le moment de
pouvoir baptiser son enfant : le Chirurgien alors
ne se doit mêler que de ce qui est du fait de l'opération.

C'est au Chirurgien à ne rien négliger pour découvrir si l'enfant est vivant ou non, parce que,
selon la coutume observée en beaucoup de pays, si
l'enfant survit la mere, le pere est héritier de tous
les effets mobiliers ; au contraire, s'il est mort
avant la mere, ce sont les parens de la mere qui
en héritent ; de sorte que s'il intervient un procès
entre le pere & les parens, comme il arrive souvent,
c'est au Chirurgien à en décider ; il est maître de
faire perdre ou gagner le procès à l'un ou aux autres,
& les Juges ne prononcent que sur son rapport ;
c'est ce qui le doit engager de le faire avec sûreté
du côté de la conscience.

L'opération faite avec toutes les précautions que

Ce qu'il y a
à faire après
l'extraction
de l'enfant.

je viens de vous marquer, si l'enfant est vivant ; la parenté en aura soin ; mais s'il est mort, il faut le prendre & le remettre dans le ventre de la mere, puis le recoudre de la même maniere qu'on fait les cadavres qu'on vient d'ouvrir.

Voilà, Messieurs, toutes les opérations qui se pratiquent sur le ventre inférieur, entre lesquelles vous ne voyez point les cautérisations du ventricule, du foie & de la rate, que quelques Médecins se sont imaginé pouvoir être faites. Ils prétendent que lorsque ces parties sont comme endormies, ou qu'elles font paroître trop de lenteur dans leurs fonctions, en conséquence de quelque intempérie froide qui ralentit leurs actions, il faut les réveiller & les réchauffer par l'application de plusieurs fers chauds ou ardens sur la région la plus prochaine de ces parties ; mais les douleurs que les malades doivent essuyer dans ces sortes d'opérations, sans aucun fruit, nous les font rejeter, & accuser de cruauté ceux qui seroient capables de les mettre en usage.

Adouciffe-
ment de la
nouvelle Chi-
rurgie.

La bonne Chirurgie a retranché le feu de toutes les opérations qui se font sur la chair ; elle ne se sert plus que de quelques boutons de feu sur les os qui sont insensibles, encore ne les emploie-t-elle que rarement ; elle a abandonné ces manieres rudes aux Maréchaux, qui tourmentent avec des fers rouges les pauvres chevaux qu'ils pourroient guérir autrement ; & si leur méthode de se servir du fer & du feu fait horreur à ceux qui la leur voient pratiquer sur des animaux qui ne s'en plaignent pas, que seroit-ce si on voyoit brûler le ventre d'un homme qui par ses cris toucheroit le cœur le plus endurci ?

Condamna-
tion de ceux
qui entrepre-
noient de dé-
rarer.

Il y a environ trente ans qu'il s'éleva une certaine secte de Chirurgiens qui s'applaudissoient de s'être avisés les premiers d'une nouvelle opération qu'ils prétendoient mettre en pratique ; elle con-

'fiſtoit à ôter la rate, ce qu'ils appeloient *dérater*. Ils regardoient cette partie comme inutile, & même nuiſible, parce qu'ils n'en connoiſſoient peut-être pas les uſages ; & dans cet eſprit ils vouloient qu'on fît une inciſion à l'hypochondre gauche, qu'on en tirât la rate, & qu'après avoir fait une ligature à ſes vaiſſeaux, on la retranchât hardiment. Sur ce qu'ils l'avoient fait à quelques chiens qui n'en étoient pas morts ſur le champ, ils s'efforçoient de publier les avantages que l'homme recevroit de cette opération. Mais tous les animaux à qui on la faiſoit étant morts peu de temps après, il ne s'eſt pas trouvé un ſeul homme qui en ait voulu ſubir l'épreuve. C'eſt donc avec juſte raiſon qu'il n'eſt plus mention de ces cruelles opérations, qui, n'ayant été conçues que par des cerveaux creux, ont trouvé leur ſépulture dans ceux de leurs inventeurs.

Quoique l'opération Céſarienne ait été abſolument proſcrite par beaucoup d'Auteurs, qui prétendent, comme M. Dionis, qu'elle ne peut jamais réuſſir, & qu'on ne doit point la pratiquer du vivant de la mere, néanmoins il n'eſt pas inutile de rapporter ici les raiſons ſur leſquelles ſe fondent ceux qui s'en déclarent les partiſans.

1°. La grande plaie qu'on eſt obligé de faire aux tégumens, tant communs que propres du bas-ventre, n'a rien d'effrayant ni qui puiſſe faire rejeter l'opération ; car on ſait, & l'expérience le confirme tous les jours, que de ſemblables plaies ſe referment ; & quand on objecteroit le danger qu'il y a d'ouvrir quelque vaiſſeau conſidérable en inciſant les tégumens, on répondroit qu'on a un remede ſûr, qui eſt la ligature du vaiſſeau ouvert.

2°. Les abcès qu'on a vu ſe former aux différentes régions du ventre inférieur, par l'ouverture deſquels les fœtus & leurs dépendances renfermés ſont ſortis tout pourris de la matrice, ſont des preuves certaines que les plaies de la matrice ne ſont pas abſolument mortelles, puiſque pluſieurs femmes qui ont été délivrées de cette maniere ont recouvré une ſanté parfaite. Ces exemples ne peuvent cependant être regardés que comme des preuves que les plaies de la matrice ſont curables, mais non pas comme une preuve du ſuccès de l'opération. Car, dans le cas d'un abcès, la matrice contracte des adhérences avec les parties voiſines, qui empêchent l'épanchement des matieres dans le ventre; au lieu que dans l'état naturel il ne s'en trouve point pour empêcher l'épanchement du sang qui sortiroit des vaisseaux divisés.

3°. L'opération de la taille au haut appareil, semble encore autoriser la section Césarienne. On ouvre les tégumens du bas-ventre au dessus des os pubis, & ensuite le fond de la vessie, sans entrer dans le ventre. Cependant l'eau qu'on a injectée dans la vessie avant que de faire l'incision aux tégumens, s'épanche rarement dans le tissu cellulaire qui l'entoure; il ne survient point d'hémorragie de conséquence; la plaie faite aux tégumens, & celle de la vessie, toute membraneuse qu'elle est, se guérit. A plus forte raison une plaie qu'on feroit à la matrice qui est moins membraneuse, pourroit-elle se cicatriser.

4°. La matrice est un viscere qui se dilate à mesure que l'enfant y croît, mais qui se contracte & se resserre promptement dès qu'il en est sorti. Sa contraction pourroit donc faire à l'égard d'une plaie qu'on y auroit faite, ce que l'art fait à l'égard des plaies extérieures dont on rapproche les levres. Les vaisseaux divisés se trouveroient alors légérement comprimés; ce qui suffiroit pour empêcher que le sang ne s'épanchât dans le ventre, lorsqu'on auroit fait la suture aux tégumens.

5°. Si, malgré toutes les précautions qu'on peut prendre, le sang s'épanche dans la cavité lorsqu'on fait l'opération, ou si des matieres purulentes s'y répandent quelque temps après, on peut remédier à cet accident en faisant coucher la malade sur le côté de l'incision, comme on le pratique dans le cas d'une grande plaie du ventre.

6°. Enfin, l'on ne peut opposer aucun raisonnement à certains faits, dont voici les principaux.

Outre le fait rapporté par Raleau & par M. Saviart, M. Jobert, Médecin de Château-Thierry, qui dans le Journal des Savans du 8 Juin 1693, confirme la relation de M. Saviart, décrit en même temps deux autres opérations Césariennes faites à une même femme, à vingt mois de distance l'une de l'autre, avec un succès si heureux, que cette femme & l'enfant tiré par la premiere incision vivoient encore de son temps. On voit dans Schenckius, que Vincent Villeau, Chirurgien, fit une incision au côté gauche de l'abdomen d'une femme enceinte, qu'il tira de la matrice un enfant tout pourri, & que cette femme, quoiqu'incommodée d'une hernie ventrale, accoucha d'une fille deux ans après sa guérison, & d'un garçon deux ans après ce dernier accouchement. M. de la Motte rapporte qu'une femme ayant été en travail d'enfant pendant cinq ou six

Observ. 193.

jours, sans avoir pu être soulagée par la Sage-femme qui ne fit qu'arracher un bras qui se présentoit, fut heureusement délivrée par un Chirurgien du Pont-Labé, qui lui fit au côté gauche du bas-ventre une incision, par laquelle il tira un enfant tronqué d'un bras, & le placenta. La plaie, dont on confia au bout de cinq ou six jours le soin au mari, se cicatrisa par l'entremise d'une chair baveuse & spongieuse. On lit dans l'Histoire de l'Académie des Sciences, année 1731, un fait à peu près semblable. Une femme âgée de quarante-huit ans, & grosse de son premier enfant, appela une Sage-femme qui trouva que la tête de l'enfant se présentoit au passage, mais qu'elle étoit trop grosse pour qu'elle pût sortir. Cette Sage-femme, après avoir fait inutilement toutes les tentatives possibles, consulta M. Michel, Médecin, qui de son côté ordonna ce qu'il crut convenir. Le quatrieme jour l'enfant fut ondoyé sous condition, & la Sage-femme tenta, par l'avis du Médecin, de le tirer avec le crochet. Rien n'ayant pu réussir, il ne restoit plus que l'opération Césarienne. La Sage-femme la fit le septieme jour, avec tant de dextérité & de courage, que la malade fut délivrée sans aucun accident, & jouit d'une parfaite santé.

Quant aux cas où cette opération se peut pratiquer, ils sont très-rares. Quelques-uns de ceux qui la conseillent, veulent qu'on ne la fasse que lorsqu'il y a une impossibilité physique d'accoucher autrement, soit que cette impossibilité vienne d'un vice de conformation des os pubis, ou de ce qu'un enfant & ses dépendances, au lieu d'être dans la matrice, se trouvent confondus dans le ventre avec les autres visceres, sur lesquels le placenta a pris racine. Dans ce dernier cas, le rétablissement des visceres qui auront été dérangés par la présence de l'enfant, & la pression que feront les muscles du bas-ventre & le péritoine sur ces visceres en reprenant leur ressort naturel, suffisent pour comprimer les ouvertures des vaisseaux divisés par l'arrachement du placenta, & pour prévenir l'épanchement qui pourroit suivre un tel détachement. La plaie des tégumens peut donner une libre issue à la suppuration des petites plaies des vaisseaux.

Malgré tout ce que je viens de rapporter en faveur de l'opération Césarienne, il faut convenir qu'elle est dangereuse, & qu'elle présente des difficultés infinies. Toutes les raisons & les observations de ses Partisans ne rassurent pas encore les Praticiens de nos jours contre la crainte qu'ils ont que l'épanchement ne fasse périr celles sur lesquelles on la fait ; cependant ces raisons & ces observations m'ont paru assez importantes pour mériter d'être rapportées ici en

*Observ.* 13ᵉ
*Traité des ac-
couchemens.*

abrégé. L'intention des Partifans de l'opération Céfarienne n'eft pas de conferver la vie aux enfans aux dépens de celle de leur mere ; mais de la conferver aux uns & aux autres, ou même de la conferver aux meres feules, quand leurs enfans font morts & qu'on ne peut les accoucher de la maniere ordinaire. Ainfi, loin de blâmer ceux qui la confeillent, il eft jufte d'examiner fans prévention, & avec beaucoup de fcrupule & d'exactitude, ce qu'ils allèguent en fa faveur.


*Fin de la feconde Démonftration.*

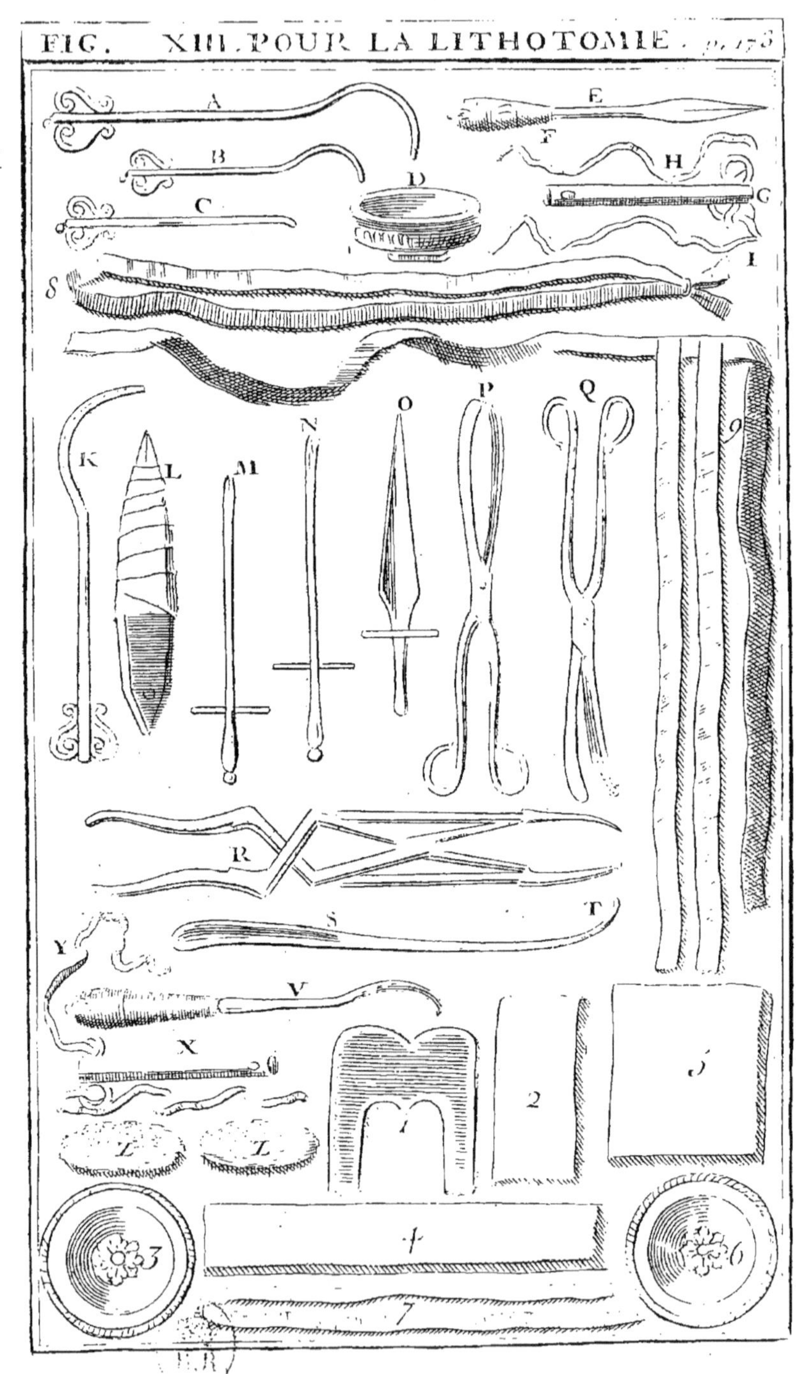

FIG. XIII. POUR LA LITHOTOMIE. p. 173

# OPÉRATIONS

## *DE*

# CHIRURGIE.

Des Opérations qui se pratiquent sur la vessie, sur la verge, & sur la matrice.

## *TROISIEME DÉMONSTRATION.*

LES mêmes raisons, Messieurs, qui nous ont obligés de commencer nos opérations par celles qui se pratiquent sur le ventre inférieur, nous engagent à les continuer par celles que demandent les maladies qui arrivent à la vessie, à la verge & à la matrice, ces parties n'étant guere moins sujettes à se corrompre que toutes les autres du bas-ventre ; c'est pourquoi nous allons travailler à les séparer de notre sujet.

Une des plus grandes & des plus difficiles opérations de la Chirurgie, est celle de tirer une pierre de la vessie. Hippocrate la trouvoit si pénible & si dangereuse, qu'il avoit résolu de ne la plus entreprendre ; & la plupart des Chirurgiens d'aujourd'hui, à l'exemple des anciens, se défendent comme

L'extraction de la pierre est une opération très-difficile.

eux de la faire , laiffant exécuter cette opération à ceux qui en font leur capital , & qui apportent tous leurs foins pour s'y rendre habiles.

Les Grecs nommoient ces fortes de Chirurgiens Λιθοτομοί , & nous les appelons aujourd'hui des Lithotomiftes , parce que cette opération s'appelle Lithotomie. Ce mot eft compofé de deux dictions grecques , de λίθος qui fignifie pierre , & de τέμνειν qui veut dire couper & féparer. Cette étymologie, quoique jufte , a trouvé des cenfeurs qui ont prétendu qu'elle ne convenoit point à l'opération dont il s'agit , puifqu'on n'y coupoit point la pierre , & que le mot de *kyftitomie* fignifioit mieux ce qui s'y pratiquoit , étant dérivé de κύσις veffie , & de τέμνειν , qui fignifie divifer , à caufe qu'elle confiftoit dans une incifion qui fe fait à la veffie. Mais on répond que le nom de *kyftitomie* eft celui qu'on donne & qui convient parfaitement à l'opération qui fe fait à la veffie pour en tirer l'urine qu'on ne peut faire fortir autrement. Vous en demeurerez d'accord quand je vous démontrerai une telle opération. D'ailleurs, fous le nom de Lithotomie font connues & décrites dans nos Auteurs toutes les opérations qui fe pratiquent pour les pierres ; & ce feroit embarraffer les Chirurgiens & fatiguer inutilement les Etudians , que de les vouloir obliger à fe fervir d'un nouveau nom , qui ne feroit pas mieux entendre la chofe qu'elle eft déjà connue de tout le monde par le mot ufité : ajoutez que quoiqu'ordinairement on ne rompe pas la pierre , néanmoins la fin pour laquelle on incife la veffie étant d'en tirer les pierres , de les en féparer & les en détacher lorfqu'elles y tiennent, de les y atténuer quand elles font molles & friables , ou de les brifer en morceaux quand elles font trop groffes , & qu'on peut plus commodément les dégager des parties ; on ne pouvoit pas donner un nom qui exprimât mieux cette opération que celui de Lithotomie.

On entend donc par Lithotomie, une opération
de Chirurgie, par le moyen de laquelle on tire
de la veffie les pierres qui y font contenues ; & fous
le nom de pierres nous comprenons généralement
toutes fortes de corps étrangers, comme des grumeaux de fang, des membranes, des chairs endurcies, qui par leur maffe, leur groffeur & leur confiftance, empêchent le cours de l'urine, & nous
obligent d'en venir à la même opération pour en
débarraffer la veffie.

*(en marge : Définition de cette opération.)*

Nous trouvons tous les jours des pierres dans les
reins & dans la veffie, tant des hommes que des
femmes : il en eft peu qui ne vident avec les urines,
du fable ou du gravier, ou quelque petite pierre ;
mais il eft difficile de favoir comment ces corps
étrangers fe peuvent engendrer. Il faut toutefois
qu'un Chirurgien s'efforce d'en développer le fecret ; c'eft pourquoi, fans nous rebuter des difficultés, nous allons propofer ce que nous penfons
fur la maniere de leur génération.

*(en marge : Des pierres dans les reins & dans la veffie.)*

Tous nos Auteurs qui jufqu'à préfent ont écrit
fur cette matiere, & entre autres Fernel qui, après
Hippocrate, s'eft donné le plus de peine pour l'expliquer, nous ont dit que les pierres étoient formées de la partie la plus vifqueufe & la plus terreftre de l'urine ; que la portion la plus fubtile de
cet excrément étant confumée par la chaleur des
reins, la plus groffiere fe pétrifioit & s'endurciffoit,
de même que les pots de terre molle s'affermiffent
& deviennent folides par la chaleur du fourneau ; &
que lorfque les pores par lefquels l'urine fe fépare
du fang fe trouvoient trop étroits, les particules les
plus épaiffes de l'urine s'embarraffant dans ces conduits, s'y pétrifioient par leur féjour & par la chaleur de ces parties, où elles groffiffent par une continuelle appofition des matieres l'une fur l'autre ;
de forte que, felon eux, il y a trois caufes de
génération pour les pierres ; la matérielle, favoir,

*(en marge : De l'origine du calcul.)*

*(en marge : Trois caufes du calcul felon les Anciens.)*

ce qu'il y a de plus gluant & de plus terreftre dans l'urine ; l'inftrumentale, qui font les paffages trop étroits des reins où cette matiere eft arrê-tée ; l'efficiente attribuée à la chaleur du lieu, qui, la defféchant, en forme du gravier ou des pierres.

Ils étoient confirmés dans cette opinion, parce qu'on obferve tous les jours que les enfans font plus fujets à la pierre que les grandes perfonnes, & principalement ceux qui font nourris d'alimens groffiers & terreftres. En voici la raifon : les enfans mangeant fort fouvent, ne peuvent pas bien faire exactement la digeftion, & entre autres les enfans de payfans qui ne fe nourriffent que de pain lourd, mal cuit & mal fait, de fromages & de légumes indigeftes ; il refte un fuc cru & mal digéré, qui, étant porté aux reins avec le fang, s'embarraffe dans les porofités de leurs caroncules mamillaires, & y féjournant s'endurcit & devient pierreux par la chaleur naturelle qui fait exprimer à ces mamelons ce qu'un tel fuc a de plus féreux : de maniere que ces trois caufes dont nous venons de parler, fe rencontrant plus fréquemment aux enfans, il ne faut pas s'étonner fi on en trouve tant qui ont la pierre.

La preuve de ce que j'avance eft manifefte dans les écrouelles, les oreillons, les excroiffances, & tous les gonflemens des glandes, qui arrivent très-fouvent dans le bas-âge. La matiere de ces tumeurs eft un fuc cru diftribué aux glandes, où il s'embar-raffe & féjourne à raifon de l'étroiteffe du paffage ; & la chaleur en eft la caufe efficiente, parce qu'en confommant ce qu'il y a de plus liquide, elle y endurcit tellement cette matiere, qu'elle devient toute pierreufe.

Ceux qui ont fouvent vifité l'Hôtel-Dieu ou la Charité de Paris, qui font les deux endroits où on taille le plus de perfonnes, conviendront que de

trente

Quels font ceux en qui la pierre s'en-gendre plus fréquem-ment.

trente à qui on a fait cette opération, il y en aura
d'ordinaire plus des deux tiers qui n'auront pas dix
ans, & qui font prefque tous enfans de villageois;
ce qui marque évidemment que la premiere & la
plus générale caufe de la pierre eft la méchante
nourriture, & que cette production trouve fon principe dans les alimens terreftres, mal cuits & mal
digérés; & ce que nous lifons dans les Auteurs qui
ont traité ce fujet, favoir, qu'on ne tailloit autrefois que depuis l'âge de fix ans jufqu'à quatorze,
nous prouve que le nombre de ceux qui étoient
affligés de la pierre, a été de tout temps plus grand
dans la jeuneffe que dans un âge plus avancé.

Cette opinion fur la caufe de la génération des
pierres a paru fi vraifemblable à tous nos Anciens,
qu'avant eux on n'a ofé la contefter; mais il s'eft
trouvé de nos jours des gens qui ont été plus har-
dis, & qui ont avancé que ceux qui croient que les
pierres réfultent de la matiere la plus grofliere du
fang font dans l'erreur, foutenant au contraire
qu'elles étoient formées de corpufcules les plus fub-
tils de cette humeur. Pour défendre leur hypothefe,
ils diftinguent dans l'urine deux principes; l'un,
eft un fel volatil & urineux, femblable à l'efprit de
nitre; & l'autre, un foufre éthéré qui tient de la
nature de l'efprit de vin. Ils appellent le premier
efprit coagulateur; & ils veulent qu'étant mêlé
avec un autre efprit qu'ils trouvent dans ce liquide
excrémentitiel, & qu'ils nomment efprit terreftre
& ftyptique, il s'en faffe une condenfation qui
forme un corps pierreux.

Pour prouver cette opinion, ils ont recours à la
Chimie, & difent que fi on mêle de l'efprit de vin
avec de l'efprit de nitre, ou avec de l'efprit de fel
ammoniac, il s'en fait d'abord, après quelque fermentation, un coagulum qui peut devenir un corps
folide & compacte comme de la pierre.

Loin de condamner ceux qui font de ce fen-

Principes de la formation des pierres, felon les mo-<br>dernes.

M

timent, je les juge au contraire très-dignes de louanges d'avoir travaillé à pénétrer dans une cause si cachée ; mais aussi il ne faut pas qu'ils croient que nous devions les suivre aveuglément ; c'est à nous à examiner sans prévention ce qu'ils nous proposent, à le confronter avec ce que nous en ont dit les Anciens, & à prendre le parti où nous trouverons plus de solidité que de vraisemblance.

Ce dernier système est de l'ingénieux Van-Helmont, qui avec ces trois esprits dont je vous ai parlé, a besoin d'un autre esprit de putréfaction, excité par un ferment corruptif qu'il cherche dans l'odeur de l'urine, pour mettre les autres en action & faire la coagulation de la pierre. Mais quoique l'imagination ait de la peine à se représenter tous ces principes, néanmoins cette opinion moderne ne nous est pas inutile ; car, en la conciliant avec l'ancienne, elles produisent ensemble dans nous des lumieres qui nous procurent la connoissance véritable de la génération de cette substance tartareuse dont la pierre est formée.

Des parties où le calcul prend naissance.

Il y en a qui font deux sortes de pierres ; l'une qu'ils disent être formée dans les reins, & l'autre dans la vessie ; ils les différencient en ce qu'ils veulent que celle du rein soit plus petite, plus légere & plus rouge, & que celle de la vessie soit plus grosse, plus dure & plus blanche, ajoutant que les vieillards sont plus sujets à avoir le calcul dans les reins, & les jeunes dans la vessie. Mais ces observations ne sont pas certaines ; car aux jeunes comme aux vieux on trouve des pierres de toutes couleurs, de toutes figures & de toutes grosseurs ; & aux uns comme aux autres elles commencent à se former dans le rein, & elles s'augmentent dans la vessie : voici comment.

Comment les pierres sont formées.

Le principe essentiel ou le fondement de la pierre, est toujours quelque particule d'un chyle

groſſier & mal digéré, qui étant porté avec la féro-
ſité urinaire aux reins, & s'inſinuant dans un des
petits tuyaux des corps mamillaires qui filtrent
cette férofité, s'y embarraſſe & arrête, de maniere
qu'avec le ſecours des eſprits coagulateurs ou des
acides, elle s'y endurcit & devient pierreuſe; la
partie tartareuſe de l'urine venant enſuite à toucher
ce petit commencement de pierre, elle s'y attache,
s'y unit, & en augmente le volume; & tous les
jours un nouveau tartre de l'urine s'y joignant, elle
croît juſqu'à ce que le cours continuel de ce fluide
l'oblige à ſe détacher & à tomber dans le baſſinet,
d'où elle eſt conduite par l'uretere dans la veſſie;
& alors, trouvant un eſpace vaſte & libre, elle y
ſéjourne plus aiſément, & s'y groſſit de plus en plus
par de nouvelles applications de matieres, juſqu'à
ce qu'enfin cauſant par ſon volume, par ſon poids
ou par ſes pointes, des douleurs & des incommodités inſupportables, on eſt contraint de la tirer
par l'opération.

Ce premier principe, que quelques-uns ont nommé la ſemence de la pierre, & qui en eſt appelé le
noyau par Fernel, n'ayant pu paſſer par les mamelons des glandes rénales, s'augmente par des
couches de nouveau tartre, de la même maniere
qu'on fait les dragées, dont le noyau eſt ordinairement un petit anis qui ſe couvre de pluſieurs enveloppes de ſucre fondu, où le Confiturier le trempe
de temps en temps; car ſi on caſſe une pierre, vous
remarquerez le noyau avec les différentes couches,
qui ſeront de pluſieurs couleurs, ſuivant les diverſes
matieres dont elle eſt faite; de même que caſſant
un anis de Verdun, on voit les couches de pluſieurs ſortes de ſucre dont il eſt compoſé.

Quand je vous ai dit que les pierres, quelque
temps après leur formation, tomboient dans le baſſinet, vous devez avoir entendu que cela arrive très-
ſouvent, mais non pas toujours; car quelquefois

De la ſemen-<br>ce & du ger-<br>me ou noyau<br>de la pierre.

Exemples des<br>groſſes pier-<br>res reſtées<br>dans les reins.

M ij

elle est d'une telle figure, qu'elle ne peut se débarrasser du tuyau où elle a pris naissance ; alors elle
s'y grossit comme elle feroit dans la vessie , & elle
peut s'y accroître tellement qu'elle cause la mort.
Il y en a plusieurs exemples ; & le plus fameux de
ceux qui sont venus à ma connoissance, c'est celui
du Pape Innocent XI , qui étant mort le 13 Août
1689 , fut ouvert. On lui trouva deux pierres, une
dans chaque rein ; celle du rein gauche pesoit neuf
onces , & celle du droit six. J'ai trouvé ce fait si
particulier , & le volume de ces calculs si extraordinaire , eu égard à la capacité naturelle du lieu où
ils se rencontrerent , que je les ai fait graver sur
un dessin qui m'en fut envoyé de Rome , afin de
vous en faire voir la grosseur & la figure (a).

(a) Dans les cadavres de ceux qui ont été sujets aux
douleurs néphrétiques , on trouve quelquefois la substance glanduleuse du rein entiérement fondue , de sorte
que cette partie ne paroît plus qu'un sac membraneux , ou une poche partagée en plusieurs loges pleines d'urine. Ce changement vient ordinairement du séjour des pierres dans le bassinet du rein , ou arrêtées dans
l'uretere.

Les pierres qui s'arrêtent dans le rein y causent souvent des abcès , qu'il faut ouvrir quand ils se manifestent à la région lombaire. Il sort alors de ces abcès beaucoup de pus mêlé d'urine ; & l'on a été quelquefois
assez heureux pour en tirer la pierre qui avoit produit
tout le désordre. Il y a plusieurs exemples * de malades qui ont été guéris de cette façon ; guérison qu'ils
n'auroient cependant jamais dû espérer si la pierre fût
restée dans le rein , & si la nature elle-même n'eût paru
vouloir les soulager , en facilitant à l'art les moyens de
les secourir. C'est aussi dans cette circonstance & de
cette maniere que quelques - uns prétendent que l'on
peut pratiquer l'opération de la Néphrotomie. M. Colot * croit que l'Archer de Bagnolet , sur lequel on a fait,
dit - on , cette opération , étoit dans ce cas ; car il la
regarde comme impraticable en tout autre. Au reste ,
on ne sait pas précisément quelle étoit la maladie
de l'Archer de Bagnolet , & l'opération qu'on lui a faite ;
les sentimens des Historiens sont fort partagés sur ce

* Denis ,<br>observationes<br>Chirurgicæ.

* Traité de<br>la Lithoto-<br>mie.

fait, rapporté par Mézeray. Quant à l'opération de la Néphrotomie, voici ce qu'en dit M. Mery *, dont le jugement mérite d'être respecté. » La connoissance que » nous avons que cette opération a été pratiquée du temps » d'Hippocrate, jointe aux exemples, qui ne sont point » fort rares, d'abcès des reins qui se sont fait ouverture dans » la région des lombes, doivent empêcher que cette pro- » position ( celle de pratiquer la Néphrotomie au moins » sur des Criminels) paroisse téméraire ; & on peut d'ailleurs » assurer que la nécessité de remettre cette opération en pra- » tique est tout au moins aussi grande, qu'a été celle d'y » remettre la précédente ( l'opération de la pierre dans la » vessie ), puisqu'il y a tout au moins autant de malades » qui meurent de la pierre dans les reins, que de la pierre » dans la vessie «. M. Mery ne voudroit-il pas dire qu'elle n'est praticable que dans le cas d'un abcès ? Il paroît par un examen anatomique, que cette opération ne peut réussir à moins que le dérangement des parties n'en prépare le succès.

* Observa-<br>tions sur la<br>maniere de<br>tailler.

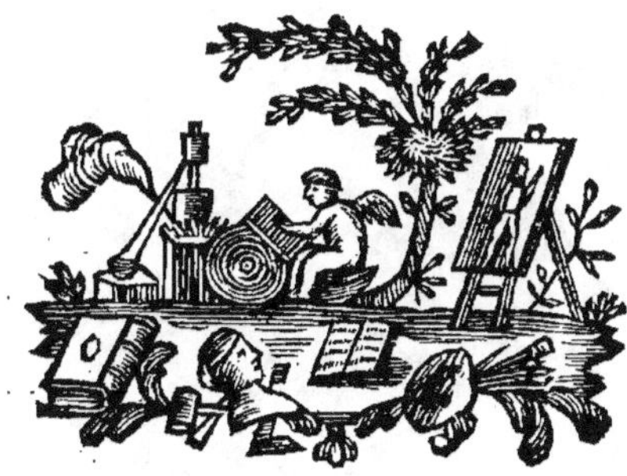

*Pierres trouvées dans les reins du Pape Innocent XI.*

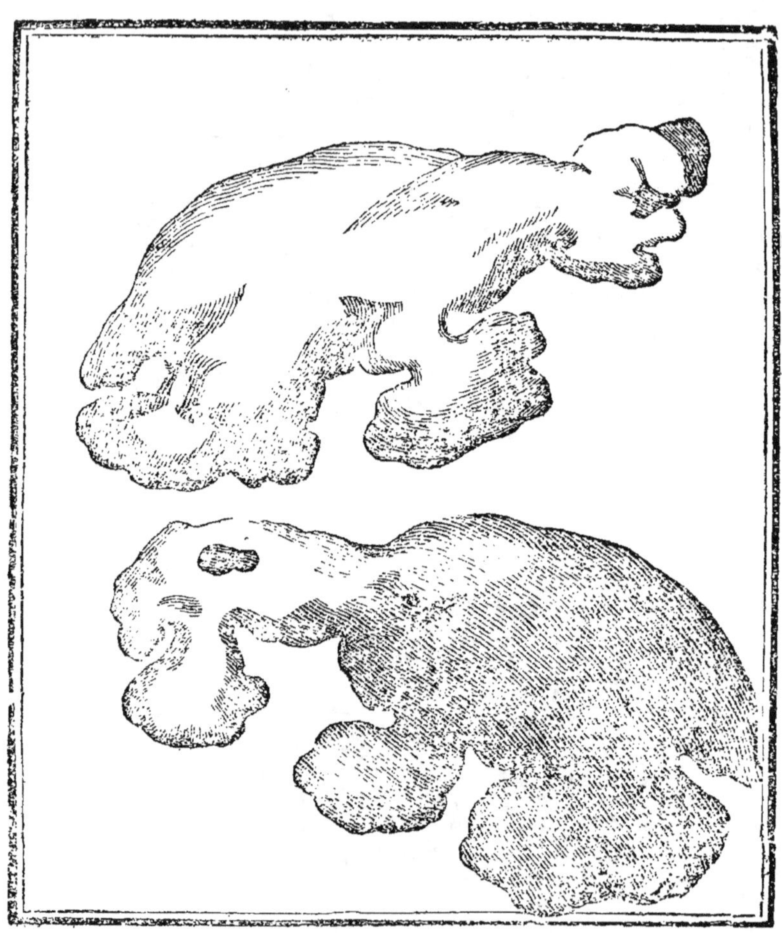

De la douleur néphrétique.

LOrsqu'une pierre se détache du rein , & qu'elle prend le chemin de la vessie , si elle est petite , elle coule aisément dans cette poche : mais si elle est grosse , étant obligée de dilater l'uretere pour se faire passage , elle cause des douleurs d'autant plus grandes , que par ses inégalités & par ses angles aigus elle déchire & pique la membrane nerveuse de ce tuyau. On appelle souvent cette maladie, colique néphrétique ; mais c'eſt improprement, puiſque ce nom de colique ne doit être donné qu'aux maux qui regardent le colon. Elle eſt mieux nommée douleur néphrétique, de νεφϱὸς, qui veut dire rein, à cauſe que ce qui fait la douleur vient du rein, & non de l'inteſtin colon.

Ces douleurs néphrétiques ſont excitées par du ſable, par du gravier, ou par une pierre ; quand c'eſt du ſable, les douleurs ſont légeres, à moins qu'il ne ſoit en une très-grande quantité ; lorſque c'eſt du gravier, elles ſe font ſentir davantage, parce que les particules du gravier ſont rudes, irrégulieres, & plus groſſes que celles du ſable ; & quand c'eſt une pierre, elles ſont très-vives. On a pour lors recours aux remedes généraux, qu'on ordonne ſuivant les accidens qui preſſent le plus. 

Les ſignes qui nous apprennent que c'eſt une douleur néphrétique, ſont qu'elle commence à l'endroit du rein, qu'elle ſe continue le long de l'uretere, & qu'elle répond à la région de la veſſie ; on ſent un engourdiſſement dans la cuiſſe ; le teſticule du même côté eſt tiré en haut par le muſcle cremaſter, qui ſouffre ; on a de la peine à uriner, & on vomit dans cette occaſion : je vous renvoie à la pratique ordinaire pour les remedes qui conviennent à ce mal. Je ne vous en ai parlé, que pour vous faire concevoir pourquoi on a raiſon de ſoupçonner que celui qui urine difficilement peut avoir une pierre dans la veſſie, ſur-tout lorſque cette difficulté aura été précédée par des douleurs néphrétiques. 

Après vous avoir expliqué comment la pierre ſe fait, il faut que je vous diſe ma penſée ſur la formation du ſable. De même que vous voyez que la partie tartareuſe du vin eſt adhérente à la ſurface-intérieure du muid où il eſt renfermé, qu'elle s'attache aux vaiſſeaux où on fait bouillir des liqueurs épaiſſes, & que même il ſe forme une croûte au dedans 

M iv

des tuyaux par où l'eau coule continuellement ; aussi ces sortes de corpuscules contenus dans l'urine se collent - ils dans le bassinet & le long des ureteres, &, y étant coagulés par un esprit acide, ou par l'entrelacement & l'union étroite de leurs parties branchues, s'y pétrifient, & boucheroient à la fin les conduits, si l'humeur glaireuse que les glandes des ureteres séparent sans cesse pour en enduire les cavités, de crainte que les membranes ne soient offensées par les sels urineux, n'obligeoit ce tartre de se détacher petit à petit pour se laisser entraîner par l'urine dans la vessie où il tombe par petites particules séparées comme du sablon, & il est peu de personnes qui n'en vident tous les jours avec l'urine.

Ce sablon est souvent blanc, & quelquefois rougeâtre ; on le trouve au fond du pot de chambre ; & même lorsqu'on y laisse séjourner l'urine, on s'apperçoit que ce même tartre s'attache aux parois du pot & y fait une croûte ; d'où on conjecture assez sûrement qu'il y a dans l'urine une matiere propre à être condensée, & un esprit capable de faire cette pétrification.



M. Tolet qui a très-bien écrit de la Lithotomie, après l'avoir long - temps pratiquée à l'Hôpital de la Charité de Paris, sous l'illustre M. Jeannot, alors le plus célébre Lithotomiste, nous dit qu'il a taillé un soldat Italien qui s'étoit fourré un ferret d'aiguillette par l'uretre dans la vessie ; qu'il se forma une pierre de la matiere qui se joignit à ce ferret, & s'y endurcit par succession de temps. Il arriva la même chose à un autre à qui un coup de mousquet fit entrer une balle dans la vessie, où elle servoit de base à une pierre dont il le fallut délivrer par la taille quelques années ensuite. Ces expériences confirment bien la pensée de Fernel, en ce qu'il dit que toutes les pierres ont un noyau.

Il y a aussi une nature de pierre qu'on appelle

fablonneufe, laquelle eft formée dans la veffie, de plufieurs petits grains de fable qui fe joignent enfemble par le moyen d'une glu qui leur fert de ciment. Cette efpece de pierre fe compofe en peu de temps, mais elle n'eft pas fi dure que celle qui eft faite par plufieurs couches pofées les unes fur les autres; auffi fe brife-t-elle facilement fous la tenette, quand on la veut tirer par l'opération.

Je vous ai dit que les pierres paffoient par les ureteres pour aller du rein dans la veffie: ceux à qui cela eft arrivé, ont l'uretere dilaté à proportion des pierres qui font paffées par ce conduit, qui n'ayant ordinairement que la groffeur d'un tuyau de plume, fe trouve néanmoins fouvent de la groffeur du pouce, & quelquefois de celle d'un inteftin; & quoique cette partie foit capable d'une telle extenfion, on voit cependant en quelques-uns des pierres arrêtées dans fa cavité, ce qui arriva à M. Colbert, qu'on ouvrit après fa mort, & à qui on trouva des pierres très-groffes retenues dans le milieu des ureteres, ce qui lui avoit fait fouffrir durant les derniers jours de fa vie d'effroyables douleurs néphrétiques. Mais ces fortes de pierres reftées dans les reins ou dans les ureteres ne peuvent point être tirées par la Chirurgie; c'eft pourquoi paffons à celles qui fe rencontrent dans la veffie, qui font le fujet de notre opération.

Avant que d'y venir, il faut être affuré qu'il y ait une pierre dans la veffie. Les fignes qui nous l'indiquent font de deux fortes. Les premiers, qu'on appelle communs ou équivoques, peuvent dépendre de plufieurs maladies de la veffie, autres que celles qui font caufées par la pierre. Les feconds font nommés propres ou univoques; ils ne conviennent qu'à la pierre feule.

Les fignes équivoques font en très-grand nombre; le malade reffent dans la région de la veffie une douleur continuelle, qui s'augmente lorfqu'il veut uriner, ce qui lui fait différer le plus qu'il peut cette fonction ; mais la douleur en est encore plus violente, à cause que l'urine, par le long séjour qu'elle fait dans la veffie, étant plus échauffée & plus âcre, elle irrite davantage les parties par où elle paffe pour fortir ; outre que le malade pouffant avec véhémence pour accélérer l'évacuation, l'inteftin rectum s'alonge au dehors par les efforts qu'il fait pour piffer. Cet accident arrive rarement aux perfonnes avancées en âge, mais fouvent aux enfans ; c'eft ce qu'on appelle le fondement forti. Les urines font quelquefois blanches, crues & ténues, & d'autres fois troubles, bourbeufes & fanglantes ; & lorfqu'on les laiffe repofer, on voit au fond un fédiment blanc femblable à du pus, avec de la mucofité & du fablon. Le malade fent au périnée une pefanteur caufée par le poids de la pierre ; il porte fouvent fa main à la verge, qu'il tire pour fe foulager ; il lui furvient des érections involontaires, produites par une irritation qui de l'uretre fe communique aifément aux nerfs caverneux ; il éprouve un picotement qui répond au bout de la verge : il a de la peine à uriner ; fouvent l'urine ne fort que goutte à goutte, & quelquefois elle eft entiérement fupprimée (a).

Quoique tous ces fymptômes dénotent ordinairement l'exiftence de la pierre dans la veffie, ils n'en font pas néanmoins des fignes fi fideles qu'il y faille croire abfolument ; car ils conviennent aux inflammations & aux ulceres de la veffie & de l'uretre, & c'eft ce qui les a fait appeler équivoques. On doit donc avoir recours à d'autres qui foient infaillibles.

(a) Le malade ne peut aller à cheval ni en voiture, ni fe donner certains mouvemens, fans reffentir dans la veffie de violentes douleurs, après lefquelles l'urine qu'il rend eft fanguinolente, principalement fi la pierre eft de l'efpece que les Lithotomiftes appellent mûrales, c'eft-à-dire, hériffées d'éminences inégales comme les mûres.

Les signes que nous appelons univoques, parce qu'ils ne peuvent se rapporter qu'à la pierre, & qu'ils ne nous trompent point, sont deux ; l'un est le doigt de l'Opérateur ; & l'autre, la sonde. Voici comment on s'y prend pour se servir de l'un & de l'autre.

Le Chirurgien ayant rogné ses ongles, il frottera de quelque huile son doigt indice ou celui du milieu : on se sert communément d'huile d'olive ; puis ayant fait asseoir le malade sur le bord du lit, couché à la renverse, les cuisses hautes & écartées, il lui introduira ce doigt dans l'anus, où il le poussera le plus avant qu'il pourra ; & n'y ayant que l'épaisseur du rectum & de la vessie entre son doigt & la pierre qu'elle renfermera, il lui sera aisé de sentir ce corps étranger, sur-tout lorsqu'appuyant de son autre main contre la région hypogastrique du malade, il poussera vers le rectum ce qui sera engagé dans la vessie. Aux femmes la matrice étant placée entre ce boyau & la vessie, le Lithotomiste ne pourroit sentir la pierre, s'il en usoit de même qu'aux hommes, c'est pourquoi il faut qu'il insinue son doigt dans leur vagin ; mais aux filles, pour plusieurs raisons que je passe sous silence, il ne doit point se servir du doigt indice, ni dans le vagin, ni dans le rectum ; il faut qu'à leur égard il se serve de la sonde (a).

Il n'est pas aussi facile de sonder un homme qu'une femme. La longueur & la figure courbe de l'uretre d'un homme, sont la cause des difficultés qu'il y a d'y faire entrer la sonde ; il faut de l'a-

_______________

(a) Une tumeur dure & skirrheuse aux environs de la vessie, où le raccornissement des parois de cette partie, peut en imposer au Chirurgien qui introduit son doigt dans l'anus ou dans le vagin, & lui faire prendre cette tumeur ou la vessie pour une pierre, lorsqu'il n'y en a pas réellement. La sonde est par conséquent le meilleur moyen de s'assurer de l'existence de la pierre dans la vessie.

dreſſe & de l'habitude pour y réuſſir. On prend une ſonde de la longueur de dix à onze pouces, & de la groſſeur d'un petit tuyau de plume à écrire, faite d'argent pour l'ordinaire, ayant dans la moitié de ſa longueur la figure d'un croiſſant, & ſon autre moitié étant droite. Le bout de cette premiere moitié, tant ſoit peu plus menue que l'autre, eſt mouſſe, & l'extrémité de celle qui eſt droite eſt garnie de deux anneaux, afin de la tenir plus ferme. On graiſſe toute la ſonde avec de l'huile, & on ſe met en devoir de la faire entrer dans la veſſie, en introduiſant la partie courbe la premiere dans l'uretre.

Premiere méthode de ſonder avec l'inſtrument.

Il y a deux manieres de ſonder ; c'eſt au Chirurgien à choiſir celle qu'il a le plus accoutumé de pratiquer. L'une, en prenant la verge du malade avec deux doigts de la main gauche, ſavoir, le pouce & l'indice, & l'élevant en haut pendant qu'on tient la ſonde avec les deux ſemblables doigts de la main droite, en ſorte que la partie concave du croiſſant regarde le ventre du malade. Alors, en ayant introduit doucement le bout dans l'uretre, on la pouſſe juſqu'à ce qu'on ſoit à la racine de la verge, qu'on baiſſe au même inſtant, afin que la pointe de la ſonde montant en haut, elle puiſſe, en paſſant par deſſous l'os pubis, aller juſque dans la veſſie. 

Seconde méthode.

L'autre maniere differe de la précédente, en ce que le dos de la ſonde regarde le ventre du ſujet, & que l'ayant pouſſée juſqu'à la racine de la verge, on fait faire un demi-tour à l'inſtrument, en le penchant conjointement avec la verge vers l'aine droite, & enſuite le baiſſant ; par ce moyen, la pointe de la ſonde recevant une légere impulſion, entrera dans la veſſie : & c'eſt de cette derniere façon que ſondent preſque tous les Lithotomiſtes, qui font voir leur adreſſe en donnant ce tour de maître. 

Inconvénient à éviter.

Si, la ſonde étant près d'entrer dans la veſſie, on ſent quelque obſtacle, il ne faut rien forcer, parce qu'il peut être cauſé par une

petite valvule, qu'on nomme verumontanum, qui
eſt à l'endroit où les vaiſſeaux éjaculatoires percent
l'uretre, & pour peu qu'on forçât, on ne manqueroit pas d'endommager cette valvule; c'eſt pourquoi il faut alors retirer la ſonde de la longueur
d'un travers de doigt, pour la repouſſer enſuite.
En s'éloignant de cet obſtacle, on trouve ainſi le
chemin de la veſſie.

L'uretre d'une femme étant court & droit,
on n'a pas beaucoup de peine d'y introduire la
ſonde. La malade étant couchée à la renverſe, on
lui écarte les nymphes avec la main gauche, & on
découvre l'orifice de l'uretre, qui eſt un petit trou
rond, placé entre ces deux crêtes au deſſous du
clitoris. On prend de la main droite une ſonde de
la même groſſeur que celle des hommes, longue
de ſix à ſept pouces, & de figure droite, & l'ayant
huilée, on l'inſinue doucement dans la veſſie; &
tant aux hommes qu'aux femmes, en tournant la
ſonde à droite & à gauche, s'il y a quelque pierre
on ne tarde pas à le reconnoître, par la réſiſtance
qu'elle fait à la ſonde, & par le bruit même qu'on
entend en frappant du bout de la ſonde ſur ce
corps.

Si par la ſonde on eſt aſſuré qu'il y ait une ou
pluſieurs pierres dans la veſſie, le ſeul moyen de les
tirer c'eſt par l'opération, qu'on fera de l'une des
deux manieres que je vais vous démontrer dans
peu de temps; car c'eſt un abus de croire qu'il y
ait des remedes capables de diſſoudre un calcul
dans les reins ou dans la veſſie. Tous ceux qui ſe
ſont vantés d'en avoir trouvé, ſont des charlatans &
des impoſteurs, qui, profitant de l'état pitoyable du
malade & de la frayeur qu'il a d'une telle opération,
lui promettent plus qu'ils ne peuvent tenir. Je ne
blâme point un malade qui cherche à s'épargner de
la douleur; il n'y a rien de ſi naturel que de s'abandonner entre les mains de ceux qui nous font entre-

Facilité à<br>ſonder les<br>femmes.

Néceſſité de<br>la Lithoto-<br>mie.

voir une guerison sûre & facile ; mais ces sortes de gens sont d'autant plus dignes de punition, que leurs promesses choquent le bon sens. Il n'y a point de dissolvant assez actif, tel qu'il puisse être, pour fondre une pierre hors de la vessie ; à plus forte raison il est impossible d'en trouver qui le fassent dans la vessie même, après avoir passé par tous les différens chemins qu'il doit tenir pour y parvenir, étant pris par la bouche. S'il étoit assez puissant pour un tel effet, que ne feroit-il point sur l'estomac, sur les intestins, sur les veines lactées, sur le canal thorachique, dans le cœur, dans les poumons, dans les arteres, dans les reins & dans les ureteres, toutes parties qu'il faut qu'il touche avant que de venir à la vessie où est la pierre qu'ils prétendent dissoudre ? Et s'ils veulent le seringuer par l'uretre, l'urine n'empêchera-t-elle pas qu'il n'agisse, ou ne blessera-t-il pas plutôt la vessie, qu'il ne rongera la pierre ?

C'est donc une foible ressource que d'espérer la guérison par des remedes quand la pierre est une fois formée ; il n'y a que l'opération qui la puisse tirer de la vessie. Ainsi c'est au malade à prendre son parti généreusement, & à s'y disposer au plus tôt, lorsque la sonde l'a rendu certain que tous les maux qu'il ressent sont des effets d'une pierre dans cet organe ; car plus il différera, plus la pierre grossira, & plus l'opération en sera difficile & douloureuse. Mais si en sondant il ne s'est point trouvé de pierre, & que cependant le malade ressente les accidens qu'elle a coutume de causer, & particuliérement la suppression d'urine, qui est le plus fâcheux de tous, il faut que le Chirurgien le secoure le plus promptement que faire se pourra, soit qu'il la regarde comme maladie d'elle-même, ou comme l'effet d'une autre maladie.

LA suppression d'urine est d'une telle importance, qu'on ne peut guere retenir son eau plus d'un jour sans être réduit à l'extrémité. Ce mal ne demande point de retardement quand le Chirurgien est arrivé ; car souvent dans ces sortes de maladies on ne l'envoie chercher qu'après que le malade a passé un temps considérable sans uriner, & pour peu qu'on differe, la vessie s'emplit de plus en plus, la douleur & le péril augmentent ; c'est pour cela qu'il faut sur le champ travailler. Pour lors les momens sont chers, & on ne peut trop tôt satisfaire à l'impatience du malade, qui implore notre secours avec empressement.

De la suppression de l'urine.

Ces raisons m'ont engagé à vous faire voir les moyens de remédier aux suppressions d'urine, avant que de vous démontrer l'opération qu'on fait pour l'extraction de la pierre. Il faut aller au plus pressé, parce qu'on est dans une nécessité indispensable de pisser. Mais pour la taille on peut choisir tel temps, telle saison & tel jour qu'on veut.

Il y a trois sortes de suppressions d'urine, qui ont chacune leur nom particulier ; l'une se nomme Dysurie, l'autre Strangurie, & la troisieme Ischurie.

Trois especes de suppressions d'urine.

Lorsque le malade ne pisse qu'avec difficulté, on appelle cette incommodité Dysurie. Ce mot est dérivé de δῦς, qui veut dire difficile, & d'ἔρον, qui signifie urine ; parce qu'alors elle sort difficilement & avec douleur.

De la Dysurie.

Quand le malade ne pisse que goutte à goutte, cela se nomme Strangurie, qui vient de στράγξ, goutte, & d'ἔρον, urine, parce qu'il n'en sort qu'une goutte à la fois ; ce qui a aussi fait appeler cette maladie pisse-goutte.

De la Strangurie.

Si l'urine ne sort point du tout, c'est une Ischurie, mot dérivé d'ἴσχειν, retenir, & d'ἔρον, urine ; car pour lors l'urine est retenue, & la suppression en est entiere.

De l'Ischurie.

Il y a deux sortes de suppressions d'urine ; l'une, quand cet excrément est contenu dans la vessie, & qu'il ne peut point en sortir ; & l'autre, lorsqu'il est arrêté au dessus de la vessie (a).

On trouve cinq ou six causes qui empêchent l'urine de sortir de la vessie ; 1°. quand quelque pierre est placée à l'embouchure de l'uretre & qu'elle en ferme le passage ; alors il faut la reculer avec une bougie ou avec la sonde, ou bien en faire l'extraction ; 2°. quand l'uretre est affaissé & comme plissé, ce qui arrive aux vieillards, lorsque la verge n'a plus d'érection ; on y remédie par des fomentations chaudes & aromatiques, qui donnent de la vigueur à la partie ; 3°. quand il survient une inflammation au col de la vessie ou au conduit de l'urine ; on se sert en ce cas de médicamens qui appaisent la douleur, & qui temperent l'ardeur du sang ; 4°. quand c'est une pituite crasse & lente qui est contenue dans la vessie, on la tire par la sonde ; 5°. lorsque la vessie étant trop pleine, les fibres qui étoient excessivement étendues par leur mouvement de ressort, ne peuvent plus comprimer l'urine pour l'obliger de sortir ; ce qui arrive souvent aux enfans après avoir été long-temps sans pisser : on leur frotte le pénil ou pubis avec des huiles, comme celle de capres, & on a recours à la sonde. On ajoute un sixieme empêchement, qui est de la carnosité, qu'il faut consumer ; mais je ne suis pas bien persuadé qu'il y en ait.

(a) Les Praticiens donnent aujourd'hui deux noms différens aux deux maladies que l'Auteur appelle ici suppression d'urine.

Quand un vice de l'organe, ou quelque corps étranger, empêche l'urine de se séparer de la masse du sang, cette espece de maladie s'appelle suppression d'urine ou douleur néphrétique.

Quand l'urine filtrée par les reins s'arrête dans la vessie, cette maladie s'appelle rétention d'urine.

Nous

Nous trouvons deux caufes qui empêchent l'urine d'être portée dans la veffie ; la premiere, eft une fievre maligne & continue qui, par fa trop grande chaleur, enflamme tellement les parties, & particuliérement les reins, que les pores trop refferrés, ou les fibres trop relâchées, ou bien les fermens fe trouvant mal conditionnés, la féparation de la férofité excrémentitielle du fang en eft interceptée ; & la feconde, c'eft lorfque l'urine eft retenue au deffus de la veffie par des pierres, ou dans les reins, ou dans les ureteres, qui lui bouchent le paffage.

On connoît que la fuppreffion de l'urine eft dans la veffie, par la tumeur, la douleur & la tenfion que le malade reffent à l'endroit du pénil ; au contraire, fi cette liqueur eft fupprimée au deffus de la veffie, cette région eft enfoncée, molle, cave & fans douleur ; & lorfque l'urine ne peut pas être féparée du fang, il devient trop aqueux, les forces diminuent de jour en jour, & le malade meurt.

Le jugement que le Chirurgien doit faire fur les fuppreffions d'urine, c'eft que celles qui fe font de l'urine retenue dans la veffie par quelque caufe que ce foit, fe peuvent guérir ; mais que celles qui fe font au deffus de la veffie font très-fouvent mortelles, n'y ayant d'efpérance qu'en quelque crife que la Nature feule peut produire par un effort extraordinaire ; & il eft toujours certain qu'on obtient la guérifon des fuppreffions d'urine, lorfqu'elle eft dans la veffie, par deux moyens, ou par le fecours des médicamens, ou par celui des inftrumens.

Les médicamens font les bains, les embrocations, les emplâtres, les onctions, les humectations, les fomentations, &c. appliqués fur la verge, fur le pénil ou au périnée ; ou bien on en introduit par la verge dans la veffie. Je ne vous en ferai point ici la defcription, mille Auteurs en ayant parlé.

La cure qu'on obtient par le fecours des inftrumens eft double, ou palliative, ou curative. Celle

N

Des caufes qui empêchent que l'urine ne s'écoule dans la veffie.

Marques par où on diftingue fi l'urine eft retenue dans la veffie.

Pronoftic touchant ces fuppreffions.

Des médicamens qu'on y emploie.

Deux fortes de cures pour ces maux.

qu'on appelle palliative, c'est lorsqu'on ne tente point de lever la cause qui subsiste toujours, quoiqu'on arrête ou qu'on adoucisse le symptôme ; comme quand on ne fait que repousser la pierre pour donner passage à l'urine, une pierre pouvant quelquefois se conserver quarante ans dans la vessie. La curative, c'est qu'on ôte & la maladie, & la cause, comme lorsque l'humeur obstruante & l'urine sortent à l'aide de l'instrument qu'on a introduit dans la vessie.

*Du Cathétérisme.*

Cette opération est appelée Cathétérisme, à cause que l'instrument dont on se sert se nomme en grec *Catheter*, dérivé de καθά, qui veut dire dedans, & de ἐν, qui signifie envoyer. C'est une sonde creuse & courbe qui sert à tirer l'urine de la vessie, & à reconnoître les maladies de ce viscere. Les François la nomment *Algalie*, mot arabe, & communément une sonde.

De ces sondes il y en a pour les deux sexes ; celle qui est marquée A est une des grandes pour les hommes ; l'autre figurée par B est plus petite pour les enfans ; cette troisieme C est pour les femmes. Vous remarquerez que celles des hommes sont beaucoup courbées, pour s'accommoder à la figure de l'uretre & du col de la vessie, & que celle des femmes est presque droite & plus courte, parce qu'elles ont l'uretre plus droit & plus court que les hommes. Il faut être muni des unes & des autres. On en trempe le bout dans l'huile, qui est dans ce petit vaisseau D, afin qu'elles entrent avec plus de facilité.

*Leur matiere, leur grosseur, & leur figure.*

Les Anciens faisoient ces sortes de sondes de cornes ; on les a ensuite fabriquées de cuivre, mais à présent on les fait toutes d'argent ; il faut qu'elles soient creuses dans toute leur longueur, & que leur cavité soit garnie d'un stylet ; il ne faut pas qu'elles soient percées par l'extrémité qu'on introduit dans la vessie, mais par les parties latérales de cette extrémité, parce qu'en touchant aux membranes de la veſſie par ce bout, s'il étoit percé, elles le boucheroient, & l'urine ne pourroit pas entrer dans la ſonde; mais étant ouvert à côté, quand même la ſonde toucheroit la veſſie, l'urine peut s'échapper aiſément. Elles ne doivent point être ſi foibles, qu'elles ſoient en danger de plier, ni trop groſſes, de crainte de faire de la douleur; & elles doivent être unies & bien polies, pour pouvoir entrer avec facilité.

Quoique je ne vous faſſe voir ici que trois ſondes, néanmoins le Chirurgien peut en avoir de pluſieurs groſſeurs; de petites, pour les petits enfans; de moyennes, pour les jeunes gens; & de grandes, pour les hommes. Mais il ſuffit qu'il en ait de deux ſortes pour les femmes, une petite pour les filles, & une plus grande pour celles qui ſont plus âgées.

Il s'agit d'introduire la ſonde dans la veſſie pour en faire ſortir l'urine; & comme il n'y a point de différence entre l'introduction qu'on en fait pour reconnoître s'il y a une pierre, & celle-ci, vous vous reſſouviendrez de ce que j'en ai dit ci-devant.

La ſonde étant entrée dans la veſſie, il faut en tirer le ſtylet, afin que l'urine puiſſe s'écouler par le canal de la ſonde. L'urine étant toute ſortie, on retire doucement la ſonde, & on recommence cette opération autant de fois que le malade veut piſſer, & auſſi long-temps que la ſuppreſſion perſévere.



IL n'eſt pas toujours au pouvoir du Chirurgien de tirer l'urine par le moyen de la ſonde, parce qu'il y a ſouvent des obſtacles à l'introduction de cet inſtrument dans la veſſie. Quelque adreſſe qu'ait le Chirurgien, il ne peut quelquefois venir à bout de le faire entrer dans ce viſcere. Les Lithotomiſtes mêmes, qui ſont dans la pratique journaliere de ſonder, y ont renoncé à de certains ſujets, par des empêchemens inſurmontables qu'ils y trouvoient.

**Obstacles qui s'y présentent.**

Ces empêchemens font une inflammation au col de la veffie & aux proftates, laquelle gonfle tellement ces parties, que rien ne peut paffer par l'uretre ; ou des callofités le long de ce conduit, caufées par des cicatrices d'ulceres qui l'étreciffent, de maniere que la fonde ne peut paffer, quelque effort qu'on faffe pour la pouffer ; ou enfin des tumeurs, ou quelques productions membraneufes qui boucheront l'uretre, comme il arrive à de certains vieillards en qui ce canal fe pliffe de telle façon, que ni l'urine ni la fonde ne s'y peuvent ouvrir un paffage.

**Néceffité de la ponction.**

Il ne faut pas néanmoins laiffer périr un malade, & il n'y a qu'une ponction au périnée qui puiffe lui fauver la vie, parce qu'il faut qu'il piffe ou qu'il meure ; c'eft au Chirurgien à en avertir les parens ou les amis du malade, & à leur faire le pronoftic tel que le demande la nature de la maladie. Ayant

**Méthode d'exécuter cette opération.**

enfuite difpofé l'appareil, il faudra fituer le malade fur le bord du lit, & le coucher à la renverfe les deux cuiffes écartées & les jambes ployées, de maniere que les talons touchent les feffes, faifant tenir les jambes en cet état par deux ferviteurs, & par un autre lever le fcrotum en en haut ; puis l'Opérateur prendra un inftrument fait exprès en forme de

**Forme de l'inftrument perçant & de la canule.**

fcalpel, étroit, pointu, & long de quatre ou cinq pouces, tel qu'il eft marqué par E. Il le plongera droit dans la veffie, en commençant la ponction à côté du raphé, au même endroit où fe fait l'incifion dans la Lithotomie ; & il connoîtra qu'il eft dans la veffie, par l'urine qui fortira à côté de l'inftrument : mais il faut, avant que de le retirer, couler une fonde droite F à côté du biftouri jufque dans la veffie. Cette fonde fe conduit de la main gauche, & l'inftrument fe retire de la main droite, dont on prend enfuite une canule d'argent G longue de quatre pouces, qui a deux anneaux à fa tête, dans lefquels fera paffé un ruban H

long d'une aune & demie. On paſſe le bout poſté-
rieur de la ſonde dans l'intérieur de la canule, ce
qui ſert à conduire celle-ci dans la veſſie ; car ſi
on retiroit l'inſtrument qui a fait la ponction avant
que d'avoir introduit la ſonde, on ſe mettroit en
riſque de ne pouvoir retrouver ſon chemin en voulant y fourrer la canule ; c'eſt pourquoi la précaution de la ſonde eſt abſolument néceſſaire. Après
que l'urine aura été toute vidée par la canule, on
en bouchera l'ouverture extérieure avec une petite
tente de linge I, & on la laiſſera dans la plaie.
Le ruban paſſé dans les deux anneaux de la canule
ſert à l'attacher à une ceinture, afin qu'elle ne
ſorte point de la plaie. Toutes les fois que le malade veut piſſer, on ôte la petite tente, & ainſi
on vide la veſſie autant de fois qu'elle ſe remplit.

Des trois accidens que j'ai marqués qui obligent
de faire cette ponction, il n'y en a qu'un dont on
puiſſe eſpérer la guériſon, qui eſt l'inflammation
du col de la veſſie ou des proſtates ; car l'opération
étant faite, on travaille à remédier à cette inflammation par des ſaignées, des fomentations, des lini-
mens, & autres remedes anodins. Lorſqu'elle eſt
modérée, que l'enflure eſt diminuée, ou qu'elle
eſt venue à ſuppuration, comme il arrive quelquefois, on ôte la canule, on bande étroitement la
plaie, & en ce cas on voit que l'urine prenant ſon
cours ordinaire, ſort d'elle-même par la verge.
Mais quand des calloſités dans le conduit de l'uretre, ou un affaiſſement cauſé par la vieilleſſe, ont
obligé de faire cette ponction, il faut ſe réſoudre à
porter la canule le reſte de ſa vie. On doit alors,
au lieu de tente de linge, ſe ſervir d'un bouchon
d'argent à vis, qui la fermera ſi exactement, que
l'urine ne ſuintera point ; & le malade pourra vaquer
à ſes affaires, avec pourtant la ſujétion de ne pouvoir uriner qu'en débouchant la canule, comme j'en
ai vu pluſieurs qui en ont porté juſqu'à leur mort.

N iij

Cette opération, quoiqu'elle ne confifte que dans une fimple ponction, demande qu'un Chirurgien fache, par l'Anatomie, la difpofition des lieux où il la fait, tant pour conduire fon fcalpel droit dans la veffie, que pour connoître quelles font les parties que fon inftrument peut offenfer en chemin faifant. Il faut auffi qu'il l'ait vu faire plufieurs fois avant que de l'entreprendre ; car elle effraie un Chirurgien qui n'eft pas fort verfé dans l'Anatomie, ou qui n'a jamais vu faire cette ponction ; mais ceux qui en poffedent la pratique, la trouvent une des plus faciles de la Chirurgie.



Voilà la maniere dont on s'eft fervi jufqu'à préfent pour faire la ponction au périnée ; mais celle que nous a apportée Frere Jacques pour tirer la pierre de la veffie, & dont je vous ferai l'hiftoire tantôt, m'a donné occafion de penfer qu'on pourroit faire plus fûrement cette ponction à l'endroit de la veffie où il fait l'incifion pour le calcul, c'eft-à-dire, dans le corps même de cet organe, proche fon col ; de forte qu'il ne faut pas plonger le fcalpel dans l'uretre, & le faire paffer par le col de la veffie, qui dans une inflammation eft tellement tuméfié, que rien n'en peut fortir, & qu'on eft en danger d'entamer ce col avec l'inftrument pour lui faire un paffage, ce qui peut redoubler les accidens & fruftrer le malade du fruit qu'il attend de l'opéra-



tion ; mais fi on enfonçoit l'inftrument à un doigt du périnée, & qu'on perçât la veffie dans fon corps près de fon col, je crois que l'opération en feroit plus fûre & moins douloureufe, puifqu'on ne perceroit point l'uretre, qu'on n'offenferoit point le col de la veffie, & que l'inflammation diminuée ou paffée, l'urine fortiroit par fon chemin ordinaire en ôtant la canule, & fermant la plaie qu'on panferoit à la maniere accoutumée, & qui fe guériroit auffi facilement que les autres ; car on fait à préfent que les plaies de la veffie ne font pas mortelles, comme on le croyoit autrefois, pourvu qu'elles ne foient pas d'une grande étendue, & que quelque membrane voifine fe puiffe coller contre elles. Cette opération fe doit appeler Kyftitomie, parce qu'effectivement on ouvre le fac urinaire (a).

(a) Comme M. Dionis n'a touché que légérement ce qui regarde la rétention d'urine dans la veffie, je crois devoir entrer dans un plus grand détail de cette maladie, qu'il eft d'autant plus important de connoître, qu'elle devient fort commune, & fouvent très-dangereufe par l'ignorance des Empiriques qui fe mélent de la traiter. J'ai particuliérement ici en vue l'inftruction des jeunes Chirurgiens; je tâcherai de rapporter avec précifion ce que les meilleurs Auteurs ont obfervé de plus important fur cette matiere, & ce que les plus illuftres Praticiens de nos jours ont inventé pour perfectionner le traitement de cette maladie.

L'urine retenue totalement dans la veffie, de quelque façon que ce puiffe être, caufe en peu de temps beaucoup d'accidens très-fâcheux. Il paroît au deffus des os pubis une tumeur étendue & douloureufe; on fent auffi, en portant le doigt dans le fondement, une tumeur ronde : la preffion que la veffie fait fur les parties voifines par fa diftenfion, y produit en peu de temps l'inflammation; le malade fent une douleur infupportable dans toute la région hypogaftrique, il a des envies continuelles d'uriner, il s'agite, il fe tourmente, & tous fes efforts deviennent inutiles; bientôt il ne peut refpirer qu'avec difficulté, il a des naufées, la fievre furvient; fes yeux, fon vifage s'enflamment; & s'il n'eft fecouru promptement, il fe forme quelquefois en peu de temps au périnée un dépôt, foit purulent, foit gangréneux, foit urineux. Quelquefois l'inflammation extérieure du périnée fe termine par fuppuration, quelquefois par pourriture & gangrene; & dans les deux cas l'urine, après avoir paffé le col de la veffie ou le commencement de l'uretre, s'épanche & fe mêle avec le pus. Tous ces accidens font fuivis de la mortification des parties voifines de la veffie. La rétention d'urine qui produit tout ce défordre, vient de plufieurs caufes plus ou moins difficiles à détruire. Ces caufes fe peuvent partager en quatre claffes, favoir; certaines maladies de la veffie, certains corps étrangers retenus dans fa cavité,

N iv

plusieurs choses qui lui sont extérieures, & quelques vices de l'uretre.

Les maladies de la vessie qui peuvent occasionner la rétention d'urine, sont ou l'inflammation de son col, ou la paralysie de son corps.

L'inflammation qui attaque le col de la vessie, rétrecit son ouverture de telle maniere, que les efforts du malade ne sont pas suffisans pour vaincre sa résistance, qui augmente bientôt, parce que l'inflammation se communique aux prostates & aux autres parties voisines. Cette résistance est quelquefois si grande, qu'une sonde introduite jusqu'au col de la vessie ne peut passer outre.

On a recours alors à tous les remedes qui conviennent à l'inflammation, & qui sont la saignée réitérée, les bains, les boissons adoucissantes, les lavemens, &c. Si l'on peut introduire l'algalie dans la vessie pour en évacuer les urines, les malades en sont plus promptement soulagés; car l'urine ainsi retenue, entretient souvent l'inflammation. Mais le col de la vessie est quelquefois si resserré, que, même après avoir employé tous les remedes dont on vient de parler, on ne peut pas encore y faire passer une sonde. On est obligé alors de faire à la vessie une ponction avec un trocart un peu plus long & plus gros que celui dont on se sert ordinairement dans la paracentese. Par ce moyen on évacue les urines, on fait cesser la compression des parties voisines de la vessie, ce qui diminue ordinairement l'inflammation, & permet peu de temps après l'introduction de l'algalie.

Pour la faire au périnée, on place le malade sur son lit, dans une situation à peu près semblable à celle où on le mettroit si on vouloit le tailler. M. Tolet *, excellent Lithotomiste, la faisoit à côté du raphé, dans le lieu où l'on taille par le grand appareil, & avec un trocart différent des autres, dont il donne dans son Livre la figure & la description. Nuch * conseille aussi de la faire dans ce même endroit; mais quelques autres Auteurs, comme Juncker *, veulent qu'on la fasse dans l'endroit où l'on fait l'opération de la taille par l'appareil latéral. Cette derniere méthode paroît préférable à l'autre, parce que la vessie étant alors fort tendue, se jette sur les côtes, & peut être facilement percée avec le trocart, sans qu'on craigne de blesser l'uretre, ni le col de la vessie, ni les prostates, ni le rectum. M. Dionis conseille de faire la ponction en ce même lieu, mais avec un instrument différent. Il faut observer que cette opération ne conviendroit pas, s'il y

* *Traité de la Lithotomie, p. 305.*

* *Bibl. Chir. Mangeti, t. 4, p. 104.*

* *Conspect. Chirur. pag. 631.*

* *Denis, Observationes Chirurgicæ.*

avoit quelque dépôt au périnée, s'il falloit détruire quelques duretés formées dans le canal, ou s'il falloit faire fuppurer les proftates.

La paralyfie qui furvient à la veffie peut avoir différentes caufes, favoir, la commotion de la moëlle de l'épine après quelque chute, la luxation d'une ou plufieurs vertebres des lombes, & quelque affection du cerveau. La rétention d'urine eft fouvent un fymptôme de ces maladies; pour foulager le malade, on le fonde autant de fois que la veffie fe trouve remplie d'urine, tandis qu'on travaille d'ailleurs à détruire la caufe du mal.

La foibleffe ou la perte du reffort des fibres motrices de la veffie, eft quelquefois la feule caufe de la rétention d'urine. Cette diminution ou cette perte d'action eft une fuite de quelque débauche de vin, ou de quelque grande évacuation d'urine, ou d'une rétention volontaire d'urine, ou même de la vieilleffe.

Le fecours le plus efficace que l'on puiffe apporter, eft de fonder le malade pour vider l'urine retenue dans la veffie; on empêche par ce moyen qu'elle ne perde de plus en plus fon reffort. Comme cette partie a prefque toujours befoin de quelque temps pour recouvrer fon action, & qu'on la fatigueroit beaucoup en y remettant fouvent la fonde, on y laiffera cet inftrument, que l'on retirera néanmoins de temps en temps pour le nettoyer. Dans l'efpece de rétention d'urine dont on parle, l'algalie paffe ordinairement fans peine, & elle ne trouve pas de réfiftance, comme quand on fonde pour une rétention d'urine occafionnée par une inflammation du col de la veffie, ou par quelque vice de l'uretre.

Lorfque l'urine eft évacuée, les parties voifines qui ont fouffert pendant cette rétention font encore menacées d'inflammation & de dépôt, de même que la veffie. Pour prévenir ces accidens, on faigne le malade felon fes forces, on lui fait obferver une diéte exacte, on lui donne pour boiffon une eau de poulet, ou des émulfions faites avec la graine de melon; on injecte dans la veffie, deux ou trois fois par jour, une eau d'orge; & quand il n'y a plus d'inflammation à craindre, on joint à cette eau d'orge une deuxieme partie d'eau vulnéraire.

On continue de faire ces injections jufqu'à ce que la veffie ait recouvré fon reffort. On a lieu de croire qu'il eft rétabli, lorfque les urines coulent le long de la fonde, & qu'elles font dans leur état naturel. On retire alors l'algalie; & fi le malade peut uriner fans ce fecours, on ne la remet plus. La veſſie ne reſte ordinairement qu'entre vingt ou cinquante jours dans l'inaction dont on parle, pourvu que la rétention ne ſoit point compliquée avec d'autres maladies. Néanmoins la veſſie a perdu quelquefois ſon reſſort pour toujours : dans ce cas, on ſonde les malades autant de fois que leur veſſie ſe trouve pleine, ou ils s'accoutument eux-mêmes à ſe ſonder.

Il eſt bon d'obſerver ici que la veſſie dont les fibres ont perdu leur reſſort, forme quelquefois une tumeur au deſſus des os pubis. Ce ſeroit une erreur bien groſſiere, que de prendre cette tumeur pour un abcès. Elle a la même circonſcription que la veſſie, on y ſent par-tout une égale fluctuation, ce qui ne ſe rencontre point dans les abcès ; d'ailleurs les ſymptômes qui précedent & accompagnent cette tumeur, ne ſont pas les mêmes que ceux qui précedent & accompagnent les abcès. Il eſt vrai que le malade rend l'urine en quantité preſque égale à la boiſſon qu'il prend, ſans qu'on voie aucune diminution de la tumeur ; mais il faut faire attention que l'urine ſort en ce cas involontairement, & comme par regorgement.

Voy. Colot, p. 265.

On peut tomber, ſi l'on n'y prend garde, dans une pareille erreur à l'occaſion des tumeurs qui ſe manifeſtent à l'hypochondre droit. Il arrive quelquefois, après une inflammation du foie & de la véſicule du fiel, que la bile dépoſée dans cette véſicule ne pouvant s'écouler, s'y amaſſe, la remplit, & forme à l'hypocondre droit une tumeur où l'on apperçoit une fluctuation ſenſible, & que l'on peut prendre pour un abcès, d'autant plus aiſément que cette tumeur paroît après une inflammation, que la fievre & la douleur diminuent, & que le malade a des friſſons irréguliers. Pour éviter cette mépriſe, il eſt eſſentiel de ſe rappeler ce qui s'eſt paſſé dans le cours de la maladie, de faire attention aux ſymptômes qui ont précédé la tumeur & qui l'accompagnent, d'obſerver ſi la tumeur a la même circonſcription que la véſicule, & ſi la fluctuation ſe fait ſentir dans toute l'étendue de la tumeur, ce qui n'arrive pas quand c'eſt un abcès *. Le rapport de ces deux tumeurs, qui donnent lieu à une même mépriſe, a fait faire cette digreſſion, que l'on pardonnera en faveur de l'importance de la matiere.

Les corps étrangers qu'on trouve dans la veſſie, & qui forment la ſeconde claſſe des cauſes de la rétention d'urine,

---

* Voyez l'extrait d'un Mémoire de M. Petit, lu à la Séance publique de l'Académie de Chirurgie, Mercure de France, mois de Juin, année 1733.

font la pierre, le pus, le fang, les fungus, l'urine même retenue long-temps dans la veffie.

La pierre qui caufe la rétention d'urine, eft groffe ou petite. Si elle eft groffe, ce n'eft qu'en s'appliquant à l'orifice interne de la veffie, & en le bouchant, qu'elle empêche l'urine de fortir : on porte alors une fonde dans la veffie pour ranger la pierre. Au contraire, fi la pierre eft petite, & fi l'urine ne l'entraîne point au dehors, elle s'engage dans le col de la veffie, ou dans le trajet de l'uretre. La fonde fait connoître ce corps étranger; on procure fa fortie en injectant de l'huile dans l'uretre, en faifant baigner le malade, &c. On faigne fi l'on craint l'inflammation.

L'urine retenue par les petites pierres qui s'engagent dans le col de la veffie, occafionne quelquefois au périnée un dépôt gangréneux & urineux, dont on apperçoit bientôt les fymptômes. Pour arrêter le progrès des accidens, & ôter en même temps la caufe de ce défordre, on fait une incifion au périnée, on tire la pierre par le moyen de cette opération; & l'on met dans la veffie une canule garnie d'une petite bandelette de linge, pour laiffer écouler librement les urines. Si la gangrene a gagné le fcrotum, on y fait les incifions néceffaires, & l'on fépare tout ce qui eft pourri, quand même on dépouilleroit par-là les tefticules. On panfe la plaie avec des bourdonnets & des plumaceaux, que l'on trempe dans l'eau-de-vie, & que l'on couvre dans la fuite d'un digeftif ordinaire; le refte de l'appareil eft le même que celui dont on fe fert après l'opération de la taille. On fait fur le ventre des embrocations émollientes, & on y applique un morceau de flanelle ou de molleton trempé dans une décoction faite avec des plantes de même vertu; & comme la veffie a quelquefois beaucoup fouffert, on y fait les panfemens fuivans; des injections d'eau d'orge pure, & enfuite d'eau d'orge mêlée avec une dixieme partie d'eau vulnéraire. Lorfque toute la pourriture eft tombée, que la fuppuration eft établie, & qu'il n'y a plus de gonflement, l'on ôte la canule, en place de laquelle on met une tente de linge applatie, qu'on diminue à chaque panfement. Cette tente devient inutile quelque temps après, & l'on acheve alors de guérir la plaie comme on le fait après l'opération de la taille.

Il arrive quelquefois que de petites pierres reftent plufieurs années au col de la veffie, où elles parviennent peu à peu à une groffeur confidérable, & qu'elles font enfin une tumeur au périnée, fans caufer d'autre défordre que quelque difficulté d'uriner.

Quant aux pierres arrêtées dans le trajet de l'uretre, on agira conformément à ce qui est prescrit dans l'article de l'extraction de la pierre hors de l'uretre.

Si le malade a été blessé aux reins ou à la vessie, ou s'il a rendu des urines sanglantes peu de temps avant sa maladie, on a lieu de conjecturer que la rétention d'urine vient de quelque caillot de sang. Si ses urines ont été purulentes, ce qui est toujours causé par un ulcere au rein ou à la vessie, on doit attribuer la rétention à du pus épais & visqueux qui bouche l'orifice interne de la vessie. Dans ces deux cas, il faut sonder les malades, & injecter dans la vessie quelque liqueur tiéde, pour dissoudre les matieres grossieres qui bouchent l'orifice.

Il se forme dans l'intérieur de la vessie des excroissances charnues plus ou moins grosses, qu'on appelle fungus. Ces corps étrangers l'empêchent de se contracter pour chasser l'urine, ou bouchent son orifice interne; de là vient une rétention d'autant plus fâcheuse, que sa cause est très-difficile à détruire. On conseille néanmoins de faire au périnée une incision telle qu'on la feroit pour l'extraction de la pierre; on entretient cette ouverture avec une canule; la suppuration qui survient ensuite à ces excroissances, les détache & les détruit quelquefois; & les injections d'eau d'orge qu'on fait dans la vessie, par le moyen d'une sonde à femme, peuvent quelquefois la nettoyer, & la débarrasser totalement de ces corps étrangers.

Ces fungus croissent aussi quelquefois sur la superficie de la membrane externe de la vessie, dont ils empêchent la contraction, ce qui est encore une cause de rétention d'urine. Comme il n'est pas possible de la détruire alors, on n'a point d'autres remedes que l'usage de la sonde pour soulager les malades.

La quantité d'urine retenue volontairement & trop long-temps dans la vessie, peut être regardée comme un corps étranger, qui devient cause de rétention d'urine. Les fibres de la vessie, trop distendues par la quantité de cet excrément, perdent bientôt leur ressort, & ne sont plus en état de pouvoir se contracter pour chasser l'urine en dehors : outre cela, son orifice devient alors beaucoup plus étroit.

*Livre* 17, *chap.* 50.

On lit dans Ambroise Paré, qu'un jeune homme fut incommodé d'une rétention d'urines pour les avoir retenues trop long-temps par pudeur, & qu'il fut guéri par la sonde. Le fameux Tychobrahé mourut de cette maladie, pour avoir retenu trop long-temps ses urines dans une grande assemblée.

Les glaires qui épaississent l'urine, causent aussi la rétention en bouchant l'orifice interne de la veſſie. On injecte, par le moyen d'une ſonde, quelque liqueur pour les diſſoudre & en faciliter l'iſſue.

Les vers même peuvent être cauſe de rétention d'urine. Manget cite une obſervation où il eſt rapporté qu'un malade, après avoir rendu par l'uretre un ver de la groſſeur d'un tuyau de plume, & de la longueur de trois travers de doigt, ſe trouva guéri d'une rétention d'urine qui duroit depuis ſept jours. Fabricius Hildanus rapporte qu'une femme ayant eu un abcès qui s'étoit percé dans la veſſie, après de violentes douleurs & de grandes difficultés d'uriner, rendoit par l'urethre, chaque fois qu'elle urinoit, une grande quantité de pus fétide, avec une infinité de petits vers ſemblables à ceux que l'on trouve dans le fromage.

*Bibl. Chir.*
*t. 45, p. 323.*

*Cent.* 1,
*Obſerv.* 53.

Pluſieurs choſes extérieures à la veſſie, forment la troiſieme claſſe des cauſes de la rétention d'urine. Ces cauſes ſont la groſſeſſe, quelques corps étrangers, ou même les excrémens endurcis & arrêtés dans le rectum, l'inflammation de la matrice, le gonflement des hémorrhoïdes, un dépôt autour de l'anus, & quelque tumeur auprès du col de la veſſie.

Quand la groſſeſſe eſt cauſe de cette maladie, on ſonde la malade. Si la rétention vient de quelques corps étrangers, ou même d'excrémens endurcis & arrêtés dans le rectum, on tâche de faire l'extraction des uns, & l'on procure la ſortie des autres par quelques laxatifs doux. On connoît les remedes qui conviennent à l'inflammation de la matrice, à celle du rectum, & au gonflement des hémorrhoïdes. Si la matrice eſt tombée, on en fait la réduction. S'il s'eſt formé un dépôt autour de l'anus, on l'ouvre le plus tôt qu'il eſt poſſible. Si une tumeur placée près du col de la veſſie preſſe & comprime cette partie, on ſonde la malade : ſi la tumeur empêche d'introduire la ſonde, on fait la ponction avec le trocart au deſſus des os pubis, à l'endroit où ſe pratique l'opération du haut appareil.

Les vices de l'uretre ſont la quatrieme claſſe des cauſes de la rétention d'urine. On les peut réduire à trois eſpeces, qui ſont ; premiérement, la flétriſſure ou l'affaiſſement de l'uretre, accident auquel les vieillards ſont ſujets, & auquel on remédie en évacuant les urines par le moyen d'une ſonde, & en maintenant le canal dans ſon diametre naturel, par le moyen d'une bougie ou d'une ſonde de plomb ; ſecondement, l'imperforation du gland, vice de la premiere conformation, auquel on remédie par une opération décrite à l'endroit où l'Auteur traite des maladies de la verge ;

troifiémement enfin, le rétreciffement du canal par des cica‑
trices, le gonflement variqueux du tiffu fpongieux, & celui
de la glande proftate fupérieure.

Les difficultés d'uriner & les rétentions d'urine dans lef‑
quelles tombent ceux qui ont eu dans leur jeuneffe une ou
plufieurs gonorrhées, foit qu'elles aient été bien ou mal
guéries, font occafionnées par ces dernieres maladies, & non
pas par des excroiffances charnues ou carnofités, comme on
le prétendoit autrefois, & comme quelques-uns le foutien‑
nent encore aujourd'hui.

L'examen de tous les cadavres de ceux à qui ces efpeces
de rétentions ont caufé la mort, a diffuadé de ce fentiment
notre Auteur & tous les autres bons Praticiens de nos jours *;
car ils n'ont point trouvé dans l'uretre de ces excroiffances
charnues, mais des cicatrices dures que les ulceres y avoient
laiffées, & qui rétreciffoient le canal, ou la glande proftate
gonflée qui ferroit le col de la veffie, ou enfin un gonfle‑
ment variqueux du tiffu fpongieux de l'uretre, occafionné
par des débauches de quelque genre qu'elles foient. Lorfque
des cicatrices dures ont déjà diminué le diametre du canal,
le gonflement qui furvient enfuite bouche bien plus tôt le
paffage de l'urine.

J'ai examiné un grand nombre de cadavres de perfonnes
mortes de ces efpeces de maladies, ou qui y avoient été fu‑
jettes pendant leur vie, & je n'y ai jamais trouvé d'excroif‑
fances charnues, ni même de porreaux. Je ne crois pas
néanmoins qu'il foit impoffible qu'il s'en forme dans l'uretre
à la fuite des ulceres qui y furviennent, comme il s'en
forme dans les autres parties du corps. Ce qu'on peut
affurer, après les obfervations dont je viens de parler, c'eft
qu'au moins il s'en forme très-rarement, & que les cicatrices
dures du canal, le gonflement de la glande proftate fu‑
périeure, & celui du tiffu cellulaire, font les caufes ordi‑
naires de l'efpece de rétention d'urine dont je parle.

On connoît la difficulté d'uriner, non feulement par les
plaintes & par les efforts que font les malades, mais auffi
par la maniere dont les urines fortent; car dans cette ma‑
ladie le jet des urines eft plus ou moins petit, fourchu
( c'eft-à-dire partagé ), ou de travers; quelquefois même
elles ne fortent que goutte à goutte. On la connoît encore
par la réfiftance que quelque bride forme au paffage de la
fonde ou de la bougie, & par la tortuofité du canal. Cette
maladie menace toujours d'une rétention d'urine prochaine,

---

* Voyez les Ephem. d'Allem. Cent. 1 & 2, ou la Bibliot. de Chirur.
de Manget, & l'Obferv. 73 de Saviart.

dont on peut néanmoins se préserver en vivant sobrement,
en appliquant au périnée & le long du canal des émolliens &
des fondans, & en introduisant dans le canal une bougie
enduite d'onguent d'althæa, qui en ramollit les duretés, &
le maintient dans son diametre naturel; par ce moyen on le
rétablit, ou du moins il ne se bouche pas assez pour empêcher l'issue de l'urine. Mais les sages conseils sont rarement
suivis; & la débauche qui met les hommes dans cet état,
les fait ordinairement tomber peu de temps après dans une
rétention d'urine totale.

Les Praticiens du systéme des excroissances charnues,
emploient ordinairement pour ces sortes de rétentions,
comme pour les difficultés d'uriner, des bougies chargées
de caustiques, ou des sondes tranchantes, qu'ils introduisent dans l'uretre pour consumer ces prétendues carnosités,
ou pour les détruire. Ces caustiques & ces sondes causent
souvent des désordres considérables; ils irritent ces parties,
& en occasionnent par-là le gonflement & l'inflammation.
Saviart, Observ. 74, & plusieurs autres Observateurs, en
ont rapporté de pernicieux effets, qui ont obligé à faire
promptement des opérations considérables. Il est étonnant
après cela qu'on ose aujourd'hui se servir de moyens si dangereux. J'ai ouvert des cadavres de personnes qui avoient
été traitées par cette méthode, & j'y ai trouvé dans le tissu
cellulaire de l'uretre des sinus de la longueur de deux
pouces ou environ, & qui s'étendoient vers la glande
prostate supérieure. J'ai remarqué que ces sinus rendoient
du pus, qu'ils étoient calleux, parfaitement ronds & assez
grands pour qu'on y pût introduire une bougie, & que
leur ouverture étoit située au même endroit que l'obstacle
qui avoit causé la rétention d'urine; ce qui prouve que
ces sinus étoient de fausses routes formées par les bougies
chargées de caustiques, ou par les sondes tranchantes.

Dans cette espece de rétention d'urine, comme dans
toutes celles dont on a déjà parlé, quelque désordre ou
complication qu'il y ait, le premier soin que l'on doit
avoir, est de donner issue à l'urine par le moyen de la
sonde qu'on introduit dans la vessie; car, plus on differe
cette introduction, plus elle devient difficile : le long séjour de
l'urine augmente non seulement la distension de la vessie, & par
conséquent l'inflammation & le gonflement du col, mais encore les duretés du canal, l'inflammation & le gonflement
variqueux du tissu spongieux de l'uretre, & quelquefois
même le gonflement ou l'inflammation de la glande prostate qui, en rétrecissant le col, empêchent l'entrée de cet
instrument.

Le gonflement & l'inflammation font quelquefois les grands obstacles qui s'opposent à l'intromission de la sonde, principalement lorsque les malades sont attaqués de rétention pour la premiere fois, & qu'ils ne se sont point servi extérieurement de bougies chargées de caustiques. Pour diminuer ces accidens on saigne le malade, on lui applique des cataplasmes anodins depuis le périnée jusqu'au nombril, on lui fait prendre le bain ou demi-bain, & on fait de temps en temps des tentatives pour introduire la sonde, en observant de ne pas faire de fausse route dans le canal. Quelques Praticiens se servent utilement de la sonde E, percée par l'extrémité, au lieu d'une sonde ordinaire. Le tissu cellulaire de l'uretre étant gonflé & variqueux, s'engage dans les yeux de ces dernieres sondes, ce qui peut causer une hémorragie par l'irritation & le déchirement des parties. L'extrémité par laquelle on introduit les premieres, a, comme on l'a dit, une ouverture, & cette ouverture est si exactement bouchée par un petit bouton pyramidal qui tient au stylet de la sonde, qu'il est impossible que quelque chose s'y engage. Lorsque la sonde est introduite dans la vessie, on pousse le stylet, & le bouton s'éloigne de l'ouverture, qui devient alors assez libre pour donner passage aux urines. Ces sondes doivent avoir leur courbure beaucoup plus douce que celle des autres sondes, & leur bec bien moins long.

Si c'est le gonflement & l'inflammation de la glande prostate supérieure qui, en pressant le col de la vessie, empêche l'urine de sortir, on trouve au col une résistance considérable, parce qu'alors le col est aussi enflammé. C'est en ce cas qu'il faut que la sonde dont on se sert soit aussi menue qu'il est possible, pour qu'elle puisse passer.

Quand les remedes dont on vient de parler ont facilité l'introduction de la sonde, ce qui arrive assez souvent, on la laisse dans la vessie, jusqu'à ce que cette partie reprenne son ressort naturel que l'urine retenue lui a fait perdre, & que le gonflement & l'inflammation cessent entiérement. On y fait cependant quelque injection d'eau d'orge, & on prescrit au malade un régime de vivre aussi exact que dans les autres especes de rétention d'urine dont on a parlé.

Lorsque l'inflammation & le gonflement sont passés, & que la vessie a repris son ressort, on ôte la sonde, à laquelle on substitue une bougie que l'on introduit de temps en temps dans le canal, afin de le rétablir dans son état. Le degré de l'inflammation est quelquefois si grand, que, même après l'évacuation de l'urine, elle ne se termine

pas

pas toujours entièrement par résolution , mais quelquefois en partie par induration. De là naissent souvent les
duretés skirrheuses du canal , & le gonflement des prostates. Il faut convenir cependant que le nombre des
gonorrhées que les malades auront eues , y contribuent
ordinairement autant que l'inflammation même. Pour
amollir & fondre ces duretés , l'on applique au périnée
des cataplasmes & des emplâtres émolliens & résolutifs,
& l'on introduit dans le canal une bougie ointe d'abord
de quelque médicament émollient , tel que l'onguent de
guimauve , auquel on substitue dans la suite quelque ré-
solutif, tel que le Neapolitanum , ou bien un onguent
dont M. Morand se sert avec succès , & dont voici la
composition. Prenez de l'huile d'aspic , de l'onguent de
la mere , de chacun une once ; de la panacée mercurielle ,
un gros , qu'on mêle exactement , le tout pour graisser
les bougies.

Les saignées promptement faites , les bains , les lavemens émolliens & les cataplasmes , ne font quelquefois
aucun effet. En ce cas, il faut absolument avoir recours
à la ponction ou à l'incision au périnée , pour évacuer
les urines & prévenir d'autres accidens fâcheux , comme un dépôt urineux ou gangreneux au périnée. La
ponction est la plus douce des deux opérations ; il faut
néanmoins lui préférer quelquefois l'incision. Si l'inflammation & le gonflement variqueux du tissu de l'u-
retre , sont les seules causes de la rétention d'urine , on
fait la ponction avec le trocart dans l'endroit déja prescrit. Mais s'il y a dans le canal & au périnée des duretés & des callosités, on fait l'incision. Par cette derniere
opération on facilite la fonte des duretés du canal & du
périnée , ce que la simple ponction ne fait point. Il est
aussi absolument nécessaire de faire l'incision , lorsque les
délais, ou l'usage des bougies chargées de caustiques, ont
occasionné un dépôt urineux ou gangreneux au périnée.
Si la gangrene a gagné le scrotum , on coupe , comme on
l'a déja prescrit , toute la pourriture , sans craindre de
causer aucun accident en découvrant les testicules. Messieurs Guerin & Morand l'ont fait plusieurs fois avec
succès. On remédie par-là à deux choses à la fois , à la
gangrene & à la rétention.

Après cette opération , le gonflement de toutes les parties se dissipe , les accidens cessent , on établit la suppuration , l'on passe dans le canal un séton , si on le juge
nécessaire , & on traite enfin la plaie comme on le dira.

Il se forme quelquefois entre le col de la vessie & le
rectum , ou dans la glande prostate supérieure , un abcès

O

qui ne paroît point à l'extérieur, & qui s'ouvre dans la veſſie, ſoit de lui - même, ſoit lorſqu'on introduit l'algalie, ou quelque temps après qu'on l'a introduite. Le pus mêlé avec les urines ſort par l'uretre, & bientôt après l'inflammation & le gonflement des parties voiſines ſe diſſipent. Quoique la méthode ordinaire de guérir ces ſortes d'ulceres, qui ſe manifeſtent par l'écoulement du pus, ſoit de faire une inciſion au périnée, pour porter ſur la partie malade les remedes convenables, il eſt néanmoins des cas où quelques petites frictions faites au périnée avec la pommade mercurielle, ſuffiſent pour déterger ces ulceres. J'en ai guéri de cette maniere pluſieurs, qui étoient ſurvenus à la ſuite des gonorrhées.

Lorſqu'on fait l'inciſion au périnée, le pus contenu dans l'abcès paroît ſouvent dès que les tégumens ſont coupés.

Il eſt bon de remarquer que, de même que le pus perce la veſſie de dehors en dedans, & s'épanche dans la cavité, l'urine perce quelquefois l'uretre ou la veſſie de dedans en dehors, en un ou pluſieurs endroits, & forme au périnée un dépôt urineux & purulent, qu'il faut percer ſans différer, de peur que l'urine ne s'infiltre dans les parties voiſines, & n'y faſſe des ouvertures en pluſieurs endroits, comme il n'arrive que trop ſouvent à la ſuite des rétentions d'urine négligées; ce qui produit au périnée, & quelquefois ailleurs, autant de fiſtules par où les urines s'écoulent. Lorſque ces dépôts s'ouvrent d'eux-mêmes, les malades s'en trouvent ſoulagés, & l'on peut même quelquefois introduire auſſi-tôt dans la veſſie l'algalie ou la bougie, par l'uſage deſquels on rétablit la liberté du canal, & l'on guérit aſſez ſouvent les fiſtules mêmes.

Mais comme les duretés & les calloſités ne ſont pas ſouvent détruites, le malade ne jouit pas long-temps de ce rétabliſſement. Les difficultés d'uriner reviennent, augmentent de plus en plus, & menacent le malade à chaque inſtant d'une rétention d'autant plus fâcheuſe, que les duretés & les calloſités du canal pourront empêcher d'y introduire la ſonde ou la bougie.

Outre les duretés & les calloſités du canal, ſouvent la glande proſtate ſupérieure ſe gonfle ou ſe durcit; il ſe forme quelquefois le long du canal une fuſée skirrheuſe, & au périnée des tumeurs de même eſpece, d'où elle ſemble prendre naiſſance; la ſemence dans le temps de l'éjaculation, au lieu de ſuivre la route du canal, remonte quelquefois, & tombe dans la veſſie; ce qui ſemble venir de quelque bride qui ſe trouve devant le verumontanum. Les gonorrhées virulentes , la mauvaise qualité des urines , l'inflammation qui suit ordinairement les rétentions d'urine , & souvent l'usage des bougies enduites de caustique , sont les causes de tout ce désordre.

Lorsque les choses sont portées à cet excès , rien ne peut guérir, ni même soulager les malades, que l'incision au périnée. Par le moyen de cette opération on détruit les fistules , on fait fondre les duretés & les callosités , tant du canal que du périnée , & on rétablit le canal dans son état. Mais avant que de l'entreprendre , il faut examiner si la fistule , en cas qu'il y en ai., n'est point trop haute pour être comprise dans l'incision , ce qui rendroit l'opération infructueuse. S'il y a une complication de virus vérolique , il faut le détruire avant que de faire l'opération. J'ai vu même quelquefois les fistules se guérir & les duretés se fondre totalement par la seule application de la pommade mercurielle. Il faut profiter de l'ouverture que l'on fait à l'uretre par l'incision , pour nettoyer cette partie si elle est baveuse, déterger les ulceres s'il y en a , & la faire suppurer si elle est dure & racornie.

Dans tous les cas où l'on vient de proposer l'incision au périnée , la méthode de la faire est la même , & le traitement qui suit l'opération n'est pas beaucoup différent.

Le malade est situé de la même maniere que pour l'opération de la taille au grand appareil. On introduit une sonde cannelée dans la vessie , si on le peut , ou du moins aussi avant dans l'uretre qu'il est possible , pour servir de guide. Les bourses levées par un Aide , on incise avec un lithotome ordinaire à côté du raphé & sur la cannelure de la sonde , si elle est assez avancée , & l'on se conduit comme dans l'opération de la taille. Si l'on ne peut faire l'incision sur la sonde , cette opération est beaucoup plus difficile ; le Chirurgien obligé de travailler sans ce guide , doit se bien représenter la structure & la position des parties sur lesquelles il opere. Si , après avoir fait l'incision aux tégumens , il ne peut parvenir a ouvrir l'uretre , il y introduit un trocart dont la canule est fendue ; & à la faveur de la fente , il porte un bistouri pour faire une incision à cette partie , après avoir ôté le trocart. MM. Petit & Morand ont pratiqué cette méthode avec succès.

Lorsqu'on ne peut introduire la sonde assez avant dans l'uretre pour servir de guide , on peut alors porter à l'endroit où finit l'incision de la taille latérale , un trocart avec sa canule fendue , & glisser le long de cette fente , qui sert de cannelure, la pointe d'un bistouri, pour faire une incision suffisante.

On fait l'incision au milieu des duretés, on emporte celles qui sont extérieures en coupant le moins de chair que l'on peut. On comprend dans l'incision la fistule, les callosités qui l'accompagnent, & même la glande prostate, si elle est dure & skirrheuse, & s'il est possible d'y atteindre.

L'incision faite, on introduit dans la vessie un gorgeret ; la sortie de l'urine prouve qu'il est entré. On dégage la sonde, & on la retire ; puis, tenant d'une main le gorgeret, on conduit à sa faveur, de l'autre main, jusque dans la vessie, une cannule garnie d'une petite bandelette de linge. On retire ensuite le gorgeret, & l'on fait porter le malade dans son lit, après avoir appliqué une compresse sur la plaie. On met autour de la canule de petits bourdonnets, par - dessus un plumaceau trempé dans l'eau-de vie, & le reste de l'appareil imbibé de la même liqueur. Cet appareil consiste en compresses, trousse - bourses, ventrier, & bandage en double T.

Les saignées, les embrocations, & les fomentations émollientes appliquées sur le ventre, les boissons adoucissantes, & un régime très - exact, préviennent & corrigent les accidens qui surviennent quelquefois à cette opération. On leve ordinairement le premier appareil vingt-quatre heures après l'opération. On ne retire la canule qu'au deuxieme ou au troisieme pansement, & on le peut faire alors sans peine. On panse la plaie les premiers jours avec un digestif composé de baume d'Arcæus, de suppuratif, & d'huile d'hypericum, avec lequel on couvre les bourdonnets, les plumaceaux & la cannule, qu'on ôte & qu'on remet à chaque pansement.

Lorsque les accidens de l'opération sont passés, & que la suppuration est établie, il faut travailler à détruire les duretés & les callosités du canal & des environs de la plaie. On passe dans l'uretre, avec une sonde convenable, qu'on fait sortir par la plaie du périnée, un séton fait d'une petite bandelette de linge effilé sur les côtés. Ce séton est graissé du digestif indiqué, auquel on ajoute partie égale de précipité rouge & d'alun calciné. On met dans ce digestif plus ou moins de cette poudre, selon l'effet qu'elle produit. On couvre aussi de ce digestif composé les bourdonnets dont on garnit la plaie, s'il en est nécessaire, les plumaceaux & la canule, excepté son extrémité, qu'on ne couvre que du digestif simple, parce que le précipité rouge & l'alun pourroient causer quelque irritation à la veſſie. On applique deſſus le tout un emplâtre de diachylum gommé, percé à l'endroit de la cannule, & le reſte de l'appareil à l'ordinaire.

Quand la veſſie eſt baveuſe ou ulcérée, on y fait des injections par le moyen d'une ſonde à poitrine, que l'on y introduit par la plaie, après en avoir ôté la canule. On fait d'abord ces injections avec une eau d'orge, à laquelle on ajoute quelque temps après du miel roſat, & enſuite une dixieme partie d'eau vulnéraire. On en fait auſſi par le canal, pour le laver & le nettoyer. Le ſéton doit être très-long. La partie qui n'eſt pas encore entrée dans le canal, doit être roulée & enveloppée dans un linge. Chaque fois qu'on panſe la plaie, on en tire & on en coupe ce qui a été dans le canal depuis le dernier panſement : l'on doit avoir graiſſé auparavant la portion qui doit y entrer. Si les duretés du périnée réſiſtent dans la ſuite à ces remedes, on fait quelques frictions d'onguent mercuriel, & l'on applique, au lieu de l'emplâtre de diachylum, celui de *de Vigo cum mercurio quadruplicato*.

Lorſqu'on a fondu les duretés du périnée, que le canal eſt libre, & que les urines ne ſont plus baveuſes ni vergetées, comme elles le ſont ſouvent dans les rétentions, il ne reſte plus qu'à deſſécher le canal en le maintenant dans ſon diametre, & qu'à procurer la réunion de la plaie du périnée. On graiſſe le ſéton de pompholix, ou l'on introduit à ſa place dans le canal une bougie enduite du même médicament. Au lieu de la canule, on met dans la plaie une tente de linge applatie, qu'on diminue à chaque panſement ; ſept ou huit jours après, on ſupprime la tente & le ſéton ; on paſſe dans la veſſie une algalie, pour empêcher l'urine de prendre ſon cours par la plaie, dont on tient les levres rapprochées par de petites compreſſes qu'on applique à chaque côté, & par le bandage en double T. On recommande au malade de ne point écarter les cuiſſes. Enfin l'on regarde la plaie comme une plaie ſimple, & on la traite comme celle qu'on auroit faite pour tirer la pierre. Quand la plaie eſt fermée, on ne ſe ſert plus d'algalie ; on introduit pendant quelque temps dans le canal, pour en maintenir le diametre, une ſonde de plomb ou une bougie.

L'on ne parvient pas toujours à réunir parfaitement les levres de la plaie ; il reſte quelquefois une petite fiſtule, qui laiſſe un paſſage continuel aux urines. L'extrême maigreur du malade en eſt ſouvent la cauſe ; mais dans ce cas elle ſe guérit ordinairement auſſi-tôt que le malade recouvre ſon embonpoint. Il n'en eſt pas de même ſi elle vient d'un trop long uſage de la canule, ou de l'âcreté des urines, ou enfin de la trop grande déperdition de ſubſtance de l'uretre, occaſionnée par la chute de l'eſcarre que la pourriture aura faite. Les fiſtules de cette eſpece ſe guériſſent très-rarement, & l'on ne peut guere remédier qu'à l'écoulement continuel des urines qui s'échappent par la plaie. M. Arnaud a inventé pour ces ſortes de fiſtules un bandage ſingulier, dont pluſieurs malades ſe ſont ſervis avec ſuccès. Il convient auſſi aux perſonnes qui ont une incontinence d'urine ; il eſt même préférable à celui dont on trouve la figure dans Nuck, & à celui qui eſt en forme d'anneau, & qu'on applique autour de la verge. Celui-ci fait compreſſion ſur l'uretre ; au lieu que celui de M. Arnaud la fait au périnée, & par conſéquent au bulbe de l'urethre, près le col de la veſſie ; c'eſt en cela que conſiſte ſa perfection.

Il n'eſt pas inutile de faire ici quelques remarques ſur l'opération du cathétériſme, & ſur les différentes ſondes dont on ſe ſert.

Lorſqu'on eſt obligé de laiſſer la ſonde dans la veſſie, il faut préférer à toutes les autres ſondes celle que M. Petit a inventée, F, & qu'on appelle ſonde en S. Il n'eſt pas néceſſaire de l'attacher pour la tenir en place ; elle n'empêche point les malades de ſe tourner dans leur lit, de ſe lever, & de ſe promener. Elle imite bien, par ſa figure en S, les différens contours que fait l'uretre. Son bec eſt aſſez long pour paſſer le col de la veſſie ; elle n'eſt pas percée ſur les côtés comme les autres, mais à ſon extrémité.

Au défaut de cette ſonde, on ſe ſert de celle qu'on a décrite plus haut. En ce cas, il ne faut point de bouton à l'extrémité du ſtylet pour fermer l'ouverture. On fait tenir la ſonde dans la veſſie par deux liens qu'on attache à ſes anneaux, & qu'on noue, après les avoir paſſés par-deſſous chaque cuiſſe, à une bande avec laquelle on entoure le ventre. Ces ſondes doivent avoir une petite courbure, & un bec moins long que les autres, pour l'introduire plus facilement, & pour pouvoir évacuer par ſon moyen preſque toute l'urine. Les ſondes qui ont un long bec, ne ſont pas néanmoins inutiles en certains cas ; elles peuvent ſervir, par exemple, à faire reconnoître l'état de la veſſie, & ſi elle renferme quelques corps étrangers.

Lorſqu'on a peine à introduire la ſonde dans la veſſie, il faut porter le doigt indice de la main gauche dans l'anus pour diriger le bec de la sonde, & déplier, pour ainsi dire, la vessie en poussant son corps.

Quand la sonde est dans la vessie, & que l'urine ne sort point, comme cela arrive quelquefois, il faut presser doucement les côtés de cette partie.

Il faut avoir soin d'ôter la sonde au moins tous les dix à douze jours, afin de la nettoyer. Si les urines sont limoneuses & graveleuses, il faut l'ôter plus souvent, pour empêcher qu'il ne se fasse une incrustation de petits graviers autour de l'extrémité qui se trouve dans la vessie, ce qui causeroit de vives douleurs lorsqu'on la retireroit. M. Morand a eu occasion d'en faire la remarque plusieurs fois, & a montré des sondes incrustées, dont une n'avoit séjourné que dix jours.

On doit boucher l'ouverture extérieure de la sonde avec un petit fausset garni de linge, ou plutôt avec un petit morceau de cire en forme de fausset, & entouré d'un linge ; car l'humidité fait gonfler le bois. Lorsqu'on débouche la sonde pour faire sortir l'urine, ou pour injecter quelque liqueur dans la vessie, & lorsqu'on la rebouche, il faut tenir fermement d'une main cet instrument, afin qu'il ne sorte point de la vessie, ou qu'il ne blesse point la paroi interne, en y entrant trop avant.

Il faut enfin attacher aux anneaux de la sonde une petite languette de drap, pour empêcher les urines de couler le long de la sonde, & pour les conduire dans le vaisseau qu'on met dessous pour les recevoir.

Je pourrois confirmer toutes les régles contenues dans cette remarque, par un très-grand nombre d'observations que les meilleurs Auteurs & ma propre expérience pourroient me fournir. Mais cette remarque n'est déjà que trop longue ; d'ailleurs j'ai dessein de traiter quelques jours cette matiere dans toute son étendue.

Quand le doigt ou la sonde nous ont assuré qu'il y a une pierre dans la vessie, il en faut nécessairement venir à l'opération ; c'est au Chirurgien pour lors à parler au malade en honnête homme, s'il veut se distinguer des Charlatans & des Coureurs de Provinces, à qui l'ignorance & la pauvreté font faire mille bassesses & dire mille impostures ; il faut qu'il porte son pronostic selon l'espérance & la crainte que lui donne l'état du malade, ne promettant pas plus qu'il ne peut tenir, comme font

DE L'EX-<br>TRACTION<br>DE LA PIER-<br>RE.

O iv

quelques-uns de ceux qui pratiquent l'opération dont nous parlons.



Pour exécuter cette opération en bon Praticien & méthodiquement, il faut faire réflexion sur trois choses, & résoudre ce qu'on doit faire avant l'opération, durant l'opération, & après l'opération.

On réduit ce qu'il faut faire avant l'opération à cinq circonstances; la premiere, à choisir le temps; la seconde, à disposer le malade par quelques remedes généraux; la troisieme, à convenir si on la fera par le petit ou par le grand appareil; la quatrieme, à dresser les appareils; & la cinquieme, à bien situer son malade.



Pour faire toutes les opérations, on établit deux temps; l'un de nécessité, qui ne veut pas qu'on differe; & l'autre d'élection, qui permet de choisir celui qu'on trouve le plus à propos. Les Anciens ont donné la préférence au second pour l'opération de la taille. Ils nous ont prescrit de ne la faire que dans le Printemps & dans l'Automne; mais c'est une erreur de croire qu'on ne doive jamais la faire que dans ces deux saisons; car, pourvu qu'on évite le temps des excessives chaleurs & celui du trop grand froid, j'estime qu'on la peut faire pendant le reste de l'année; c'est une cruauté de voir souffrir des malades qu'on peut soulager promptement. J'ai vu M. de Correville, Gentilhomme ordinaire du Roi, mourir en attendant le Printemps, qu'on auroit pu guérir, si on l'avoit taillé lorsque le temps de nécessité le demandoit. Il en est de cette opération comme des Eaux Minérales : on a cru jusqu'ici qu'on ne pouvoit les prendre qu'au Printemps & en Automne, & que dans les autres saisons elles étoient mortelles; mais des personnes illustres nous ont désabusés de cette prévention, y ayant recouvré leur santé en tous les temps de l'année; & les plus célebres Médecins, M. Fagon entr'autres, y envoyant presque aussi souvent des malades en Hiver & en Eté, qu'en des saisons plus tempérées.

C'est une précaution nécessaire avant l'opération, que de préparer son malade. On le saigne une fois ou deux, suivant ses forces; on lui donne plusieurs lavemens, & on le purge deux fois, s'il est replet, & selon que MM. les Médecins le jugent à propos; car ce sont eux qui doivent prescrire les remedes généraux, & qui souvent de leurs conseils & de leur présence assistent le Chirurgien dans ces opérations. La réussite dépend quelquefois d'avoir bien préparé le malade, & le Chirurgien ne doit point opérer le jour ni le lendemain d'une purgation, de crainte qu'un reste de médecine venant à sortir pendant l'opération, ne la troublât.

*Préparation du sujet quelque temps avant la taille.*

Avant Jean de Romanis, Médecin de Crémone, qui fut le premier qui inventa l'extraction de la pierre par le grand appareil, & qui la pratiqua à Rome l'an 1520, on tailloit toujours par le petit appareil; mais aujourd'hui comme on se sert de l'une & de l'autre maniere, il faut, avant que d'opérer, que le Chirurgien prenne son parti, & qu'il résolve duquel des deux moyens il prétend se servir, afin de préparer ce qui lui est nécessaire ou pour l'un ou pour l'autre.

*Invention du grand appareil.*

Il ne faut que deux instrumens sur le petit appareil, qui sont un bistouri pour faire l'incision sur la pierre, & un crochet pour faire sortir ce corps étranger lorsqu'il est à découvert; mais il en faut bien davantage pour l'autre maniere, & c'est ce qui l'a fait appeler le grand appareil. Ils sont exposés les uns & les autres sur la table qui est à la tête de cette Démonstration: vous devez y jeter les yeux.

*Instrumens nécessaires pour le petit appareil & pour le grand*

Afin que l'Opérateur travaille plus commodément, il doit avoir attaché devant lui une gibeciere, dans laquelle il mettra tous les instrumens, excepté le bistouri garni, qu'il fait tenir par quelque serviteur qui le donnera en temps & lieu. On tire deux

*Commodité de la gibeciere du Chirurgien.*

utilités de la gibeciere ; l'une, qu'on cache aux yeux du malade ce nombre d'inſtrumens qui l'épouvanteroit ; & l'autre, que l'Opérateur les trouve ſous ſa main lorſqu'il en a beſoin, ſans être obligé de les demander.

Le Lithotomiſte ayant donc mis un tablier autour de lui, attaché la gibeciere par-deſſus le tablier, & garni ſes bras de deux grandes manches de toile, il ſongera à ſituer ſon malade. Dans les Hôpitaux on a une chaiſe faite exprès ; mais dans les maiſons des particuliers on ſe ſert d'une table haute, afin que le Chirurgien n'étant point obligé de ſe baiſſer, puiſſe opérer plus à ſon aiſe. On met le malade ſur le bord de la table, après l'avoir garnie d'un matelas, ſous lequel on aura renverſé une chaiſe pour former un plan incliné, parce qu'il faut que le malade y ſoit appuyé en arriere ; enſuite avec deux écharpes longues de cinq ou ſix aunes chacune, & larges de deux ou trois doigts, on le lie de maniere qu'il ne puiſſe point interrompre l'opération par aucun mouvement, n'étant plus en ſon pouvoir de remuer. Deux ſerviteurs prennent ces écharpes, qu'ils plient en deux ; ils mettent le milieu derriere le cou du malade, & deſcendant en faiſant quelques loſanges autour de chaque bras, les cuiſſes étant pliées contre le ventre & les talons contre les feſſes, on lie tellement enſemble le bras, la cuiſſe & la jambe de chaque côté, qu'on eſt abſolument maître du malade. Il faut cinq ſerviteurs, deux qui tiennent à droite & à gauche les jambes & les cuiſſes du malade, & qui les écartent l'une de l'autre le plus qu'ils peuvent ; le troiſieme monte ſur la table derriere le malade, & appuie de ſes deux mains ſur les épaules ; le quatrieme eſt ſitué au côté droit du malade, pour lui relever les bourſes d'une main, & de l'autre tenir, pendant qu'on fait l'inciſion, la ſonde toujours engagée dans l'uretre juſqu'à la veſſie ; & le cinquieme, pour préſenter le biltouri à l'Opéra-

Situation du malade.

Moyen d'empêcher qu'il ne ſe remue, & ne faſſe manquer l'Opérateur.

Des divers offices des ſerviteurs ou aides.

teur, le reprendre après que la plaie est faite, &
donner ensuite ce dont on peut avoir besoin. On pose
sous la table une cuvette ou un seau plein d'eau
tiede, pour laver les instrumens trop ensanglantés
pendant l'opération, ayant eu soin de mettre sur
une assiette de l'huile d'olive, pour graisser les
sondes avant que de les employer, ou ses doigts
avant que de les introduire dans l'anus. Voilà ce
qu'il y a à observer avant l'opération.

Le tout ainsi préparé, il faut travailler le plus tôt
que faire se pourra, parce que je suppose qu'on soit
déterminé sur la maniere dont on doit opérer, vu
qu'on peut tirer la pierre de la vessie ou par le petit
appareil, ou par le grand, comme j'ai dit. Je vais
vous les démontrer, vous jugerez ensuite lequel est
le meilleur ; car je ne vous parle point de la maniere dont on dit que quelques Arabes & des Juifs
tiroient la pierre, qui étoit sans faire incision, en
dilatant l'uretre à force de le souffler, parce que
je la crois impossible quand la pierre excede seulement la grosseur d'une très - petite olive.



Le petit appareil a pris son nom de ce que très-peu
d'instrumens suffisent pour le pratiquer, savoir, un
bistouri & un crochet ; mais depuis qu'on a mis en
usage le grand appareil, on ne taille plus que les
enfans par le petit. C'est pour cela qu'on n'a pas besoin ici de tant de serviteurs ; il n'en faut que deux,
l'un pour tenir l'enfant, & l'autre pour relever la
verge & le scrotum. Le premier doit être un homme fort, qui, s'étant assis sur une chaise assez haute,
met un oreiller sur lui, & par-dessus un drap qui
pend jusqu'à terre, de peur qu'il n'ait les jambes
ensanglantées. Il prend l'enfant sur ses genoux, &
ayant passé ses mains sous les jarrets du malade, il
lui empoigne les deux bras, qu'il écarte de maniere
que cet enfant est retenu dans une situation très-
commode pour être taillé. Le second serviteur releve les bourses avec ses deux mains ; puis l'Opéra-

teur ayant frotté d'huile deux doigts de sa main gauche , savoir , l'indice & celui du milieu , il les introduit doucement dans l'anus & les pousse fort avant , la paume de cette main étant tournée en enhaut ; il sent alors la pierre qui est dans la vessie , & il l'amene avec les deux doigts proche le col de ce viscere ; & , la poussant le plus qu'il peut en dehors , il fait que la pierre produit une tumeur apparente , sur laquelle il fait de sa main droite , avec le bistouri L , son incision proportionnée à la grosseur de la pierre. Il ne faut point craindre d'appuyer le tranchant de ce couteau sur la pierre de crainte de l'émousser ; il faut au contraire fendre exactement tout ce qui se rencontre de la tumeur jusqu'à la pierre , sans épargner le col de la vessie , afin qu'il ne reste aucun filament qui puisse y retenir ce corps. L'incision faite , l'Opérateur rend le bistouri , & de la même main prend un crochet V , qu'il coule derriere la pierre pour la pousser en dehors , à quoi il est aidé par les deux doigts qui sont dans le fondement. La pierre étant sortie sans se casser , il faut examiner s'il n'y en a point encore d'autres , parce qu'il faudroit les tirer de la même maniere , ou bien avec la tenette , si on ne pouvoit pas faire autrement.

Cette opération , quoiqu'aisée à faire , n'est pas approuvée par tous les Lithotomistes. Ils trouvent qu'elle est souvent accompagnée de circonstances qui la rendent fâcheuse ; par exemple , si la pierre est graveleuse , inégale , & qu'elle ait plusieurs angles aigus , on cause des douleurs horribles au malade en la poussant pour l'approcher du périnée , ses pointes ou inégalités piquant pour lors la vessie , qui est très-sensible. Ils ajoutent qu'étant raboteuse , on ne peut que difficilement achever l'incision sur son corps , & cela embarrasse l'Opérateur , qui passe un temps très-long à faire cette incision aussi exacte qu'elle doit être , pour permettre à la

De l'incision & on doit faire.

Usage du Crochet.

Examen à faire après l'extraction.

Inconvénient de cet appareil.

pierre de fortir librement. Ce font ces inconvéniens qui font que plufieurs Opérateurs préferent
le grand appareil au petit (a).

On appelle donc la feconde maniere de tailler, le
grand appareil, parce qu'on emploie beaucoup
d'inftrumens pour la mettre à exécution ; c'eft celui
qu'on pratique le plus fouvent, & qui jufqu'à préfent a été jugé le meilleur. Le malade étant fitué
comme je vous ai dit, & tenu ferme par les écharpes & par les ferviteurs diverfement poftés, l'Opérateur prend une fonde K cannelée ou creufée en
gouttiere fur le dos de fa courbure, proportionnée
au fujet en grandeur & groffeur, & après l'avoir
trempée dans de l'huile, il l'introduit dans la verge
& la pouffe jufqu'au dedans de la veffie. Il cherche
la pierre avec le bout de cet inftrument avant que
de faire l'incifion, pour s'affurer derechef s'il y en
a une ; car il ne feroit pas impoffible qu'il fe fût
trompé la premiere fois en fondant. S'il ne la trouvoit pas cette feconde fois, il ne devroit point paffer
outre ; mais fentant ce corps au bout de la fonde, il
la fait tenir d'une main par un ferviteur, qui la pouffe
en en-bas par la tête, afin que la partie courbe, & la
premiere introduite de cet inftrument, repouffant en
dehors l'extrémité intérieure de l'uretre, faffe mieux
connoître & fentir à l'Opérateur l'endroit où il doit
couper. Le même ferviteur tient de l'autre main les
bourfes élevées ; & le Chirurgien avec deux doigts
de la main gauche, favoir, le pouce & l'indice, faifant bander la peau du périnée, prend de la main
droite le biftouri L monté, que lui préfente l'un de
fes aides qui eft à fon côté droit, & qui doit fe fou-



____________________

(a) Il faut néanmoins fe fervir du petit appareil, lorfque
la pierre s'eft fait dans le col de la veffie un logement où
elle s'eft fi fort augmentée, qu'elle forme une tumeur au
périnée. Il fuffit quelquefois de tenir la peau ferme & tendue
fur la pierre, & de faire à cet endroit une incifion proportionnée à la groffeur de ce corps étranger.

venir de le préfenter par le manche, & non pas par la pointe, comme fit celui à qui M. Maréchal, aujourd'hui premier Chirurgien du Roi, l'avoit donné à tenir lorfqu'il tailla M. le Duc de Grammont, & qui lui tendant ce biftouri la pointe en devant, le bleffa à la main, ce qui faillit à troubler l'opération. L'Opérateur fera enfuite, avec toute l'affurance dont il eft capable, l'incifion au périnée à côté du raphé, qui va du milieu des bourfes à l'anus ; il ouvre les tégumens & l'uretre, avançant fon inftrument jufque dans la cannelure de la fonde, qui lui fert de guide pour ne couper que ce qu'il veut. Cette incifion doit avoir de longueur depuis deux jufqu'à quatre travers de doigts, felon la groffeur de la pierre. Il y a des Lithotomiftes qui tiennent eux-mêmes la fonde de la main gauche, pendant qu'ils incifent de la droite ; cela dépend de l'habitude qu'on a contractée, ou des maîtres de qui on a été inftruit (a). L'incifion n'eft pas plus tôt faite, qu'on rend le biftouri au même ferviteur qui l'a préfenté.



(a) Tous les habiles Lithotomiftes font aujourd'hui dans l'ufage de tenir eux-mêmes la fonde, & c'eft le plus fur. Un aide-Chirurgien placé au côté droit du malade, tient alors le fcrotum, & tend la peau du périnée fur la fonde que l'Opérateur fait faillir en dehors le plus qu'il eft poffible ; il pofe fur le raphé, du côté droit, le doigt indicateur & celui du milieu de la main droite, & les alonge le plus qu'il peut ; il applique les pareils doigts de l'autre main du côté gauche de l'ifchion, & il tend un peu la peau fur la courbure de la fonde. Il cache tous fes autres doigts dans fa main, de maniere qu'il ne comprime pas le fcrotum ni les tefticules, ce qui pourroit faire des contufions & occafionner des dépôts dans ces parties, dont la délicateffe eft extrême. L'Opérateur tient la fonde fermement de la main gauche, de maniere qu'elle faffe un angle droit avec le corps. Il touche avec le doigt index de la main droite la faillie que fait la convexité de la fonde, fituée entre les deux doigts de l'aide. Il prend le lithotome, qu'un affiftant lui préfente ; il fait fur la crenelure de la fonde une incifion, qui commence au deffous du fcrotum & fe termine du côté de l'anus. Il incife d'abord les tégumens, après quoi il porte la pointe du lithotome dans la crenelure de la fonde, &

On se servoit autrefois de deux conducteurs faits en forme de petites épées, dont le premier M avoit un bec qui se continuoit dans presque toute sa longueur, & qu'on glissoit aisément dans la gouttiere de la sonde jusqu'à la vessie, & le second N avoit une cannelure à son bout, qui lui servoit à se conduire sur le premier dans ce même organe, & entre ces deux conducteurs on introduisoit la tenette; mais presque tous les Opérateurs ont substitué à leur place le gorgeret O, qu'ils trouvent beaucoup plus commode. L'Opérateur le cherche dans sa gibeciere de la main droite, & de la gauche il reprend du serviteur la tête de la sonde qu'il lui avoit fait tenir; puis mettant le bec qui est au bout du gorgeret dans la cannelure de cette sonde, il le conduit par le moyen d'une telle cannelure jusque dans la vessie, dont il facilite l'entrée à cette machine, en éloignant du ventre avec la main gauche la tête de la sonde, ce qui fait que la sonde & le gorgeret entrent de compagnie dans la vessie.

*Des conducteurs à épée.*

*Du gorgeret qu'on leur préfere.*

Quelques-uns, après avoir fait une incision de médiocre longueur & retiré la sonde, se servent du

coupe l'uretre; il incline un peu vers lui le manche de la sonde, & glisse en même temps la pointe du bistouri le long de la crenelure du côté du bec de la sonde pour couper le bulbe de l'uretre, en sorte que l'incision approche le plus qu'il est possible du col de la vessie. M. Boudou, au lieu de tenir la sonde droite, en incline un peu le manche du côté de l'aine droite; par le moyen de cette situation de la sonde, il coupe latéralement le col de la vessie, & une petite portion du côté gauche de la glande prostate supérieure. Cette méthode est à peu près celle de M. Cheselden. Quand l'incision est faite, ce même aide prend doucement d'une main le scrotum qu'il releve, & de l'autre la châsse du Lithotome que l'Opérateur lui donne à tenir, & la pointe reste toujours dans la cannelure de la sonde, pour servir de guide au bec du conducteur mâle ou du gorgeret, que l'on glisse le long de sa lame jusque dans cette cannelure. Quand l'Opérateur est assuré que le bec de cet instrument y est entré, il fait retirer le lithotome, & continue son opération.

dilatatoire R pour agrandir la plaie ; ils prétendent que la plaie agrandie par le dilatatoire se guérit plus tôt que celle à qui on donne par incision une longueur considérable, parce que, selon eux, les fibres du col de la vessie ne sont point coupées, mais seulement séparées par le dilatatoire. Mais cette pratique n'est pas approuvée universellement. Il y en a qui aiment mieux faire l'incision plus grande, que de se servir du dilatatoire ; ils croient que la violente douleur qu'il excite, peut causer une fluxion sur la vessie & produire de fâcheux accidens : & véritablement, dans le temps qu'on donne les deux coups de dilatatoire, l'un en large & l'autre en long, on entend le malade redoubler ses cris, ce qui prouve l'excès du mal qu'il ressent pour lors; c'est pourquoi on conseille de s'en servir le moins qu'on pourra (a). La sonde étant retirée de la main gauche, l'Opérateur prend le gorgeret de cette même main, & de la droite il prend une tenette P dans la gibeciere. Il se sert ordinairement d'une droite qu'il introduit fermée dans la vessie, par le moyen de la cavité creusée le long du gorgeret. Immédiatement après cette introduction, il retire de la main gauche le gorgeret



qu'il remet dans la gibeciere, & avec la tenette fermée, il cherche la pierre de tous côtés dans la vessie : il ne faut pas qu'il ouvre & referme la tenette pendant qu'il fait cette perquisition, parce

<hr>

(a) La plupart des Lithotomistes de nos jours, au lieu de faire la dilatation du col de la vessie avec le dilatatoire, introduisent peu à peu dans la gouttiere du gorgeret le doigt indicateur de la main gauche, le plus avant qu'il est possible, en appuyant sur le rectum ; ils prétendent par-là faire une espece de dilatation graduée au col de la vessie, & que la pression du rectum prépare un chemin plus large à la pierre. Lorsque la pierre est prise dans les tenettes, ils les tirent tout doucement, pour ne faire que par degré la dilatation du col de la vessie, en les appuyant sur le rectum, afin de s'éloigner des os pubis.

qu'en

qu'en l'ouvrant souvent il pourroit meurtrir la veſſie, ou la pincer en la refermant. Lorſque la pierre ſe fait ſentir au bout de la tenette, l'Opérateur met les deux mains à cet inſtrument, il l'ouvre doucement, & tâche d'y charger la pierre dont il connoît la groſſeur par la diſtance qu'il y a d'un anneau de la tenette à l'autre; & ſi elle lui paroît trop groſſe pour pouvoir la faire ſortir par l'inciſion qu'il a faite, il tourne la pierre déjà chargée, &, la relâchant dans la veſſie, il tâche de la charger d'une autre maniere, parce qu'il arrive ſouvent qu'une pierre ayant la figure d'un œuf, c'eſt-à-dire, plus longue que large, la premiere fois on l'aura chargée par ſa partie la plus longue, & une ſeconde fois on la ſaiſira par le côté le plus étroit, & pour lors la ſortie en ſera beaucoup plus aiſée; & ſi au contraire on s'obſtinoit à vouloir dégager ce corps étant ſaiſi par ſa longueur, on feroit ſouffrir le martyre au malade, & quelquefois inutilement. Il eſt des pierres tendres & graveleuſes qui ſe caſſent ſous la tenette; quand cela arrive il en faut retirer les morceaux le mieux qu'on peut, & il en eſt de ſi groſſes, qu'il eſt impoſſible de les tirer : on les laiſſe alors, plutôt que de tuer le malade pour les avoir. S'il y en a deux, ce qu'on connoît par le bouton T qui eſt au bout de la curette S, après que la premiere a été tirée on remet la tenette dans la veſſie, & on la charge comme la précédente : s'il y en avoit davantage, comme il s'en eſt trouvé quelquefois dix ou douze, on y retourneroit avec la tenette autant de fois qu'il reſteroit de pierres à tirer (a). Quand la

Maniere de
ſaiſir la pierre.

De ce qu'il
faut faire
quand la pierre ſe caſſe,
qu'elle eſt
trop groſſe,
ou qu'il en
reſte d'autres.

(a) L'inſpection de la pierre ſuffit, ſelon quelques Lithotomiſtes, pour juger ſi la veſſie en contient d'autres. Les pierres qu'on appelle mûrales à cauſe de leur couleur noire & des aſpérités qui ſont autour, ſe trouvent ordinairement ſeules; celles où l'on apperçoit une ou pluſieurs ſurfaces liſſes & polies, ſont preſque toujours accompagnées de quelques autres.

P

pierre s'est logée à droite ou à gauche dans un des côtés de la vessie, & qu'on ne peut la toucher avec la tenette droite, on en prend une courbe Q, avec laquelle on la peut charger dans quelque endroit de la vessie qu'elle soit cantonnée. Il est des pierres écailleuses, de la superficie desquelles il se détache quelques fragmens en les chargeant dans la tenette; il en est de graveleuses qui s'écrasent sous la tenette; & souvent il y a au fond de la vessie un sablon & un gravier qu'il est nécessaire de vuider après l'extraction de la pierre. Dans ces occasions on se sert de la curette S, avec laquelle on évacue à plusieurs fois ce qui est au fond de la vessie, l'opération n'étant point parfaite lorsqu'il y reste quelque chose d'étranger. Ayant bien nettoyé la vessie, on prend une canule X, dont on trempe le bout dans l'huile rosat, & on l'introduit doucement dans la plaie, pour l'y laisser durant quelques jours selon la nécessité : on l'attache à une ceinture avec un cordon Y passé dans deux anneaux qui sont à la tête de ce tuyau, afin qu'elle ne puisse point sortir de la plaie.

Après vous avoir fait observer ce qu'il y a à faire avant & durant l'opération, il faut finir par vous faire remarquer ce qu'on fait après l'opération. La canule étant enngagée & assurée, qui est ce qui acheve l'opération, on met sur la plaie une compresse carrée & épaisse qu'on y fait tenir par un garçon, afin d'empêcher l'air d'entrer dans la vessie, jusqu'à ce qu'on vienne à panser le malade. Pour s'y préparer on le délivre aussi-tôt en lui ôtant les deux écharpes, & on le porte à deux dans son lit qu'on a eu soin de garnir de quelques draps en plusieurs doubles, afin que le sang ou l'urine qui s'échappe les premiers jours ne gâte point les matelas. Si on n'a pas mis avant l'opération la bande qu'on appelle le collier 8, ni celle qu'on nomme le T double, marqué 9, on les met au malade avant que de le panfer ; puis, ayant approché l'appareil du panfement, on ôte la compreffe, on met fur la plaie les deux plumaceaux Z Z couverts d'aftringens, enfuite l'emplâtre à queue 1, & une groffe compreffe 2 par-deffus. On fait tout de fuite une embrocation d'huile rofat qu'on a mife dans un petit plat 3, au fcrotum, à la verge & fur tout le bas-ventre. On releve les bourfes avec une compreffe longitudinale 4, qu'on appelle la trouffe, & on met fur le ventre celle qu'on nomme le ventricule 5. Toutes ces compreffes font trempées dans l'oxycrat qui eft dans la terrine 6, & arrêtées par le bandage en T marqué 9, dont les deux branches viennent fe croifer fur la plaie, & remontent par les aines pour s'attacher au circulaire qui tourne autour du corps. On lie enfemble les deux jambes par une petite bande nommée la jarretiere 7, afin qu'elles ne puiffent pas s'éloigner l'une de l'autre & rouvrir la plaie, & on met en travers fous les jarrets un traverfin qui tienne les genoux un peu élevés : on finit par donner quelques reftaurans au malade, ou quelque liqueur qui puiffe un peu rappeler fes forces abattues. Je ne parlerai point des accidens qui fuivent cette opération, ni du panfement & du traitement qu'il faut obferver pour en obtenir la guérifon ; il faudroit un volume entier pour circonftancier toutes ces chofes : je vous renvoie au Livre de M. Tolet, qui a affez bien traité cette matiere.

M. Thevenin, Chirurgien ordinaire du Roi, & Juré à Paris, nous apprend qu'il eft des occafions où il ne faut pas effayer de tirer la pierre de la veffie, par exemple, lorfqu'on juge que la pierre eft trop groffe, ou que le malade eft fi vieux & fi foible qu'il ne pourroit fupporter l'effort de la taille, ni la violence des fymptômes qui fuivroient une incifion auffi grande que le demanderoit le volume de la pierre : mais fi ce corps étranger, tombant fur le col de la veſſie, la bouchoit & cauſoit très-ſouvent une rétention d'urine, on ſeroit obligé de le repouſſer avec la ſonde pour permettre à cet excrément de s'échapper ; & comme les fréquentes entrées & ſorties de la ſonde pourroient irriter le paſſage & y cauſer la gangrene, il propoſe l'opération qui ſuit. Il faut ſituer le malade de la maniere qu'on fait au grand appareil, puis introduire une ſonde cannelée courbe dans la veſſie, & ſur la ſinuoſité de l'inſtrument on fait une inciſion comme ſi on vouloit tirer une pierre, excepté que la plaie doit être beaucoup plus petite. Incontinent après, on fait entrer un ſtylet dans la veſſie, le gliſſant le long de la cannelure de la ſonde ; ce ſtylet ſert à y conduire une canule d'argent longue de quatre doigts, en le paſſant dans la cavité de la canule : on retire enſuite le ſtylet, & on attache la canule à une ceinture, par un ruban paſſé dans les deux anneaux qui ſont à ſa tête. On laiſſe continuellement dans la plaie cette canule, qui empêche la pierre de ſe préſenter davantage au col de la veſſie, & de floter deçà & delà, ce qui fait vivre le malade avec moins de douleurs juſqu'à ce que ſes forces ſoient rétablies pour ſoutenir la taille : mais quelquefois la canule lui ſera ſi peu incommode, qu'il aimera mieux la porter avec patience, que de s'expoſer à la taille dont il pourroit mourir. Il faut que cette canule ferme à vis, pour retenir & vider l'urine quand on veut. On peut, par le moyen de cette canule, faire commodément des injections dans la veſſie pour beaucoup de maladies auxquelles elle eſt ſujette.

Voilà la maniere que M. Thevenin nous enſeigne pour faire cette opération. Suivant cette méthode il faut néceſſairement que le malade urine par la canule, car elle remplit le col de la veſſie ; c'eſt pourquoi je conſeillerois d'introduire une canule de la même façon que je fais à la ponction du périnée, je veux dire dans le corps de la veſſie auprès de ſon col : il n'y a nul accident à craindre de la percer en cet endroit, & le malade en recevroit les deux mêmes utilités qu'il reçoit de la maniere qu'enſeigne M. Thevenin, qui ſeroit d'uriner quand on en auroit envie, & d'empêcher que la pierre ne tombe & ne peſe ſur le col de la veſſie. Mais un autre avantage que lui procureroit la maniere que je propoſe, c'eſt que le col de la veſſie étant libre, & la pierre ſoutenue par le bout de la canule qui doit entrer dans la capacité de cet organe de la longueur de plus d'un doigt, l'urine s'échapperoit & ſortiroit par l'uretre, ſon chemin ordinaire ; de ſorte que le malade n'auroit plus que la ſeule incommodité de retenir la canule, ſans être obligé de l'ouvrir toutes les fois qu'il voudroit décharger ſa veſſie du poids de l'urine, au lieu qu'il faudroit qu'il débouchât autant de fois cette canule, quand elle occupe le paſſage de l'urine.

La troiſieme maniere d'extraire la pierre s'appelle le haut appareil, parce qu'on tire la pierre par la partie ſupérieure de la veſſie. Cette maniere n'eſt plus en uſage aujourd'hui. Nicolas Franco, Chirurgien de Lauſanne, eſt le premier qui l'ait pratiquée ; il dit l'avoir faite à un enfant dont la pierre étoit ſi groſſe, qu'il ne put pas la tirer par le grand appareil. Il nous apprend que pour l'exécuter il faut faire introduire deux doigts par un ſerviteur dans l'anus du malade ; & au lieu d'approcher avec les doigts la pierre du col de la veſſie, comme au petit appareil, il faut au contraire la pouſſer vers le fond de ce viſcere, enſuite faire une inciſion au bas de l'hypogaſtre, directement au deſſus de l'os pubis, & un peu à côté de la ligne blanche : les muſcles étant coupés, on ouvre la veſſie dans ſon fond, qui naturellement eſt tourné en en haut, puis avec un crochet on en tire la pierre comme au petit appareil. Quoique Franco nous

DU HAUT APPAREIL.

De l'endroit où on ouvre le bas-ventre & perce la veſſie.

P iij

dife que cette opération lui a réuffi, il nous dif-
fuade pourtant de la faire, fans nous en dire aucune
raifon. On nous affure que M. Bonnet, premier
Chirurgien de l'Hôtel-Dieu de Paris, y a pratiqué
fouvent cette opération avec d'heureux fuccès, &
que même M. Petit la lui a vu faire. Je ne trouve
point cette opération fi périlleufe qu'on pourroit
s'imaginer ; je la crois au contraire moins dangereufe que le grand & le petit appareils, d'autant plus
que cette duplicature du péritoine, dans laquelle
les Anciens plaçoient la veffie, ne fe trouve point,
comme je l'ai fait voir dans l'Anatomie que j'ai
donnée au Public : la veffie eft placée hors du péritoine, de forte qu'on peut l'ouvrir fans toucher
à cette membrane, ni fans ouvrir la capacité du
bas-ventre. Voici donc la maniere dont on peut
fe conduire.

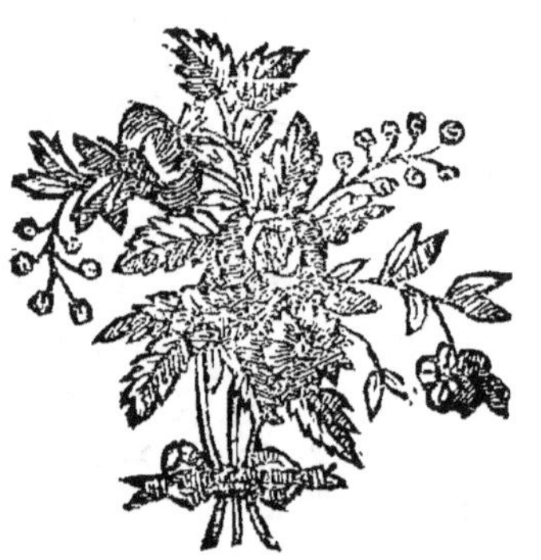

# FIG. XIV. POUR LE HAUT APPAREIL.

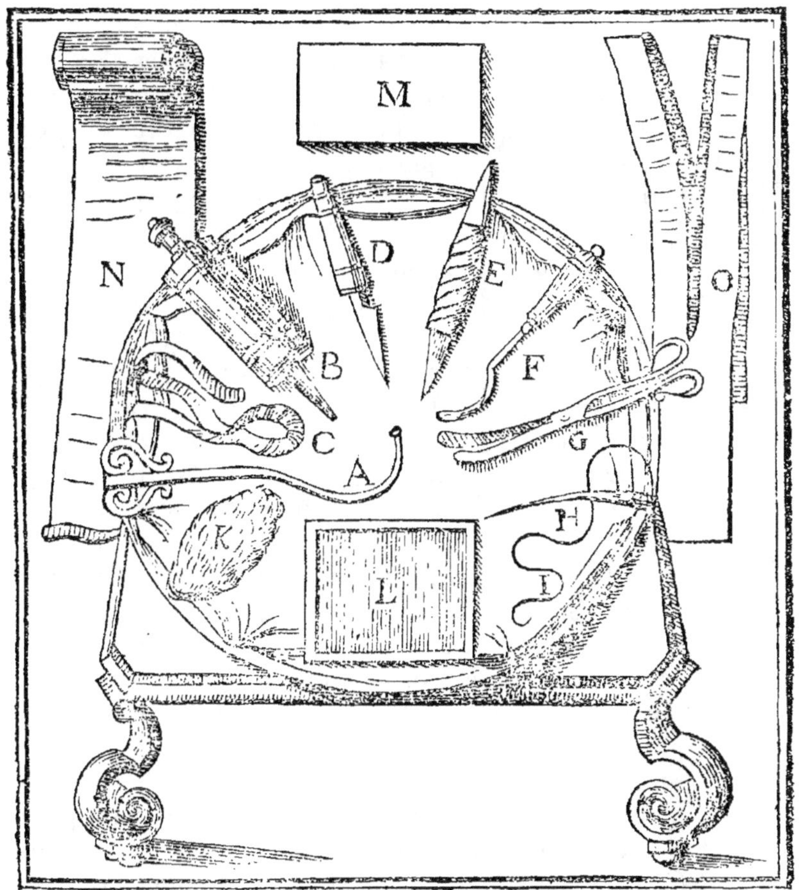


POUR pratiquer heureusement cette opération, il faudroit introduire dans la vessie une sonde creuse A, dont l'ouverture extérieure seroit assez ample pour y faire entrer le bout de la seringue B, avec laquelle on empliroit la vessie d'eau qui auroit un degré de chaleur pareil à celui de l'urine; on feroit une ligature à la verge avec cette bande C, afin qu'en seringuant l'eau ne s'échappât point de

Moyens de rendre l'opération heureuse.

la veffie à côté de la fonde ; & lorfqu'on jugeroit, par la quantité de l'injection, que la veffie dût être pleine, on en retireroit la fonde, & on refferre-roit un peu la ligature de la verge, afin de com-primer l'uretre affez pour empêcher l'eau de for-tir : enfuite, le malade affis dans une chaife pref-que à fon féant, on lui feroit une incifion longitu-

*Du lieu où on l'apperçoit le f... goî.*

dinale avec le fcalpel D, entre les deux têtes des mufcles droits & les deux pyramidaux ; après quoi, appuyant du doigt fur le fond de la veffie, on fen-tiroit la fluctuation de l'eau dont elle feroit gon-flée ; & pour lors on feroit avec une groffe lan-cette armée E, une ponction à cet organe dans ce même endroit. On connoîtroit aifément quand la veffie feroit ouverte, par l'eau qui en fortiroit ; & auffi-tôt avec le crochet F, on pourroit faire fortir la pierre ; ou bien on plongeroit une tenette G longue & étroite, dans l'ouverture par laquelle l'eau s'écouleroit ; &, ayant trouvé la pierre dans la veffie, il feroit pour lors facile de la charger &

*Traitement de la plaie après cette ex-traction.*

de la tirer par cette ouverture. La plaie fe gueriroit fans peine, parce que, tenant le malade en une fituation prefque droite dans fon lit, l'urine qui fe porte continuellement dans la veffie ne pourroit point monter jufqu'à la plaie pour empêcher la réunion, comme elle fait aux deux autres manieres d'opérer ; & de plus, l'urine trouveroit toujours fon chemin ordinaire pour s'écouler. Si la plaie faite au ventre paroiffoit trop grande, & qu'on crût ne pouvoir pas la réunir avec facilité, on pourroit faire un point avec cette aiguille courbe H, enfilée d'un fil ciré I, & mettre fur la plaie ce plumaceau K couvert du baume d'Arcæus, puis l'emplâtre L, la compreffe M par-deffus, & le bandage circulaire N fait avec une ferviette, pour finir par le fcapu-laire O, qui affurera tout l'appareil.

Cette maniere paroît la meilleure ; mais, avant que de lui donner la préférence fur les deux au-

tres, il faut qu'elle foit confirmée par plufieurs expériences, dont la premiere fe pourroit tenter fur
quelque criminel condamné à mort, & qui auroit
la pierre. Je ne fuis pas le feul qui approuve cette
opération; c'eft le fentiment de plufieurs Médecins & Chirurgiens, & fur-tout celui de M. Fagon,
premier Médecin du Roi, dont l'approbation l'emporte par les connoiffances particulieres qu'il a dans
la Nature (a).

*Approbation de cette mé-thode.*

# Fig. XV. POUR LA PIERRE DANS L'URETRE.

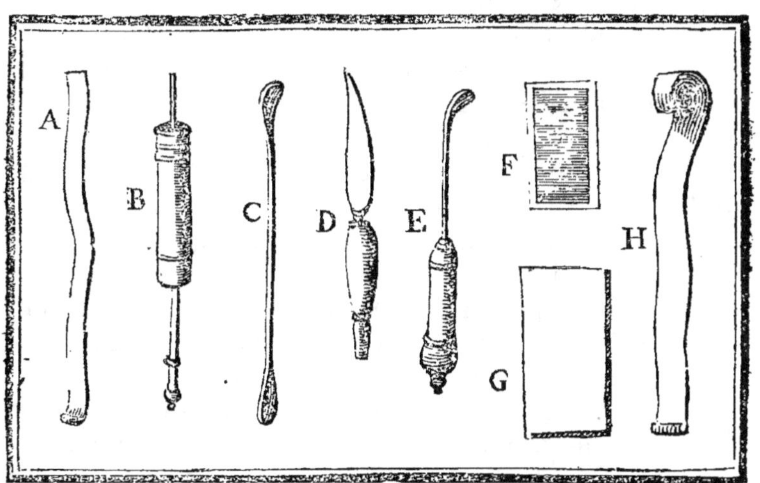


Toutes les pierres trouvent leur principe dans
les reins, & groffiffent dans la veffie; mais
elles n'y féjournent pas toutes. Il y en a beaucoup
qui fuivent le courant de l'urine, & qui fortent
avec elle quand elles font encore petites : mais
quand une pierre a acquis une médiocre groffeur,
& qu'elle a trouvé moyen d'entrer dans l'uretre,

(a) M. Morand a donné au public un Traité de la taille par
le haut appareil, où l'on trouve de favantes réflexions jointes
à un extrait de tout ce qui a été écrit de plus intéreffant fur
ce fujet.

elle s'y arrête souvent, &, soit par sa grosseur, soit par ses inégalités, elle y cause de si grandes douleurs, qu'on est obligé d'avoir recours au Chirurgien, qui doit sans différer travailler à la faire sortir, d'autant plus que cette pierre bouchant le passage, le malade ne peut point uriner, ce qui auroit des suites très-fâcheuses s'il n'étoit promptement secouru.

Il est très-facile de connoître l'endroit où la pierre est arrêtée ; le malade le montre lui-même ; &, pour peu qu'on y touche, on sent une dureté causée par ce corps étranger. Le Chirurgien doit d'abord essayer avec ses doigts de la faire couler le long de l'uretre ; il est aidé à cela par l'urine, qui la pousse pour la faire sortir. Mais lorsqu'il ne peut pas la faire avancer sans de grandes douleurs, il faut qu'avec cette bandelette A il lie la verge au dessus de la pierre du côté du pénil, & dans le reste du canal de la verge il injecte de l'huile d'olive avec une petite seringue B : la ligature empêche que l'injection ne repousse la pierre, & qu'elle ne retourne sur ses pas. Le Chirurgien essaie derechef de faire avancer la pierre en dehors, ce qui s'exécute avec bien moins de douleurs, le canal ayant été huilé. S'il voit qu'elle ne puisse pas sortir sans un plus grand secours, il prend une petite curette C, longue de quatre ou cinq pouces, qu'il trempe dans l'huile pour la fourrer dans la verge, & en pousser le bout à côté & au delà de la pierre, & par ce moyen la tirer au dehors. Cet expédient réussit souvent ; mais s'il lui manque, il faut qu'il en vienne à l'opération sans retarder un moment.

Le Chirurgien ôtera cette premiere ligature, pour tirer la peau qui couvre cette partie le plus qu'il pourra vers la racine de la verge, & il remettra ensuite la même ligature au dessus de la pierre ; puis tournant de la main gauche la verge, afin que l'uretre soit en en haut, & tenant la pierre assujettie entre deux doigts, il fait avec un petit scalpel D une incifion fur le corps de la pierre, coupant les tégumens & l'uretre fuivant la longueur de la partie ; enfuite il prend une petite curette E emmanchée, faite en forme de cure-oreille, qu'il coule fous la pierre qu'il fait fortir auffi-tôt par ce moyen. La pierre étant tirée, on ôte la ligature, & la peau revenant dans fa place ordinaire, bouche la plaie qu'on a faite à l'urethre ; c'eft la raifon pourquoi avant l'opération on tire la peau afin que les plaies de la peau & de l'uretre ne fe trouvent plus vis-à-vis l'une de l'autre. On panfe ces plaies comme on fait les plus fimples avec un emplâtre de cérufe F, une compreffe G, & une bande H dont on fait des circulaires autour de la verge. L'urine paffant par l'uretre, le nettoie & le guérit avec le fecours de la Chirurgie.





J'ai vu fouvent que la pierre, après avoir fait tout le chemin de l'uretre, s'arrêtoit à fon extrémité ; cela arrive à ceux dont l'ouverture du gland eft plus petite qu'elle ne doit être, ce qu'on remarque affez fouvent vers l'infertion de l'uretre à la racine du gland. On m'apporta un jour un enfant qui avoit une pierre arrêtée au bout de l'uretre, on en voyoit même une des extrémités qui fortoit. Je me fervis de la pointe d'une lancette pour débrider en haut & en bas cette partie du conduit de l'uretre, & avec de petites pincettes je tirai la pierre. La pellicule qui couvre le gland en rétréciffoit l'ouverture, & ceux à qui cette difpofition arrive, font plus long-temps à piffer que les autres. En coupant deux petites brides qui ferrent l'entrée de l'uretre, on y remédie aifément, & c'eft pour lors une des plus légeres opérations de la Chirurgie.



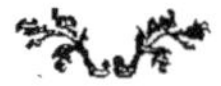

# FIG. XVI. DE LA TAILLE POUR LES FEMMES.

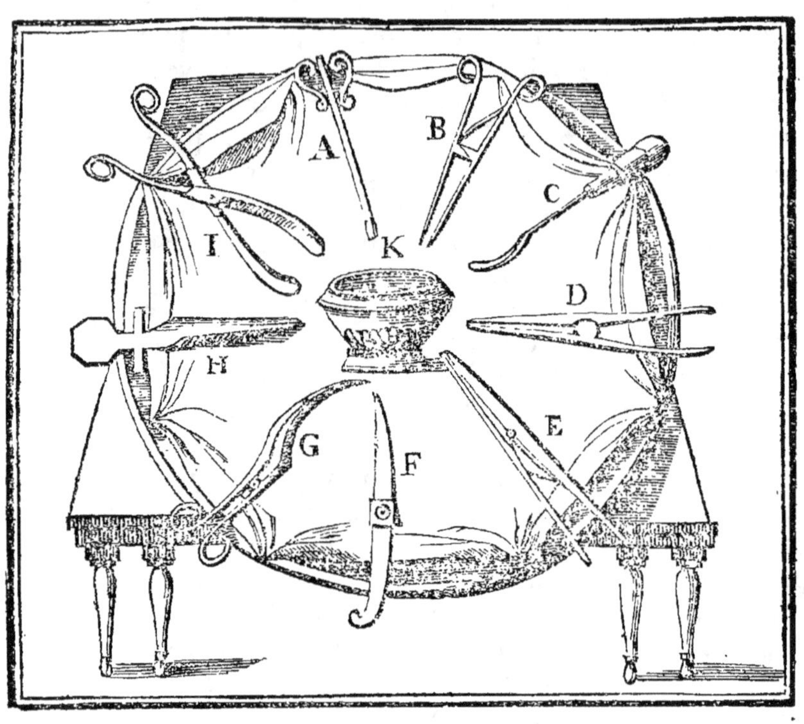



Les femmes font sujettes à la pierre.

QUOIQUE l'uretre des femmes soit plus court & plus large que celui des hommes, & que par cette difposition les petites pierres, le fable & le gravier puiffent fortir facilement avec l'urine, elles ne font point pour cela exemptes d'avoir quelquefois dans la veffie des pierres qui les incommodent autant que celles des hommes, & qu'il faut leur ôter par l'opération.

Deux manieres de tirer la pierre aux femmes.

On taille ordinairement les femmes de deux manieres, ou par le petit appareil, ou par le grand appareil.

La premiere fans incifion.

Dans le petit appareil, outre qu'on y emploie peu d'inftrumens, on ne fait aucune incifion : voici comment. La femme étant fituée dans une

chaife haute, penchée en arriere, les cuiffes écartées & élevées, on prend la fonde droite A, qu'on
trempe dans l'huile, & qu'on introduit par l'uretre dans la veffie pour chercher la pierre avec cet
inftrument. La cannelure qui eft à la fonde fert
pour conduire dans la veffie le dilatatoire B, qui n'y
eft pas plus tôt entré qu'on retire la fonde, & avec
le dilatatoire on élargit l'uretre; en quoi on n'eft
pas obligé de faire de grands efforts, vu que ce
conduit eft dilatable au delà de ce qu'on en peut
croire. On retire enfuite la machine; puis l'Opérateur ayant huilé fes deux doigts de la main gauche,
il les introduit, comme on a dit auparavant, dans
le vagin fi c'eft une femme, ou dans l'anus fi c'eft
une fille, & de fa main droite appuyant fur le
ventre, il approche doucement la pierre du col de
la veffie, d'où elle entre aifément dans l'embouchure de l'uretre qu'on aura dilatée. Lorfqu'il voit
la pierre, il ôte fa main droite de deffus le ventre
de la malade, y fubftituant à la place celle d'un ferviteur; & tenant les doigts de l'autre main toujours
dans le vagin ou dans l'anus, avec lefquels il pouffe
la pierre dans l'uretre, il prend un crochet C,
qu'il coule derriere la pierre, pour la faire fortir
dehors comme aux enfans qu'on taille par le petit
appareil.

    Il y a des Opérateurs qui prétendent que le grand
appareil eft moins douloureux que le petit, ce qui
fait qu'ils lui donnent la préférence : vous en pour-
rez décider, quand je vous aurai expliqué celui
qui nous refte. Il faut fituer la malade fur la chaife,
lui mettre les écharpes comme aux hommes, la
faire tenir par des ferviteurs, & lui gliffer dans
l'uretre la fonde A, ou un conducteur G qui puiffe
fervir de guide à un dilatatoire fimple fait exprès
pour les femmes. En voici de deux façons; l'un
fans reffort D, & l'autre avec un reffort qui le fait
ouvrir plus commodément. On peut fe fervir de

l'un & de l'autre, mais le dilatatoire à reffort eft plus d'ufage. Ayant écarté doucement l'uretre, & le dilatatoire étant ouvert, il faut avec un biftouri étroit F ouvrir à droite & à gauche un peu de l'orifice externe du canal de l'urine : on en ouvrira un peu plus ou moins, felon qu'on jugera que la pierre fera plus ou moins groffe ; on retire enfuite le dilatatoire, & fur la fonde ou fur le conducteur G, qu'on aura paffé dans l'uretre, on conduit la tenette I dans la veffie, & on retire le conducteur : avec la tenette on cherche & on faifit la pierre,

*Les mouvemens qu'on doit donner à la tenette.* qu'on doit tirer au dehors par de petits mouvemens qu'on fait alternativement de côté & d'autre fans grande violence. On peut fe fervir d'un petit gorgeret H plus étroit que celui qu'on emploie pour les hommes, & il y en a qui fe contentent d'une fonde creufe. Le moins d'inftrumens dont on peut fe fervir, c'eft toujours le meilleur. Dans la taffe K il y a de l'huile, pour en frotter tous les inftrumens à mefure qu'on les fait fervir.

*Inconvénient de ces opérations.* De toutes les femmes qu'on taille, il y en a plus des trois quarts à qui il refte un écoulement involontaire d'urine, fur-tout à celles dont on a tiré une groffe pierre. Cet accident eft immanquable, par la trop grande dilatation qui force & rompt le

*Moyens de l'éviter.* reffort des fibres de l'uretre & du fphincter. Si on pouvoit tirer la pierre par le haut appareil, on éviteroit cette incommodité ; mais je n'ofe pas la confeiller avant que d'en avoir vu plufieurs expériences : toutefois, comme ce moyen a pu réuffir à des hommes, je ne doute point qu'il ne convienne auffi aux femmes. Il feroit donc à fouhaiter que ceux qui font dans un ufage ordinaire de tailler, fiffent des effais de cette pratique fur des fujets privés de vie, & qu'ils fe hafardaffent de la tenter fur des femmes qu'ils prévoiroient ne pouvoir être délivrées que très-difficilement & avec beaucoup de danger par le grand & le petit appareils, qui feront toujours plus pénibles aux malades que le haut appareil (a).

### Histoire du Frere Jacques.

CE qui s'est passé à la Cour & à Paris au sujet du Frere Jacques regarde tellement les Lithotomistes, que j'ai cru qu'il étoit à propos d'en rapporter l'histoire en cet endroit. Je le ferai très-fidélement, afin que le Public, informé de la vérité, puisse juger si la maniere d'opérer de ce nouveau Lithotomiste doit être préférée à celles qu'on a pratiquées jusqu'à présent.

Dans le mois d'Août de l'année 1697, arriva à Paris une espece de Moine qui avoit l'habit de Récollet, avec cette différence seulement, qu'il étoit



(a) Comme l'uretre des femmes est très-court, & qu'il peut être aisément dilaté, on a beaucoup simplifié l'opération de la taille qui se pratique sur elles. On met la malade dans une situation pareille à celle des hommes qu'on taille par le grand appareil. L'Opérateur écarte les nymphes avec deux doigts, pour trouver l'orifice de l'uretre, par lequel il introduit jusque dans la vessie un conducteur mâle, trempé dans l'huile, & avec lequel il s'assure de la présence de la pierre ; il introduit ensuite le conducteur femelle, & écarte ces deux instrumens afin de dilater l'uretre. Pour les tenir, il met leurs extrémités entre le doigt du milieu & l'indicateur de la main gauche, de maniere que les doigts de la main étant supérieurs au poignet, & leur partie externe regardant le périnée, les bras gauches de ces conducteurs soient entre le doigt indicateur & le pouce, & les bras droits entre le doigt du milieu & l'annulaire. Il glisse doucement entre les conducteurs une tenette convenable à l'âge du sujet, & l'introduit dans la vessie. Il retire les conducteurs, charge la pierre, & la tire avec les mêmes précautions qu'on prend lorsqu'on taille les hommes.

M. Jonnot, très-habile Lithotomiste, ne se servoit, dit M. Tolet *, que d'une sonde creuse ou d'un gros stylet pour conduire la tenette ; & c'est de lui dont ce dernier dit avoir appris que l'incision à l'uretre étoit inutile pour tirer de la vessie des femmes, les pierres qui s'y forment.

chauffé, & qu'au lieu de capuchon il portoit un chapeau. Il fe faifoit appeler Frere Jacques, & il paroiffoit fimple & ingénu. Il étoit fobre, ne vivant que de potage & de pain. Il n'avoit point d'argent, & ne demandoit que quelques fols pour faire repaffer fes inftrumens, ou pour faire raccommoder fes fouliers. Il s'étoit fait une Religion à fa mode, avec des vœux dont il laiffoit la liberté à fon Evêque de le difpenfer quand il voudroit.

*Les propofitions qu'il fit en arrivant à Paris.*

Il venoit pour lors de Bourgogne, & étoit porteur de quantité de certificats des opérations qu'il avoit faites en différens endroits. Il fe fit connoître à la Charité par M. Marechal, premier Chirurgien du Roi, & trouva mauvais de ce qu'il ne vouloit pas le laiffer tailler dans cet Hôpital, étant venu exprès à Paris, difoit-il, pour apprendre aux Chirurgiens une maniere particuliere d'exécuter cette opération : mais comme on n'expofe point les malades de l'Hôtel-Dieu ni de la Charité pour faire des expériences, on lui donna un cadavre à qui on avoit mis une pierre dans la veffie. Il la tira de la maniere qu'il a accoutumé de faire, en préfence des Chirurgiens de la Charité, qui dès cette premiere fois ne furent pas contens de fa façon d'opérer.

*Saréception à la Cour.*

Frere Jacques, peu fatisfait de l'accueil qu'on lui avoit fait à Paris, en partit dans le mois d'Octobre fuivant pour aller à Fontainebleau, où la Cour étoit pour lors. Il s'adreffa à M. Duchefne, premier Médecin des Princes, à qui il rendit quelques lettres de recommandation qu'il avoit pour lui, & à qui il fit voir tous fes certificats. M. Duchefne fut charmé du récit que lui fit Frere Jacques, tant du deffein qui l'avoit conduit à Paris & à la Cour, que de fa maniere d'opérer & du grand nombre d'opérations qu'il en avoit faites ; &, par un zele qu'on ne peut affez louer, il en parla à M. Fagon, premier Médecin du Roi, à M. Bourdelot, pre-

mier

mier Médecin de Madame la Duchesse de Bourgogne, & à divers autres qui tous conclurent qu'il
le falloit voir travailler. Il se présenta un garçon 



Premier su-
jet qui se pré-
sente.

Cordonnier de Versailles, qui étoit alors à Fontainebleau, & qui avoit la pierre. M. Duchesne le fit
mettre chez une garde, & lui fit fournir tout ce qui
lui étoit nécessaire. Frere Jacques lui fit l'opération
en présence de MM. les Médecins, & de M. Felix
qui étoit premier Chirurgien du Roi. L'opération

Succès de son
opération.

réussit heureusement, & ils en sortirent tous très-
contens; & même M. Felix retira chez lui Frere
Jacques, qu'il logea & qu'il nourrit pendant tout
le voyage.

Cette opération fit beaucoup de bruit; elle fut

Eloge qu'on
fit de la mé-
thode.

publiée par toute la Cour. M. Duchesne en informa
les Princes, & leur rendoit compte tous les matins
de la santé du malade. Il regardoit Frere Jacques
comme un homme envoyé de Dieu pour soulager
ceux qui sont affligés de la pierre, par une méthode plus aisée & moins dangereuse que celle qui
se pratiquoit. Effectivement les commencemens
de l'opération du Cordonnier furent heureux; elle
fut faite promptement, le malade pissa par le conduit ordinaire peu de temps après l'opération; elle
ne fut accompagnée d'aucun accident fâcheux; &
on vit dans les rues ce Cordonnier se promenant
trois semaines après avoir subi la taille.

Sur ce que Frere Jacques dit qu'il avoit encore

Pratique du
Frere sur les
hernies.

une maniere particuliere de guérir les hernies, on
lui chercha des enfans & des hommes qui eussent
des descentes; il en fit trois ou quatre opérations en
présence des mêmes Médecins & Chirurgiens, qui,
lui ayant vu ôter le testicule qu'il tiroit par l'incision
faite dans l'aine, & qu'il retranchoit sans hésiter,
n'approuverent point cette façon d'opérer, mais
au contraire la condamnerent, persuadés qu'on doit

Défaut de
cette métho-
de.

conserver les testicules comme parties nécessaires.
Cette derniere opération, par laquelle, à l'imitation

Q

de ces coureurs de campagnes, il émasculoit tous ceux à qui il la faisoit, ayant donc été unanimement rejetée, on s'en tint à celle qui regardoit la pierre; & voici comment elle se pratiquoit.



La préparation chez lui n'étoit comptée pour rien; il ne se soucioit point que le malade eût été saigné & purgé avant l'opération. Il fait asseoir le malade sur le bord d'une table exposée au jour; il le couche ensuite à la renverse, lui mettant seulement un oreiller sous la tête; & il le fait tenir les deux cuisses écartées & ployées en en haut, les talons proche les fesses, par deux hommes très-forts, parce qu'il ne le lie point, s'en fiant sur la force de ceux qui le tiennent. Il introduit dans la verge une sonde graissée, qui n'est point cannelée, dont le bout lui sert à pousser de la main gauche en dehors l'endroit de la vessie où il doit faire son ouverture; puis, prenant de sa main droite un bistouri long, fait en forme de



poignard, il le plonge proche la pointe de la fesse gauche, deux doigts loin du périnée, &, le poussant droit vers la région de la vessie, il l'ouvre dans son corps le plus près de son col qu'il peut : il ne retire point le bistouri qu'il ne l'ait ouverte autant que le demande la grosseur de la pierre. Il se sert d'un conducteur pour conduire la tenette, qui est à peu près semblable aux nôtres; & souvent, avant que d'introduire cet instrument, il examine avec son doigt fourré dans la plaie l'endroit où peut être la pierre. Quand elle est chargée, il la tire promptement & rudement, ne réfléchissant nullement sur les mauvaises suites que peuvent avoir les violences qu'il fait pour l'extraire. S'il y en a plusieurs, il les tire de même que la premiere, & lorsqu'il les voit toutes dehors, il croit avoir tout fait; car il ne songe pas même à apprêter un appareil, & il ne s'embarrasse point de panser ses malades, ne se servant ni d'astringens, ni de défensifs, se contentant d'un peu d'huile & de vin pour tout remede, appliqué sur la plaie ; & lorsqu'on lui a représenté le besoin que le malade a d'être bien pansé, il a répondu : Je lui ai tiré la pierre, Dieu le guérira.

La Cour partant pour Versailles, Frere Jacques prit le chemin de Paris, où sa réputation l'avoit devancé. Il y trouva tout le monde informé de ce qu'il avoit fait à Fontainebleau ; & chacun s'empressa de lui procurer des sujets, croyant leur faire plaisir que de les mettre entre les mains du Frere. Il en tailla cinq ou six, dont il en mourut quelques-uns. Il vint à la Charité de Versailles en tailler quatre, entre lesquels il y avoit un Irlandois à qui il trouva au lieu de pierre dans la vessie, une balle de plomb couverte d'une matiere graveleuse, qui l'incommodoit autant & plus que n'auroit fait une pierre, & qui obligea de le tailler. Ce malade avoit reçu quatre ou cinq ans auparavant un coup de mousquet dans le bas-ventre, dont la balle avoit percé la vessie, y avoit séjourné, & s'y étoit grossie jusqu'au jour de l'opération ; ce qui fait voir que les plaies de la vessie se guérissent aisément, & qu'on pourroit sans crainte tirer les pierres par le haut appareil. De ces quatre malades, il y eut une petite fille âgée de sept ans, qui mourut trois jours après l'opération. M. Felix m'envoya chercher pour aller avec lui en faire l'ouverture ; nous trouvâmes la vessie ouverte dans son corps proche son col, c'est-à-dire, en l'endroit où il a coutume de l'ouvrir ; nous vîmes au vagin une plaie de la longueur de l'ongle : elle avoit été faite par le tranchant du bistouri, en le poussant le long du vagin pour aller à la vessie. Frere Jacques dit à cela que les plaies du vagin n'étoient d'aucune conséquence, & qu'il lui arrivoit souvent de le percer. On étoit trop prévenu en sa faveur, pour concevoir de cet aveu aucune impression contre lui ; on attribua la mort de cette enfant à plusieurs vers qu'on lui trouva dans les boyaux, & dont elle avoit rendu quelques-uns avant que de mourir.

Q ij

On ſe ſervit de l'autorité des Magiſtrats, & en-tr'autres de M. le premier Préſident, pour faire or-donner que dans le printemps qui s'approchoit, & qui eſt la ſaiſon où on taille à l'Hôtel-Dieu & à la Charité de Paris, ce ſeroit Frere Jacques qui taille-roit dans ces lieux ; car on étoit entêté que ſa mé-thode étant la meilleure il falloit s'en ſervir, & aban-donner déſormais celle qu'on avoit miſe en pratique juſqu'alors. Il fit en pluſieurs fois environ cinquante opérations dans l'un & l'autre de ces Hôpitaux. C'étoit un empreſſement inconcevable pour le voir travailler ; il n'y avoit pas un Médecin ni un Chi-rurgien qui ne tâchât d'y entrer ; il falloit des gardes pour empêcher la foule, & il y a eu juſqu'à 200 perſonnes à la fois préſentes à ſes opérations.



De tous ces taillés, le nombre de ceux qui mou-rurent fut plus grand que de ceux qui guérirent. On apprenoit tous les jours la mort de quelqu'un, & il en mourut à la Charité juſqu'à ſept en un même jour. Cette quantité de morts, qui devoit ouvrir les yeux aux partiſans trop zélés du Frere Jacques, fit un effet tout contraire ; car, ne voulant pas avouer qu'ils avoient porté leur jugement en ſa faveur avec trop de précipitation, ils rejetoient la cauſe de tant de malheurs ſur les Chirurgiens de la Charité, di-ſant hautement qu'il falloit que par jalouſie contre ce nouvel Opérateur ils euſſent empoiſonné ces malades, prétendant qu'ils ne pouvoient avoir péri en ſi grand nombre & ſi promptement, que par quelque cauſe étrangere à l'opération.



On n'a pas eu de peine à juſtifier les Chirurgiens de ces calomnies ; l'ouverture des corps morts a été la preuve de leur innocence. La maniere dont ils en ont uſé à l'égard du Frere Jacques, qui ne peut pas faire la moindre plainte contre eux, & l'accueil qu'ils font à tous ceux qui leur apportent quelque choſe de nouveau dans la Chirurgie, montrent qu'ils ne cherchent qu'à la perfectionner ; & s'ils alloient en foule pour le voir travailler, c'étoit plutôt pour apprendre la maniere qu'on publioit merveilleufe, que pour la critiquer ou la condamner : c'eft donc à tort qu'on les a accufés. Il n'y a qu'à examiner & la nature & les fuites de cette opération, pour être convaincu que la caufe de tous ces défaftres lui doit être uniquement attribuée ; & il faudroit plutôt s'étonner de ce que fes malades ne périffoient pas tous, par les inconvéniens terribles qu'on a vus accompagner cette opération que je vais vous rapporter.

N'y ayant rien qui retienne la pointe du biftouri, Frere Jacques le pouffe d'ordinaire trop avant, ce qui fait qu'il perce la veffie de part en part, vu que, preffant le ventre du malade, il contraint le fond de la veffie de s'approcher de fon col ; ainfi, pour peu que le biftouri foit entré dans cet organe, il en touche bientôt le fond, qu'on a auffi trouvé ouvert à beaucoup de ceux qui font morts ; & c'eft la raifon pourquoi Frere Jacques ne vouloit point tailler ceux qui n'avoient que de petites pierres, parce que cherchant la pierre en tâtonnant avec la pointe du biftouri, il la trouve aifément lorfqu'elle eft groffe, & difficilement quand elle eft petite : la groffe arrête le biftouri, fur laquelle il coupe de la veffie autant qu'il en juge néceffaire pour la pouvoir tirer ; mais la petite ne l'arrêtant point, il a fouvent percé la veffie en trois ou quatre endroits.

On a trouvé quelquefois qu'il avoit coupé le col de la veffie en travers, de forte qu'elle étoit tout-à-fait féparée de l'uretre ; parce que, n'ayant rien rencontré qui conduisît le biftouri, il alloit couper ce col au lieu du corps qu'il prétendoit ouvrir proche cette partie ; & alors, connoiffant fon erreur, il étoit obligé de faire une autre ouverture auprès de ce même col pour en tirer la pierre : or jugez fi une veffie ainfi coupée peut fe guérir, & s'il ne faut pas que le malade périffe.

Q iij

Rectum ou-
vert par ce
moyen: Litho-
tomie.

Il eſt ſouvent arrivé que Frere Jacques ouvroit auſſi le rectum, parce que le biſtouri coulant le long de ce boyau pour aller à la veſſie, & l'approchant de trop près, un des deux tranchans de l'inſtrument y faiſoit une inciſion longitudinale. On ne peut pas douter que le rectum n'ait été ouvert, vu les matieres fécales qui ſortoient par la plaie: il y en a même eu quelques-uns qui ne ſont pas morts de cet accident, & à qui les gros excrémens ſortent encore par une fiſtule qui leur en eſt reſtée.

Je vous ai déjà dit que Frere Jacques ne s'étonnoit point quand il avoit ouvert le vagin; cela lui arrivoit à preſque toutes les femmes qu'il tailloit. Il prétendoit que la plaie n'en étoit point mortelle, ni même dangereuſe, & qu'elle ſe guériſſoit facilement. Je lui en ai vu tailler deux, à qui, l'inciſion faite, le ſang ſortoit par l'orifice externe de la matrice; ce qui étoit une preuve certaine que le vagin étoit ouvert.

L'inteſtin,
la veſſie & le
vagin traver-
ſés enſemble.

On m'a dit même qu'il y a quelques femmes à qui il avoit ouvert le vagin & le rectum tout enſemble, les gros excrémens leur ſortant par le col de la matrice; de maniere que ces pauvres femmes étoient dignes de compaſſion, vu qu'elles ſe trouvoient en même temps trois plaies conſidérables en trois parties différentes, ſavoir, à la veſſie, au vagin, & au rectum.

Il ne ſuffit pas d'avoir bien fait l'opération; il eſt de l'habileté du Chirurgien de bien traiter le malade, & de le conduire à ſa parfaite guériſon. Frere Jacques étoit hardi à travailler, mais il ne ſe mettoit point en peine de procurer à la plaie une bonne cicatrice. Son talent étoit d'aller de ville en ville, & de tailler tout ce qui ſe préſentoit; il quittoit auſſi-tôt ſes malades, & les abandonnoit ſans ſe ſoucier des ſuites; & c'eſt la raiſon pourquoi il avoit tant de certificats, parce qu'il ſe hâtoit de les prendre de ceux qui avoient été préſens à l'opération, & qui pouvoient rendre témoignage de ſon adreſſe

Pluſieurs cer-
tificats don-
nés à ce Frere.

& de son habileté à tirer la pierre. Mais s'il eût attendu à les demander après la guérison, ils n'auroient pas parlé avec tant d'éloges qu'ils faisoient immédiatement après l'opération. Par exemple, si Frere Jacques eût demandé des certificats à Messieurs les premiers Médecins de la Cour aussi-tôt qu'il eut taillé ce Cordonnier à Fontainebleau, ils eussent été très-avantageux pour lui ; mais après l'avoir vu languir à Versailles, & mourir deux ans après qu'il eut été taillé, parce que l'urine s'écouloit toujours par la plaie, les certificats alors rendant témoignage de la vérité, n'auroient point été favorables à ce Lithotomiste.

La mort prompte & cruelle de M. le Maréchal de Lorge, qui arriva le lendemain de l'opération que lui fit Frere Jacques, a désabusé tout le monde : ses partisans mêmes n'ont pas osé entreprendre de l'excuser ; ils sont convenus de sa faute ; & M. Fagon, qu'on pressoit de se mettre entre les mains du Frere, a pris le bon parti en se mettant entre celles de M. Maréchal, qui l'a heureusement tiré d'affaires, quoique les circonstances de ces deux opérations fussent semblables ; car il y avoit à chacun un fungus dans la vessie. M. Maréchal a sauvé la vie à M. Fagon, & Frere Jacques a tué M. le Maréchal de Lorge : ce qui doit faire mettre une grande différence entre le Charlatan & le bon Chirurgien.

Tous les faits que je viens de rapporter ont été cause que les applaudissemens qu'on donnoit à Frere Jacques n'ont pas continué, & que sa réputation a changé à son déshonneur peu de temps après sa naissance ; & ceux qui le vantoient le plus, ont été obligés de se taire. Il a pris le parti d'aller à Orléans, à Lyon, & en d'autres villes du Royaume, où il a opéré comme à Paris. Les premieres lettres qu'on en a reçues, écrites par ceux qui l'avoient vu travailler, publioient sa grande dextérité ; mais les dernieres, à l'exemple de celles de Paris, ne lui étoient point avantageuses ; de sorte qu'il n'est presque plus mention de Frere Jacques. Apparemment qu'il retournera à son premier exercice, & qu'il se contentera d'aller de village en village tailler charitablement, aux dépens des pauvres malheureux qui lui tomberont entre les mains.

*Avantages qu'on peut tirer de la méthode.*

Quoique je n'approuve pas la maniere d'opérer de Frere Jacques, je ne la condamne pas absolument : il y a du bon dans cette opération. J'en ai tiré deux utilités ; l'une, sur la ponction au périnée, que je conseille de faire à l'endroit de la vessie où il fait son ouverture pour en tirer la pierre ; & l'autre, sur l'ouverture que je propose de faire au fond même de la vessie, pour en tirer

*Moyen de la perfectionner.*

la pierre par le haut appareil. Enfin je suis persuadé qu'un Chirurgien bon Anatomiste, qui sait conduire son instrument, & qui est maître de le porter où il veut, pourroit réussir par la maniere de Frere Jacques, parce qu'il éviteroit tous les accidens qui lui sont arrivés ; mais c'est trop exposer un malade que de le faire tailler par ce Frere, qui ,. n'ayant aucune connoissance des parties qu'il faut couper, n'a de hardiesse à y enfoncer son poignard, que parce qu'il manque de lumieres pour en prévoir les conséquences. Il n'y avoit personne qui ne tremblât en le regardant opérer ; & les Chirurgiens mêmes, quoiqu'aguerris sur ces sortes d'opérations, étoient effrayés de lui voir tenir son couteau si long-temps dans la plaie.

Enfin le fruit de cette histoire est de nous apprendre qu'il ne faut pas applaudir avec tant de précipitation sur ce qui nous paroît nouveau ; il faut dans la Médecine recevoir tous les remedes qu'on propose, & dans la Chirurgie voir pratiquer ceux qui se vantent de faire mieux que les autres. Nous ne devons pas donner tête baissée dans toutes les nouveautés : en les examinant, on prend le bon & on en laisse le mauvais. C'est ainsi que les Arts se font augmentés ; & c'est ainsi que la Chirurgie est montée par degrés à la perfection où elle se fait admirer aujourd'hui (a).

(a) L'opération de Frere Jacques, pratiquée de la maniere qui est décrite par notre Auteur, est en effet défectueuse, incertaine, & périlleuse. Mais cette opération corrigée & perfectionnée, est regardée aujourd'hui par plusieurs grands Praticiens comme excellente, & préférable dans certains cas. Ce qu'on en va dire est tiré d'un Mémoire de M. Morand, inféré dans ceux de l'Académie Royale des Sciences, année 1731.

Frere Jacques ayant presque perdu sa réputation à Paris, parcourut plusieurs villes de France, & passa en Hollande, où il pratiqua sa méthode avec tant de succès, qu'elle y fut accréditée en peu de temps. M. Rau, qui tailloit alors à Amsterdam par le grand appareil, la goûta bientôt. Il la corrigea, selon quelques-uns, ou plutôt il l'adopta selon M. Morand, qui prouvera bientôt, dans un Ouvrage qu'il doit donner sur cette matiere, que la méthode de M. Rau étoit précisément celle de Frere Jacques, telle que ce Moine l'avoit corrigée & perfectionnée, soit par ses propres réflexions, soit par les conseils qu'on lui avoit donnés à Paris. M. Morand prouve ce fait par deux Ouvrages très-rares, & par d'autres recherches qu'il a faites au sujet de ce Frere. Le premier de ces Ouvrages a été donné au Public par Frere Jacques en 1702 ; & l'autre est un manuscrit orné de figures. On voit dans ces deux Ouvrages, que Frere Jacques avoit corrigé sa méthode, & qu'il étoit toujours sûr de faire son incision intérieure dans le même endroit, & de couper le col de la vessie. Cette opération eut entre les mains de M. Rau beaucoup plus de succès qu'entre celles de Frere Jacques, ce qui n'est point étonnant. Ce dernier ignoroit l'Anatomie, sans les lumieres de laquelle on ne va qu'à tâtons; au lieu que le premier la savoit parfaitement. Cette méthode passa ensuite à Londres, sous le nom d'opération de M. Rau. M. Cheselden, qui y pratique la Chirurgie avec grande réputation, reconnut par plusieurs expériences, qu'il est dangereux de percer la vessie dans son corps, sur-tout vers la partie inférieure. Il remplissoit d'eau la vessie, & l'eau s'insinuant dans la membrane cellulaire qui environne le rectum, faisoit des ulceres sordides avec pourriture. Il essaya ensuite de tailler précisément comme M. Albinus prétend que M. Rau tailloit; & les inconvéniens furent les mêmes de la part de l'urine. C'est pourquoi il imagina une autre méthode, connue sous le nom d'appareil latéral, & qui n'est que l'opération de Frere Jacques & de M. Rau , encore plus perfectionnée qu'elle ne l'étoit alors. L'opération latérale ne réuſſit pas moins à Londres qu'à Amſterdam , & la Renommée le publia bientôt à Paris , où elle fut renouvelée avec beaucoup de ſuccès par M. Morand, dont le zele pour l'utilité publique eſt connu. Meſſieurs Garangeot & Perchet l'ont faite auſſi. Le bruit du ſuccès de cette opération ſe répandit enſuite dans les Provinces , & juſqu'en Eſpagne. M. le Cat, Chirurgien en chef de l'Hôpital de Rouen en ſurvivance , y taille avec ſuccès par cette méthode. M. Lahaye, Chirurgien , l'a pratiquée à Rochefort , & M. Virgili à Cadix. M. Morand a donné à l'Académie des Sciences l'énumération des expériences faites depuis ſon premier Mémoire.

Pour faire cette opération , le malade ayant été préparé à l'ordinaire, on le place ſur une table horizontale , de la hauteur de trois pieds , couverte d'un matelas. On lui met un oreiller ſous la tête , on le lie & on le fait tenir comme pour le grand appareil. Enſuite l'Opérateur introduit une ſonde bien cannelée dans la veſſie ; il en incline doucement le manche vers l'aine droite du malade , prenant garde de ne la point pouſſer en devant. Un aide placé à côté de celui qui a ſoin de tenir la cuiſſe gauche , prend le manche de la ſonde , le tient avec la main droite, ſans la déranger de la ſituation où l'Opérateur l'a miſe , & releve de la main gauche les bourſes. L'Opérateur fait à la peau & à la graiſſe, avec le biſtouri de M. Cheſelden G , une inciſion qui doit commencer extérieurement près de l'endroit où finit celle du grand appareil, & décrire une ligne oblique, qui commence à quelque diſtance du raphé , & va vers la tubéroſité de l'iſchium , entre les muſcles érecteur & accélérateur gauche, & à côté de l'inteſtin rectum. Il introduit enſuite dans la plaie le doigt indicateur de la main gauche, pour trouver la cannelure de la ſonde , en appuyant, s'il veut, un ou deux doigts de la même main ſur le rectum, pour l'aſſujettir en bas ; il inciſe , à la faveur de la ſonde , le commencement de l'uretre , la partie latérale gauche de la glande proſtate , & le col de la veſſie ; puis tenant toujours le doigt indicateur de la main gauche ſur la ſonde, il quitte le biſtouri pour prendre le gorgeret , dont il met le bec dans la cannelure de la ſonde. Il prend enſuite de la main gauche le manche de la ſonde , & introduit avec la main droite le gorgeret dans la veſſie , en le faiſant gliſſer doucement le long de la cannelure de la ſonde. Quand l'urine commence à couler le long de la gouttiere du gorgeret, il eſt ſûr que cet inſtrument eſt entré dans la veſſie. Souvent elle coule auſſi-tôt que l'inciſion intérieure eſt faite. L'Opérateur ôte la ſonde de la veſſie ; il prend le gorgeret de la main gauche ; il gliſſe de la main droite, le long de la gouttiere, une tenette, qui doit avoir les branches un peu plus longues que celles des tenettes dont on se sert pour le grand appareil. Il retire ensuite le gorgeret, & acheve l'opération à l'ordinaire avec une très-grande facilité. S'il a ouvert quelque vaisseau considérable qui soit dans les graisses, il en fait la ligature; si ce vaisseau est plus profond, il arrête le sang par un bourdonnet trempé dans quelque styptique. On panse le malade comme si on l'avoit taillé par le grand appareil.

M. le Cat, qui dans les commencemens faisoit cette opération avec les mêmes instrumens que M. Cheselden, la fait à présent avec des instrumens nouveaux qu'il a inventés, & un ancien qu'il a perfectionné.

La sonde H dont il se sert, est terminée par une plaque longue & un peu étroite, qui tient lieu de manche; car c'est par elle que l'aide tient la sonde dans une situation fixe, lorsqu'on l'a introduite dans la vessie.

L'instrument I a la figure d'un scalpel à deux tranchans. Sa lame est fixe dans son manche, & partagée par une rainure ou espece de gouttiere, qui forme une vive arête de l'autre côté.

L'instrument K a sa lame un peu courbée & tranchante par sa partie convexe. Elle est aussi fixe dans son manche, & partagée par une rainure ou gouttiere longitudinale qui ne forme point de vive arête, parce que l'instrument est plus épais.

Après avoir placé la sonde dans la vessie, il fait avec l'instrument I une incision aux tégumens & à l'uretre, mais un peu plus bas qu'on ne la fait ordinairement, afin d'éviter l'artere honteuse externe, qu'on coupe souvent lorsqu'on suit la méthode ordinaire. Il place la pointe de l'instrument dans la crenelure de la sonde, & glisse ensuite le long de la rainure de l'instrument l'autre instrument K, & retire le premier, lorsque la pointe de celui-ci est parvenue jusqu'à la crenelure de la sonde. Il coupe ensuite le plus qu'il peut du col de la vessie avec le dernier instrument, qui, par sa figure, est fort propre à cette incision. Il glisse le long de la gouttiere de cet instrument, dont la pointe est dans la crenelure de la sonde, le bec d'un gorgeret, & il finit son opération à l'ordinaire.

La multiplicité des instrumens pour faire une opération, est ordinairement un défaut dans une méthode; mais elle est un avantage dans celle-ci, & les gouttieres des instrumens I & K rendent l'opération plus facile & plus sûre.

On vient de voir dans cette remarque, & dans quelquesunes des précédentes, par quel degré l'opération de la Lithotomie est parvenue à ce point de perfection où elle est

Voy. l'ex. d'un Mémoire lu par M. Foubert à la séance publique de l'Académie de Chirurgie, & inséré dans le Mercure du mois de Juillet 1736.

a préfent. Outre les différentes méthodes dont on fe fert ordinairement, l'émulation, à qui tous les Arts doivent leurs progrès, en a fait depuis peu éclore une autre, qui approche de la latérale, mais qu'on exécute d'une maniere différente.

Pour préparer le malade à l'opération, on l'accoutume à retenir le plus long-temps qu'il peut fes urines, pendant les trois derniers jours qui précedent l'opération. Le jour même de l'opération on le fait beaucoup boire ; & comme cette boiffon abondante exciteroit à uriner, on lui ferre la verge avec un petit bandage à reffort, ou fi l'on veut, au lieu de lui faire retenir fes urines pendant plufieurs jours & de le faire boire beaucoup, le jour même de l'opération on injecte, par le moyen d'une algalie, affez d'eau pour remplir la veffie.

Pour faire l'opération, on place le malade à peu près dans la même fituation où on le met pour faire l'opération latérale fuivant la maniere ordinaire. On lui fait comprimer le ventre au deffus des os pubis, avec une pelote faite exprès, & l'aide qui le comprime releve en même temps les bourfes. L'Opérateur introduit le doigt index de la main gauche dans l'anus, pour porter l'inteftin rectum & l'uretre vers le côté droit, & plonge de la main droite, entre l'anus & la tubérofité de l'ifchium à gauche, un trocart fort long, dont la canule eft fendue. Ce trocart, à la longueur près, reffemble à celui D dont j'ai parlé plus haut. Il le plonge jufque dans la veffie, entre le col & l'uretre. Pour favoir s'il y eft entré, il retire de quelques lignes le poinçon, & l'écoulement des urines l'affure que l'inftrument eft dans la veffie ; il gliffe alors dans la fente de la canule une efpece de couteau droit, un peu long & mince, ou un couteau courbe & tranchant par fa partie convexe, pour incifer de bas en haut les tégumens, & enfuite la veffie ; il étend l'incifion en retirant le couteau ; il gliffe, à la faveur de la crenelure de la canule, un gorgeret dans la veffie, & finit l'opération à l'ordinaire.

Pour faire un jufte choix parmi ces différentes méthodes, il faut d'abord remarquer les différentes parties que l'on incife fuivant chacune, & réfléchir fur les avantages & les inconvéniens qui réfultent, non feulement de l'incifion de ces parties, mais de la méthode en général.

Dans l'opération du grand appareil, on coupe l'uretre avec l'inftrument tranchant ; mais lorfque l'on introduit les inftrumens & le doigt dans l'ouverture, & qu'on tire la pierre, l'uretre & le col de la veffie font déchirés jufqu'à fon orifice, qui fe divife auffi plus ou moins, felon que la pierre eft plus ou moins groffe.

Dans l'opération de la taille latérale, l'on coupe le commencement de l'uretre , le col de la veſſie , & la partie latérale de la glande proſtate , & la diviſion s'alonge du côté de la veſſie lorſqu'on fait l'extraction de la pierre.

Suivant la méthode dont j'ai parlé en dernier lieu, on ſe propoſe de faire l'ouverture de la veſſie au même endroit où quelques-uns prétendent que M. Rau la faiſoit, c'eſt-a-dire, à côté du col de la veſſie, entre cette partie, les véſicules ſéminales , & l'uretre à gauche. Cette inciſion a huit lignes ou environ d'étendue. Lorſqu'on tire la pierre, elle s'alonge du côté de l'uretre à gauche , & ſe prolonge ſouvent juſqu'à cette partie même ; quelquefois l'on coupe la partie latérale gauche de la glande proſtate ſupérieure.

Quelque méthode que l'on choiſiſſe pour faire l'extraction de la pierre, il ſe fait, comme l'on voit, un déchirement plus ou moins grand, & une extenſion plus ou moins conſidérable de fibres & de parties.

L'ouverture de l'artere qui ſe diſtribue au tiſſu ſpongieux de l'uretre , & le déchirement de l'extenſion des fibres du col de la veſſie, ſont les inconvéniens qu'on trouve dans le grand appareil. Il arrive rarement qu'on ouvre l'artere, & lorſqu'on l'a ouverte , l'on eſt preſque toujours ſûr d'arrêter l'hémorragie. Quant à l'extenſion & au déchirement des fibres du col de la veſſie, ils ne ſont conſidérables qu'à proportion de la groſſeur de la pierre. D'ailleurs les parties s'étendent & prêtent beaucoup, pourvu qu'on ne faſſe l'extraction de la pierre que peu a peu & par degrés.

Les avantages de cette méthode ſont très-conſidérables ; elle convient à toutes les eſpeces de veſſie, grande, petite, malade ou ſaine, & à toutes les eſpeces de pierre, dure, molle, groſſe ou petite. Ajoutez à cela la ſituation de la plaie, & le peu d'épaiſſeur des parties qu'on eſt obligé d'inciſer dans le lieu où on la fait. La ſituation de la plaie fait que les fragmens de pierres, ſi quelques-uns ſont reſtés dans la veſſie, & les pierres mêmes qui échappent aux tenettes, ſont naturellement entraînées par les urines. Le peu d'épaiſſeur des parties diviſées fait qu'on peut facilement, par le moyen d'une canule , injecter dans la veſſie quelque liqueur ; ce qui eſt encore un moyen de tirer les reſtes de pierres & les petites pierres mêmes. Ces injections ſervent auſſi à nettoyer les veſſies malades & baveuſes. Mais le plus grand avantage qu'on peut retirer de cette méthode, c'eſt que ſi l'on eſt obligé, de peur de fatiguer le malade, de laiſſer dans la veſſie quelque pierre conſidérable, on peut facilement, quelques jours après l'opération, c'eſt-à-dire lorſque la ſuppuration eſt établie, introduire de nouveau les tenettes par la plaie pour en faire l'extraction.

L'opération latérale a auſſi ſes avantages. Par elle l'on eſt toujours sûr de couper presque toutes les parties qu'on est obligé de déchirer par le grand appareil ; par conséquent les malades souffrent moins, l'on tire plus facilement les grosses pierres, & l'opération est moins longue & moins douloureuse. Mais la nécessité de faire tenir la sonde par un aide, & l'ouverture que l'on fait quelquefois du tronc de l'artere qui se distribue au bulbe de l'uretre, & que quelques-uns appellent l'artere honteuse externe, sont des inconvéniens qui ne se trouvent point dans le grand appareil.

Quant a la derniere méthode, on ne peut disconvenir qu'elle a quelques avantages ; mais on y découvre des inconvéniens qui les effacent. En la suivant, on fait aisément l'extraction des pierres, l'extension & le déchirement des parties ne sont pas considérables, & on ne craint point l'incontinence d'urine. Mais, 1°. les injections faites dans la vessie pour la remplir, ou l'urine qu'on fait retenir au malade jusqu'à ce qu'elle soit pleine, ne peut-elle pas produire l'inflammation, la paralysie de la vessie, & plusieurs autres désordres qu'on a déja reprochés aux partisans du haut appareil ? De plus, l'eau ou l'urine peut s'infiltrer dans le tissu cellulaire qui entoure la vessie, comme M. Cheselden l'a remarqué. 2°. Il est difficile d'ouvrir par cette méthode les vessies malades ou racornies, ou naturellement petites, ni celles des personnes grasses ; ainsi elle ne convient pas à toutes sortes de sujets. 3°. Dans les autres méthodes on se sert de la sonde, par le moyen de laquelle on est sûr d'ouvrir la vessie, & de l'ouvrir toujours dans l'endroit que prescrit celle de ces méthodes que l'on suit. Dans celle dont il s'agit, l'Opérateur privé de ce guide, non seulement n'est pas sûr de l'endroit qu'il va percer, mais on ne sait pas même certainement s'il atteindra la vessie. La preuve de cette incertitude, c'est que la figure de la vessie varie dans les sujets, & que les liqueurs qui enflent la vessie ne changent point sa figure en augmentant son volume ; d'où il faut conclure qu'elles ne suppléent à la sonde que bien imparfaitement ; aussi a-t-on vu qu'on a été obligé quelquefois d'avoir recours à cet instrument. 4°. Il survient presque toujours pendant l'opération une hémorragie fort considérable, sur-tout aux grandes personnes ; elle jette quelquefois le malade dans une foiblesse extrême, & doit faire craindre que, malgré les moyens usités en pareil cas, le sang ne s'infiltre dans le tissu cellulaire qui environne la vessie, ou ne s'épanche dans la vessie même. On a lieu de croire qu'elle ne vient pas seulement de l'ouverture de l'artere honteuse externe ; quoi qu'il en soit, cette hémorragie est un grand inconvénient. 5°. Comme l'on porte l'instrument tranchant sans être guidé par une sonde, il peut arriver qu'on coupe la fymphife des os pubis, fur-tout lorfque ces os font fitués un peu bas. 6°. Après l'opération, la fituation de la plaie & l'épaiffeur des parties divifées, empêchent de nettoyer facilement les veffies baveufes & malades, & de tirer aifément les pierres reftées & les fragmens de pierres.

Il paroît, par l'expofition que je viens de faire des avantages & des inconvéniens des différentes méthodes de tailler, que dans la derniere les inconvéniens l'emportent de beaucoup fur les avantages, & que dans les deux autres les avantages l'emportent fur les inconvéniens. Il eft bon même de remarquer que celles-ci ne different pas beaucoup entre elles. Les mêmes parties de la veffie font divifées dans l'une & dans l'autre ; mais on déchire dans le grand appareil, ce qu'on coupe dans l'appareil latéral.

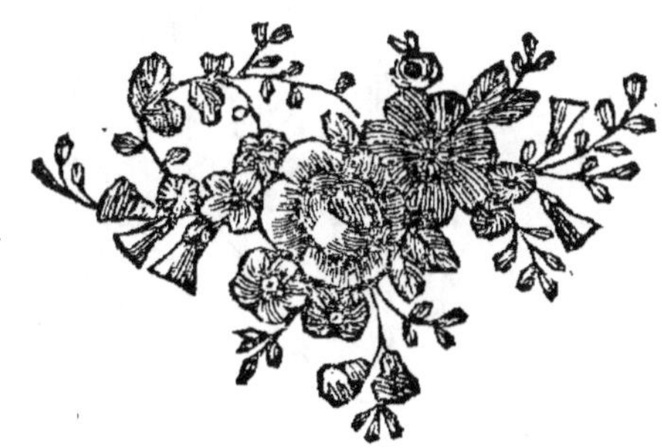

## FIG. XVII. POUR LES OPÉRAT. SUR LA VERGE.

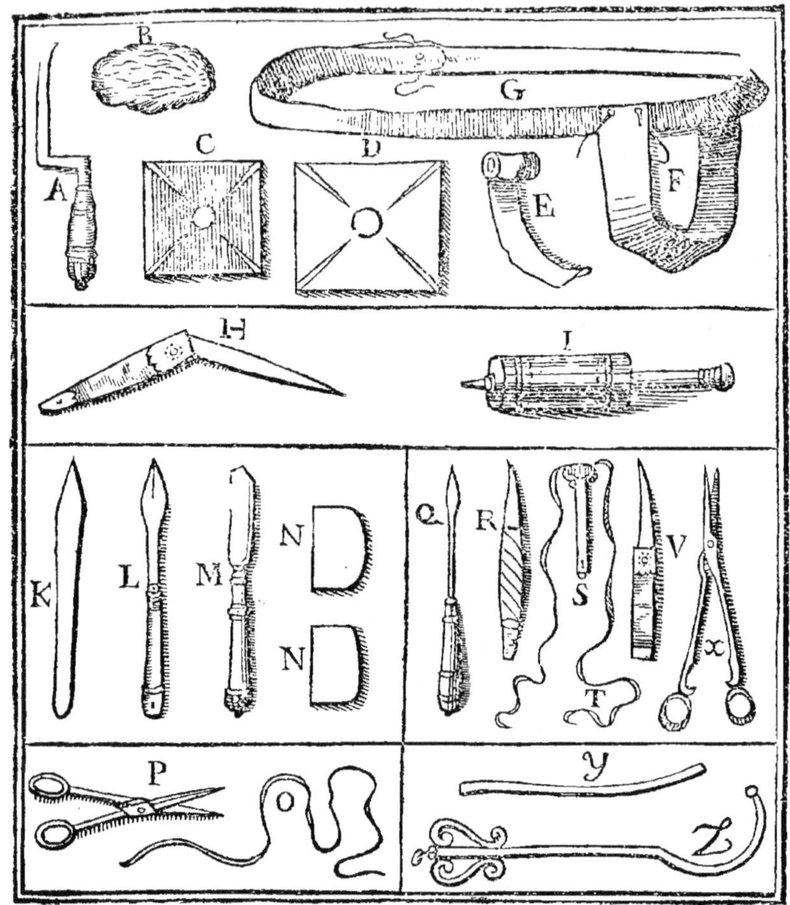

La verge
eſt ſujette à
beaucoup de
maux.

DE toutes les parties de notre corps, il y en a peu qui ſoient ſujettes à un plus grand nombre de maladies que la verge. De celles qui l'attaquent, les unes ſe guériſſent par des remedes, tant généraux que particuliers; & les autres demandent l'opération de la main. C'eſt de ces derniers que j'ai à vous entretenir, en vous enſeignant ce qu'il faut faire pour les guérir.

La

La verge a trois parties qui font ordinairement foumifes aux opérations, favoir, le prépuce, le gland, & l'uretre. Au prépuce on en fait deux, le phimofis & le paraphimofis; au gland trois, car on le fépare lorfqu'il eft adhérent, on en ôte les porreaux, & on le perce lorfqu'il eft bouché; & à l'uretre deux, qui font d'en confumer les callofités, & d'en tirer une pierre lorfqu'il y en a d'arrêtée. Je vous ai démontré cette derniere en faifant l'opération pour la pierre; je vais vous montrer les autres. Voilà celles qui font utiles, & qu'on doit néceffairement favoir. Il y en a trois autres qu'on doit rejeter comme inutiles; ce font celles du recutili, de la circoncifion, & du bouclement, dont je ne vous parlerai qu'autant qu'il faut que vous en fachiez pour être les premiers à les condamner.

Trois parties de la verge foumifes aux opérations.

Par le recutili, les Anciens entendoient une opération qu'ils faifoient à la verge, lorfque le gland étoit trop découvert. Ils la pratiquoient en deux manieres; l'une, en faifant une incifion circulaire à la peau de la verge vers la racine, & tirant cette peau jufqu'à ce que le gland fût recouvert; & l'autre, après avoir rehauffé le prépuce fur la verge, ils incifoient en rond la peau interne du prépuce proche le gland; puis à l'une & à l'autre de ces manieres, ils lioient le bout du prépuce fur une petite canule de plomb pour laiffer fortir l'urine, & procuroient une cicatrice entre les deux levres de l'incifion. Ils faifoient cette opération à ceux qui ayant le gland toujours découvert, fe fentoient incommodés par le frottement continuel de la chemife, & qui vouloient, à quelque prix que ce fût, l'avoir recouvert.

De l'opération du Recutili.

La circoncifion fe faifoit à une indifpofition toute oppofée au recutili; c'étoit lorfque le gland ne fe pouvoit pas découvrir. On faifoit une ligature au bout du prépuce au deffus de ce qu'on en vouloit couper, qui étoit environ l'épaiffeur d'un ou

De la Circoncifion.

R

de deux écus ; puis avec des ciſeaux on coupoit cette extrémité du prépuce, qui fait quelquefois un cercle ſi étroit, qu'il empêche qu'il ne ſe rebrouſſe ſur le gland. Cette opération n'eſt plus en uſage que chez les Juifs & les Turcs, qui en font une cérémonie & un myſtere de leur Religion. Les Chrétiens ne la pratiquent point ; mais les Rabbins & les Muftis la font à tous les enfans mâles de leur Loi, peu de temps après leur naiſſance.

*Du Bouclement des garçons.*

Je ne ſais pas qui eſt l'inventeur du bouclement des garçons ; mais cette opération choque le bon ſens. On tiroit le prépuce en dehors, &, le traverſant d'une aiguille enfilée, on y laiſſoit un gros fil juſqu'à ce que les cicatrices des trous fuſſent faites ; puis retirant le fil, on paſſoit à la place une groſſe boucle de fer, qu'on y laiſſoit tout le temps que le ſujet étoit dans un âge incapable de travailler à la génération. Ils prétendoient que cette boucle l'empêchant d'avoir commerce avec des femmes juſqu'à l'âge de vingt-cinq ans, qui eſt le temps qu'on l'ôtoit, les forces ne ſe diſſipoient point, & qu'elles ſe conſervoient pour engendrer des enfans forts & en état de ſervir la République.

*Inutilité de ces trois opérations.*

Voilà trois opérations très-inutiles, ſur-tout en ces pays ſeptentrionaux & tempérés, où le prépuce n'eſt pas ſujet à ſe raccourcir ni à ſe ralonger exceſſivement comme dans ces régions chaudes, où la circonciſion eſt ſouvent néceſſaire, & où la paſſion d'amour porte de ſi bonne heure les hommes aux embraſſemens. Venons aux opérations de pratique.

*Du Phimoſis.*

*Son étymologie.*

LE nom de phimoſis eſt dérivé du verbe grec φιμόειν, qui veut dire ſerrer ou étrécir ; parce que l'extrémité du prépuce eſt tellement étroite, qu'elle ne permet pas au gland de ſe découvrir ; de ſorte que cette maladie n'eſt autre choſe que le prépuce trop ſerré, dont l'extrémité forme une bride circulaire, qui empêche que le gland ne foit libre dans fon ufage. Ce mal furvient ou naturellement, ou par accident.

Cette indifpofition eft appelée naturelle, quand l'enfant a dès fa naiffance le bout du prépuce fort étroit. Il y en a plufieurs à qui cela eft arrivé, & à qui en croiffant il s'eft un peu élargi, de forte que le gland s'en eft dépouillé naturellement; mais il y en a d'autres à qui le prépuce eft tellement ferré, qu'il leur eft impoffible d'appercevoir l'extrémité du gland. On prétend que cela leur caufe deux incommodités; l'une, de nuire à la génération, en empêchant que la femence ne foit lancée avec affez de vîteffe pour être reçue de la matrice; & l'autre, qu'il s'engendre une craffe blanchâtre entre le prépuce & le gland, laquelle ne pouvant pas être détachée, s'aigrit par fon féjour, picote, & caufe un prurit au gland qui en eft d'autant plus fatigué, qu'il eft très-fenfible dans ces perfonnes. Ces raifons néanmoins ne font pas fuffifantes pour en venir à l'opération; car, pour répondre à la premiere, je vous dirai que j'en ai vu qui, avec cette indifpofition, ne laiffoient pas que de faire des enfans: il y en a mille exemples; & on remédie aifément à la feconde incommodité, en tenant avec les doigts le bout du prépuce ferré quelque temps, pendant que le fphincter de la veffie eft lâché pour piffer; l'urine pour lors rempliffant le prépuce, balaie & nettoie le gland de la craffe qui s'y étoit amaffée, & qu'elle entraîne avec elle en fortant rapidement quand on quitte le prépuce.

Cette maladie eft nommée accidentelle, lorfqu'elle eft caufée par des chancres ou ulceres véroliques qui fe cantonnent tout autour du gland, ou par une bourfoufflure & une inflammation de la verge, qui fait que le gland trop ferré pour lors par le prépuce tuméfié, pourroit tomber en mortification; dans ces deux occafions il faut en venir promptement à l'opération , qui confiste dans une incifion qu'on fait au prépuce depuis fon extrémité jufqu'à la couronne du gland. Voici la maniere de s'en acquitter.

*Situation du malade.*

Ayant avant l'opération préparé le malade , s'il eft néceffaire , & difpofé l'appareil , on le fait affeoir dans un fauteuil un peu penché en arriere ; & alors le Chirurgien prend de fa main droite un inftrument fait exprès , qui ne fert qu'à cette opération : il eft emmanché & a la pointe & le tranchant comme un canif. Vous le voyez marqué A ; & comme il eft pointu , on met au bout une petite boule de cire , groffe comme un grain de coriandre , qui empêche qu'il ne pique en le gliffant entre le gland & le prépuce. Lorfque la pointe de l'inftrument eft parvenue à la couronne du gland , l'Opérateur tient ferme la verge de fa main gauche , puis pouffant l'inftrument , il en perce le prépuce , qu'il coupe depuis la couronne du gland jufqu'à fon extrémité en retirant l'inftrument à lui : il faut faire en forte que les deux membranes du prépuce foient coupées également (*a*). On laiffe couler un peu de fang pour dégorger la verge , puis on panfe la plaie ;

*Maniere d'opérer.*

(*a*) C'eft en quoi confifte la perfection de cette opération ; car fi l'on coupoit plus de la membrane interne du prépuce que de l'externe , l'opération feroit imparfaite ; & fi l'on incifoit plus de l'externe que de l'interne , outre que le gland ne pourroit point fe découvrir , on mettroit une partie des corps caverneux à découvert. Pour éviter ces inconvéniens , il faut porter l'inftrument au delà de la couronne du gland , & retirer la peau de la verge vers le pubis avant de couper. Quelques Praticiens fe fervent aujourd'hui de cifeaux mouffes au lieu de canif. On introduit une des deux lames à plat entre le prépuce & le gland au delà de la couronne , on en releve enfuite la lame , & on coupe tout ce qui fe rencontre entre deux. Mais le biftouri herniaire M , avec l'addition que M. de la Peyronnie y a faite , paroît plus commode que l'un & l'autre de ces inftrumens , & n'en a pas les inconvéniens. On l'introduit aifément , parce qu'il n'eft point d'un gros vo-

mettant un plumaceau B couvert d'aſtringens, un emplâtre C fait en croix de Malthe, & percé dans ſon milieu, afin qu'il y ait une iſſue pour l'urine, avec une compreſſe D de même figure, trempée dans l'oxycrat, & une petite bande E avec laquelle on fait des circulaires autour de la verge ; on met enſuite la verge dans un petit ſuſpenſoir F, attaché à une bande circulaire G autour du ventre, afin qu'elle ne pende point en bas, & que la fluxion n'y ſoit pas excitée.



Cette opération eſt abſolument néceſſaire à ceux qui ont le prépuce ſerré par des chancres, ou par des ulceres véroliques autour du gland. Pour guérir ces maux il les faut panſer, ce qu'on ne peut pas faire qu'on n'ait découvert le gland ; ſi on n'y faiſoit point de remedes, ces chancres rongeroient la verge, ou produiroient la vérole ; c'eſt pourquoi on aura recours à l'opération. Mais on la doit éviter à ceux qui, impatiens d'avoir leur gland découvert, veulent qu'on la leur faſſe : j'ai évité de la faire à quelques-uns qui, ayant le prépuce étroit de naiſſance, n'avoient point d'autre raiſon de la demander, que l'envie d'être faits comme les autres.



Je ne ſais point la raiſon pourquoi on ordonne de faire l'inciſion à un des côtés de la verge ; ce n'eſt pas pour éviter les vaiſſeaux, car il y en a également dans toute la circonférence du prépuce.



lume ; & on ne riſque pas de piquer les parties en l'introduiſant juſqu'à l'endroit déſigné, parce que ſa lame eſt cachée dans une eſpece de canule. Après avoir introduit cet inſtrument, on ôte la petite vis qui tient ce biſtouri avec la canule, on tire le prépuce vers le pubis, & on acheve l'opération. Il faut, avant que de la faire, eſſayer des moyens plus doux, tels que les ſaignées, les injections adouciſſantes entre le prépuce & le gland, les bains de cette partie, les cataplaſmes ; & ce n'eſt qu'après les avoir employés ſans ſuccès, ou que dans une extrême néceſſité, qu'on doit en venir à l'opération.

R iij

Pour moi je la fais à la partie moyenne & supérieure
de la verge ; je trouve qu'en cet endroit l'incision
est plus profonde, le gland se découvre mieux à
droite & à gauche, & la difformité est moins
grande que quand on la fait à un des côtés.

DU PARA-<br>PHIMOSIS.

LE mot de paraphimosis est composé de περὶ,
qui veut dire grandement ou au delà, & de
φιμόειν, qui signifie serrer, parce que le gland
est tellement serré à sa racine par le rebroussement
du prépuce au delà duquel il est avancé, qu'il
tomberoit en mortification si on n'y remédioit
promptement. Cette maladie est toute contraire au
phimosis ; dans celle-ci le gland est trop couvert ;
& à celle-là il est trop nu. Il y a des Auteurs qui
font deux sortes de paraphimosis ; l'un qui arrive
naturellement, & l'autre par accident.

Du para-<br>phimosis de<br>naissance.

Celui qu'ils appellent naturel, est lorsque le prépuce étant naturellement très-court, il se retrousse
tout entier derriere la couronne du gland, & ne
le recouvre plus. Lorsque ceux qui ont cette légere incommodité demandent du secours, quelques Auteurs veulent qu'on leur fasse l'opération
du recutili, dont nous avons parlé ; mais elle ne
se pratique plus. Ceux qui ont été circoncis sont
sujets à cette espece de paraphimosis, parce qu'on
a retranché du prépuce.

Paraphimo-<br>sis qui vient<br>de quelques<br>efforts.

Le paraphimosis accidentel, est lorsque par violence on fait remonter le prépuce par-dessus la
couronne du gland, & qu'étant naturellement
étroit, il ne peut plus descendre & recouvrir le
gland, étant arrêté au dessus par la largeur de la
couronne. Cela arrive souvent à des enfans dont
le gland n'a point encore été découvert, & qui par
fantaisie, le voulant voir, ont par force fait remonter le prépuce au dessus du gland, & à de nouveaux
mariés qui font des efforts pour dépuceler de
jeunes filles qu'ils auront épousées ; car alors, par la

violence que la verge fait pour entrer, le gland se découvre & ne peut plus se recouvrir. J'ai vu un jeune homme à qui cela arriva le jour de son mariage, & qui trois jours après vint me trouver avec un furieux paraphimosis, croyant que c'étoit du mal vénérien que sa femme lui avoit donné. Je lui en fis la réduction, & lui dis que c'étoit au contraire une preuve que sa femme étoit pucelle; & que si elle n'eût pas été sage, elle lui auroit épargné la douleur qu'il venoit d'endurer.

Il faut que ceux qui nous ordonnent de guérir les paraphimosis par médicamens, ne soient guere instruits de cette maladie. Je ne comprends pas comment on peut se fier à des huiles, à des cérats & à des cataplasmes pour le traitement d'une maladie aussi pressante, & qui veut qu'on ne differe pas un moment à réduire la partie en son état naturel, à moins qu'on ne veuille exposer la verge à tomber en gangrene. Au phimosis, il faut, avant que de travailler, préparer son appareil : mais au paraphimosis, il faut commencer par revêtir le gland de son prépuce, ensuite on prépare les remedes & les bandes nécessaires. Le pitoyable état d'une verge attaquée d'un paraphimosis, & les douleurs que ressent le malade, demandent un secours plus prompt que n'est celui des topiques, ordonnés souvent par des gens qui ne connoissent pas le péril où est cette partie.



Il faut donc en venir à l'opération, qui consiste à faire descendre le prépuce sur le gland pour le recouvrir; c'est ce qu'il faut faire sur le champ, & ne point quitter le malade qu'il ne soit recouvert. Pour y parvenir, on met d'abord tremper la verge dans de l'eau froide un peu de temps, afin que par la fraîcheur de l'eau, les esprits étant répercutés, le gland puisse diminuer de son volume, qui est pour lors fort gros & très-dur; puis prenant la verge entre les deux doigts indices & du milieu des deux



R iv

mains, dont les dos regardent le ventre du malade, on amene le prépuce fur le gland, qu'on repouffe en même temps avec les deux pouces, tâchant de le faire rentrer dans fa bourfe. S'il n'y avoit pas long-temps qu'il fût découvert, on pourroit efpérer de réuffir de cette maniere; mais comme ces fortes de maladies ne fe déclarent au Chirurgien qu'à l'extrémité, quand la verge eft beaucoup enflée, qu'il y a au prépuce des bourlets pleins d'une eau rouffâtre, qui le tuméfient extraordinairement, & qu'il s'eft même fait des crevaffes circulaires qui féparent en partie le gland de la verge; on eft obligé de faire avec la pointe de la lancette H de petites incifions à la membrane interne du prépuce, pour débrider l'endroit par où il ferre trop le gland (a); on fait autant de ces petites incifions qu'il en faut pour laiffer au prépuce la liberté de defcendre par-deffus le gland, ce qui n'eft pas difficile pour lors, en prenant la verge de la maniere que je viens de dire.

Traitement du malade après l'opération.

Quand le gland eft rentré dans fa loge, l'opération eft finie. On prépare fon appareil, qu'on pofe de la même maniere qu'on fait au phimofis; on

---

(a) L'Auteur dit bien ici qu'il faut faire des incifions à la membrane interne du prépuce; mais il ne marque pas précifément l'endroit où il les faut faire. La membrane interne du prépuce forme dans cette maladie des bourlets, & entr'eux des brides qui ferrent comme des efpeces de ligatures circulaires. Ces brides produifent tout le défordre; & ce font elles qu'on doit principalement couper. Les petites incifions fur les bourlets ne débrident pas l'étranglement; & on ne doit les faire que quand ils font fi gros, qu'ils empêchent le prépuce de couvrir le gland. Pour couper ces brides, le biftouri demi-courbe eft encore préférable à la lancette. On en gliffe la pointe deffous la bride, en tournant le dos de l'inftrument du côté des corps caverneux, & l'on coupe les brides en le retournant. Il faut les couper toutes, pour pouvoir recouvrir le gland avec le prépuce.

fait une embrocation sur le ventre, qu'on couvrira d'une compresse trempée dans l'oxycrat ; on en met une autre sur les bourses, on saigne le malade quelque temps après l'opération, on lui tient le ventre libre par des lavemens rafraîchissans, on lui fait observer un bon régime de vivre, pour éviter les tristes suites d'une pareille maladie ; & au bout de quelques jours, il sera bon de faire avec la seringue I des injections détersives sous le prépuce, pour mondifier & nettoyer les plaies des petites incisions qu'on a été obligé d'y faire, & ensuite on en procure la cicatrice.

Je trouve dans quelques-uns de ces nouveaux Auteurs qui ont écrit des Opérations, qu'on doit presser avec les deux pouces autour du gland pour le faire rentrer, & non pas pousser contre son extrémité vers la racine de la verge ; parce qu'étant mollet on l'élargiroit en le poussant ainsi, & on l'empêcheroit de rentrer dans sa place. Ceux qui nous donnent ce précepte, nous font connoître qu'ils ne sont guere Chirurgiens, parce que, s'ils avoient pratiqué cette opération, ils sauroient que pour lors le gland est tellement tuméfié & dur, que quelques efforts qu'on fasse pour le recouvrir, il est impossible de le rendre plus large en poussant contre son extrémité ; il faut s'en rapporter à ceux qui sont dans l'usage actuel des choses, & personne ne peut mieux instruire les autres sur le fait des opérations, que ceux qui les ont pratiquées depuis un grand nombre d'années.



L'ADHÉRENCE qui se fait quelquefois du prépuce avec le gland, est appelée symphysis, de σὺμ, qui veut dire ensemble, & de φύειν, qui signifie attacher ; parce que pour lors le prépuce est fortement attaché avec le gland. On a vu des enfans venir au monde ayant le prépuce collé avec le gland ; il est très-difficile à séparer quand cela vient de naiſſance, parce que ces deux parties ayant été formées enſemble, ſe trouvent jointes dans toute leur circonférence, & comme ne faiſant qu'une même partie continue. Il faut néanmoins Maniere d'inciſer. tâcher de les ſéparer avec une petite feuille-de-myrthe K un peu tranchante, qu'on coule doucement entre le gland & le prépuce, prenant garde de ne pas percer le prépuce qui eſt mince, & qui ne ſe répareroit pas aiſément. On peut encore en tirant le prépuce en en-haut, avec la pointe du ſcalpel L, diſſéquer & ſéparer les deux membranes du prépuce & du gland, de même qu'un Anatomiſte ſépare deux membranes contiguës l'une à l'autre ; & ſi, en faiſant cette opération, on ne pouvoit pas ſe diſpenſer d'anticiper ſur l'une ou ſur l'autre de ces parties, il faudroit couper plutôt du gland que du prépuce : mais un Chirurgien adroit ſépare ces parties ſans les offenſer ; & après cette opération il inſinue tous les jours dans l'intervalle des parties déſunies, une feuille-de-myrthe d'ivoire, pour en empêcher la réunion.

Du ſymphiſis accidentel; de ſon origine. Il arrive ſouvent que cette cohérence vient après l'opération du paraphimoſis ; car, ſi on néglige de cicatriſer les plaies faites à la partie interne du prépuce, il ne manquera point de ſe coller avec le gland, ou bien après des ulceres ou chancres qu'on n'auroit pas eu ſoin de guérir parfaitement. Dans ce cas, il n'eſt pas ſi difficile à être ſéparé, parce qu'il n'eſt adhérent qu'aux endroits des ulceres, & non pas dans la totalité, comme quand ce mal vient de naiſſance. C'eſt une incommodité qui chagrine les gens mariés, parce que pour lors le devoir conjugal ne s'accomplit pas dans la perfection ; c'eſt ce qui les fait recourir au Chirurgien, qui ſépare ces parties de la maniere que je viens de dire. Panſement du malade après l'opération. La ſéparation en étant faite, on coule entre le prépuce & le gland de petits linges N N, trempés dans une eau deſſicative, comme eſt l'eau vulnéraire ; ce qu'on continue jufqu'à ce que le tout foit entiérement cicatrifé.

IL vient fouvent à la verge de petites excroif-fances verrucales, qu'on nomme des porreaux. Les Italiens les appellent *porrifigli*, parce qu'elles reffemblent à des figues. Ces excroiffances font faites d'une chair molle, baveufe & decoupée fort menu. Elles fe multiplient bien vîte ; c'eft pourquoi on ne doit pas différer d'y remédier. Ces fortes de porreaux viennent prefque toujours d'une caufe impure, contractée par des attouchemens vénériens, ce qui oblige d'avoir recours au Chirurgien ; fans quoi ils ne feroient que croître & fe reproduire en divers endroits.

On nous propofe deux moyens pour guérir ces maladies ; l'un par médicamens , & l'autre par Chirurgie.

Les médicamens dont on fe fert font de deux fortes ; les uns, qui mortifient ces chairs en les rendant blanches & flétries, de vives & rougeâtres qu'elles étoient, telle eft la poudre de Sabine pulvérifée & appliquée deffus ; les autres , qui les confument en les corrodant & les rongeant peu à peu, comme font les onguens de Calcitis ou d'Egyptiac.

La Chirurgie a auffi deux moyens pour les ôter, la ligature & les cifeaux. On fe fert de la ligature à ceux qui ont la bafe étroite , on les lie avec cette foie O fine & rouge, & ils tombent ordinairement en deux jours. Mais comme il y en a fouvent beaucoup, & que rarement ils fe peuvent lier, on a bien plus tôt fait de les couper avec les cifeaux P, le plus proche de la peau que l'on peut. Il faut laiffer écouler le fang qui en fort , jufqu'à la quantité d'une palette , puis laver la verge dans du vin tiede , & avec la pointe d'une pierre de vitriol , toucher les endroits dont il fort du fang. Le vitriol a deux bons effets ; l'un d'arrêter le fang , l'autre de cautérifer l'endroit qu'il touche , en brûlant les petites racines qui tombent enfuite avec l'efcarre.

Il ne faut pas attendre la parfaite guérifon des porreaux de la verge fans le fecours des remedes généraux , parce qu'étant produits par une efpece de virus , il faut ufer de tifanes fudorifiques ; les pilules ou la panacée mercurielle en emportent la caufe , fi on veut les guérir abfolument.

DE L'URE-
TRE QUI
N'EST PAS
PERCÉ.

LORSQUE l'uretre n'eft point percé , c'eft une indifpofition qui vient de naiffance. Il eft peu de Chirurgiens qui n'aient été appelés pour fecourir des enfans nouveaux nés , à qui l'uretre n'étoit point ouvert par fon extrémité , & qui par conféquent ne pouvoient point piffer ; d'où il eft manifefte que la férofité dans laquelle nage l'enfant pendant qu'il eft dans la matrice , n'eft point de fon urine , comme il y a beaucoup d'Auteurs qui l'ont cru ; puifque ces enfans imperforés ne pouvoient point avoir uriné , & que néanmoins ils avoient des eaux comme les autres.

Maniere de
faire l'opéra-
tion.

L'opération confifte à faire au plus tôt une ouverture , parce que l'enfant ne pourroit vivre longtemps fans rendre fon urine. On fait cette ouverture à l'endroit où elle devoit être , avec cette feuille-de-myrthe Q emmanchée , longue & pointue , ou bien avec la lancette R. Ce trou eft aifé à faire quand il n'y a qu'à percer la peau qui couvre le gland ; mais quand ce font les parois du conduit qui font adhérens , il faut profonder jufqu'à ce que l'urine forte , qui eft la fin qu'on fe propofe ici. Il faut faire l'ouverture plutôt grande que petite , pour plufieurs raifons ; & je trouve qu'il eft inutile de mettre enfuite dans la plaie une canule de plomb pour empêcher que les bords ne fe reprennent , puifque l'urine qui paffe fouvent par ce conduit , ne leur permet pas de fe recoller.

Ce n'eft pas le feul défaut qui arrive au gland ,

que de n'être pas percé; il y en a encore trois autres qui demandent la main du Chirurgien pour les guérir, savoir; quand le trou est trop petit, quand il n'est pas percé dans son extrémité, & enfin quand le filet est trop court. Voyons les opérations qu'il faut faire pour corriger ces trois défauts.



S'Il le trou du gland est trop petit, l'urine ne peut sortir que comme un filet, ou goutte à goutte; on est trop de temps à pisser, & la semence ne peut être éjaculée assez promptement. On doit donc élargir cette ouverture, ce qui se fait ou par remedes, ou par un instrument. Les remedes sont une tente de moëlle de sureau, ou un morceau d'éponge préparée, qu'on met pour élargir peu à peu le passage, & qu'on grossit à mesure que l'ouverture s'agrandit. Mais cette maniere est trop lente; je conseille de se servir de la lancette, avec laquelle on accroît le trou par ses deux extrémités, en haut & en bas. Cette opération s'accomplit en un moment, étant plus prompte & moins douloureuse que la tente. La canule de plomb n'est pas plus nécessaire ici que quand le gland n'est point percé.



Il arrive quelquefois que le gland n'est pas percé dans l'endroit ordinaire, & qu'il l'est au dessous, proche le filet. Ceux qui ont cette incommodité, sont obligés de lever la verge en en haut pour uriner : elle est appelée hypospadias, de deux mots grecs, ὑπὸ, qui veut dire dessous, & de σπάζειν, qui signifie percer. Cela procede souvent de ce qu'un enfant étant venu au monde sans ouverture au gland, & les parens ne s'en étant point apperçus, l'urine qui cherchoit à sortir s'est fait un chemin proche le filet, qui est l'endroit de l'uretre le plus mince. Ceux qui ont l'uretre percé de cette maniere, ne peuvent engendrer, parce que la semence se répandant aux côtés du vagin, elle ne coule que lentement & sans vigueur vers l'orifice interne de la matrice ; c'est pourquoi cette indisposition demande nécessairement l'opération.

*Comment on le doit réparer.* Il faut avec une feuille-de-myrthe pointue Q percer le gland comme il le doit être naturellement ; puis dans l'ouverture qu'on vient de faire, mettre une petite canule de plomb S, assez longue pour aller au delà de l'ouverture inférieure qui est à l'uretre, & pour conduire l'urine dehors par la nouvelle ouverture. On travaille ensuite à refermer l'ancienne, en rafraîchissant les bords par de petites incisions, & procurant la cicatrice. Il faut laisser la canule dans l'uretre, en la tenant attachée & liée avec ce cordon T jusqu'à la parfaite guérison, afin que l'urine ne sortant plus par la premiere *Conseils de quelques Praticiens.* ouverture, n'en empêche pas la réunion. Si on ne peut pas faire refermer ce trou, il y a quelques Auteurs qui commandent pour lors de couper le dessous du gland, depuis la premiere ouverture jusqu'à la seconde, en le taillant comme une plume à écrire avec ce petit bistouri V : de cette maniere l'urine & la semence sortiront à plein tuyau, & feront seringuées où elles doivent aller.

*Cause extraordinaire d'une ouverture faite à l'uretre loin du gland.* J'ai vu des enfans qui avoient l'uretre percé à deux ou trois doigts loin du gland ; c'étoient des enfans sujets à pisser au lit, qui, pour éviter le fouet dont on les menaçoit, & dont on les régaloit souvent, s'étoient lié la verge avec du fil, croyant ce moyen infaillible, & a qui cependant l'urine poussant pour sortir, avoit fait, après de violentes douleurs, une ouverture proche la ligature, par où cette sérosité sortoit toujours dans la suite. Pour les guérir, il faut mettre dans l'uretre une canule de plomb qui passe au delà de l'ouverture, dont on tâchera de procurer la réunion.

*Incommodité du troisieme défaut.* Il y en a qui, par une disposition avec laquelle ils sont nés, ont le frein de la verge trop court ; ce frein tire en en-bas le gland, particuliérement

dans le temps de l'érection ; d'où vient que l'ouverture étant pour lors trop en dessous, si on ne levoit
pas la verge en en-haut, on pisseroit sur ses jambes
ou sur ses pieds, & la semence ne peut point être
lancée droit dans la matrice, ce qui nuit à la génération. Par un petit coup de bistouri, ou de ces
ciseaux X, on coupe ce frein en travers, de la même maniere qu'on coupe le filet qui est dessous la
langue ; & ainsi on remédie, par une opération fort
légere, aux deux incommodités que cela causoit.
J'en ai vu quelques-uns à qui un chancre ayant
rongé le frein, les a guéris de cette incommodité ;
mais je ne conseillerois pas de se servir d'un remede aussi dangereux.

*L'opération qui la guérit.*

QUOIQUE carnosité soit un terme général qui
signifie toute chair superflue engendrée en
quelque partie du corps que ce soit, néanmoins
l'usage fait entendre par ce mot une excroissance de
chair qui occupe & embarrasse le conduit de l'urine.
On a cru la réalité de cette maladie si bien établie
par nos Anciens, que personne n'a osé la contester :
ils disoient que l'humeur virulente d'une gonor-
rhée, sortant sans cesse des prostates, corrodoit par
son acrimonie le conduit de l'urine, & que des ulceres il en croissoit une chair fongueuse qui faisoit
cette maladie. Ceux qui prétendoient avoir des remedes particuliers pour la guérir, avoient intérêt
de confirmer cette erreur plutôt que d'en désabu-
ser, & d'autant plus qu'une telle maladie ayant été
abandonnée des véritables Chirurgiens, étoit devenue le partage de ces coureurs ou distributeurs
de secrets.

*De la Car-
nosité.*

*Erreur com-
mune sur ce
mal.*

Jean-Baptiste Loiseau, Maître Chirurgien de
Bordeaux, dans des Observations Chirurgicales
qu'il a laissées par écrit, nous dit qu'il fut appelé
pour traiter d'une carnosité le Roi Henri IV, qu'il
l'en avoit pansé & guéri, & qu'il en fut récom-

*Exemple re-
marquable.*

pensé par une Charge de Chirurgien de Sa Majesté que le Roi lui donna. Cette histoire, quoique mémorable, ne prouve point qu'il y ait des carnosités ; elle fait voir que ce M. Loiseau fait le mystérieux, & tient du charlatan en publiant ce qu'il a fait, sans dire ni les moyens, ni les remedes dont il s'est servi. S'il avoit été vrai que le Roi eût une carnosité, & qu'il la lui eût consumée, il falloit qu'en écrivant cette histoire il ne fît point un secret ni de la méthode, ni des drogues qu'il avoit employées à une guérison pour laquelle il avoit été si libéralement gratifié ; mais puisqu'il se taît sur l'essentiel, je la tiens apocryphe.

Quand on voyoit à quelqu'un une difficulté d'uriner, & que l'urine sortoit déliée, fourchue & de travers, que le malade voulant pisser étoit contraint d'aller à la selle par les efforts qu'il faisoit pour pousser son eau dehors, & que la croyant toute sortie, il en demeuroit néanmoins encore dans la vessie, on traitoit cela de carnosité ; mais, quelque diligence que j'aye faite en ouvrant des corps qu'on accusoit d'en avoir, je n'en ai point encore remarqué, & je n'ai trouvé aucun Chirurgien qui assure d'en avoir vu : j'entends parler de ceux qui sont dignes de foi.

Je sais qu'il y a beaucoup de gens qui ont les accidens dont je viens de parler ; mais ils ne sont point causés par les carnosités : ce sont des suites d'une ou de plusieurs chaudepisses qui ont ulcéré & corrodé l'uretre en plusieurs endroits. Or les cicatrices qui se font à ces ulceres étant dures, & tenant de la nature de la callosité, elles étrécissent le conduit de l'urine, qui n'a plus par conséquent tant de facilité pour sortir ; & ce sont ces mêmes cicatrices qui empêchent le passage de la sonde, qu'on croyoit arrêtée par la carnosité.

Quoiqu'on connoisse la véritable cause de cette
maladie,

maladie, elle n'en eſt guere moins difficile à guérir : pour cela il faut débarraſſer l'úretre de ces
cicatrices calleuſes qui en rendent le paſſage ſi
étroit, que l'urine ne ſort que comme un filet ; &
pour cet effet, la ſonde ne pouvant point s'ouvrir
le chemin, on aura recours aux médicamens ; car
c'eſt ſe tromper que d'eſpérer d'en venir à bout
avec des ſondes tranchantes, décrites par Ambroiſe
Paré & par d'autres Auteurs, auxquels je vous
renvoie pour en juger.

Le Chirurgien préparera ſon remede cathéréti- Remede<br>qu'on doit ap-<br>pliquer à ce<br>mal.
que plus ou moins fort, ſelon que la cicatrice ſera
plus ou moins vieille ; il prendra une bougie Y,
dont l'extrémité qu'il fera entrer dans la verge
ſera un peu creuſe, afin de mettre de ſon remede
dans cette petite cavité ; puis il introduira la
bougie dans l'uretre, en la pouſſant doucement
juſqu'à ce qu'elle ſoit arrêtée par la cicatrice, & la
laiſſant dans la verge, afin que le remede qui tou-
chera pour lors la dureté agiſſant deſſus, en con-
ſume une partie, dont il tombera une petite eſcarre ; le lendemain il recommencera la même
choſe, & continuera juſqu'à ce que le paſſage ſoit
libre. Il connoît le progrès qu'il fait, en obſervant Progrès de<br>la cure.
combien la bougie va plus loin les dernieres fois
que les premieres. Mais il ne faut point s'impatienter dans cette opération qui demande du temps ;
car, ſi on vouloit faire ſon remede plus corroſif Accidens à<br>craindre<br>quand on pré-<br>cipite l'opéra-<br>tion.
à deſſein de hâter la cure, la douleur & l'inflam-
mation ſurviendroient en rongeant plus qu'il ne
conviendroit : on aura ſoin de faire piſſer le malade avant que de porter le remede, afin que, reſtant
deux ou trois heures ſur la calloſité, il ait le temps
d'en emporter une eſcarre. Quand la bougie entre
juſque dans la veſſie, & que le malade urine
à plein canal, il n'y a plus rien à conſumer ; il
faut alors deſſécher les endroits que le remede a
touchés, ce qu'on fait par des liqueurs deſſica-

S

tives qu'on feringue fréquemment dans l'uretre, &
par une fonde de plomb Z, frottée de vif-argent,
qu'on introduit fouvent, afin d'entretenir le conduit toujours libre & ouvert pendant qu'il s'y forme
de nouvelles cicatrices.

*Fin du trai-*
*tement.*

## Fig. XVIII. DES OPÉRATIONS SUR LA MATRICE.

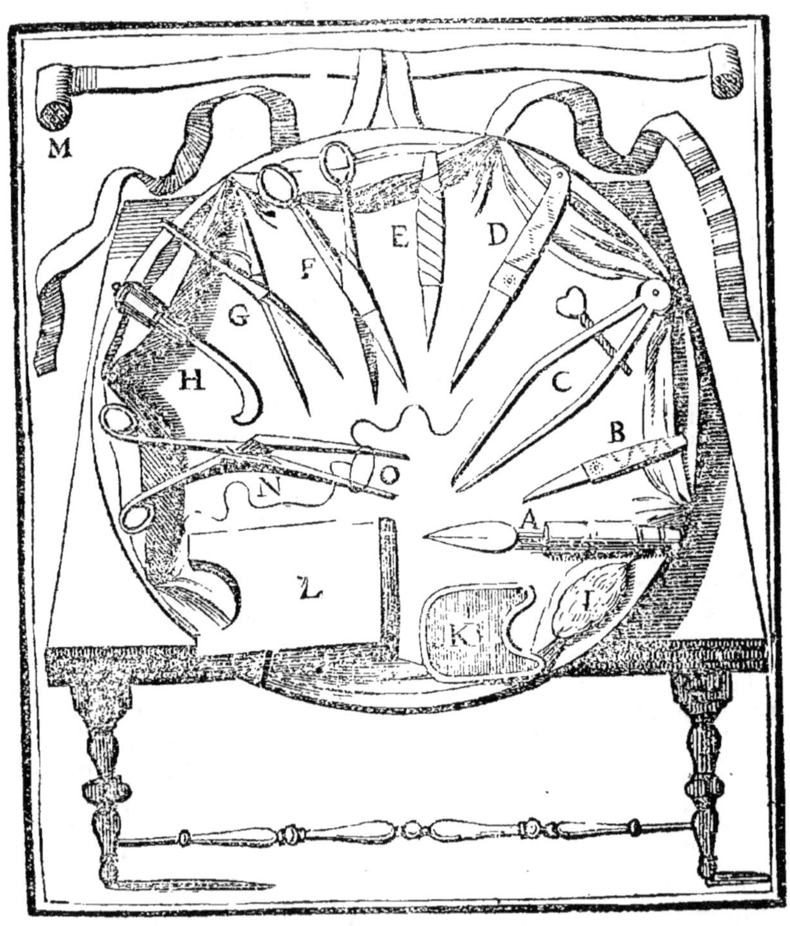


LA matrice n'eft pas moins fujette à la Chirurgie que toutes les autres parties du corps;
elle eft attaquée d'une infinité de maladies, dont

plusieurs ne se guérissent que par la main du Chirurgien : elle est incontestablement l'organe le plus sensible du corps, & il faut que le Chirurgien le traite avec plus de délicatesse & de précaution que les autres.

De ces maladies qui demandent l'opération, il y en a qui arrivent à l'orifice externe de l'uterus, & d'autres à son fond. Celles de l'orifice externe sont de deux sortes, savoir, quand il est bouché, & quand il y croît quelque chose d'étranger ou contre nature : celles du fond se réduisent toutes à l'accouchement & à ses suites. *Diverses maladies de la matrice.*

Cet orifice se peut trouver bouché en deux endroits différens, ou aux levres, ou aux caroncules ; & il faut que le Chirurgien fasse une ouverture dans l'un & dans l'autre de ces endroits, c'est pourquoi il ne peut trop exactement en connoître les différences pour ne se point tromper. *Clôture de l'orifice externe.*

Quand les deux levres sont jointes ensemble, elles le sont totalement ou en partie. Elles ne le peuvent être dans toute leur étendue que par un vice de naissance, parce qu'ayant été séparées naturellement, l'urine qui sort sans cesse ne leur permet plus de se joindre ensemble d'un bout à l'autre : si elles ne le sont qu'en partie, cela peut s'attribuer à la premiere conformation, ou bien à quelque accident arrivé après la naissance, comme des ulceres mal pansés, ou des pustules survenues dans une petite vérole entre les levres, qu'elles auront collées & jointes en partie l'une avec l'autre en se cicatrisant. *Différentes causes de la jonction des levres de cette partie.*

Lorsque la clôture de l'orifice externe se trouve à l'endroit des caroncules myrtiformes, elle s'est faite dès la premiere conformation, n'y ayant point de cause externe qui les puisse unir absolument. Il y a d'ordinaire de petits filets membraneux qui tiennent les quatre caroncules comme liées ensemble, & qui, les serrant, font qu'elles ressem- *Liaison naturelle des caroncules.*

blent à un bouton de rofe à demi épanoui : ce font ces fibres qui en fe rompant à la premiere approche du mari, lorfque la verge les force pour entrer, verfent quelquefois des gouttes de fang, ce qui eft la marque du pucelage ; mais quand, au lieu de fim-ples fibres, la nature en formant le fœtus a mis une forte membrane qui, raffemblant les caroncules, ne leur permet point de laiffer entrer la verge dans le vagin, alors le mari fait des efforts inu-tiles, il ne peut forcer cette barriere, & il faut que le Chirurgien avec fon biftouri lui en ouvre le paffage.



Cette difpofition a jeté les Anatomiftes anciens, & le peuple, dans deux erreurs différentes. Elle a fait que plufieurs Anatomiftes ont fuppofé une membrane tranfverfale dans le col de l'uterus, à laquelle ils ont donné le nom d'hymen ; & parce qu'ils ont vu en quelques fujets ces caroncules jointes par une membrane, ils ont établi pour certain qu'elle fe trouvoit dans toutes les filles, & ils en faifoient la véritable preuve de la virginité, perfuadés que quand elle n'y étoit point, il falloit que la fille eût été déflorée par quelque chofe qui étoit entré dans le vagin. J'ai cherché cette mem-brane dans plufieurs filles que j'ai ouvertes à tout âge, & qui affurément avoient été fages, je ne l'y ai jamais trouvée ; c'eft pourquoi, avec tous les Anatomiftes d'aujourd'hui, je la crois imaginaire.



L'autre erreur eft populaire : ceux qui par cet obf-tacle n'ont pu confommer leur mariage, ont cru qu'on leur avoit noué l'aiguillette ; car le peuple prétend que dans le temps que le Prêtre marie quelqu'un, un des affiftans, par un nœud qu'il fait à une aiguillette, peut, en prononçant de certaines paroles, arrêter la confommation du mariage ; mais c'eft une folie que d'être dans cette penfée. Quand un mariage ne peut pas être confommé, il n'en faut point chercher de caufe furnaturelle, ni croire que ce soit un effet du pouvoir des sorciers, qui n'ont de force que sur des esprits foibles & trop crédules : ce défaut est toujours naturel ; & si on en examine bien le principe, on le trouvera dans les parties génitales de l'homme ou dans celles de la femme, & souvent dans leur imagination.

De toutes ces incommodités, la plus pressante c'est lorsqu'une fille venant au monde, n'a point la vulve percée ; il faut l'ouvrir au plus tôt. Mais on ne s'en apperçoit ordinairement que le deuxieme ou le troisieme jour après la naissance, en remarquant que l'enfant n'est point mouillé : alors l'opération est plus facile qu'immédiatement après la naissance, parce que l'urine sortie de la vessie, étant arrêtée par les levres jointes ensemble, les pousse en dehors par la tumeur qu'elle y fait ; & ainsi la peau étant fort tendue, on voit la ligne où on doit faire l'ouverture longitudinale, de maniere que prenant le scalpel A ou un bistouri B, on coupe la peau qui joint les levres, & on y fait une ouverture proportionnée à la figure & à la grandeur qu'elle doit avoir naturellement.

Nécessité de l'opération quand la vulve est entiérement fermée.

Maniere d'opérer.

Les Grecs ont nommé les levres de la matrice, *pterigomata*, de πτέρα, qui veut dire les ailes, à cause de la ressemblance. Quand elles ne se tiennent qu'en partie, l'opération en est moins difficile, parce que l'ouverture qui y est demeurée aide beaucoup à achever la séparation ; on ne la fait souvent qu'aux grandes filles qui sont prêtes à se marier. On appelle cette maladie *symphysis*, comme celle du prépuce, de σύμ, qui veut dire ensemble, & de φύειν, qui signifie attacher. Pour faire cette opération avec sûreté, il faut coucher la fille sur le bord d'un lit, les jambes en bas & écartées ; puis, avec ce petit dilatatoire C, qu'on tient de la main gauche, & qu'on a mis dans

Ce qu'il faut faire quand la vulve n'est close qu'en partie.

S iij

l'ouverture reftée, on dilate les deux levres par le moyen d'un fcalpel A, dont on fe fert de la main droite. On fépare peu à peu les endroits unis, faifant en forte de ne pas couper plus d'une levre que de l'autre : il faut éviter que la pointe du fcalpel ne touche ou les nymphes, ou les caroncules, ou le clitoris, fi c'eft à la partie fupérieure qu'eft l'agglutination ; c'eft pour cela qu'il faut couper en retirant l'inftrument à foi, & ne le point faire avec trop de précipitation. On voit par-là que cette féparation eft plutôt une diffection qu'une opération. La cure ne confifte qu'à appliquer fur les plaies fuperficielles qu'on a faites, des remedes deffication qu'on tient fur les levres par un bandage fait en double T, & à empêcher qu'elles ne fe recollent enfemble.

Lorfque l'obftacle eft aux caroncules, il faut encore que le Chirurgien y travaille, parce que la verge ne pouvant pas entrer dans le vagin, la conception ne fe peut pas faire. On ne reconnoît l'impoffibilité de cette introduction qu'après le mariage, & c'eft dans cette occafion qu'on croit avoir l'aiguillette nouée, comme je l'ai déjà expliqué ; mais la caufe en étant naturelle, il la faut chercher dans une liaifon trop étroite de ces caroncules, à laquelle il faut remédier.

Cette liaifon eft de deux fortes ; car, ou les caroncules font liées par les filets membraneux trop forts qui ne leur permettent pas de s'écarter, & alors il n'y a qu'un très-petit trou dans leur milieu par où les menfrues peuvent s'écouler, & par où la verge ne peut point paffer ; ou elles font jointes par une membrane affez ferme qui bouche entiérement l'ouverture, & qui, comme une barriere tranfverfale, empêche que rien ne puiffe entrer ni fortir du vagin : ces deux obftacles, quoique différer l'un de l'autre, ne fe levent que par la main du Chirurgien.

On ne fait confidence au Chirurgien de ces in-commodités, qu'après avoir tenté plusieurs fois & inutilement de rompre cet embarras, & après que le mari & la femme, lassés & épuisés par divers efforts, n'ont pu y parvenir : le Chirurgien en reconnoît la véritable cause en touchant de son doigt indice ces caroncules ; si ce sont des filets qui les lient, il sentira le bout du doigt serré comme par un anneau ; & si c'est une membrane, il n'y trouvera point d'ouverture.

Il ne faut pas s'imaginer que ces maladies ne soient pas en effet telles que je vous les propose ; plusieurs Chirurgiens en peuvent rendre témoignage : j'en ai vu à quelques-unes, & entre autres à une jeune Dame mariée depuis peu, qui fut plusieurs mois sans pouvoir consommer son mariage, & qui n'auroit jamais eu cette satisfaction sans le secours de la Chirurgie. Fabricius d'Aquapendente nous rapporte deux histoires qui confirment ce que j'avance : l'une est d'une servante que plusieurs écoliers ne purent dépuceler, & qui après avoir fait échouer toute leur vigueur contre les liens de ces caroncules, fut obligée d'avoir recours à lui : l'autre est d'une fille qui, n'étant point percée, ne pouvoit pas être réglée, ses ordinaires étant retenues par une membrane qui joignoit les caroncules & les fermoit entiérement, ce qui lui causoit une pesanteur dans le vagin, avec des douleurs insupportables ; il fit une ouverture longitudinale à cette membrane, d'où il sortit quantité de sang noir & puant dont elle fut soulagée, & il la guérit parfaitement. Il y a même un Auteur qui a fait un Traité latin intitulé : *De Imperforatis*.

Il s'agit à présent de faire voir comment on sépare ces caroncules. La femme étant couchée sur le bord d'un lit les jambes ouvertes, on écarte les levres de la matrice & les nymphes pour découvrir les caroncules : on fait tenir la levre & la nymphe gauche

Moyen de les distinguer l'une de l'au-de l'autre.

Exemples de ces indisposi-tions, & des incommodi-tés dont elles sont accompagnées.

Maniere de séparer les caroncules.

S iv

par un serviteur, pendant qu'on tient écartées de la main gauche l'autre levre & l'autre nymphe ; puis l'Opérateur prend de son autre main un bistouri D droit & à dos, avec lequel il donne quatre coups, un à chaque espace d'entre les caroncules, pour les débrider, de maniere que les quatre petites incisions ont la figure d'une croix de Saint André, ou de la lettre X, parce que les caroncules se trouvent situées l'une en haut, l'autre en bas, & les deux autres latéralement. Ces caroncules ainsi débarrassées de leurs liens, s'écartent & laissent une ouverture suffisante pour l'entrée de la verge, & c'est la fin pour laquelle on fait cette opération.



Quand une membrane bouche entiérement le vagin, on met la femme dans la même situation, & avec une lancette montée E, on fait une seule ouverture longitudinale à cette membrane, telle que fit Fabricius à cette fille qui n'étoit point percée : le sang retenu dans le vagin pousse cette membrane en dehors, & en facilite l'ouverture. On ne peut pas déterminer la grandeur des incisions ou de l'ouverture, cela dépend de la prudence du Chirurgien. Si on consultoit le caprice de quelques maris, on les feroit très-petites : mais si on regarde l'avantage des femmes, on les fera plutôt grandes que petites, parce qu'elles en accoucheront plus facilement.



Je trouve dans nos Auteurs quatre opérations différentes qu'ils ordonnent de faire à la matrice ; ce sont, 1°. l'excision des nymphes, 2°. l'amputation du clitoris, 3°. l'extraction du cercosis, 4°. les hermaphrodites. Ces opérations se pratiquent si rarement, qu'elles pourroient être retranchées du nombre des autres : j'ai jugé à propos néanmoins d'en instruire le jeune Chirurgien, parce qu'il faut qu'il n'ignore rien de ce qui regarde sa profession, & qu'il pourroit arriver que dans quelque cas extraordinaire il feroit obligé de les faire.

Les nymphes font des corps membraneux, longs & plats, fitués dans la grande fente à côté de l'orifice externe de la matrice; on prétend qu'elles croiffent quelquefois tellement, qu'elles pendent hors des grandes levres, & alors il en faut couper ce qui excede leur grandeur ordinaire. Pour cet effet, ayant fitué la femme à la renverfe, & tenant les levres écartées, on prend une des nymphes, dont on coupe avec des cifeaux F ce qu'il y a de fuperflu, en la tenant ferme avec les pinces G; enfuite on en fait autant à l'autre, obfervant de n'en pas plus ôter de celle-ci que de celle-là, & de ne les pas couper trop près de leurs racines, parce que l'ufage des nymphes eft de donner, en s'étendant, moyen à l'orifice externe de s'élargir dans les accouchemens, ce qu'il ne pourroit pas faire fi elles étoient entiérement coupées, d'autant que les cicatrices qui feroient en leur place ne prêteroient pas.

Si le clitoris ne fortoit point des bornes que la Nature lui a prefcrites, il n'auroit pas befoin d'opération; mais il croît quelquefois tellement, qu'il devient long & gros comme la verge de l'homme: cela arrive fréquemment aux Egyptiennes. Les Européennes qui l'ont plus gros que les autres, font appelées des ribaudes, parce qu'elles en peuvent abufer & fe polluer avec d'autres femmes; c'eft ce qui en a fait propofer l'amputation, pour ôter à ces femmes le fujet d'une lafciveté continuelle: mais il en eft peu qui fe foumettent à cette opération; car, fi une femme eft fage, elle n'en abufera pas; fi elle eft débauchée, elle ne fe privera pas volontairement d'une partie qui contribue au plaifir qu'elle trouve dans fa débauche. Si néanmoins un Chirurgien eft obligé de retrancher cette partie, il la prendra de la main gauche, pour la couper avec ce couteau courbe H, le plus près de la racine qu'il pourra, évitant de toucher ni à l'uretre, ni aux lacunes qui font autour du clitoris, ce qui cauferoit, s'il offenfoit ces endroits, un écoulement involontaire de l'urine ou de la liqueur féparee par les glandes voifines du clitoris. Cette opération n'eft pas fi dangereufe qu'on pourroit fe l'imaginer, parce que ce n'eft qu'une partie fuperflue qu'on



ampute. Il n'y a que le fang qui en fort qui pourroit étonner le Chirurgien ; mais s'il laiffe bien dégorger les vaiffeaux, & qu'il mette fur la plaie un gros plumaceau I couvert de poudres aftringentes, un emplâtre K, une compreffe épaiffe L, & un bandage M qui comprime le tout, il arrêtera bientôt le fang, à caufe que les vaiffeaux, preffés entre l'os pubis & le bandage, ne pourront plus en verfer.



On appelle cercofis une excroiffance de chair qui, fortant de l'orifice de la matrice, le bouche & le remplit ; elle eft quelquefois fi longue, qu'elle reffemble à une queue de renard ; c'eft ce qui lui a fait donner ce nom dérivé de κέρκιν, qui veut dire tromper, parce que la queue leur fert à tromper les autres animaux. Cette chair eft affez femblable à celle des polypes ; auffi l'emporte-t-on de la même maniere, c'eft-à-dire, ou par l'extirpation, en l'arrachant comme le polype avec cette



pince N faite en bec de grue, ou par ligature, en la liant tout proche de fa racine avec ce fil O ; ou par incifion, en la coupant entiérement avec ce couteau courbe H ou avec le fcalpel A. C'eft au Chirurgien à fe fervir du moyen qui lui fera le plus commode pour emporter cette chair ; & il fe conduira d'ailleurs avec les circonfpections néceffaires pour en confumer les racines & procurer la cicatrice.



Le nom d'hermaphrodites eft donné à ceux qui en naiffant apportent les deux fexes ; il eft dérivé d'ἑρμῆς, qui veut dire Mercure, & d'ἀφροδίτη, qui fignifie Vénus, c'eft-à-dire homme & femme tout enfemble. On en trouve de quatre fortes ; 1°. ceux qui font véritablement hommes, ayant les parties de l'homme parfaites, & celles de la femme imparfaites ; 2°. ceux qui au contraire font femmes en effet, & ne font hommes qu'imparfaitement ; 3°. ceux qui ne font ni hommes ni femmes, les deux fexes n'étant point dans leur perfection ; 4°. ceux qui font effectivement hommes & femmes, & qui peuvent fe fervir également des parties génitales des deux fexes : les Loix ordonnent pourtant d'opter, & défendent de ne mettre en ufage que le fexe dont ils auront fait choix. On ne peut pas prefcrire quelles opérations on doit faire en ces fortes de difpofitions, qui font prefque toutes différentes ; on peut feulement dire que le fait du Chirurgien ne confifte qu'à ôter ce qui eft inutile, & à retrancher les parties qu'il jugera fuperflues, comme font les organes dont l'ufage leur doit être interdit, pour rendre les autres plus vigoureux.

*Ce qu'on y pratique.*

## Fig. XIX. POUR LES ACCOUCHEMENS.

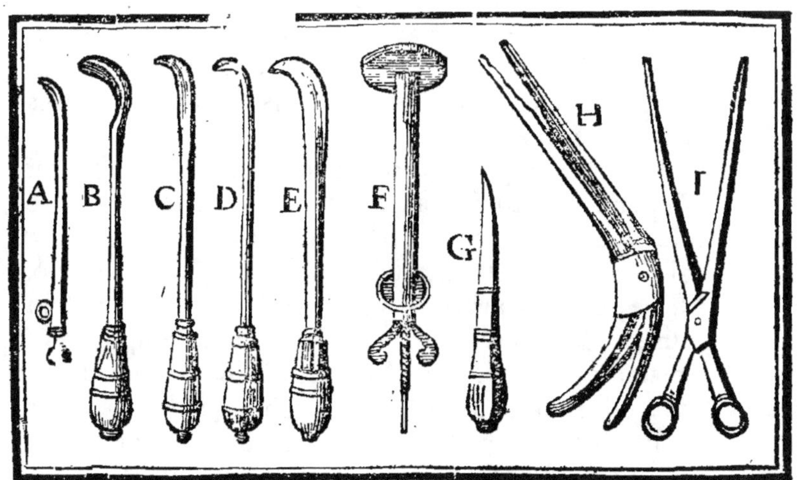

Un Chirurgien ne doit point ignorer l'art d'accoucher.

QUOIQUE les accouchemens soient ordinairement exécutés par des matrones à qui on a donné le nom de Sages-femmes, ils sont néanmoins compris dans le nombre des Opérations de la Chirurgie; & celui qui en fait profession ne se peut pas vanter de la savoir, s'il n'est instruit de tout ce qui concerne l'art d'accoucher. Mais la Chirurgie est d'une si grande étendue, qu'il est difficile qu'un homme seul puisse en posséder assez parfaitement toutes les parties; c'est ce qui a fait que les accouchemens ont été le partage des femmes; comme les maladies des os, celui des Bailleurs; & celles des yeux, des dents, de la pierre, celui de différens Opérateurs qui ne s'attachent uniquement qu'à une de ces sortes de maladies.

Pudeur indiscrete de quelques femmes.

La pudeur, qui est la vertu des femmes, a beaucoup contribué à introduire les matrones, parce qu'il s'en est trouvé d'assez scrupuleuses pour aimer mieux s'exposer à accoucher seules, que de se confier à des hommes; mais aujourd'hui elles sont presque toutes désabusées de cette opinion. Les malheurs qu'elles ont vu arriver par l'ignorance de celles à qui elles se confioient, les ont convaincues de la nécessité de recourir aux Chirurgiens qui seuls peuvent les secourir, particuliérement dans une infinité d'accidens qui sont au dessus des connoissances des Sages-femmes.

Je ne prétends pas m'étendre ici sur tout ce qui dépend de l'art des accouchemens, je ferois obligé de répéter tout ce que M. Mauriceau en a écrit; il a si bien traité cette matiere, que je ne puis pas mieux faire que de vous renvoyer à son Livre, qui vous sera un guide assuré dans tout ce qui a rapport aux maladies des femmes grosses & des accouchées. En effet, on ne peut rien voir là-dessus de plus instructif que ses Livres : les six éditions qu'on en a faites à Paris, & toutes celles qui ont paru dans

les pays étrangers, nous en prouvent l'utilité, &
nous font voir qu'il a porté fort loin l'art d'accoucher.

Mon deſſein n'eſt donc pas de traiter cette matiere dans toute ſon étendue, mais ſeulement d'apprendre au jeune Chirurgien ce qu'il faudroit qu'il fît dans les occaſions les plus preſſantes ; car il peut être appelé tous les jours pour ſecourir des femmes dans des accouchemens laborieux qui demandent la main du Chirurgien, pour leur ſauver la vie. Je réduis ces occaſions à ſix, qui ſont, 1°. de faire l'extraction d'un faux germe ; 2°. de tirer l'arriere-faix reſté dans la matrice ; 3°. de délivrer une femme d'une mole ; 4°. d'accoucher une femme dans la perte de ſang ; 5°. de tourner un enfant qui préſente toute autre partie que la tête ; 6°. de faire l'extraction d'un enfant mort.

Six occaſions où le ſecours du Chirurgien eſt néceſſaire aux femmes pour leur délivrance,

Q UAND un Chirurgien eſt appelé par une femme qui eſt dans une perte de ſang, il faut qu'il en examine la cauſe : ſi elle a des douleurs qui prennent par intervalles, & s'il ſort des caillots, il eſt certain qu'il y a un faux germe ; car, ſi c'étoit ſes ordinaires qui euſſent été retenues, le ſang couleroit comme il ſort des vaiſſeaux : il s'informera depuis quel temps la femme étoit enceinte, pour juger de la groſſeur du faux germe, & ſi elle a eu déjà des enfans ; car ſi c'eſt ſa premiere groſſeſſe, elle ſouffrira beaucoup & long-temps, parce que la matrice ne s'étant point encore ouverte, elle a plus de peine à donner iſſue à ce corps qu'elle contient, & qui étant mollaſſe n'eſt pas capable de lui faire faire une grande diſtenſion. Quoique les douleurs & les caillots de ſang faſſent connoître au Chirurgien qu'il y a un faux germe, il en eſt plus aſſuré quand il l'a touché : il trouve l'orifice interne de la matrice un peu ouvert ; & en y introduiſant le doigt indice, il ſent le corps étranger

A quoi l'on reconnoît un faux germe dans la matrice.

Extraction du faux germe.

qu'il doit tirer le plus tôt qu'il peut. Ayant donc gliffé un doigt, il le tourne dans cet orifice pour tâcher de le dilater plus qu'il ne l'eft, & d'y faire entrer un fecond doigt, & enfuite un troifieme, s'il le peut fans violence, avec lefquels il pince le faux germe pour l'attirer peu à peu au dehors. S'il ne peut pas l'avoir d'abord, après avoir tourné fon doigt autour du faux germe, pour le détacher de la matrice, il laiffe la femme un peu en repos pour voir fi la perte continue, parce que fouvent elle ceffe quand il n'eft plus attaché par aucun vaiffeau à la matrice; pour lors on attend qu'il forte de lui-même, ou par le moindre effort que fait la femme, comme lorfqu'elle fe préfente au baffin. Mais fi le flux de fang continue avec excès, la femme pourroit mourir avant que le faux germe fût forti : pour la délivrer, il faut avec ce petit dilatatoire marqué A, dont on introduit le bout dans l'orifice interne, dilater doucement cet orifice pour procurer l'iffue du faux germe, ce qu'on fait mieux avec cet inftrument qu'avec les doigts. Si après cette dilatation les doigts n'ont point encore de prife fur ce corps étranger, on prend une tenette faite en forme de bec de grue, marquée B, dont on gliffe le bout le long de fon doigt jufque fur ce corps, qu'on pince avec l'inftrument pour en faire l'extraction, prenant bien garde de ne point fe tromper en pinçant quelques parties de la matrice au lieu du faux germe. Les breuvages que les Sages-femmes donnent pour exciter la fortie de ces corps étrangers font inutiles quand il n'y a rien qui preffe, & pernicieux lorfqu'il y a une perte, parce qu'ils l'augmentent : ce qu'il y a de meilleur dans ces occafions, ce font de petits bouillons peu nourriffans, donnés de demi en demi-heure, parce que, paffant promptement dans la maffe du fang, ils réparent le fang perdu, &, entretenant la circulation, ils empêchent que la malade ne meure.

L A femme n'est pas plus tôt accouchée, qu'il la faut débarrasser d'une masse de chair qu'on appelle arriere-faix ou placenta, & cela avant que de faire la ligature du cordon. J'ai dit ailleurs qu'on devoit lier le cordon promptement, de peur que, différant trop, l'enfant ne perdît beaucoup de sang par les arteres ombilicales, qui ont leurs embouchures ouvertes par le détachement de l'arriere-faix ; mais le Chirurgien remédie à cet inconvénient en serrant le cordon tourné autour de ses doigts, ce qui empêche le sang de passer & de sortir par ces arteres ; ainsi il a le temps de délivrer la femme sans préjudicier à l'enfant : au contraire, s'il tardoit davantage à extraire l'arriere-faix, la matrice se refermant, ne lui permettroit plus de l'exécuter avec la même facilité qu'aussi-tôt que l'enfant est sorti. Il faut que le Chirurgien tenant le cordon, en tourne une partie autour de deux doigts de sa main gauche, & que, le prenant de sa droite le plus proche de l'arriere-faix qu'il pourra, il tire doucement, & que par de petites secousses il l'ébranle pour achever de le détacher, s'il ne l'est pas entiérement.

Comment on doit sauver la mere en pourvoyant à l'enfant.

Si on oblige la femme de souffler dans sa main fermée, si on la fait tousser ou éternuer, si elle pousse en en-bas comme pour faire une selle, si on lui fait retenir son haleine, si elle se met les doigts dans la bouche pour s'exciter à vomir, ou si la Garde presse légérement avec le plat de la main le ventre de l'accouchée en le frottant de haut en bas, toutes ces différentes agitations aideront la sortie de l'arriere-faix, qu'il ne faut pas tirer trop rudement : car il en arriveroit un de ces trois accidens, ou l'on casseroit le cordon, ou l'on occasionneroit une perte de sang, ou l'on

Des divers mouvemens qui soulagent la malade.

Caufe de
la rupture du
cordon.

attireroit la matrice au dehors. De quelque caufe que ce foit que le cordon ait été rompu , foit qu'on ait tiré trop fort , foit que le placenta ait été trop fortement attaché, foit qu'étant gros & skirrheux il n'ait pas pu fuivre le cordon , ou que l'enfant étant mort & le cordon pourri il fe foit rompu aifément , il le faut tirer le plus promptement qu'il eft poffible , parce que le féjour de ce corps étranger dans la matrice peut caufer des accidens terribles.

Précaution
à prendre en
tirant l'arrie-
re-faix.

Le Chirurgien fe rognera de fort près les ongles des doigts de la main droite , qu'il oindra d'huile ou de beurre , & qu'il introduira dans le fond de la matrice , en y fourrant d'abord deux ou trois doigts qui ouvriront le paffage au refte de la main ; il y trouvera l'arriere-faix qu'il diftinguera aifément d'avec la matrice, pour peu qu'il foit verfé dans les accouchemens , ou qu'il ait lu les Anatomiftes fur ces parties. Si le placenta eft tout-à-fait déta-ché , on l'empoignera & on l'amenera dehors fans peine ; & s'il eft encore adhérent, on le féparera adroitement en gliffant le côté de la main entre l'arriere-faix & la furface interne de la matrice , à quoi l'on réuffit quelquefois fans beaucoup de fatigue , & de la même maniere qu'on fépare les parties d'un gâteau feuilleté : mais s'il tient forte-ment, on en fera la féparation avec douceur & lentement, prenant garde de ne point égratigner l'uterus. M. Mauriceau confeille d'y laiffer plutôt quelque petite portion du placenta attachée, la-quelle a coutume de fortir par les vidanges , que de trop tirailler la matrice dont il pourroit s'en-

Il faut faire
fortir toutes
les parties de
l'arriere-faix.

fuivre une inflammation périlleufe : il faut tâcher néanmoins de l'avoir entier, pour le montrer aux affiftans , & empêcher par-là tous les contes des commeres qui dans ces occafions parlent fouvent fans raifon. Si l'arriere-faix a féjourné dans la matrice, & qu'il ait commencé à s'y corrompre, ce qui

arrive

arrive quand il y a long-temps que l'enfant est mort, il faut, après l'avoir tiré, faire des injections préparées avec l'orge, l'aigremoine & le miel, qui nettoient & entraînent ce qui par son séjour incommoderoit la matrice. On se sert pour cet effet d'une seringue qui est particuliere pour les femmes, ayant son canon courbé & percé par le bout comme un arrosoir.

*Injection nécessaire après l'extraction.*

LA mole est une substance charnue, beaucoup plus dure que celle de l'arriere-faix. Elle remplit le fond de la matrice, à laquelle elle est adhérente par plusieurs petits vaisseaux qui lui apportent sa nourriture; c'est pourquoi elle n'a ni cordon ni arriere-faix duquel elle puisse, comme l'enfant, recevoir un suc nourricier, qui doit par conséquent lui venir immédiatement des vaisseaux de l'uterus.

*Définition d'une mole.*

Il y en a de petites, de moyennes, & de grandes. Les premieres sont de petits corps d'une nature charnue & membraneuse, que quelques femmes vident après leurs ordinaires, ou ensuite des pertes de sang; aussi ne sont-elles pas véritablement des moles, mais des grumeaux de sang qui, par leur séjour, se coagulent & se durcissent. Les moyennes sont d'une substance plus dure, plus rouge, ayant la figure d'un gésier de poule, & la grosseur d'un petit œuf: c'est ce qu'on appelle faux germe, parce qu'on prétend que n'y ayant pas eu dans l'œuf descendu de l'ovaire à la matrice des principes suffisans pour former un enfant, la conception demeure imparfaite, & il n'en résulte qu'une petite masse de chair, qui est ordinairement rejetée hors de la matrice entre le deuxieme & le troisieme mois de la grossesse. Les grandes moles sont des masses de chair ou des amas de vésicules qui, se tenant toutes les unes aux autres par de petites queues comme des grains de raisin, occupent

*Différence des moles, de leur consistance & de leur forme.*

toute la capacité de la matrice, & la tiennent tendue comme si c'étoit un enfant, avec cette différence que la mole la gonfle plus également & ne la pousse pas si en pointe que fait un enfant. La femme grosse d'une mole n'a point de lait au sein, elle ne sent rien remuer ; & quand elle se couche sur le côté, la mole y tombe comme si c'étoit une grosse boule pesante. Cette femme en est plus incommodée que d'un enfant, par des lassitudes dans les cuisses & dans les jambes, par des difficultés d'uriner, & par une pesanteur qu'elle sent au bas du ventre, causée de ce que la mole, par son propre poids, entraîne la matrice en en-bas. Ces incommodités, légeres dans le commencement, deviennent insupportables dans la suite, ce qui l'oblige d'avoir recours au Chirurgien pour en être délivrée. Il en procurera la sortie en deux manieres, savoir; en tâchant que la femme la pousse d'elle-même au dehors, ou bien en l'allant chercher pour l'extraire par l'opération de la main. Comme on doit toujours commencer par les moyens les plus doux avant que d'en venir aux plus forts, si la femme n'a ni fievre ni perte de sang, on lui donnera un purgatif un peu violent, & des clysteres âcres & piquans, qu'on réitérera à plusieurs reprises, afin d'exciter des épreintes qui fassent dilater la matrice pour donner passage à la mole : on peut mettre en usage le beurre, dont on frottera l'orifice interne, pour le rendre plus souple & plus dilatable ; on se sert d'injections émollientes, de la saignée du pied, ou du demi-bain, comme on le jugera à propos. Si la mole n'est que d'une grosseur médiocre & peu adhérente, elle pourra sortir par le secours de tels remedes ; mais si elle est d'un volume excessif & fortement attachée, il faut la main du Chirurgien ; & en ce cas, après avoir rogné ses ongles, & frotté sa main d'huile ou de beurre, il l'introduit dans la matrice de la femme, qui doit être située à la renverse sur le bord du lit ; & la coulant doucement entre l'uterus & la mole pour la détacher, en commençant par l'endroit où elle est le moins adhérente, il poursuivra ainsi jusqu'à ce qu'elle soit tout-à-fait séparée sans intéresser la matrice, & y procédera de la même maniere que j'ai dit pour l'extraction de l'arriere-faix resté dans la matrice après la rupture du cordon. Mais si elle est si grosse qu'elle ne puisse pas sortir, on se servira pour lors de ce crochet marqué B, avec lequel il la tirera si elle est assez solide pour qu'il ait prise sur elle ; ou bien il la coupera en deux ou en plusieurs parties avec ce crochet tranchant marqué E, afin de l'avoir par morceaux, ne pouvant pas faire autrement. Il faut remarquer que les moles sortent ordinairement vers le huitieme mois de la grossesse, & qu'il est rare qu'elles aillent jusqu'à deux ou trois années, ou davantage, comme l'ont écrit plusieurs Auteurs, & entre autres Ambroise Paré, qui nous dit que la femme d'un Potier d'Etain en a porté une pendant dix-sept ans.

*Observation sur la sortie des moles.*

QUand un Chirurgien est appelé par une femme grosse qui a une perte de sang, il faut, avant que de rien faire, qu'il examine la cause, pour savoir si c'est un flux menstruel, ou si c'est une vraie perte de sang. Il y a des signes certains par lesquels on peut faire la différence de l'un d'avec l'autre. Le flux menstruel coule peu à peu & sans douleur ; il vient dans des termes réglés, & finit après quelque espace de temps, comme de deux ou trois jours ; il n'est point accompagné de caillots, & n'est jamais excessif. Mais la perte vient avec douleur & presque toujours subitement ; le sang sort en grande abondance, & continue à couler sans relâche ; car, si elle paroît cesser pour quelques momens, le sang n'en sort pas moins des

*Maniere de traiter une femme grosse dans une perte de sang.*

*Signes par lesquels on distingue le flux menstruel de la perte de sang.*

vaiſſeaux ; en tombant dans le vagin , il s'y caille ; ces grumeaux venant à être pouſſés dehors , le ſang recommence à couler plus fortement , de ſorte que la mere & l'enfant périroient ſi on ne la ſecouroit en l'accouchant promptement. Il ne faut pas être ſurpris de ce que j'ai dit qu'il y a des femmes groſſes qui ont leurs ordinaires ; nous en avons tant d'exemples , qu'on ne peut pas en douter. Les unes ne les ont que les premiers mois , d'autres vident quelque choſe juſqu'au cinquieme ou ſixieme mois , & il y en a à qui elles coulent pendant toute la groſſeſſe ; c'eſt ce qui fait que les femmes ſe trompent quelquefois , ne ſachant pas bien ſouvent ſi elles ſont groſſes , ni en quels termes elles ſe trouvent. Je connois une Dame de la premiere qualité qui a eu douze enfans , & qui a toujours été réglée dans ſes groſſeſſes.

Traitement de la femme dans l'écoulement des mois.

Quand ce ſont les ordinaires qui fluent , il faut ſeulement faire tenir la femme en repos ; mais lorſque c'eſt une perte , le Chirurgien examinera ſi elle vient du fond de la matrice , ou ſi elle ne vient que des vaiſſeaux du vagin & de l'orifice interne. Le moyen de s'en aſſurer , c'eſt de tâter avec le doigt ſi l'orifice interne eſt dilaté ; & , ſi l'introduiſant dans cet orifice on va juſqu'aux membranes de l'enfant , c'eſt une marque certaine que le ſang vient du fond de la matrice : mais s'il eſt clos & bien fermé , le ſang s'échappe infailliblement des vaiſſeaux qui arroſent cet orifice & le vagin ; c'eſt pourquoi il n'y a pour lors qu'à faire garder le lit à la femme , la ſaigner , la ſéparer de ſon mari pour quelque temps , & ne lui donner aucun remede , de crainte de l'émouvoir , & d'exciter ou d'augmenter par-là cette perte. Pluſieurs femmes ont porté leurs enfans juſqu'à leur terme ordinaire , quoique le ſang qu'elles perdoient fût quelquefois accompagné de caillots. Quand le ſang vient du fond de la matrice , c'eſt toujours

Dans la perte de ſang qui ne provient point du fond de l'uterus qu'on trouve clos.

parce que l'arriere-faix en eſt ſéparé ou totalement ou en partie ; comme il ne ſe reprend jamais , il faut abſolument que la femme en accouche. Cette déſunion ſe peut faire par trois cauſes ; ou par la trop grande abondance de ſang de la mere ; ou parce que le cordon ſera tourné autour de quelque partie de l'enfant, qui, en ſe remuant, tiraillera l'arriere-faix,& l'obligera à ſe décoller de la matrice; ou enfin par une chûte, ou par quelque coup qu'aura reçu la mere. De quelque cauſe que procede la perte de ſang, il n'y a que la ſortie de l'enfant qui puiſſe ſauver la mere & ſon fruit. Si toutefois le ſang ne flue qu'en petite quantité , ſi l'évacuation n'eſt pas continuelle , ſi la femme a des forces ſuf-fiſantes, & s'il n'y a aucun autre accident fâcheux, on peut attendre le terme de l'accouchement ſans l'avancer, parce que le ſang humectant la matrice , fait qu'inſenſiblement elle ſe dilate & permet à l'enfant de ſortir; & pour lors c'eſt un pur ouvrage de la nature, qui ne manque guere de reſſources pour réuſſir dans ce qu'elle fait. Mais ſi le ſang ſort très-copieuſement, & qu'il coule ſans interrup-tion comme s'il ſortoit d'un gros vaiſſeau ouvert , ou ſi la femme tombe dans des ſyncopes ou en con-vulſion , il ne faut pas différer l'accouchement , qu'elle ſoit à terme ou non, qu'elle ait des douleurs ou qu'elle n'en ait point; il n'y a que ce ſeul moyen pour lui éviter la mort.

Ces ſortes d'occaſions ſont les plus fâcheuſes pour un Accoucheur. Si d'un côté il fait réflexion ſur ce qu'il doit craindre pour lui-même , il con-noît qu'il haſarde ſa réputation , parce que, ſi la femme meurt en l'accouchant , ou peu de temps après être accouchée, comme il arrive très-ſouvent, à cauſe qu'il n'y a plus aſſez de ſang pour entretenir la circulation , alors le public injuſte ne manquera point de lui en attribuer la faute; & ſi d'un autre côté il regarde la femme , il ſait qu'il faut qu'il

T iij

Trois cauſes du détache-ment du pla-centa , qui produit la perte de ſang, pour laquelle il en faut ve-nir à l'opéra-tion.

En quels cas on doit diffé-rer.

Où on eſt obligé d'ac-coucher la malade.

Circonſtan-ces fâcheuſes pour l'Opéra-teur.

l'accouche, ou qu'il la laisse mourir; c'est ce qui fait qu'il y a des Accoucheurs qui évitent autant qu'ils peuvent de se trouver dans ces embarras. Cependant la charité Chrétienne doit l'emporter ; & sans balancer, il faut qu'il prenne en honnête homme le parti de secourir la malade. Mais avant que de travailler, il mettra sa réputation à couvert en faisant son pronostic ; & pour cet effet il assem-blera les parens ou les amis dans une chambre prochaine, & leur fera voir le péril où cette femme est, leur disant que l'unique moyen de la sauver est de l'accoucher ; que cependant il ne répond point de sa vie; mais qu'en l'accouchant elle peut en revenir, & que ne l'accouchant pas elle mourra indubitablement. Aussi-tôt le Chirurgien, sans per-dre de temps, fera coucher la femme en travers sur le bord du lit, les jambes écartées & tenues ployées par deux personnes, une troisieme étant derriere la femme pour empêcher qu'elle ne recule dans le temps de l'opération. Après avoir graissé sa main droite il l'introduira dans le vagin ; puis il avancera un doigt, ensuite deux, & enfin un troisieme s'il le peut, dans l'orifice interne de la matrice, avec les-quels il le dilatera peu à peu. Si les membranes de l'enfant ne sont pas ouvertes, il les rompra avec les doigts, ce qui lui permettra de le toucher immé-diatement, & de le bien tourner pour le tirer par les pieds. Si l'enfant est au dessous de huit mois, ce sont les pieds pour l'ordinaire qui se rencontrent les premiers, parce qu'il n'a pas encore fait la cul-bute pour présenter la tête au passage ; alors on le dégagera facilement en le tirant par les pieds, qui donnent plus de prise que toute autre partie ; mais si c'étoit la face, ou le cul, ou un bras qui se présentât, on le repousseroit doucement pour aller chercher un pied, qu'on tireroit dehors, & qu'on tiendroit de la main gauche pendant qu'on iroit chercher l'autre. Quand on les a tous deux, on les aſſemble & on les empoigne avec un linge chaud., afin qu'ils ne gliſſent pas en les tirant, pourvu que l'enfant ſoit bien tourné, c'eſt-à-dire, le viſage en deſſous; car s'il étoit en en-haut on le retourneroit, afin que le menton ne fût point en danger d'être retenu par l'os pubis au moment qu'il y ſeroit parvenu pour paſſer. Quand l'enfant eſt ſorti juſqu'au cartilage xiphoïde, on coule une main à droite pour étendre le bras de l'enfant de ce même côté le long du corps; on en fait autant à l'autre bras, & après cela l'enfant n'eſt plus arrêté que par la tête, qui eſt la derniere & la plus difficile à ſortir. Il ne faut pas que le Chirurgien tire trop fortement, de crainte de la ſéparer d'avec le corps; ce qui eſt quelquefois arrivé. Il ne faut pas auſſi qu'il laiſſe trop long-temps l'enfant pris de cette maniere, pour éviter qu'il n'y meure; ce malheur eſt arrivé à un des fils du Duc de Savoie, par la faute de la Sage-femme. Il doit faire ſoutenir l'enfant par une perſonne; puis il coulera une main autour de la tête pour la débarraſſer peu à peu, & il mettra le doigt du milieu de ſon autre main dans la bouche de l'enfant, pour empêcher que le menton ne s'accroche, & incontinent il fera tirer l'enfant par la perſonne qui le ſoutenoit : l'enfant ſort de cette maniere avec bien plus de facilité que ſi le Chirurgien ne lui aidoit pas avec ſes deux mains ainſi diſpoſées. L'enfant étant ſorti, on délivre la femme aiſément, parce que l'arriere-faix dans ces ſortes de pertes eſt toujours ſéparé de la matrice. Auſſi-tôt que la femme eſt accouchée, l'écoulement du ſang commence à diminuer, & ceſſe tout-à-fait peu de temps après, parce que la matrice en ſe reſſerrant bouche les orifices des vaiſſeaux qui verſoient le ſang, & qui étoient tenus ouverts par la diſtenſion que faiſoit l'enfant lorſqu'il étoit encore dans ce viſcere; de ſorte que, ſi on ne tiroit point l'enfant, le ſang ſortiroit par ces mêmes embouchures jufqu'à la derniere goutte. Avec toutes les peines que donnent ces accouchemens, le Chirurgien a quelquefois le chagrin de voir expirer une femme peu de temps après être accouchée. Quand 5 ou 6 heures font paffées depuis fon accouchement, & qu'elle a eu le loifir de prendre des confommés pour réparer le fang perdu, elle eft fauvée. Mais fi elle finit fes jours une demi-heure ou une heure après fa délivrance, c'eft qu'il n'y avoit plus de fang fuffifamment dans fesvaiffeaux pour y conferver fon mouvement circulaire; & cette liqueur, qui eft le principe de la vie, ne répandant plus de tous côtés la chaleur & la nourriture aux parties, la femme paffe alors comme une chandelle qui s'éteint faute de fuif pour entretenir fa lumiere. Ce qui doit confoler un Chirurgien dans une pareille conjoncture, c'eft lorfqu'il fait n'avoir rien à fe reprocher, & qu'il croit avoir rempli fon devoir, au rifque même de ce qu'on en pourroit dire.

L ORSQUE la tête de l'enfant ne fe préfente pas au paffage, l'accouchement s'appelle laborieux; parce que, l'enfant n'étant pas dans la fituation naturelle, il ne peut guere fortir de la matrice fans le fecours du Chirurgien ou de la Sagefemme. Or il fe peut préfenter dans une infinité de poftures différentes; mais la plus fâcheufe de toutes, c'eft lorfqu'une main fort la premiere. Quand un Chirurgien fait dégager un enfant dans ces fortes d'accouchemens, il eft capable, fans conteftation, de fecourir les femmes dans toutes les autres, celui-ci étant le plus difficile de tous : c'eft ce qui fait que je le propofe préférablement à tout autre, & que je m'attacherai à faire voir les moyens d'y réuffir. Si les Sagesfemmes appeloient du fecours quand elles fentent une main de l'enfant, auffi-tôt que les eaux font percées, on retourneroit l'enfant avec plus de facilité; mais elles n'en demandent souvent qu'après avoir tenté de délivrer l'enfant, en lui tirant le bras en dehors; ce qui l'ayant engagé dans le passage, rend encore l'accouchement plus laborieux. Le Chirurgien appelé dans une semblable occasion, après s'être informé depuis quel temps la main est sortie, commence par tâter le pouls de l'enfant, pour savoir s'il est mort ou non; s'il sent le battement du pouls, il doit l'ondoyer, en jetant de l'eau sur cette main, parce qu'il ne peut répondre de l'avoir vivant. Ayant pris cette précaution, il fera situer la femme sur le bord du lit, couchée à la renverse, les jambes écartées & retenues par deux personnes, & il se mettra en état de retourner l'enfant pour le saisir par les pieds; car il ne faut point qu'il prétende le pouvoir sauver autrement; il arracheroit plutôt le bras de l'enfant, qu'il ne le feroit sortir à force de le tirer par ce membre. Quand un bras est dans le passage, l'enfant est de travers, ayant la tête dans un des côtés de l'uterus, & le corps dans l'autre, de maniere qu'il est impossible qu'il sorte dans cette situation. Il faut donc le retourner; & afin d'y parvenir, le Chirurgien examinera la main de l'enfant, pour savoir si c'est la droite ou la gauche, & de laquelle de ses deux mains propres il doit se servir; il observera encore si la paume de la main de cet enfant est en dessus, ce qui lui feroit connoître que l'enfant est sur le dos; car si elle étoit en dessous, il seroit sur le ventre. Ces observations l'ayant déterminé, il frottera sa main de beurre ou d'huile, il l'introduira doucement dans la matrice le long du bras de l'enfant, qu'il empoignera proche l'épaule pour le pousser du côté de la tête de ce même enfant; &, l'obligeant de se reculer du passage, il donnera moyen aux pieds de s'en approcher, pour les pouvoir trouver plus promptement, & s'en assurer. Il doit, aussi-tôt qu'il en a un,

*Maniere de disposer la malade.*

*Observation des différentes postures de l'enfant.*

le tirer en dehors, ce qui fait que l'enfant se retourne de lui-même pour se situer favorablement. Mais quelquefois avant que d'aller chercher l'autre pied, il sera à propos qu'il lie le premier avec un ruban, parce que, si l'enfant le retiroit pendant qu'on tâche d'avoir l'autre, on seroit obligé de chercher le premier une seconde fois. Quand on a un pied, on glisse la main jusqu'au haut de la cuisse du même côté, d'où on passe à l'autre en glissant jusqu'au pied, qu'on amene au passage avec le premier, pour les tirer tous deux à la fois, les tenant enveloppés d'une toile chaude, afin qu'ils ne glissent pas. Si l'enfant est sur le ventre, on continue à le tirer au plus tôt; mais s'il est sur le dos, on le retourne à mesure qu'on le fait avancer en dehors : on se conduit pour le reste de la maniere que j'ai dit ci-devant. Si le bras s'étoit tellement poussé au dehors, ou qu'il fût si gros qu'il ne permît pas au Chirurgien de pouvoir introduire sa main, & qu'on eût des certitudes de la mort de l'enfant, Ambroise Paré conseille de couper ce bras; & pour cet effet on le tire en dehors le plus qu'on peut, on coupe les chairs avec le bistouri, puis on rompt l'os, qui se casse comme une rave, ou bien on le coupe avec des tenailles incisives, un peu plus haut que les chairs coupées, afin que le bout de l'os ne puisse blesser la matrice. M. Mauriceau dit pourtant qu'on ne doit qu'à la derniere extrémité retrancher un bras; mais que si on y étoit obligé, il conseille de le tordre deux ou trois tours, pour rompre par ce moyen les ligamens qui l'attachent à l'omoplate; qu'alors la séparation s'en fera aisément, à cause du peu de consistance & de fermeté des parties, & que se faisant dans l'article, elle n'aura aucune suite fâcheuse; mais il veut qu'on soit assuré que l'enfant ne vit plus, ce qu'on connoîtra certainement, si en touchant son pouls on n'y sent point de battement. Quantité d'Auteurs anciens nous difent qu'il faut réduire à la pofture naturelle toutes celles qui font contre nature, c'eft-à-dire qu'il faut faire en forte que tous les enfans prennent dans la matrice une pofture pour venir au monde la tête la premiere ; mais l'expérience journaliere nous montre que cela ne fe peut prefque jamais exécuter. Il eft impoffible d'amener une tête dans le paffage, parce qu'elle n'a point de prife ; mais il n'eft pas difficile d'y attirer les pieds, parce qu'on les peut empoigner & les conduire où on veut. Ainfi nous ferons mieux de fuivre le fentiment de M. Mauriceau, qui prétend que toutes les fois que l'enfant fe préfente en mauvaife pofture, par telle partie du corps que ce puiffe être, le plus tôt fait & le plus sûr, c'eft de le tirer par les pieds.



IL y a des fignes qui font connoître que l'enfant eft mort dans la matrice ; les principaux font, fi la femme fent une grande pefanteur au bas de l'hypogaftre, fi fon ventre ne fe foutient plus, & fi fon enfant tombe comme une boule du côté qu'elle fe couche ; fi, en touchant l'ombilic, on n'y trouve point de pulfation ; fi, un bras ou une jambe de l'enfant étant fortie, on voit que l'épiderme s'en fépare facilement ; s'il fort de la matrice des humidités noirâtres, puantes & cadavéreufes ; & enfin fi la mere ne fent plus remuer fon fruit. Alors le Chirurgien n'a plus lieu d'attendre de fecours de la part de l'enfant, qui, comme une maffe de plomb, ne peut faire aucun effort pour fortir, que par fa propre pefanteur ; ce qui rend l'accouchement très-long & très-pénible. On ne doit pas non plus efpérer beaucoup de la mere, dont les douleurs font fi foibles & fi lentes dans cette occafion, qu'elles ne fuffifent pas pour pouffer l'enfant au dehors : il arrive même quelquefois qu'elle n'en a aucune, & cela met le Chirurgien dans la nécessité de la secourir, sans quoi elle ne pourroit accoucher. Si l'enfant est en bonne situation, il faut tâcher de réveiller les douleurs, qui sont comme endormies; ce qu'on fait par des lavemens forts & âcres, qui, picotant les boyaux, excitent des épreintes qui peuvent faciliter la sortie de l'enfant. Je ne suis point d'avis de faire prendre des potions, parce que, si elles sont composées de médicamens doux, elles n'ont aucune vertu : ce sont des remedes de bonnes femmes; si au contraire elles sont faites de drogues fortes & violentes, elles seront dangereuses, & pourront causer des accidens cruels, & souvent la mort. Si les lavemens n'ont pas produit l'effet qu'on en attendoit, il faut que l'Accoucheur travaille, & qu'il tâche, par l'opération de la main, de retirer le plus tôt qu'il pourra cet enfant mort. Pour y parvenir, il fera situer la femme de la maniere que j'ai dit ci-devant; & s'il y a long-temps qu'elle n'ait uriné, il introduira cette sonde creuse marquée A, ointe d'huile, dans la vessie, pour en évacuer l'urine qui, remplissant cet organe, incommoderoit dans l'accouchement; puis coulant la main droite dans la matrice, s'il ne trouve pas que la tête de l'enfant soit trop engagée dans le passage, il la repoussera, & glissant cette main par-dessous le ventre de l'enfant, il ira chercher les pieds pour le retourner & le faire sortir ainsi, en observant les circonstances marquées dans l'article précédent, & prenant garde sur-tout de ne point tirer trop fort quand la tête demeure accrochée, de peur de décapiter cet enfant, ce qui arriveroit à raison de sa pourriture, si on le tiroit avec trop de précipitation. Quelques précautions que prennent les habiles Accoucheurs, il peut leur arriver que l'enfant se décole, parce qu'il sera corrompu; en un tel cas il ne faudroit pas laisser séjourner la tête dans la matrice, où elle sera restée seule; pour en faire l'extraction, on se fert de ce crochet mouffe B, avec lequel on embraffe la tête d'un côté, pendant que le Chirurgien de fon autre main l'appuie contre ce même crochet pour la conduire dehors. Mais fi la tête de l'enfant, s'étant préfentée la premiere, étoit tellement avancée & engagée dans le paffage, qu'elle ne pût être repouffée fans faire trop de violence à la femme, il faudroit tâcher d'en procurer la fortie en cet état; & comme la tête eft ronde & gliffante, à caufe des humidités dont elle eft abreuvée, le Chirurgien n'a fur elle aucune prife avec fes mains; il faut donc qu'il ait recours au crochet marqué C, qu'il pouffera le plus avant qu'il pourra entre la matrice & la tête de l'enfant, conduifant cet inftrument au dedans d'une de fes mains, & la pointe en étant tournée du côté de la tête où elle doit s'accrocher dans un endroit folide, de telle forte que le crochet ne puiffe gliffer; étant ainfi affermi, on amenera la tête dehors, en appliquant la main gauche au côté oppofé au crochet, pour aider à la dégager & à la conduire plus directement hors du paffage. Si la main ne fuffifoit pas, on prendroit un fecond crochet marqué D, qu'on introduiroit de la même maniere que le précédent, & qu'on attacheroit à la tête du côté où on avoit la main : avec ces deux crochets on tirera l'enfant également, quelque gros qu'il foit. Si, la tête étant fortie, l'enfant étoit arrêté par les épaules, on les dégageroit en coulant un ou deux doigts de chaque main jufque fous les aiffelles, pour achever de tirer l'enfant par ce moyen tout à fait au dehors. Quand il faut couper l'enfant par morceaux, foit que le paffage ne puiffe être affez dilaté, foit que les parties de l'enfant foient exceffivement groffes, on fe fervira d'un crochet E fait en couteau courbe.

Voilà la méthode dont on s'eft toujours fervi; mais M. Mauriceau a inventé un inftrument qu'il appelle tire-tête, & qu'il croit incomparablement meilleur que le crochet. Il lui a donné ce nom à caufe de fon ufage, qui eft de s'attacher à la tête de l'enfant, lorfqu'elle eft fortement engagée entre les os du paffage. Vous le voyez ici marqué par la lettre F, avec l'inftrument pointu défigné par la lettre G; il eft monté de toutes les pieces capables de s'attacher à la tête d'un enfant. Je vous renvoie pour une plus ample inftruction à fon Inventeur, qui vous montrera la maniere de s'en fervir. Mais, foit du crochet, foit du tire-tête qu'on fe ferve, il faut être très-certain que l'enfant eft mort avant que de les employer. Quel fpectacle affreux feroit-ce que de trouver l'enfant encore vivant & prefque expirant après l'avoir ainfi tiré ! Il faut donc éviter de tomber dans ce terrible inconvénient, en ne mettant en ufage les inftrumens qu'après des preuves inconteftables de la mort de l'enfant ; & ce feroit encore mieux de fe fervir de fes mains, fi elles pouvoient fuppléer à tout, & de n'employer les ferremens qu'à la derniere extrémité. Ces deux inftrumens, l'un marqué par H & l'autre par I, font quelquefois d'une grande utilité à l'Accoucheur.

A quoi l'on doit prendre garde avant que de fe fervir de ces inftrumens.

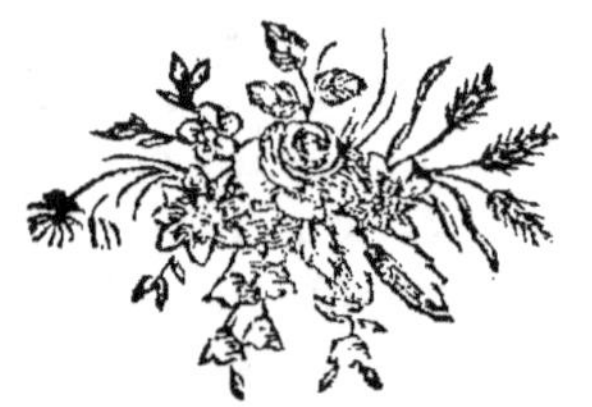

## Fig. XX. SUITE DES ACCOUCHEMENS.

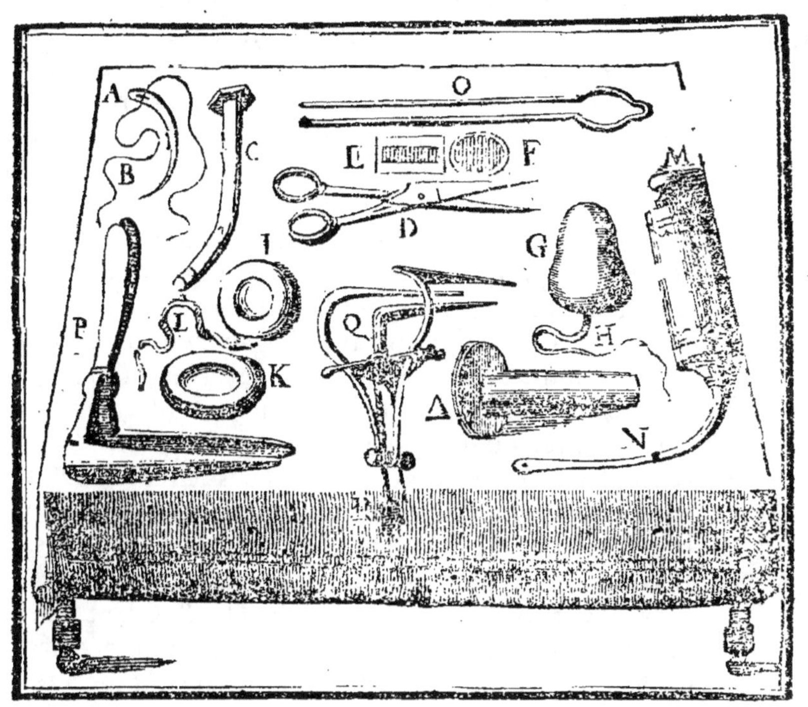

**L**ES accouchemens font ordinairement fuivis de tant d'accidens fâcheux, qu'il feroit difficile de les rapporter tous. Je ne vous parlerai que de deux, parce qu'ils demandent l'opération de la main; l'un, eft la rupture de la fourchette; & l'autre, la defcente de la matrice.



**O**N a donné le nom de fourchette à la partie inférieure de la vulve, parce qu'elle en a la figure : elle fait la féparation de la grande fente d'avec l'anus. Il eft arrivé plufieurs fois, que par un accouchement rude & laborieux, cette partie s'eft rompue; de forte que de deux ouvertures, favoir, de celle de la matrice & de celle de l'anus,

il ne s'en étoit fait qu'une. Cette affligeante indifpofition feroit accompagnée de plufieurs incommodités, fi on ne faifoit point la réunion des
parties divifées ; la femme auroit de la peine à
retenir fes excrémens, qui fortiroient par l'une &
par l'autre de ces ouvertures, & fon mari n'auroit
que du dégoût pour elle dans ce trifte état où
elle fe déplairoit fort à elle-même ; c'eft pourquoi il faut que le Chirurgien remédie à ce déchirement par quelques points d'aiguilles. Pour

*De l'opéra-
tion qu'il y
faut faire.*

cet effet il prendra une aiguille courbe A, enfilée
d'un gros fil ciré marqué B, qu'il tiendra de la
main droite, pendant qu'avec la gauche il fe fervira
d'une canule courbe C, pour appuyer la partie
par où il doit paffer fon aiguille ; il fera un ou
deux points, ou davantage, felon la longueur de la
rupture ; il coupera le fil avec des cifeaux D à
chaque point, qu'il nouera fur une petite compreffe
longitudinale E qui fuffira pour tous les points.

*Panfement
de la plaie.*

Il faut, avant que de coudre la plaie, la laver &
la bien nettoyer avec du vin chaud, & avant que
de ferrer les points, mettre fur l'endroit déchiré
du baume blanc du Pérou, ou à fon défaut de celui
d'Arcæus, pour fervir de glu à la plaie : du côté
de la vulve, on mettra fur cette plaie un emplâtre
aftringent F, tant pour la tenir réunie, que pour
la défendre de l'urine qui, par fon acrimonie,
cauferoit de la douleur & empêcheroit la réunion.
Il faudra faire tenir les cuiffes de la malade jointes
l'une contre l'autre jufqu'à parfaite guérifon ; &
pour empêcher qu'elle ne les écarte, on y mettra
une petite bande appelée jarretiere, comme on
fait aux taillés.

*Des defcentes
de matrices.*

IL n'y a guere de maladies plus fréquentes que
les defcentes & que les chutes de matrices ; une
infinité de femmes en font attaquées ; & ces in-
difpofitions font d'autant plus difficiles à guérir,

que

que par pudeur les femmes les souffrent long-temps avant que de s'en plaindre.

Il faut faire de la différence entre la descente & la chute de la matrice ; la premiere, c'est lorsque le fond descendant de sa place, tombe dans le vagin ; & la seconde arrive quand ce même fond tombant plus bas, sort entiérement au dehors : de sorte que la descente n'est proprement qu'une relaxation du corps de la matrice, & la chute en est une précipitation.

Toutes les descentes de matrice ne sont pas égales, car l'uterus ne fait souvent que causer une pesanteur dans le vagin ; d'autres fois il descend jusque sur les caroncules, & alors avec le doigt on sent l'orifice interne fort proche : quelquefois aussi, descendant plus bas, cet orifice interne paroît à l'extérieur de la partie honteuse. *Diversités des descentes & des chutes.*

Les chutes ou précipitations de la matrice sont de deux sortes : l'une quand la matrice tombe dehors sans que son fond soit renversé ; on voit alors son orifice interne à l'extrémité d'une grosse masse ronde & charnue qui est le corps de la matrice : l'autre, quand cette partie n'est pas seulement tombée dehors, mais que son fond est entiérément renversé, en sorte qu'elle semble n'être qu'un gros morceau de chair sanglante qui pend entre les cuisses d'une femme.

C'est toujours une relaxation des ligamens larges de la matrice qui lui permet de descendre ou de tomber, & jamais une rupture de ces ligamens, comme quelques-uns se le sont imaginé. Il y a mille accidens qui causent ces relâchemens ; je ne vous les rapporterai pas ici ; je vous dirai seulement que les principaux sont des suites d'accouchemens laborieux. Nous n'entendons parler ici que des accidens qui dépendent de quelques maladies ; car il pourroit se faire qu'un coup d'épée, ou de quelque autre instrument, séparât ces liens. *Causes de toutes ces indispositions.*

V

Symptômes qui les accompagnent.

Dans ces maux, les femmes reſſentent une extrême douleur à la région des reins & des lombes; elles ſe plaignent d'une grande peſanteur au bas du ventre, ſouvent accompagnée d'une difficulté d'uriner; & elles ont beſoin d'être promptement ſecourues, ſi elles veulent guerir; car plus ces infirmités vieilliſſent, plus il eſt difficile d'en obtenir la cure, qui ne conſiſte qu'en deux points; le premier, de remettre la matrice dans ſa place naturelle; & le ſecond, de l'y contenir & de l'y affermir.

Comment on leve la cauſe de ce mal.

Les ſimples deſcentes de matrice ne demandent pas une grande opération; il en faut, avant toutes choſes, examiner la cauſe. Si l'uterus eſt ſeulement gonflé par la ſuppreſſion des ordinaires, ce qui le rend peſant, il en faut procurer l'évacuation; & ſi c'eſt par la foibleſſe de ſes ligamens qu'il deſcend trop bas, il faut les fortifier par des médicamens aſtringens & corroboratifs, bouillis dans le gros vin, où on trempe des compreſſes que l'on appliquera ſur les reins & ſur le ventre, après l'avoir fait remonter à ſa place; ce qui s'accomplit quelquefois

Moyens de replacer la matrice.

en faiſant ſimplement coucher la femme, ou en appuyant de la paume de la main ſur ſon bas ventre, en pouſſant la matrice en haut, ou bien en introduiſant dans le vagin une bougie A faite en canule: on la remet ainſi dans l'inſtant en ſon lieu naturel. Quelques-uns prétendent que la verge du mari conviendroit mieux qu'une bougie; mais ils ſe trompent, car la ſympathie qu'il y a entre ces parties, fait qu'elles ne ſe quittent pas volontiers: la verge, à la vérité, pouſſe le fond de l'uterus où il doit être, mais auſſi-tôt qu'elle ſe retire il la ſuit, & il retombe même un peu plus bas qu'il ne faiſoit avant cette action.

Dans les chutes de matrice où le fond n'eſt point renverſé, le plus difficile n'eſt pas de la remettre en ſa place, mais c'eſt de l'y retenir étant remiſe. Le remede le plus ſûr pour empêcher que

la matrice ne retombe, eſt de ſe ſervir d'un peſ-
ſaire qu'il faut introduire dans le col de la matrice,
afin qu'en ſoutenant le fond de ce viſcere, il le
tienne dans ſa ſituation ordinaire. La matiere dont
on fait les peſſaires, eſt communément de liege
pour être plus légers; on les trempe dans de la
cire fondue pour en remplir les vides, afin que
les inégalités ne bleſſent point : on en peut faire
d'argent, & ils en ſeroient plus propres (a). On
leur donne deux différentes figures : les uns ſont
ovalaires, tel que celui que vous voyez marqué
G, qui eſt fait comme un œuf; ſa groſſeur & ſa
longueur ſont proportionnées au col de la matrice,
dans lequel il doit entrer & demeurer après y
avoir été introduit; il a un cordon H qui a deux
uſages, l'un pour le tirer lorſqu'on le juge à propos, & l'autre pour l'attacher à un autre ruban
qui eſt autour du corps, pour l'empêcher de tomber
à terre en cas qu'il vînt à ſortir en marchant, à
quoi ils ſont ſujets, particuliérement dans le temps
des menſtrues. Il y a des peſſaires formés autrement;
les uns ſont circulaires, tel que celui qui vous eſt
repréſenté par I, & les autres un peu ovalaires,
comme celui qui eſt marqué par K, ayant la
figure d'un petit bourrelet : ils ſont dans leur milieu
percés d'un trou aſſez grand, qui donne paſſage
aux ordinaires, & qui, recevant l'orifice interne
dans leur cavité, l'appuient & le retiennent : ils
ſont un peu larges, afin qu'entrant avec un peu
de force, ils en tiennent mieux. A l'un des deux il

*Peſſaires pour la retenir dans ſon lieu.*

*Maniere d'appliquer ces inſtrumens.*

(a) Les humeurs du vagin alterent l'argent, & forment
aux peſſaires faits de cette matiere, des trous dans leſquels
les chairs excoriées par les inégalités qu'ils forment, s'engagent & rendent une matiere purulente. Ainſi les peſſaires
de liege enduits de cire, valent mieux que les peſſaires d'argent. Les perſonnes riches peuvent ſe ſervir de peſſaires d'or,
car, on a remarqué que les humeurs du vagin n'alterent point
ce métal.

y a un cordon L qui ſert à le tirer quand on veut ; l'autre il n'y en a point, parce qu'il y en a qui le trouvent inutile, prétendant que le doigt ſuffit pour le faire ſortir. Ces peſſaires étant une fois placés, ne ſe doivent pas retirer pour les néceſſités naturelles, parce qu'étant troués, les excrétions de la matrice peuvent ſortir librement ; & s'ils ſont bien faits ils n'incommoderont point, & n'empêcheront pas la femme qui les portera de voir ſon mari, & même de devenir groſſe, comme il eſt arrivé à pluſieurs, parce que l'orifice interne peut recevoir la ſemence éjaculée. Au moyen de ces peſſaires percés, on peut faire avec cette ſeringue à femme M, dont le tuyau N eſt courbe pour faciliter à la malade le moyen de ſe ſeringuer elle-même, des injections qui fortifient & qui nettoient la matrice, de maniere que pour toutes ces raiſons, ces derniers ſont préférables à l'ovalaire.



Dans les chutes de matrice où le fond eſt abſolument renverſé comme on feroit une bourſe en la retournant, il faut promptement le repouſſer en dedans : & comme cet accident arrive très-ſouvent par la faute des Sages-femmes, qui, en tirant trop fort le cordon pour avoir l'arriere-faix, amenent en dehors le fond de la matrice qui y eſt encore adhérent, auſſi-tôt qu'elles s'apperçoivent que le fond a ſuivi l'arriere-faix, il faut qu'elles l'en ſéparent, & remettre ce fond en le repouſſant dans ſa place, ce qui ſe fait pour lors facilement, parce que l'orifice interne a été extrêmement dilaté pour



laiſſer ſortir l'enfant. Mais ſi la Sage-femme differe, cet orifice ſe reſſerre peu à peu, & on a en ce cas beaucoup de peine à faire rentrer le fond dans ſon lieu ; & ſouvent une femme meurt avant que d'être ſecourue, comme je l'ai vu arriver. Néanmoins ſi le Chirurgien étoit appelé aſſez tôt pour remédier à un renverſement total de la matrice, qu'il connoîtra en voyant entre les cuiſſes une eſpece de ſcrotum ſanguinolent, il commencera par la faire uriner, & lui faire donner un lavement, s'il y a long-temps qu'elle n'a été à la ſelle : il la fera coucher à la renverſe, les feſſes plus élevées que la tête; puis, après avoir fomenté avec du vin & de l'eau tiede tout ce qui eſt ſorti, il le repouſſera doucement dans le lieu qui lui eſt deſtiné. Si ce fond a trop de peine à rentrer, on y fera une embrocation d'huile d'amandes douces, ce qui en aidera la réduction, en rendant les fibres de cet organe plus mollaſſes & plus extenſibles. Mais ſi, malgré tous les efforts du Chirurgien, la matrice ne peut être remiſe, ſoit à cauſe qu'elle ſera trop tuméfiée, ſoit à cauſe qu'on aura trop attendu, elle eſt en grand danger de ſe gangrener en peu de temps : il y a des Auteurs qui conſeillent pour lors de l'extirper, & qui nous aſſurent d'avoir vu des femmes qui en ont guéri. Pour moi, je croirai l'extirpation de la matrice mortelle, juſqu'à ce que j'en ſois déſabuſé par quelques expériences (a).





(a) Le vagin peut encore ſe relâcher & tomber au dehors ſans la matrice. Cette maladie, qu'on appelle relaxation ou renverſement du vagin, ſe connoît facilement, & ne doit pas être confondue avec la relaxation ou la chute de la matrice. Il paroît au dehors des parties naturelles un bourrelet mollet, pliſſé & ridé, comme celui que forme à l'anus l'inteſtin rectum lorſqu'il eſt tombé. Il y a une ouverture au milieu de ce bourrelet. Si l'on y introduit le doigt, on ſent plus avant l'orifice de la matrice : ce qui prouve qu'il ne faut pas prendre cette ouverture extérieure pour cet orifice.

Pour remédier à cette indiſpoſition, on fait coucher la femme ſur le dos, de maniere que les lombes ſoient plus bas que les feſſes. Si cette ſituation ne fait pas rentrer le vagin, on embraſſe la tumeur avec les doigts, & on la fait rentrer, comme on feroit à l'égard de l'inteſtin rectum tombé. On applique enſuite ſur les parties naturelles une compreſſe trempée dans du vin aſtringent fait avec des noix de cyprès, de l'alun, &c. Si ce remede, & cette situation gardée quelque temps, ne font point d'effet, on se sert d'un pessaire convenable.

Lorsqu'on néglige cette maladie, il arrive quelquefois que la tumeur s'endurcit. En ce cas on ne peut la faire rentrer qu'après l'avoir ramollie, ou par les bains, ou par l'application des fomentations émollientes. Quand la relaxation du vagin ou celle de la matrice n'est point ancienne, les femmes en guérissent quelquefois par la grossesse.

Ces deux maladies sont communes aux filles & aux femmes; le renversement de matrice n'arrive qu'à ces dernieres. On voit assez souvent la matrice se renverser & tomber au dehors des parties naturelles à la suite d'un accouchement, comme le dit notre Auteur. M. Verdier en a donné un exemple dans ses Cours; mais ce qui est singulier, c'est qu'on a vu ce renversement de matrice arriver à la suite de la sortie d'une masse de chair renfermée dans ce viscere. La figure que la matrice avoit alors, étoit différente de celle qu'elle a ordinairement à la suite des accouchemens ordinaires. Néanmoins M. Morand ne s'y trompa pas, & décida que la matrice étoit renversée, & qu'il n'y avoit point d'inconvénient à en faire la ligature; car cette partie commençoit à se gangrener. Il semble que ce renversement ne peut se faire que dans ces deux cas : la dilatation de son orifice interne laisse alors un passage libre à son fond, & ses ligamens se prêtent & s'alongent de maniere qu'ils ne peuvent plus résister à l'effort qui tend à le tirer au dehors.

La matrice tombe ordinairement seule, lorsque ses ligamens sont relâchés. On l'a vue néanmoins plus d'une fois entraîner la vessie dans la chute. Le déplacement de cette derniere partie, occasionné par la chute de la matrice, fait une complication de maladie. On le peut regarder comme une hernie de vessie, dont on voit plusieurs exemples dans les Observateurs. M. Tolet, fameux Lithotomiste, en rapporte un remarquable par ses circonstances.

Traité de la Lithotomie, p. 276.

» Je fus appelé, dit M. Tolet, pour aller voir Madame
» l'Alleman, âgée de soixante-dix ans, Marchande Joailliere.
» Son indisposition étoit une chute invétérée de tout le
» corps de l'uterus, qui formoit extérieurement une tumeur
» grosse à peu près comme un petit melon : outre cela elle
» avoit une difficulté & fréquence d'urine, accompagnée de
» grandes douleurs. Ayant manié cette tumeur, qui étoit
» en partie de consistance d'un parenchyme, j'entendis un
» craquement qui me fit juger qu'il y avoit plusieurs mé-
» diocres pierres, & que la vessie avoit suivi l'uterus dans
» sa chute, parce qu'il me fut impossible d'introduire la
» sonde dans l'uretre plus avant qu'une ou deux lignes «

M. Tolet ayant trouvé ce fait singulier, appela plusieurs personnes éclairées, qui conclurent à l'opération, & en présence desquels il la fit. » La malade, continue M. Tolet,
» étant couchée sur le dos & au bord de son lit, tenue par
» les bras & par les jambes, je tins ferme la tumeur
» avec la main gauche, & dans le même temps je fis à la
» partie supérieure, déclinant à la latérale gauche de la
» tumeur, une incision longue à la superficie, & profonde
» de deux travers de doigts, dans laquelle j'introduisis l'in-
» dice de la main gauche; mais n'ayant pas avec le doigt
» senti les pierres à nud, je conduisis le bistouri le long du
» doigt du côté de l'ongle, en profondant jusqu'au lieu où
» étoient les pierres; ensuite, le long du même doigt que
» je n'en avois pas déplacé, je conduisis une très-petite
» tenette droite, avec laquelle je tirai six pierres, qui
» pesoient ensemble deux onces & quatre drachmes......
» Je réduisis avec les deux doigts joints, le corps de l'uterus
» dans son lieu naturel, me servant ensuite seulement de
» petits rouleaux de linge, figurés à peu près en pessaires
» trempés dans le vin, & du bandage en T, pour contenir
» l'appareil, & par conséquent les parties dans leur situation
» naturelle. Cette réduction faite, je n'eus pas de peine
» d'introduire la sonde par l'uretre en la maniere ordinaire.
» Dans les premiers pansemens, je m'apperçus de quelque
» écoulement d'urine par le vagin, & qui ne venoit point
» de l'uretre; & six jours après l'opération, la malade urina
» entiérement par l'uretre, en sorte que, grace à Dieu,
» elle a été guérie parfaitement par l'opération en moins de
» huit jours «.


Il y a encore plusieurs indispositions qui arrivent tant aux orifices de la matrice qu'à son col,
qui font des suites des accouchemens laborieux;
mais comme elles ne demandent pas l'opération de
la main, je ne les rapporte point : j'ai cru les devoir
laisser à la prudence du Chirurgien, qui avant toutes choses doit les connoître par lui-même, & ne
s'en point rapporter aux femmes qui souvent ne font
pas des récits fideles. Si le mal est au col de la matrice, il faut qu'il se serve de ce petit dilatatoire
O, qui étant introduit dans le vagin, en écartera
les levres, & donnera moyen de découvrir le mal,
en quelque endroit qu'il soit dans ce fourreau ; mais

Moyen de connoître les autres maux de la matrice, avec le dilatatoire.

V iv

s'il y avoit quelque ulcere à l'orifice interne qu'on voulût voir, on se serviroit de cet autre dilatatoire à deux branches, marqué P, ou bien de ce troisieme qu'on appelle *speculum matricis*, miroir de la matrice, Q. Il y a trois branches, lesquelles jointes ensemble, sont poussées doucement dans le col de la matrice; puis, en tournant la vis marquée R, elles s'eloignent l'une de l'autre, & par l'espace qu'elles laissent entre elles, permettent qu'on voie distinctement l'orifice interne; ce qui assure de la nature des maux qu'il peut avoir, & facilite les moyens d'y porter les remedes nécessaires.

Aujourd'hui néanmoins, de tres-habiles Accoucheurs ne se servent pour cela que de trois doigts d'une main, qu'ils engagent l'un après l'autre dans le vagin, où, les écartant peu à peu quand ils sont introduits tous ensemble, ils dilatent ce conduit triangulairement en pyramide, ainsi que le *speculum* le montre, autant qu'il faut pour appercevoir tout ce qui embrasse l'uterus, dont on sent ainsi au toucher comme aux yeux les indispositions, d'une maniere qui incommode moins la malade & qui instruit davantage.

*Fin de la troisieme Démonstration.*

FIG. XXI. POUR LES HERNIES p.363
A
B
C
D
E
F
G
H
I
K
L
M
N
O
P
Q
R
S
T
V

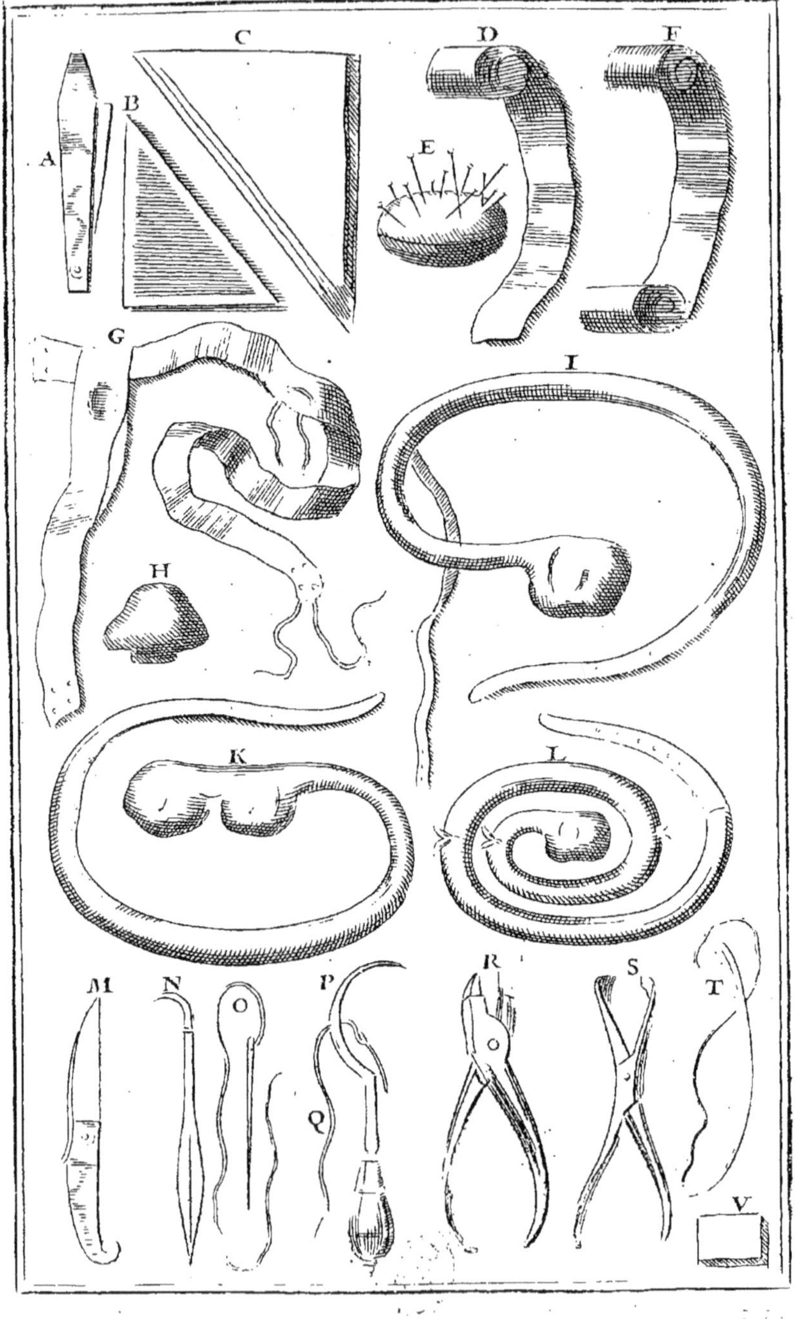

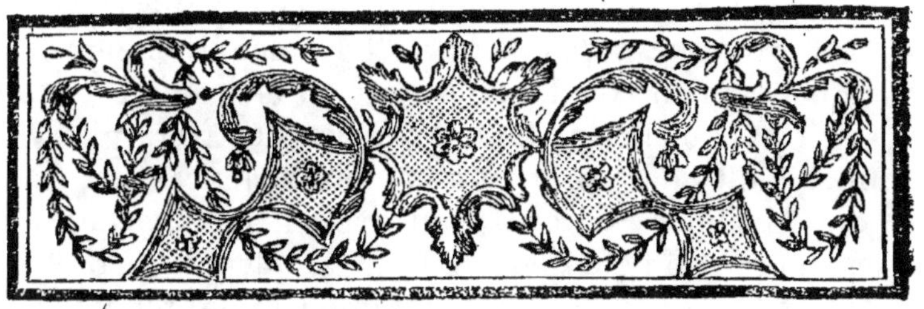

# OPÉRATIONS
## *DE*
# CHIRURGIE.
### *QUATRIEME DÉMONSTRATION.*

*Les Opérations qui se font aux aines, au scrotum & à l'anus;*

## ET PREMIÉREMENT

### *DES HERNIES.*

CETTE Démonstration, Messieurs, ne sera pas moins remplie que les autres, quoique je la renferme dans les opérations qui regardent le scrotum & l'anus. En effet, ces deux parties étant des égoûts les plus communs de tout le corps, sont sujettes à une infinité de maladies qui demandent toutes les lumieres de l'Opérateur, & toute l'adresse de sa main pour en obtenir lu guérison. *(Pourquoi le scrotum & l'anus ont souvent besoin de la Chirurgie.)*

C'est une erreur de croire que les hernies ou descentes soient des maladies nouvelles; car, si on *(Les hernies ne sont pas de nouveaux maux.)*

entend dire communément qu'elles étoient autrefois inconnues, & que ce n'eſt que depuis quelques années qu'on voit tant de gens en être affligés, ce n'eſt pas qu'elles ne fuſſent connues du Chirurgien, mais c'eſt qu'on prenoit alors foin de les cacher, & que la plupart de ceux qui avoient des defcentes n'en informoient perfonne. Mais depuis qu'on a inventé des bandages fort commodes pour repouſſer les parties dans leur lieu naturel, & divers médicamens pour reſſerrer & fortifier les fibres relâchées, & fur-tout depuis que M. le Prieur de Cabrieres eſt venu du Languedoc à la Cour apporter au Roi pluſieurs remedes qu'il difoit infaillibles pour la guérifon de quantité de maladies, entre lefquels il y en avoit un particulier pour les hernies; ceux qui avant ce temps-là cachoient ces maux, n'ont plus fait fcrupule de les montrer, dans l'efpérance d'être guéris par ce remede.

Remedes du Prieur de Cabrieres.

Le Prieur de Cabrieres étoit un homme fort charitable, qui diftribuoit beaucoup de remedes dans fa Province; il n'étoit point intéreſſé ni charlatan, quoiqu'il fût fort myftérieux, & qu'il fît fecret de tout. La grande réputation qu'il s'étoit acquife dans fa Province fit fouhaiter de le voir à la Cour; il y arriva environ l'année 1680. Il eut quelques conférences avec le Roi, à qui il déclara fon fecret pour guérir les defcentes, priant inftamment Sa Majefté de ne le rendre public qu'après fa mort.

Sa Majefté lui tint parole, quoiqu'Elle fût fâchée de voir le Public fruftré de ce fecours : mais, fans manquer à ce qu'Elle avoit promis au Prieur, Elle trouva moyen de foulager ceux qui avoient des defcentes. Elle voulut, par une bonté finguliere, fe donner la peine de compofer Elle-même ce remede, & d'en faire diftribuer charitablement à tous ceux qui lui en faifoient demander. Pour cet effet, le Roi commandoit qu'on lui apportât dans fon

cabinet quatre ou cinq fortes de drogues qu'il
fpécifioit à fes Apothicaires; & comme ce remede
ne confiftoit que dans le mélange d'un efprit de
fel avec du vin, ainfi que vous allez voir par la
defcription que je vous en donnerai, Sa Majefté ne
fe fervant que de l'efprit du fel, faifoit jeter fecréte-
ment les autres drogues, & cela dans la vue de
tenir religieufement la promeffe qu'Elle avoit faite
à ce Prieur.

Ce fut pour lors qu'on découvrit combien de
gens étoient affligés de defcentes, par le grand
nombre de ceux qui venoient demander ce remede.
On s'adreffoit au premier Valet-de-Chambre du
Roi en quartier, on lui donnoit un petit billet de
l'âge de celui ou de celle qui avoit befoin du remede:
quelques jours après, on retournoit querir un petit
panier d'ozier, dans lequel il y avoit trois bouteilles
de chopine chacune, pleines de vin mélangé, dont
on prenoit pendant vingt-un jours de la maniere que je vous rapporterai : il y avoit auffi dans
ce panier des emplâtres convenables & particuliers
à cette maladie.

De ceux qui ont pris ce remede, les uns ont affuré en avoir été guéris ou foulagés, les autres ont
dit qu'il ne leur avoit rien fait ; ce qui montre que
ce remede eft, dans les différentes perfonnes qui en
ufent, d'une vertu inégale, comme tous les autres,
& qu'il n'y en a point d'infaillibles. Je confeillerai
néanmoins de s'en fervir ; car, quoique le bandage
aidé de l'emplâtre aftringent fuffife fouvent pour
la cure de cette infirmité, il eft vrai toutefois
que l'efprit de fel mêlé dans le vin ne peut faire
que du bien étant pris intérieurement, en com-
muniquant aux parties remifes dans leur place
une aftriction qui eft effentielle pour guérir ces
maladies.

La diftribution de ce remede s'eft faite pendant
quatre ou cinq années, c'eft-à-dire, tout autant de

temps que le Prieur de Cabrieres a furvécu à la dé-claration qu'il en avoit faite à Sa Majefté. Immé-diatement après fa mort, le Roi fit publier la ma-niere de s'en fervir, avec la compofition de l'em-plâtre qui doit contribuer à l'efficacité du breuvage, afin que tous les fujets puffent eux-mêmes pré-parer le remede contre une maladie qui n'eft que trop familiere; & voici une copie de l'imprimé du Roi.

*Remede du Prieur de Cabrieres pour les defcentes, donné au Public par la bonté du Roi. Les originaux en font demeurés entre les mains de Sa Majefté.*

La dofe du remede eft différente. felon les âges; mais la préparation en eft toujours femblable, même pour les enfans à la mamelle, bien que le bandage feul ait coutume de les guérir. Voici la maniere de le préparer & d'en ufer.

*Depuis deux ans jufqu'à fix.*

Préparation de ce même remede felon les divers âges.

Prenez de l'efprit de fel bien rectifié, trois ou quatre gouttes; mêlez-le dans une cuillerée ou deux de vin, que vous ferez avaler tous les matins à jeun, pendant vingt-un jours de fuite.

*Depuis fix ans jufqu'à dix*

Prenez quatre fcrupules de cet efprit de fel; mêlez-les fort exactement dans une chopine de bon vin rouge, & en ordonnez tous les matins environ la quantité de deux onces, en telle forte que cette dofe dure pour fept jours; après lefquels vous re-nouvellerez le remede, jufqu'à ce que le malade en ait pris vingt-un jours de fuite.

*Depuis dix ans jufqu'à quatorze.*

Prenez deux gros du même efprit de fel, avec une chopine de vin rouge, & les mêlez.

*Depuis quatorze ans jufqu'à dix-fept.*

Mêlez deux gros & demi du même efprit dans une chopine de vin rouge.

*Depuis dix-sept ans, & durant tout le reste de la vie.*

Versez cinq gros d'esprit de sel sur une chopine de vin rouge.

### Recette de l'emplâtre.

Prenez Mastic en larmes, . . . .demi-once.
    Ladanum, . . . . . trois drachmes.
    Noix de Cyprès bien séchées, . . trois.
    Hypocistis, . . . . . une drachme.
    Terre sigillée, . . . . une drachme.
    Poix noire, . . . . . . trois onces.
    Térébenthine de Venise, . . une once.
    Cire jaune, . . . . . . une once.
    Racine de grande consoude seche, demi-once.

Pulvérisez ce qui doit l'être, & faites cuire le tout en remuant toujours jusqu'à ce qu'il soit réduit en bonne consistance d'emplâtre, pour vous en servir comme il s'ensuit.

*Description de l'emplâtre.*

### Maniere de traiter les descentes.

IL faut un bon bandage qui tienne bien ferme, & mettre sur la rupture, après avoir rasé le lieu, un emplâtre ou deux s'il est nécessaire : on observera de prendre le remede à jeun, & de battre la bouteille avant que de verser le vin dans le verre pour l'avaler incontinent; & il ne faut ni boire ni manger, que quatre heures après avoir pris le remede.

On en prendra vingt-un jours durant; & s'il fait mal à l'estomac, on peut passer un jour ou deux sans en user.

Pendant qu'on prend le remede, on est obligé de porter le brayer jour & nuit, de ne jamais s'asseoir, demeurant seulement debout ou couché, & marchant beaucoup ; il est défendu d'aller à cheval, en carrosse ou en charrette ; & on doit toujours aller à pied ou en bateau, & ne faire aucun excès de bouche ni autres.

*Observation à faire durant l'usage de ce remede.*

Il faut porter le brayer jour & nuit durant trois mois, après les vingt-un jours de remede.

On ne peut monter à cheval qu'après les trois mois ; & quand on y montera, il faut encore porter le brayer autant qu'on croira en avoir besoin pour laisser affermir les parties.

C'EST la regle ordinaire de faire la description de la maladie avant que d'en donner le remede ; mais l'histoire du Prieur de Cabrieres nous a engagés à changer cet ordre ; & il n'importe que le remede des hernies soit au commencement ou à la fin de cette Démonstration, puisqu'il sera également utile au Public.

*De la nature des hernies.* Les hernies qu'on appelle aussi hergnes ou descentes, sont des tumeurs aux aines & au scrotum, formées par l'intestin & par l'épiploon qui se glissent dans ces parties.

Cette définition convient aux hernies faites de parties, non pas à celles qui sont faites d'humeurs : *Différences des hernies.* car il y en a de plusieurs especes dont nous allons établir les differences.

De toutes les tumeurs qui viennent au scrotum, les unes sont hernies, les autres apostèmes Les premieres sont de trois sortes, savoir, l'enterocéle, l'épiplocéle, l'enteroépiplocéle ; & les autres se rapportent à cinq principales, qui sont l'hydrocéle, la pneumatocéle, la sarcocéle, la cyrcocéle, & l'humorale ; de maniere que de ces tumeurs, les unes sont véritablement hernies, & apostèmes par ressemblance, telles sont les trois premieres ; & les autres sont de véritables apostèmes, & des hernies en apparence, telles sont les cinq dernieres.

Toutes ces maladies ont chacune des signes qui les font connoître, & qui les différencient les unes des autres ; le Chirurgien le doit savoir pour ne se point tromper, & pour faire à chacune les opérations qui lui conviennent : quand je les aurai examinées les unes après les autres, je vous ferai voir les opérations qu'elles demandent pour parvenir à la guérifon.

Je commence par l'enterocéle. Ce mot eft dérivé d'ἔντερον, qui fignifie inteftin, & de κήλη, qui veut dire defcente ; ainfi cette maladie eft une defcente de l'inteftin, que nous appelons ordinairement hernie.

Etymologie d'enterocéle.

Il y en a de deux fortes ; l'une complette, quand l'inteftin tombe jufque dans le fcrotum, c'eft pour lors une véritable enterocéle ; & l'autre incomplette, quand il s'arrête dans l'aine & qu'il y fait une tumeur femblable à un bubon, & alors on l'appelle bubonocéle.

Deux fortes d'enterocéle.

C'eft toujours quelque grand effort qui caufe cette maladie, ainfi que nous le remarquons aux enfans qu'on laiffe trop crier, à ceux qui font dans un travail violent, & à des hommes qui portent de trop pefans fardeaux, parce que les inteftins extrêmemēt preffés, cherchent à s'échapper par les productions du péritoine (a).

Caufes de ces maladies.

Les hernies arrivent ou par la rupture, ou par la fimple dilatation du péritoine. Quand le péritoine eft rompu, l'inteftin tombe tout d'un coup dans les bourfes, & y fait une groffe tumeur ; mais auffi rentre-t-il dans fa place avec la même facilité

---

(a) Ajoutez à ces caufes, celles qui font communes à toutes les efpeces de hernies ; favoir, la refpiration violente & fréquente, les toux continuelles, les fauts, les danfes, les vomiffemens, les voyages trop fréquens à cheval, la groffeffe, l'exercice des inftrumens à vent, & les rétentions d'urine. Il faut y joindre encore l'ufage des alimens gras & huileux, qui relâchent le méfentere, l'épiploon, le péritoine & les endroits qui donnent paffage aux parties ; ce qui fait que certains peuples & certains Religieux qui font obligés de vivre de pareils alimens, font plus fujets aux hernies que d'autres.

qu'il y eſt tombé; mais lorſque cette membrane ne fait que prêter & s'étendre inſenſiblement, l'inteſtin tombe peu à peu, ſe gliſſant doucement dans la production du péritoine qui eſt l'enveloppe commune du bas-ventre, & même ſouvent il s'arrête dans l'aine & ne tombe pas dans le ſcrotum.



L'épiplocele eſt une tumeur faite d'une partie de l'épiploon qui a été pouſſée dans une des productions du péritoine; ce mot eſt compoſé d'ἐπίπλοον, qui déſigne cette coëffe graiſſeuſe qui flotte ſur les boyaux, & de κήλη, deſcente.

La hernie faite de l'épiploon, n'eſt ni ſi groſſe, ni ſi douloureuſe, ni ſi preſſante que celle qui eſt faite par l'inteſtin. J'en ai pourtant vu une à un garçon de Verſailles, qui étoit de la groſſeur du poing: nous en fîmes l'opération ſur le champ, M. Felix & moi, parce que cette partie demandoit une prompte réduction, y ayant les mêmes accidens que ceux qui ſont cauſés par l'étranglement de l'inteſtin. Nous trouvâmes la plus grande partie de l'épiploon renfermée dans cette tumeur, où elle s'étoit altérée par le ſéjour qu'elle y avoit fait; & nous fûmes obligés de la lier & d'en faire l'extirpation, comme cette opération le demande.



L'enteroépiplocéle eſt une hernie faite de l'inteſtin & de l'épiploon, qui, de compagnie, ſortent de leur place pour tomber dans le ſcrotum; l'étymologie que je vous ai donnée de l'enterocéle & de l'épiplocéle, vous fait aiſément comprendre d'où dérive le nom de cette hernie compoſée.

Cette hernie fait une tumeur plus groſſe que les autres, parce qu'elle eſt produite par plus de parties; & elle eſt même plus fréquente, en ce que, quand l'inteſtin trouve à ſe gliſſer, l'épiploon qui le recouvre & qui ſe prolonge aiſément, l'accompagne preſque toujours.

Ces

Ces trois fortes de hernies arrivent également au côté droit & au côté gauche, & quelquefois à tous les deux enfemble. Il y en a qui prétendent que l'épiplocéle vient plus fouvent au côté gauche qu'au droit; parce que, difent-ils, l'épiploon étant attaché au fond de l'eftomac, defcend plus bas de ce côté-là que de l'autre, & par conféquent qu'il peut plus facilement entrer dans la production du péritoine (a).

Pourquoi l'épiplocéle eft plus fréquente au côté gauche.

(a) Il eft bon de faire ici quelques réflexions au fujet des parties qui forment la hernie inguinale, & des endroits qui donnent paffage à ces parties.

Les parties qui s'échappent du bas-ventre pour former cette efpece de hernie, appelée inguinale, paffent fous les dernieres fibres charnues des mufcles tranfverfes & obliques internes, & tombent dans l'aine ou dans le fcrotum par une des deux ouvertures ovales qui fe trouvent aux parties inférieures & aponévrotiques des mufcles obliques externes. Dans l'état naturel, ces ouvertures, qu'on appelle communément anneaux, ne donnent paffage qu'aux cordons fpermatiques des hommes, & aux ligamens ronds des femmes. Elles font formées par l'écartement des appendices aponévrotiques qu'on nomme piliers, & qu'on diftingue en fupérieures & en inférieures, à caufe de leur obliquité qui fuit la direction des fibres aponévrotiques de chaque mufcle oblique externe; de maniere que la partie fupérieure de l'ouverture eft éloignée de la ligne blanche, & que l'inférieure s'en approche. Quoique la ftructure de toutes ces parties foit à préfent bien connue, on a cependant jugé à propos d'en faire ici un petit détail, parce qu'il paroît que du temps où l'Auteur écrivoit, on croyoit encore qu'il y avoit trois anneaux. Ce détail fait voir que quand on tente la réduction des parties par le taxis, on doit toujours diriger les mouvemens du côté de la crête des os des îles. Il faut remarquer que ces ouvertures font plus larges à la partie fupérieure qu'à l'inférieure, & que les femmes les ont plus étroites que les hommes de même âge. De là vient que ceux-ci font plus fujets à la hernie inguinale, & que celles-là font plus communément incommodées de la hernie crurale, dont on parlera dans la fuite.

Les parties qui, en fortant du bas-ventre, forment la defcente, font ordinairement enveloppées par une portion

X

Les caufes de toutes ces defcentes font les mêmes, favoir, rupture & dilatation ; mais elles ont des fignes par lefquels on les diftingue & dans le temps de leur fortie, & dans le temps de leur rentrée. L'enterocéle, ou, fi vous voulez, la partie qui la forme, fort avec impétuofité & tout d'un coup ; elle rentre de même lorfqu'on la repouffe avec adreffe, & en rentrant elle fait entendre un gargouillement qui marque que c'eft l'inteftin qui etoit dehors : au contraire, l'épiplocéle fe produit avec lenteur, & l'épiploon ne rentre qu'avec peine & fans bruit. On connoît que c'eft un enteroépiplocéle, quand après l'inteftin réduit, ce qu'on a connu par une efpece

du péritoine, qui s'alonge peu à peu par leur impulfion, & qui s'appelle fac herniaire. Lorfque la defcente vient à l'occafion de quelque plaie qui a pénétré jufque dans la capacité du ventre, ou de quelque effort violent qui a rompu le péritoine, il n'y a point de fac herniaire ; parce que les parties qui forment la defcente ont paffé par l'ouverture qui a été faite au péritoine. Dans le premier cas, la defcente s'appelle hernie par dilatation ; & dans le fecond elle s'appelle hernie par rupture.

De tous les inteftins qui forment la hernie, l'iléon eft celui qui tombe le plus fouvent ; le jejunum & le colon, ou quelques-unes de fes cellules, tombent quelquefois, mais rarement le cœcum ou fon appendice, & encore plus rarement le rectum. On n'a jamais remarqué que le duodenum foit tombé. La hernie peut être formée par un prolongement des tuniques de l'inteftin, qui s'engage dans l'anneau fans que tout le diametre du canal y foit compris, ou par une appendice en maniere de petit cœcum, formant un cul-de-fac contre nature, & que l'on a quelquefois trouvé fur un des inteftins dans la diffection des cadavres. Enfin il n'y a quelquefois qu'une fi petite portion du canal inteftinal pincée par l'anneau ou aux environs de l'anneau, par des fibres charnues, qu'elle ne fait point de tumeur à l'extérieur. Mais alors les douleurs de coliques, que l'on pourroit prendre pour les accidens d'un volvulus, fe terminent à l'endroit où l'inteftin eft pincé. Si l'on touche ce lieu, on caufe au malade une douleur, qu'il ne fent pas dans tous les autres points de la circonférence du bas-ventre.

de gargouillement qu'il a fait, la tumeur n'eft que diminuée, & ne difparoît pas entiérement.

Sur ces maladies le Chirurgien tire fon pronoftic de deux chofes; de l'âge du malade, & de la nature de la defcente. Si c'eft un jeune homme, il en peut promettre la guérifon; mais fi c'eft une perfonne avancée en âge, il y aura peu d'efpérance de fuccès dans le traitement de la maladie. Auffi voit-on tous les jours les enfans & les jeunes gens en guérir; au lieu que quand un homme a paffé 30 ans, il eft en danger de porter fa defcente le refte de fa vie. Quand la hernie eft petite ou récente, & qu'elle ne provient que de la dilatation, elle eft curable; au lieu que fi elle eft vieille ou grande, on n'en guérit que très-rarement. J'en ai vu de groffes comme la forme d'un chapeau; elles étoient incurables; & ce font de telles defcentes ou ruptures, qui font dire au Public, que quand un homme eft rompu il ne guérit point. Ceux qui font incommodés de ces maladies, qu'on appelle plus communément hergnes, étant prefque toujours de mauvaife humeur, ont fait donner le nom de hargneux aux gens fâcheux & peu fociables.



Le fait du Chirurgien eft de foulager promptement ceux qui font affligés de ce mal. La premiere chofe qu'on doit faire, c'eft de coucher le malade fur le dos, la tête un peu plus baffe que les feffes, les cuiffes & les genoux à demi pliés; puis, avec les cinq doigts d'une main, d'embraffer la tumeur, &, en la comprimant doucement, de faire rentrer les parties qui étoient forties de leur place. Il ne faut rien précipiter; & il eft plus à propos d'employer quelque temps à repouffer ces parties, que de les meurtrir en fe hâtant trop de les rétablir (a).





(a) Lorfqu'on remet les parties dans leur fituation naturelle, il eft à fouhaiter qu'on puiffe faire rentrer avec elles

X ij

Auſſi-tôt que l'inteſtin & l'épiploon ont été remis dans leur lieu, le malade ne ſent plus de douleur. Mais il ne ſuffit pas à l'Opérateur d'avoir achevé cette réduction, que le malade fait ſouvent lui-même ; il doit empêcher qu'ils ne retombent, & faire en ſorte de leur fermer ce paſſage pour toujours, ſi cela eſt poſſible.

le ſac qui les enveloppe ; & cela ſe peut aſſez ſouvent, ſur-tout lorſque la hernie eſt nouvelle. Si on laiſſe ce ſac hors du bas-ventre, il entretient le chemin par lequel les parties qu'on a fait rentrer peuvent aiſément retomber dès qu'on ceſſe de ſe ſervir du bandage ; car le bandage ne fait tout au plus que retrécir & durcir l'endroit du ſac qui eſt près des anneaux ; & ſi les parties retombent, & qu'il ſe forme un étranglement par l'inflammation de l'anneau, ce ſac pourra en former un ſecond.

M. Le Dran rapporte dans ſes Obſervations pluſieurs exemples de ces étranglemens formés par le ſac herniaire. Ce qu'il dit d'une perſonne qui eſt morte de cette maladie, mérite d'être remarqué. On étoit parvenu à faire rentrer les parties & le ſac par le taxis ; néanmoins les accidens ne ceſſerent point, & cauſerent la mort de cette perſonne. On en fit l'ouverture, & l'on trouva une demi-aune d'inteſtin renfermée dans le ſac herniaire, dont on ne put la tirer qu'en dilatant l'ouverture du ſac.

Voici un autre exemple ſingulier de ces eſpeces d'étranglemens. Un homme âgé d'environ quarante ans, attaqué d'un bubonocele depuis pluſieurs années, & qui ne portoit point de bandage pour contenir les parties réduites, reſſentit les douleurs que cauſent l'étranglement de l'inteſtin. Les remedes uſités en pareil cas me procurerent la facilité de faire peu à peu, par le taxis, la réduction des parties. Néanmoins les accidens ne ceſſerent point. L'anneau étoit fort libre ; mais en y portant le doigt, nous ſentions, moi & M. Arnaud avec lequel je voyois ce malade, malgré l'épaiſſeur des tégumens, une eſpece de poche ronde qui venoit frapper l'extrémité de mon doigt lorſque je faiſois touſſer le malade ; ce qui nous fit juger que c'étoit le ſac herniaire, dans lequel les parties étoient encore renfermées. Pour nous en aſſurer davantage, & les faire

Le moyen le plus sûr pour y parvenir, c'eſt le bandage ; & même ſans lui on ne peut pas eſpérer d'en guérir ; c'eſt pourquoi il en faut préparer un qui ſoit proportionné à l'âge & à la groſſeur de la perſonne à qui on doit l'appliquer. Remarquez qu'aux deſcentes, comme aux luxations, il faut commencer par remettre en leur place les parties déplacées, & enſuite tailler les bandes ; car ſi on commençoit par faire ſon appareil, le malade ſouffriroit en attendant la réduction, qui deviendroit plus difficile, tant dans les deſcentes que dans les luxations, qui ne demandent aucun délai.

On laiſſe le malade couché dans la même ſituation qu'il étoit quand on a réduit les hernies. S'il avoit du poil, il faudroit le raſer avec ce raſoir A, avant que de mettre l'emplâtre ; puis prendre un morceau de cuir, qu'on coupe en triangle B, pour l'accommoder au pli de l'aine, & qu'on couvrira de l'emplâtre *contra rupturam*, décrit ci-après : on fait une compreſſe C de même figure, mais un peu plus grande, parce qu'il faut qu'elle déborde toujours l'emplâtre ; & on doit avoir une bande D d'environ quatre aunes de long, &

Comment<br>on empêche<br>la rechute de<br>la partie.

ſortir, je fis lever & touſſer le malade. Les parties retomberent alors en partie dans l'aine ; ce qui fit voir clairement que l'anneau avoit permis la rentrée des parties, & que le ſac dans lequel elles étoient, formoit lui ſeul l'étranglement. Comme les accidens ſubſiſtoient depuis quelque temps, & que d'ailleurs le retréciſſement du ſac ſeroit reſté, ſuppoſé que les parties fuſſent ſorties, & auroit toujours expoſé le malade aux dangers d'un nouvel étranglement d'autant plus fâcheux, qu'on n'auroit pu faire ſortir les parties par l'anneau, je fis ſur le champ l'opération à l'ordinaire. Je trouvai le ſac herniaire fort épais ; il renfermoit une portion d'inteſtin groſſe comme une noix, étranglée à l'entrée du ſac, & que je réduiſis dans le ventre ; après quoi je débridai cette entrée, qui étoit ſi étroite, que je n'y pouvois mettre le bout du petit doigt. J'achevai l'opération, & je panſai le malade, qui guérit enſuite parfaitement.

X iij

*Du panfement.*

large de deux doigts, faite de toile. Ces trois chofes préparées, on pofe l'emplâtre fur l'endroit des anneaux des mufcles de l'abdomen, par où les parties rentrées avoient paffé pour fortir ; on met enfuite la compreffe, qui doit être fort épaiffe, pour mieux comprimer ; & on prend la bande, dont on met le chef fur la hanche oppofée à celle où étoit la hernie. Ayant paffé cette bande fur le ventre & fur l'aine affligée, on la tourne autour de la cuiffe du même côté ; puis, remontant entre les bourfes & la cuiffe, on la repaffe fur la même aine où elle fait une croix, &, fe portant fur la hanche de ce même côté, elle va faire le circulaire autour du corps, pour revenir paffer par-deffus la même bande où elle a commencé, & faire le même chemin décrit par la précédente circonvolution : on continue ainfi le bandage jufqu'à la fin de la bande, qu'on arrête fûrement à l'endroit où elle finit. Il faut remarquer que ce bandage doit être un peu ferré, pour bien contenir, & qu'il faut mettre une épingle à chaque circonvolution qui paffe par-deffus la compreffe, tant pour l'affermiffement & la fûreté du bandage, que pour empêcher la compreffe de tomber quand le malade fe promenera ; c'eft pourquoi on aura plufieurs épingles fur une pelote E. Ce bandage eft appelé inguinal, d'*inguen*, qui fignifie l'aine.

*Conduite du bandage.*

Quand la defcente eft des deux côtés, après la réduction faite de part & d'autre, on y met deux emplâtres & deux compreffes de la même figure que la précédente. On prend enfuite une bande F roulée à deux chefs, de fix aunes de long, & large comme la premiere ; on en applique le milieu fur l'épine du dos vers la fin, puis les deux chefs allant l'un à droite, l'autre à gauche, pour faire le circulaire, ils vont paffer fur le pénil, d'où chacun coulant par-deffus une des aines & faifant le tour

*Comment on traite la hernie qui fe fait des deux côtés.*

de la cuiffe de fon côté, il remonte par-deffus la même aine, où il fe croife ; puis, retournant tous deux faire un nouveau circulaire, ils reviennent repaffer fur les aines, comme ils ont fait la premiere fois ; ce qui continue jufqu'à ce qu'on foit à la fin de la bande. Ce bandage eft appelé le double inguinal.

Ces bandages, quoique fimples, guériffent fouvent les enfans ; mais quand ils font à la mamelle ou qu'ils ne font pas encor nets, il faut leur en changer tous les jours : on montre la maniere de le faire à celle qui a foin de l'enfant ; & pourvu qu'elle ne le laiffe pas crier, elle le guérira auffi bien qu'un Chirurgien.

*Pratique pour les enfans à la mamelle.*

Aux enfans plus âgés, & qui commencent à courir, il faut un bandage plus ferme. On fe fert pour lors de celui du champignon G, ainfi appelé, parce que la principale piece du bandage a la figure d'un champignon H, qui eft fait de bois de poirier ou de buis. On applique le dos de ce champignon juftement au droit de la defcente, où il eft arrêté par un circulaire fait de toile ou de futaine, auquel tiennent deux branches d'une étoffe auffi ferme, qui paffent entre les bourfes & les cuiffes, pour l'empêcher de remonter ; le tout étant attaché avec de petites aiguillettes de figure & de grandeur proportionnées au fujet. Si la defcente étoit double, on mettroit un fecond champignon, qui feroit arrêté de la même maniere que celui-ci.

*Application du bandage à champignon, pour les enfans plus avancés en âge.*

Ceux qui font plus forts & qui agiffent beaucoup, ont befoin d'une bande qui contienne encore mieux ; ce qui a fait inventer les bandages d'acier, qu'on appelle brayers : vous en voyez un marqué I. Ils font faits d'un cercle d'acier forgé, battu & applati, qui environne les trois quarts du corps, & dont l'extrémité qui doit pofer fur la defcente,

*Des brayers pour les adultes.*

eſt alongée en en-bas en forme d'écuſſon ; &
c'eſt de là que ſon nom eſt tiré : ce cercle d'acier
eſt garni de coton enfermé dans du chamois, de
crainte qu'il ne bleſſe. Au défaut de ce cercle
qui n'achsve pas le tour du corps, il y a une
courroie percée de pluſieurs petits trous pour
s'attacher à l'écuſſon, où il y a une pointe d'acier
qui entre dans l'un des trous de la courroie, pour
le ſerrer plus ou moins, ſelon qu'il eſt nécéſſaire.
Au derriere du bandage, on coud une branche faite
de toile double, qui, paſſant entre la cuiſſe & les
bourſes, vient s'attacher à l'écuſſon de même que
la courroie.

De l'emploi des Chirurgiens-Herniaires.

Pluſieurs gens à Paris s'occupent uniquement à
la cure des hernies, & à la fabrique de ces bandages ;
ce qui les fait appeler Chirurgiens-Herniaires.
On les reçoit à Saint Côme, où ils ſont obligés
de faire une eſpece de chef-d'œuvre avant que de
pouvoir travailler pour le Public. Il y en a de
très-habiles, à qui même beaucoup de Chirurgiens
s'adreſſent pour ces ſortes de bandages. Mais
en Province on n'a pas cette commodité, c'eſt
pour cela que le Chirurgien doit être inſtruit de
la ſtructure de ces machines, pour en fabriquer
lui-même, lorſqu'il ne pourra pas en avoir d'ailleurs.

Raiſon de la diverſité des brayers.

De ces ſortes de bandages il s'en trouve dont
l'écuſſon eſt plus large, & d'autres dont il eſt plus
long ; les premiers ſont pour ceux qui ſont gras,
& les ſeconds pour les perſonnes maigres : quelques-
uns ont un double écuſſon K, pour les malades affligés d'une deſcente de chaque côté. Enfin il y a de
ces bandages qui ſont briſés, par le moyen de deux
ou trois petites charnieres qui leur permettent de ſe
plier, comme ces demi-aunes que les Marchands
portent dans leur poche.

L'application de ces inſtrumens eſt aiſée à faire ;

ceux qui en portent les ôtent & les remettent fans peine, par l'habitude qu'ils en ont contractée. Mais une circonftance effentielle à obferver, c'eft de ne point mettre le bandage que la defcente ne foit entiérement rentrée; car, s'il reftoit une partie de l'inteftin ou de l'épiploon dans l'aine, le bandage la meurtriffant, y cauferoit de la douleur, de l'inflammation, & peut-être la gangrene par la fuite.



Il arrive quelquefois qu'il n'y a dès la naiffance qu'un des tefticules dans le fcrotum, & que l'autre, n'y étant pas defcendu, eft demeuré dans l'aine, où il fait une petite tumeur, dont les parens venant à s'appercevoir ont recours au Chirurgien, la prenant pour une defcente. C'eft à lui de bien examiner le fait; car s'il alloit entreprendre de faire rentrer le tefticule dans la capacité de l'abdomen, ou s'il le comprimoit par un bandage, croyant que ce fût une defcente, il cauferoit des douleurs horribles, qui pourroient avoir des fuites très-fâcheufes.



On a inventé de nos jours une efpece de brayer, qu'on appelle bandage à reffort L; parce qu'on a attaché à l'écuffon un reffort qui pouffe le couffin contre la partie fur laquelle il eft pofé. Ceux qui fe fervent de ces fortes de brayers prétendent que quand on plie la cuiffe, il fe fait dans l'aine un angle enfoncé, qui empêche le bandage ordinaire d'appuyer fur l'endroit de la defcente; & qu'on remédie à cet inconvenient par le reffort qui preffe continuellement & prefque également cet endroit. C'eft auffi la raifon pour laquelle le Prieur de Cabrieres défendoit de s'affeoir, & ordonnoit qu'on fe tînt toujours debout ou couché, pour éviter la chute de l'inteftin, occafionnée par le ployement de la cuiffe; toutefois ce nouveau bandage n'eft plus guere ufité. C'étoit le nommé Blegny qui s'en difoit l'inventeur. Ce nom feul, qui n'eft que trop connu, fait affez reffouvenir combien cet homme étoit remuant, & combien d'entreprifes différentes il a faites pour s'établir dans le monde ; comme il a joué un des principaux rôles entre ceux qui en impofent au Public, je vais, en peu de mots, vous rapporter fon hiftoire (a).

## *Hiftoire du nommé Blegny.*

AYANT été pendant quelques années Clerc de la Compagnie de Saint Côme, où il entendoit tous les jours parler de la Chirurgie dans les actes qui s'y font, il crut en favoir autant & plus que les Maîtres qui la compofent. Il prit un privilége, fe logea au Fauxbourg S. Germain, & fe maria avec une Sage-femme. Il établit chez lui des Conférences de Médecine & de Chirurgie, dans lefquelles il annonçoit chaque fois quelque fecret de fon invention ; les coins des rues étoient pleins d'affiches qui informoient tout Paris des élixirs, des

---

(a) De tous les bandages qu'on propofe ici, le brayer fans reffort, & qui n'eft point brifé, eft celui auquel les Praticiens donnent la préférence, parce qu'il contient plus fûrement les parties. Le bandage qu'on fait avec une bande de toile, & quelques compreffes graduées qu'on pofe fur l'anneau, peut néanmoins convenir aux enfans qui font encore à la mamelle.

Un brayer bien conditionné eft l'unique moyen qui puiffe mettre en fûreté la vie de ceux qui font affligés de defcentes ; il les garantit des accidens de l'étranglement, & procure quelquefois la guérifon à des perfonnes même d'un âge avancé. Le repos, & une certaine fituation du corps, peuvent auffi occafionner la guérifon radicale ; car on a vu des perfonnes guéries fans aucun remede, pour s'être tenues couchées du côté oppofé à la defcente. Fabricius Hildanus rapporte qu'un homme âgé de foixante ans, qui portoit depuis vingt ans une hernie, en fut parfaitement guéri fans médicamens, pour avoir été obligé de garder le lit pendant fix mois à caufe d'une autre maladie.

caffolettes, des cafetiers merveilleux avec lefquels il devoit faire des miracles. Il trouva de l'accès auprès de M. Daquin, premier Médecin du Roi, qui fe fervit de lui pour faire la defcription du remede Anglois du fieur Talbot, à qui le Roi avoit donné une fomme confidérable pour rendre ce remede public. Il obtint de M. le Chancelier un privilége de faire imprimer chaque mois un Journal qui contenoit tous les faits extraordinaires qui arrivoient dans la Médecine & dans la Chirurgie, tant en France que dans les Pays étrangers. Mais ce privilége, dont un autre auroit profité, & qui avoit fon utilité, lui fut ôté l'année fuivante, par l'abus qu'il en fit, en s'en fervant pour écrire des invectives, & pour déchirer la réputation des Auteurs. Il eut l'agrément d'acheter la charge de Chirurgien ordinaire de MONSIEUR; mais, peu d'années après, fon caractere étant connu, il eut ordre de s'en défaire. Enfin, connoiffant que la Chirurgie ne fe contente pas de paroles, qu'il faut des effets, il crut qu'il réuffiroit mieux dans la Médecine : il prit des Lettres de Docteur de la Faculté de Caen, &, comme Médecin, fit valoir les talens qu'il avoit de tromper tout le monde. Il entreprit de faire revivre un Ordre du S. Efprit, autrefois établi à Montpellier; il en portoit la croix, fe fit appeler le Chevalier de Blegny, & fit des procès à ceux qu'il croyoit avoir ufurpé les revenus attachés à cet Ordre. Tous ces moyens ne lui ayant pas réuffi, il loua une maifon à Pincour, afin d'y établir une efpèce d'Hôpital pour les Etrangers malades, où, pour une certaine fomme par jour, ils devoient être logés, nourris, panfés & médicamentés : mais le Roi, informé que ce n'étoit qu'un prétexte pour cacher les débauches qui s'y faifoient, donna une Lettre de cachet pour l'arrêter. Il fut mis au For-l'Evêque, & de là, quelque temps après, conduit au Château d'Angers, où il a été enfermé pendant sept à huit ans. Il en est sorti depuis quatre années; &, après avoir couru l'Italie, il est venu mourir à Avignon. Il étoit assez bien fait, toujours proprement vêtu; il parloit & écrivoit très-aisément; il étoit studieux, inventif & laborieux; & s'il avoit fait un bon usage des avantages naturels qu'il avoit, il n'auroit pas fait une fin aussi malheureuse.



Je vous ai promis la description de l'emplâtre qu'il faut appliquer aux hernies. La voici telle qu'elle est dans la Pharmacopée de Charas; je la rapporte ici, pour épargner la peine de l'aller chercher ailleurs.

On écorchera des anguilles, & en ayant lavé les peaux avec de l'eau de chaux, on les fera cuire à petit feu dans une lessive claire de cendres ordinaires, jusqu'à ce que les peaux y soient tout-à-fait dissoutes & réduites en une colle, qu'on passera par un tamis de crin. Après en avoir pesé quatre onces, on les mettra dans un pot de terre vernissé, où on ajoutera trois onces & demie de gomme ammoniac, dissoute dans de fort vinaigre, coulée & épaissie, avec trois drachmes de sel de saturne, autant de chaux d'étain, & pareille quantité de pierre hémative subtilement pulvérisée, pour mettre cuire toutes ces choses à feu lent, les agitant sans cesse avec une spatule de bois, jusqu'à ce qu'elles aient acquis la consistance des emplâtres, y ajoutant sur la fin une demi-once d'huile de myrrhe distillée.

Quoique nous ayons la composition de plusieurs emplâtres excellens pour la guérison des hernies, il est venu néanmoins à la Cour une femme, nommée Mademoiselle Devaux, veuve d'une de nos Maîtres Chirurgiens de Paris, qui disoit avoir trouvé parmi les papiers de son mari la composition d'un emplâtre infaillible pour les hernies. Elle s'adreſſa à MM. Fagon, Boudin & Felix ; ils en parlerent au Roi, & elle fut envoyée aux Invalides pour faire des experiences de ſon emplâtre. Sur le rapport favorable qui en fut fait, & dans lequel on témoignoit que pluſieurs en avoient été guéris, le Roi lui fit donner quatre cents piſtoles, & M. de Barbeſieux cinq cents livres de penſion pour traiter les Soldats invalides qui ſe trouvoient attaqués de cette maladie.

Je ne vous donne point la compoſition de cet emplâtre, parce que je ne la ſais pas ; mais je ſais que la réputation que MM. les Médecins avoient donnée à ce remede ne s'eſt pas ſoutenue, que le Public a trouvé qu'ils lui avoient donné leur approbation un peu trop légérement, & qu'il ne produit aucun effet, non plus que tous les autres qu'on a inventés pour les hernies, qu'il ne ſoit ſoûtenu du bandage.

Nos Anciens ne ſe ſont pas contentés de trouver dans les bandages le moyen de guérir les hernies, ou du moins de les ſoulager ; ils en ont cherché dans les opérations de Chirurgie, & ils ont cru en avoir rencontré de trois ou quatre ſortes, qui toutes ſont plus mauvaiſes les unes que les autres : les bons Chirurgiens les ont abandonnées, & elles ne ſont pratiquées aujourd'hui que par des Charlatans, qui s'embarraſſent peu des ſuites de leurs opérations. Je vais vous montrer la maniere qu'ils nous ont propoſée pour les faire, non pas dans le deſſein que vous les mettiez en pratique, car je ſuis ſûr que vous les allez condamner, mais parce qu'il faut qu'un Chirurgien ſache le bon & le mauvais de ſa profeſſion, le premier pour le ſuivre, & le ſecond pour l'éviter,

Celui qui a cru avoir le mieux réuſſi, dit qu'il faut faire avec ce biſtouri droit M une inciſion lon-

gitudinale dans l'aine, qui ſuive le chemin que font
les vaiſſeaux ſpermatiques ; qu'ayant découvert
avec cette feuille-de-myrthe N, dont le bout eſt
en déchauſſoir, pour s'en ſervir en cas de beſoin,
la production du péritoine qui les enferme, il
la faut coudre de toute ſa longueur, y faiſant
la ſuture du Pelletier avec cette aiguille droite O,
enfilée d'un fil ciré ; que par ce moyen on retrécit
cette production trop dilatée, & on empêche l'inteſtin de s'y gliſſer. Celui qui a inventé cette opération, l'appelle irréprochable, parce qu'elle conſerve les vaiſſeaux & le teſticule dans leur entier ;
il lui a donné même le nom de Royale, parce
qu'en conſervant ces parties, elle laiſſe la liberté
au teſticule de faire ſa fonction, qui eſt de donner des ſujets à ſon Roi. Je n'ai jamais vu pratiquer cette opération, & je ne la crois pas aiſée à
faire ; car je ne puis pas m'imaginer qu'on puiſſe
retrécir la production du péritoine avec la même
facilité qu'on feroit un doigt de gant qui feroit
trop large. Thevenin lui-même, qui nous en
donne la deſcription, avoue qu'elle eſt difficile &
ſujette à la récidive.



D'autres ſe ſont perſuadé qu'il feroit plus avantageux de faire une opération qu'on appelle le
point doré ; mais elle n'a pas moins ſes difficultés
que la précédente : vous en jugerez. Ils veulent
que le malade étant couché ſur une table, la tête
plus baſſe que les feſſes, on lui faſſe une inciſion
tranſverſale dans l'aine, aſſez profonde pour découvrir les vaiſſeaux ſpermatiques contenus dans le
prolongement du péritoine, en évitant de les offenſer ; & qu'enſuite on prenne cette aiguille courbe
P emmanchée, qu'on aura enfilée d'un fil d'or
Q pour la paſſer par-deſſus les vaiſſeaux & la production ; puis ayant défilé l'aiguille, on tourne le
fil d'or avec cette pince R, deux ou trois tours,
prenant garde qu'il ne perce point trop les vaiſſeaux,

& qu'il permette au fang de couler dans leurs cavités: on coupe les extrémités du fil avec cette tenaille incifive S, & on le reploie pour le laiffer dans la plaie, faifant en forte que ce qui eft reployé ne bleffe point les parties. Ils veulent qu'on travaille à cicatrifer la plaie où ils laiffent le fil d'or; & ils difent que fouvent ce fil tombe de lui-même, & que, la plaie étant cicatrifée, on eft parfaitement guéri de la defcente.

Ceux qui fubftituent un fil de plomb à la place du fil d'or, penfent avoir mieux rencontré, difant que le plomb eft ami de l'homme, & que, n'étant pas fi pointu que le fil d'or, il peut refter enfermé dans la plaie fans bleffer. *Le fil de plomb peut être fubftitué au fil d'or;*

Les fils d'or & de plomb font défapprouvés par quelques-uns, qui veulent qu'on fe ferve d'un gros fil de chanvre ciré, qu'on paffe deux fois autour des vaiffeaux, fans le trop preffer; & que l'ayant lié & coupé proche le nœud qu'on en aura fait, on le laiffe dans la plaie, qu'on fera cicatrifer au plus tôt. *Et le fil de chanvre ciré au fil de plomb.*

Les Sectateurs de ces opérations prétendent que ces fils d'or, de plomb ou de chanvre, ferrant la production du péritoine, empêchent l'inteftin ou l'épiploon d'y tomber, & qu'ainfi elles fe doivent pratiquer à toutes les hernies faites par dilatation. Mais puifqu'il nous eft permis de réfléchir fur ces opérations, nous dirons qu'il peut en arriver deux inconvéniens très fâcheux, foit que le fil demeure dans la plaie, foit qu'il en forte.

Le premier, c'eft que dans un effort l'inteftin trouvant toujours les anneaux des trois mufcles de l'abdomen affez dilatés pour le laiffer fortir, il peut fe nicher entre la ligature & les anneaux, & y faire une hernie incomplette, & même un étranglement; & quoiqu'on faffe la ligature le plus proche des anneaux qu'il eft poffible, comme le prefcrivent les Auteurs, des efforts violens pourront toujours *Deux accidens à craindre de ces opérations.*

repouffer cette ligature, & la faifant defcendre ; laiffer la liberté aux parties de fe loger dans le domicile qu'elles s'étoient fait.

Le fecond accident qui arrive infailliblement fi le fil fort de la plaie, c'eft qu'en ce cas il doit avoir coupé les vaiffeaux, & par conféquent ôte la communication qu'ils avoient avec le tefticule, qui, devenant par-là inutile, châtre un homme, & le prive de la fécondité fans une néceffité abfolue ; ce qui rend ces opérations pernicieufes, & qui doit empêcher un Chirurgien de les mettre en pratique.

On a encore raffiné fur ces opérations ; & il y en a qui, afin d'épargner l'incifion qu'on faifoit pour découvrir la production du péritoine, prennent une aiguille courbe T, enfilée d'un gros fil de chanvre bien ciré ; & ayant paffé l'aiguille proche des anneaux par-deffous la production du péritoine, lient les deux bouts du fil fur une petite compreffe V, & les ferrent de temps en temps, jufqu'à ce que le fil ait coupé ce qu'il embraffoit, & qu'il tombe de lui-même. Cette opération ne doit pas être moins condamnée que les précédentes, parce qu'elle coupe & ruine les vaiffeaux qui rendoient le tefticule propre à la génération.

Une perfonne de la premiere qualité a néanmoins produit depuis peu à la Cour un de ces Opérateurs, & l'honorant de fa protection, le vante comme un homme incomparable, qui guérit toutes fortes de defcentes ; mais, en bonne juftice, de tels empiriques mériteroient une punition exemplaire.

Quelques Auteurs nous difent qu'on obtient la guérifon de ces defcentes par la Chirurgie, en deux manieres ; la premiere, en confervant le tefticule ; & la feconde, en ôtant le tefticule. Pour la premiere maniere, ils nous propofent les quatre ou

cinq

Autre opération.

Raifon qu'on a de la condamner.

4. Opérations auffi biamâbles que les précédentes.

cinq opérations que je viens de vous faire voir. Mais est-ce conserver le testicule, que de lui ôter ses fonctions ?

La seconde est d'ôter le testicule ; & voici comment ils s'y prennent. On fait dans l'aine une incision qui découvre les vaisseaux, & passant le doigt par-dessous, on fait sortir par la plaie le testicule enveloppé de ses membranes ; on lie les vaisseaux le plus proche des anneaux que faire se peut, on les coupe ensuite un demi-doigt au dessous de la ligature ; on laisse le bout du fil assez long pour le retirer quand la nature le sépare, en traitant la plaie à l'ordinaire. Cette maniere empêche certainement que la hernie ne se produise ; mais il est peu de gens qui, aux dépens de leurs testicules, demandent la guérison de cette infirmité.

Les Opérateurs ambulans sont adroits à séparer ces organes, sans que les spectateurs s'en apperçoivent ; ils font la ligature des vaisseaux avant que de tirer le testicule hors du scrotum, & avec leur petit doigt passé par-dessous ces vaisseaux qu'ils coupent, ils le font sortir & le cachent dans leur main, pour le mettre dans leur gibeciere sans être vus. On a connu un de ces Opérateurs qui ne nourrissoit son chien que de testicules : le chien se tenoit sous le lit ou sous la table, proche son maître, en attendant ce morceau friand, dont il le régaloit aussi-tôt après qu'il en avoit fait l'extirpation à l'insu des assistans, qui auroient juré que le patient avoit toujours ses parties.





Les testicules sont des parties si nécessaires à l'homme, qu'on ne doit les ôter que dans une nécessité très-pressante ; c'est pourquoi on condamne ces sortes d'opérations comme contraires aux Loix divines & humaines. Elles seroient cependant excusables sur un Religieux, qui préféreroit la guérison d'une hernie à ses testicules qui lui doivent être inutiles ; & il en tireroit pour lors deux avan-

Y

tages ; le premier, c'est que ces organes ne le tour-
menteroient plus ; & le second, c'est qu'il seroit
guéri d'une fâcheuse maladie (a).

(a) Il y a plusieurs autres especes de hernies dont l'Auteur ne parle point ici. Il arrive quelquefois qu'une portion
de la vessie se déplaçant, passe par l'anneau, & tombe
dans l'aine, ou même jusques dans le scrotum. Quoique
la vessie ne soit point renfermée dans le péritoine, néanmoins, comme elle y est attachée par son fond, la portion
de la vessie qui se déplace, ne peut pas descendre jusque
dans le scrotum sans entraîner avec elle une partie du péritoine, qui, passant par l'anneau, forme une espece de
cul-de-sac, où il est facile que l'épiploon & l'intestin s'engagent ensemble ou séparément.

*Histoire de l'Académie des Sciences, année 1713.*

M. Mery regardoit cette espece de hernie comme un vice
de conformation. Il allegue pour raison, que la vessie est
fortement attachée de toutes parts, qu'elle est d'une figure
ronde, que sa plénitude & son affaissement l'empêchent
également de passer par les anneaux, & qu'enfin l'espece
de hernie dont on parle seroit moins rare qu'elle n'est, si
elle avoit des causes occasionnelles. M. Petit n'est point de
ce sentiment, & croit qu'une fréquente suppression d'urine
& la grossesse peuvent être des causes accidentelles de cette
hernie.

*Histoire de l'Académie des Sciences, année 1717.*

La difficulté d'uriner & une tumeur qu'on voit dans
l'aine ou dans le scrotum, dans laquelle on sent de la fluctuation comme dans l'hydrocele, & qui disparoît lorsqu'on
la comprime, sont les signes auxquels on reconnoît cette
maladie. Cette tumeur est formée par une certaine quantité
d'urine renfermée dans la portion déplacée. La vessie est
alors partagée en deux parties qui ont communication
entre elles. Cette communication n'est quelquefois pas fort
libre, à cause d'un étranglement occasionné par l'anneau.
Dans ce cas on ne peut faire disparoître la tumeur qu'en la
pressant & l'élevant, ce qui force l'urine à retomber dans la
portion de la vessie qui est en place. Mais si la communication est libre, cette tumeur disparoît d'elle-même toutes
les fois que le malade urine ; car la portion déplacée est plus
haute que celle qui se trouve en place, & par conséquent
l'urine qui se trouve dans celle-là doit retomber d'elle-même
dans celle-ci, excepté dans le cas d'étranglement, où il faut
presser la tumeur.

Lorsqu'il y a étranglement, le vomissement ne survient
que rarement & fort tard. M. Petit remarque qu'il est

suivi du hoquet, au lieu que dans les autres hernies il en est précédé.

Si la hernie de vessie est un vice de conformation, la portion de la vessie passée par l'anneau est adhérente & ne peut être réduite. Il suffit donc de faire porter au malade un suspensoir, & de lui recommander de lever & de presser légérement la tumeur chaque fois qu'il urinera. Mais si cette hernie vient de quelque cause accidentelle, la portion de la vessie sortie par l'anneau pourra quelquefois être remise en place; après quoi l'on appliquera un bandage tel que pour le bubonocele, & l'on pourra espérer une cure radicale.

Les femmes sont sujettes à une espece de hernie de vessie qui leur est particuliere, & dont on a parlé plus haut. Messieurs Tolet & Ruysch nous fournissent chacun un exemple de cette espece de descente : on a rapporté en entier celui de M. Tolet. Peyer fait aussi mention d'une hernie semblable, avec cette différence néanmoins, qu'il ne trouva point de pierre dans la portion déplacée de la vessie. Cette hernie étant une suite de la relaxation & de la chute du vagin ou de la matrice, la guérison dépend aussi de la réduction de l'une ou de l'autre partie qui a entraîné la portion de la vessie.

Le ligament de Fallope forme une arcade sous laquelle, dans l'état naturel, passent seulement les tendons des muscles psoas & iliaque interne, & les vaisseaux cruraux. Le péritoine ferme sa partie intérieure; la graisse & quelques glandes conglobées, recouvertes de plusieurs fibres qui se détachent du fascia-lata, en ferment l'extérieure. Les parties flottantes du bas-ventre s'échappent quelquefois par-dessous cette arcade; & c'est ordinairement du côté de l'angle qu'elle fait avec l'os pubis, parce que les parties trouvent moins de résistance de ce côté, & que l'homme étant debout, cet endroit de l'arcade est le plus bas. Elles tombent dans le pli de la cuisse, où elles forment une tumeur qu'on appelle hernie crurale, à cause qu'elle se trouve le long de la route des vaisseaux cruraux. On a même vu les parties déplacées se prolonger jusqu'au milieu de la cuisse. Les signes de cette hernie sont les mêmes que ceux de la hernie inguinale, excepté que la tumeur ne se trouve pas dans l'aine comme à la hernie inguinale, mais dans le pli de la cuisse vers la partie supérieure & le long des vaisseaux cruraux. Quand on veut réduire les parties pas le taxis, il faut diriger vers l'ombilic le mouvement de la main, & faire lever le genou du côté où est la hernie; situation dans laquelle on doit aussi faire mettre le malade lorsqu'il y aura étranglement.

Y ij

Enfin il y a encore une derniere espece de hernie formée de parties forties du bas-ventre par le trou ovale, & qui se manifeste au dessous du pubis, proche des attaches des muscles triceps supérieurs & pectineus.

## FIG. XXII. DU BUBONOCELE.

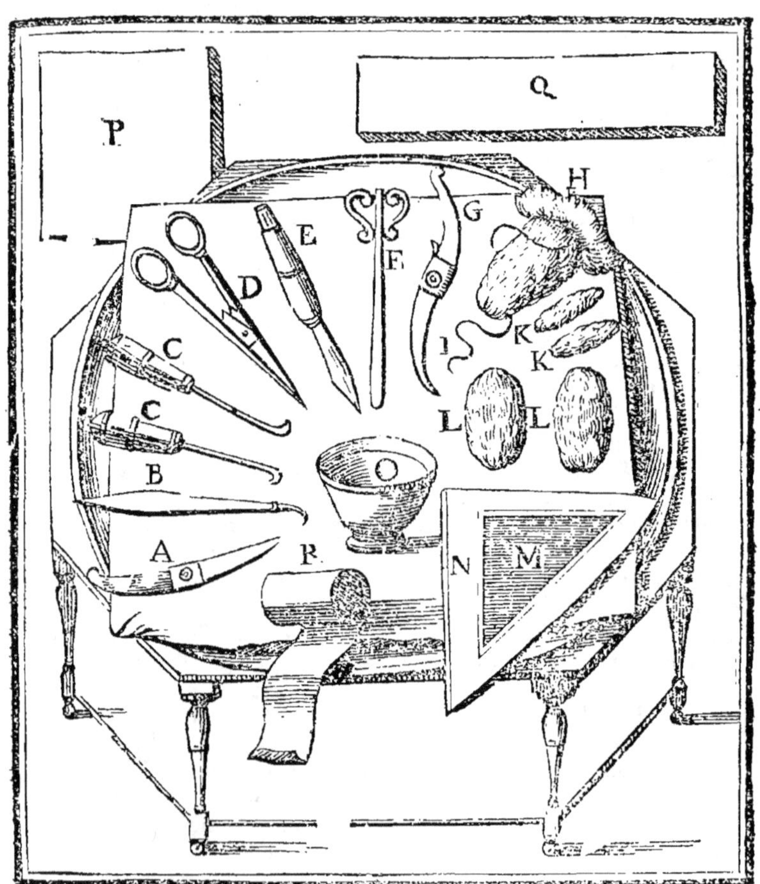


Du Bubono-
cele, & son
étymologie.

LE Bubonocele est une tumeur dans l'aine, qui a la figure d'un bubon, & qui est placée dans l'endroit où il vient. Son nom est dérivé de βυβών, qui signifie aine, & de κήλη, qui veut dire hergne ou descente; de sorte que cette tumeur est un bubon par ressemblance, & réellement une descente.

Le Chirurgien ne doit pas se tromper sur le jugement qu'il a à faire de ces sortes de tumeurs; car s'il alloit prendre un bubonocele pour un bubon, & que croyant y trouver de la matiere il l'ouvrît, il tueroit le malade; c'est pourquoi il faut qu'il examine ce mal, en observant que le bubon vient peu à peu, & le bubonocele tout d'un coup, s'informant si le malade avoit une hernie, & s'il n'a point fait quelque effort. S'il fait attention sur les accidens qui accompagnent ces maladies, il verra qu'au bubonocele il y a des douleurs violentes, que le vomissement ne cesse presque point tant que la tumeur subsiste, & que même ce qu'on vomit a l'odeur des matieres fécales; ce qui n'arrive point au bubon.

*Différence du bubon d'avec le Bubonocele.*

On a donné le nom de *miserere* à ces maladies lorsqu'elles sont dans leur paroxysme, parce qu'alors les malades sont dignes de pitié, & font compassion; ils demandent un très-prompt secours, qu'on se mettra en devoir de leur procurer en tâchant de faire rentrer dans le ventre ce qui en est sorti, & qui fait cette tumeur. Pour y parvenir, il faut essayer la réduction comme aux hernies; si on ne peut pas la faire, on mettra le malade la tête en-bas, & repoussant la tumeur avec plus d'adresse que de violence, on s'efforcera de la faire rentrer : quelquefois en versant de l'eau froide sur la tumeur, elle a été réduite. C'est au Chirurgien à mettre toutes sortes de moyens en usage pour en venir à bout; que si toutes ses peines deviennent inutiles, il faudra qu'il se serve du cataplasme suivant.

*De quelle maniere on travaille à soulager un homme affligé du miserere.*

Ayant pris des mauves & des guimauves avec leurs racines, du melilot & de la camomille, de chacun deux poignées, & un demi-litron de graines de lin concassées, on les fera bouillir dans trois pintes d'eau à gros bouillons & à grand feu, jusqu'à ce que les plantes soient pourries de cuire, & l'eau

*Préparation d'un cataplasme propre à ce mal.*

Y iij

toute confommée, pour paffer enfuite le réfidu par un tamis de crin; & quand on en aura une quantité fuffifante, on y ajoutera un morceau de beurre frais ou d'axonge de porc, des huiles de lis & de camomille, pour faire cuire le tout en confiftance de cataplafme.

*Comment on ufe de ce remede.*

Ce cataplafme fait d'herbes émollientes, doit être très-gras pour mieux amollir & relàcher; il le faut mettre fort épais, & le laiffer douze heures fur la partie; en le levant pour en fubftituer un nouveau, on tentera encore la réduction, qu'on obtient fouvent après l'ufage de ce cataplafme, fans être obligé d'en venir à l'opération (a).

*Danger du malade quand ces moyens ne réuffiffent pas.*

Si deux ou trois jours fe paffent fans qu'on ait pu faire rentrer cette hernie, fi la douleur & le vomiffement augmentent au lieu de diminuer, le Chirurgien doit avertir le malade du péril qui le menace, & lui propofer l'opération comme le feul moyen de lui fauver la vie: il faut auffi que, tirant à part les parens, il leur faffe voir le danger où le patient fe trouve, afin qu'ils lui confeillent de régler les affaires de fa confcience & de fa famille.

*De l'opération qui lui eft alors néceffaire.*

Quand un Chirurgien a parlé avec fermeté au malade, & qu'il l'a réfolu de prendre un des deux partis, qui font ou de fe réfoudre à mourir, ou de fouffrir l'opération, il n'y en a point qui ne choififfe celui de l'opération: on ne veut point mourir; & quoiqu'on foit affuré de fouffrir de grandes douleurs, on les préfere toujours à la mort. J'en ai vu même qui preffoient tellement, qu'ils ne vouloient pas donner le temps de préparer l'appareil; & j'en ai trouvé d'autres qui la fouffroient avec une patience angélique: ce qui fait voir qu'il n'y a rien qu'on n'endure pour éloigner cette derniere heure.

---

(a) Il ne faut point oublier, dans le cas d'étranglement, les fecours que l'on tire de la fituation convenable où l'on met le malade, & encore moins celui qu'on tire des faignées copieufes & réitérées fuivant fes forces.

Ayant fixé le temps & préparé l'appareil, tel que vous le voyez gravé fur la planche XXII, on approche le malade fur le bord du lit, obfervant que le côté où eſt la tumeur foit le plus fur le bord du lit, & par conféquent le plus proche de l'Opérateur, & on lui met un carreau fous les feffes; le Chirurgien étant agenouillé auprès du lit, & ayant placé un ferviteur à fa droite & un autre à fa gauche, pour le fervir, il commence à opérer en prenant la peau de deffus la tumeur, qu'il pince, & qu'il fait tenir par un ferviteur, pour la couper avec un biſtouri droit A : il fait une incifion de deux pouces de long, puis, écartant les lévres de la plaie, il déchire avec un déchauffoir B les membranes qui enveloppent la tumeur; il eſt aidé par deux garçons, qui, au moyen de ces deux érignes mouffes CC, éloignent encore les levres de la plaie. Il évite ici de fe fervir d'inſtrumens tranchans, de crainte d'offenfer l'inteſtin, qui eſt toujours très-proche de ces membranes; elles font néanmoins quelquefois fi dures, qu'on eſt obligé de les couper avec ce fcalpel E. C'eſt pour lors que la patience eſt requife, & qu'on doit aller doucement, dans l'appréhenfion de tout gâter, fi on fe preffoit d'expédier; car il n'y va pas moins que de la vie pour le malade fi on perce le boyau, & de la réputation du Chirurgien qui auroit fait cette faute.

Après avoir déchiré ou difféqué ces membranes, on découvre la poche qui renferme l'inteſtin; on l'ouvre doucement & avec grande circonfpection, en fe fervant du déchauffoir ou du fcalpel. Il ne faudra point s'étonner fi, après l'avoir un peu ouverte, on en voit fortir de la férofité; cette poche en contient prefque toujours : j'y en ai remarqué une fi grande quantité, que cette eau quelquefois rejailliffoit jufqu'au ciel du lit. Quand la liqueur eſt fortie, on introduit une fonde creufe F dans l'ouverture qui lui a donné paffage, & avec des cifeaux D, dont une branche eſt dirigée par la cannelure de la fonde,

Y iv

on ouvre la poche selon toute sa longueur, & on voit pour lors l'intestin à découvert : on tire au dehors une fois plus d'intestin qu'il n'en est entré dans la poche, afin que les matieres dont il est plein étant contenues dans un plus grand espace, facilitent la réduction de ce viscere. On prend ensuite la même sonde creuse F, qu'on introduit dans les anneaux des muscles par où le boyau est sorti, & la levant en en-haut, desorte que le boyau n'y soit point embarrassé, on coule la pointe du bistouri courbe G dans la cannelure de cette sonde, & le levant en même temps qu'on le retire, on coupe le bord du dernier anneau, qui est celui qui fait l'étranglement (*a*) : en l'incisant, on entend un bruit comme si on coupoit du parchemin. La plaie étant débarrassée de la sonde & du bistouri, on y porte le doigt pour sentir si le passage est libre, & s'il est bien débridé ;



(*a*) On ne sauroit prendre trop de précaution pour s'éloigner des parties dont la section seroit dangereuse, ou pourroit retarder l'opération. Ainsi, quoique l'artere épigastrique passe derriere le cordon spermatique, & que les parties qui forment la hernie se trouvent dessus ce cordon, il faut néanmoins, pour éviter ce vaisseau, porter du côté des os des iles la sonde sur laquelle on glisse le bistouri demi-courbe.

Quand la hernie est nouvelle, & que les accidens d'étranglement n'ont point été violens, la méthode de M. Petit, dont on a déjà parlé au sujet de la hernie ventrale, est de débrider l'anneau après avoir découvert le sac herniaire, & de réduire les parties avec le sac qu'on n'ouvre point. L'avantage de cette méthode, est qu'on ne fait point d'incision au péritoine. On met sur l'ouverture de l'anneau une petite pelote, telle qu'elle a été décrite ; on garnit le reste de la plaie de bourdonnets & de plumaceaux mollets, & l'on applique le reste de l'appareil à l'ordinaire. Néanmoins lorsque la hernie est ancienne, qu'elle a été accompagnée d'accidens violens & qui ont duré long-temps, qu'il y a lieu de craindre l'altération des parties ou un abcès dans le sac, que ces parties contenues dans la tumeur sont en grande quantité, & que l'on craint un étranglement de la part du sac herniaire, M. Petit avertit que cette méthode seroit dangereuse.

alors, faisant rentrer l'intestin peu à peu, on continue jusqu'à ce qu'il soit tout remis dans la capacité
du ventre, ayant observé de repousser le premier
ce qui en étoit sorti le dernier ; puis on dit au malade
de se remuer un peu à droite & à gauche, afin que
par ces mouvemens les intestins reprennent chacun
leur place ordinaire.

S'il n'y avoit que l'intestin dans la tumeur, l'opération seroit finie quand il seroit rentré ; mais si l'é-
piploon étoit sorti avec lui, il ne doit pas être remis avant que d'avoir été lié, car, peu de temps
après que l'épiploon a été touché de l'air, il s'altere,
& il faut faire l'extirpation de ce qui en a été corrompu ; c'est pourquoi on prendra un fil où il y ait
une aiguille enfilée à l'un des bouts, & avec ce fil
on liera la partie de l'épiploon qui étoit dans la
tumeur ; & après l'avoir liée & nouée, on passera
l'aiguille à travers l'épiploon noué, afin que le fil
ne coule pas ; puis on coupera avec des ciseaux





Pour débrider l'anneau avec plus de sûreté, on a inventé
plusieurs instrumens différens, par exemple, la sonde dont
on a parlé dans une des remarques précédentes, & le
bistouri herniaire M, qui est composé d'une sonde courbe
& d'une lame qui y est cachée. On porte l'extrémité de ce
dernier instrument au delà de l'étranglement, prenant garde
d'engager l'intestin entre lui & la partie qu'on doit couper :
on met le pouce sur une petite plaque qui fait sortir le
bistouri, &, en élevant un peu l'instrument & le tirant à soi,
on débride l'anneau. Feu M. Thibaut vouloit que le tranchant de la lame fût du côté convexe. M. le Dran en a
imaginé un autre L à peu près semblable, & dont la différence consiste en ce qu'il est droit, & qu'en pressant la petite
plaque le corps de la lame sort de la sonde, pendant que sa
pointe y demeure toujours cachée.

Si l'on ne peut pas faire rentrer les parties après avoir
débridé l'anneau, c'est une marque qu'il y a un étranglement au delà. En ce cas on introduit jusqu'à l'étranglement
le doigt index, sur lequel on glisse à plat un bistouri à
bouton, ou l'on introduit une sonde cannelée, sur laquelle
on fait glisser un bistouri pour couper la bride qui forme
l'obstacle ; ce qu'il faut faire avec beaucoup de circonspec-
tion, de peur d'endommager l'intestin.

l'épiploon au deſſous du nœud, & on repouſſera ce qui eſt noué, c'eſt-à-dire la portion ſaine, au dedans de l'abdomen le plus diligemment qu'il ſe pourra.

Il faut obſerver deux choſes dans la ligature de l'épiploon ; la premiere, qu'en la faiſant, on doit tirer aſſez de ce viſcere au dehors pour la faire ſur une partie de l'épiploon qui n'a pas encore été altérée par l'air ; & la ſeconde, c'eſt que la ligature étant faite, il faut laiſſer un bout de fil de la longueur d'un pied, qui ſorte de la plaie, pour pouvoir retirer le nœud fait à l'épiploon quand la nature l'aura ſéparé (a).

(a) Outre les remarques que l'Auteur fait ici au ſujet de l'épiploon, on en ajoutera quelques-unes qui ne paroiſſent pas moins eſſentielles.

Avant que de faire la ligature de l'épiploon, il faut examiner s'il n'enveloppe point quelque portion d'inteſtin ; car il ſeroit dangereux de la comprendre dans la ligature. Si la portion d'épiploon renfermée dans le ſac herniaire n'eſt pas conſidérable ni totalement mortifiée, il faut la réduire dans le ventre, parce que la chaleur naturelle la rétablira. Mais ſi l'on trouve une grande partie d'épiploon dans le ſac herniaire ( ce qui arrive ſouvent lorſqu'on néglige la réduction des hernies ), il faut la lier & la couper, quand même elle ſeroit ſaine ; car le long ſéjour qu'elle a fait hors du ventre, ou la groſſeur à laquelle elle eſt parvenue, la rend, pour ainſi dire, étrangere à l'égard de ſon lieu naturel, où l'on ne pourroit pas la faire rentrer, ſans expoſer le malade à des accidens très-dangereux. Quand la quantité de l'épiploon contenue dans le ſac herniaire oblige de faire la ligature près de l'eſtomac ou de l'arc du colon, il faut alors faire pluſieurs ligatures à côté l'une de l'autre, au lieu d'une ſeule, qui pourroit incommoder les deux parties dont on vient de parler. Enfin, quoique la crainte de l'hémorragie ait porté preſque tous les Auteurs à preſcrire de faire la ligature à l'épiploon avant de le couper, voici néanmoins un cas où l'on s'eſt écarté de cette regle générale, ſans qu'il en ſoit arrivé d'accident.

Un homme s'étant donné deux coups de raſoir, l'un à la gorge & l'autre au ventre, s'emporta deux portions conſidérables de l'épiploon. M. Verdier, qui fut appelé, trouva que la plaie du bas-ventre donnoit iſſue à une partie

*Extrait d'une Séance publique de l'Académie de Chirurgie, Mercure d'Août 1734.*

Toutes les opérations du bubonocele ne font pas fi aifées à faire que celles que je viens de vous enfeigner. Il y a fouvent des circonftances qui la rendent très-difficile ; l'adhérence en eft une des plus embarraffantes & des plus pénibles, comme je l'ai vu quelquefois, & entre autres à un porteur de bled à Paris, qui avoit une vieille defcente négligée, l'inteftin faifant fa réfidence dans le fcrotum, où, par un long féjour, & par des vifcofités ordinaires dans ces parties, il s'étoit attaché aux membranes voifines ; & par un nouvel effort une autre partie des boyaux s'étoit gliffée dans les anneaux des mufcles, & il s'y étoit fait un étranglement qui obligea de faire l'opération. Ce dernier boyau réduit, je trouvai le premier très-adhérent ; il fallut le difféquer avec un fcalpel pour le dégager, ce que je fis avec beaucoup de patience, dans la crainte d'ouvrir l'inteftin ; je coupai plutôt de la membrane du fcrotum que de celle de ce conduit, & enfin je réuffis ; le malade guérit, & il n'eut plus de defcente le refte de fa vie, quoiqu'il continuât de porter du bled (a).

de l'inteftin jejunum & de l'arc du colon, fur lequel on voyoit encore des portions fort courtes de l'épiploon. Comme cette partie avoit été déchirée très-près de fon attache, on n'auroit pu en faire la ligature fans expofer le bleffé à des accidens très-dangereux. D'ailleurs les vaiffeaux, quoique déchirés très-près de leur origine, ne rendoient plus de fang, foit parce qu'ils étoient reftés toute la nuit à l'air, foit parce que les plaies faites par déchirement en rendent quelquefois fort peu. M. Verdier fe contenta de dilater la plaie des tégumens, & de réduire les parties. Il fit enfuite la gaftroraphie à l'ordinaire, & le malade guérit parfaitement.

(a) Lorfque cette adhérence vient de l'inflammation des parties, c'eft-à-dire qu'elle eft caufée par une certaine humeur vifqueufe qui tranfpire des parties enflammées, il eft aifé d'y remédier en paffant le doigt entre les parties, qui ne font, pour ainfi dire, que collées enfemble. Mais fi cette union des parties eft intime, il faut les laiffer au dehors, & fe contenter, comme les Praticiens de nos jours, de les

Je fis cette opération à la femme d'un Tailleur, logée dans la rue du Bel-air à Verfailles, en préfence de M. Moreau, premier Médecin de Madame la Dauphine ; l'inteftin étant réduit, je le priai de mettre le doigt dans la plaie, pour lui faire connoître que le tout étoit rentré dans fa place. Ayant panfé la malade, nous fortîmes enfemble ; & nous en retournant, il me dit que cette femme en mourroit. Je lui demandai fur quoi il en portoit un tel jugement ? Il me dit que le boyau étoit crevé, parce que fon doigt fentoit la matiere fécale. Je l'affurai que cet inteftin étoit dans fon entier, & que mes doigts fentoient encore plus mauvais que le fien, parce qu'ils avoient refté davantage dans la plaie ; & de fait la malade guérit, & fe porte bien encore aujourd'hui, quoiqu'il y ait plus de quinze ans qu'elle

mettre à l'aife en levant l'obftacle qui forme l'étranglement. Car fi l'on vouloit, en fuivant le fentiment de notre Auteur, faire la diffection des parties pour les féparer, l'opération deviendroit beaucoup plus dangereufe, parce qu'on feroit beaucoup plus de temps à la faire, & qu'il femble impoffible de féparer l'inteftin d'avec le fac, fans ouvrir l'inteftin. Lorfque la quantité des parties forties empêche d'en faire la réduction, ce qui arrive à ces anciennes hernies qui font devenues fort groffes parce qu'on les a négligées, il faut fuivre la méthode qu'on vient de propofer dans le cas d'adhérence intime. Il eft pourtant bon de rapporter à ce fujet une obfervation effentielle, qui a quelque rapport avec celle dont l'Auteur fait mention ici. M. Morand, à qui on la doit, fit l'opération à une perfonne dont la defcente étoit fort confidérable. Mais, quoique l'anneau fût bien débridé, les accidens de l'étranglement ne cefferent pas. Il en chercha la raifon, & il trouva qu'une petite portion d'inteftin qui avoit depuis peu paffé par l'anneau, étoit étranglée par les parties anciennement tombées. Il la réduifit fans remettre les autres parties tombées, & les accidens cefferent auffi-tôt.

Quoique les parties ne foient pas réduites, les accidens ceffent, & le canal inteftinal fait fes fonctions avec facilité, pourvu qu'il n'y ait plus d'étranglement. Ces parties qu'on laiffe hors du ventre rentrent elles-mêmes peu à peu après l'opération, & il fe fait une cicatrice qui les recouvre.

a fouffert l'opération. Cette mauvaife odeur provenoit de ce que le plus liquide des matieres fécales enfermées & preffées dans l'inteftin avoit paffé par fes porofités comme par un tamis très-fin, & avoit fait cette impreffion de puanteur dont nous nous étions apperçus, ce qui n'a pas empêché que la malade n'en foit réchappée.

*D'où vient la mauvaife odeur qu'on fent dans la plaie.*

Il y a un malheur à craindre dans cette opération ; c'eft que fouvent, pour avoir attendu trop tard, on trouve le boyau gangrené & pourri, qui fe déchire comme du papier mouillé : cela arrive d'ordinaire aux gens de qualité qui different long-temps à prendre leur parti, à caufe du grand nombre de perfonnes qui leur font attachées, & qui leur propofent plufieurs remedes qu'ils veulent faire avant que de fe foumettre à l'opération, qui par ce retardement eft devenue inutile ; ce que le Chirurgien doit connoître par la rougeur ou par la lividité qu'on peut remarquer à la tumeur, par la diminution des forces du malade, par l'augmentation des fymptômes, & par l'ancienneté de la maladie. Dans un état fi déplorable, le Chirurgien ne doit point entreprendre l'opération, puifqu'il n'y a plus d'éfperance de guérir (*a*).

*Pourquoi il eft dangereux de différer l'opération.*

*Signes aufquels on reconnoît qu'elle eft inutile.*

(*a*) Plufieurs expériences ont appris que la gangrene de l'inteftin n'eft pas une maladie abfolument incurable, comme le penfe notre Auteur, car il eft arrivé qu'après la réduction des parties, une portion d'une ou de plufieurs, ou même de toutes les tuniques de l'inteftin font tombées en pourriture, & qu'on a fait l'opération à des hernies dont les parties étranglées étoient vifiblement gangrenées, fans que le malade en foit mort.

Un malade à qui M. Arnaud avoit fait l'opération de la hernie à caufe d'un étranglement, rendit quelques jours après par l'anus, avec fes excrémens, une portion d'inteftin qui formoit encore un canal, & qui paroiffoit être une exfoliation que la nature avoit faite de quelques-unes des tuniques internes de cette partie : M. Morand m'a montré cette piece. Le malade, qui guérit, a toujours confervé le cours ordinaire des excrémens par l'anus.

A l'ouverture des cadavres des perſonnes à qui on avoit fait l'opération de la hernie, j'ai trouvé l'inteſtin adhérent aux parties voiſines, à cauſe de l'exfoliation de quelques-unes des tuniques externes, qui s'étoit faite après l'opération.

J'ai vu auſſi plus d'une fois les excrémens ſortir de la plaie quelques jours après l'opération, ce qui ſuppoſe qu'il s'étoit fait une ouverture à l'inteſtin par l'exfoliation de toutes ſes tuniques.

Tous ces effets viennent de la violence de l'inflammation, qui ne s'étant pas réſolue après la réduction des parties, s'eſt terminée par la pourriture d'une partie de quelques-unes ou même de toutes les tuniques de l'inteſtin.

Dans le dernier cas, l'ouverture de l'inteſtin eſt plus ou moins grande, ſelon que l'impreſſion gangreneuſe a plus ou moins d'étendue. On pourroit craindre alors l'épanchement des matieres ſtercorales dans le ventre; mais la pente que les parties qui ont été étranglées ont vers le lieu d'où on les a dégagées, fait que l'ouverture de l'inteſtin ſe trouve preſque toujours vis-à-vis l'anneau, & par conſéquent à peu près parallele à l'ouverture externe. D'ailleurs l'inteſtin contracte très-ſouvent, dans le temps de ſon inflammation, des adhérences qui ne lui permettent pas de s'éloigner beaucoup de l'anneau, ce qui procure une iſſue aux matieres ſtercorales

Cette ſéparation de la partie pourrie de l'inteſtin ſe fait communément le deux ou troiſieme jour après l'opération, & quelquefois même beaucoup plus tard.

Voyons préſentement comment le Chirurgien ſe doit comporter lorſque l'inteſtin eſt gangrené. Si dans le temps de l'opération, le ſac herniaire étant ouvert, il trouve une petite portion d'inteſtin qui ayant été pincée par l'anneau ſoit pourrie & percée, de ſorte que les matieres ſtercorales ſortent librement par la plaie, il doit juger que l'inteſtin n'étant plus bleſſé par l'anneau, la dilatation de l'anneau devient inutile & pourroit même être dàngereuſe.

Si l'on voit que l'inteſtin étranglé ſoit fort altéré, quoiqu'il ne ſoit pas ouvert, il peut l'ouvrir dans le lieu de ſon altération, comme l'ont fait quelques Praticiens *; on empêche par ce moyen le progrès de la pourriture, qui ſeroit peut-être ſuivi d'accidens fâcheux : d'ailleurs, cette ouverture ſe feroit d'elle-même quelque temps après. Dans ce dernier cas comme dans le premier, il doit laiſſer les parties au dehors; il ne doit point non plus débrider l'anneau, pourvu que les matieres fécales ſortent par la plaie. Quand l'inteſtin eſt ouvert par la pourriture, il panſera la plaie molle-

* Obſerv.<br>60 de M. le<br>Dran.

ment & platement avec de simples plumaceaux; il les trempera dans quelque liqueur médiocrement spiritueuse, qu'il appliquera sur l'intestin s'il est hors du ventre; il pansera le reste de la plaie avec des plumaceaux secs en premier appareil, & dans la suite avec un digestif simple; il couvrira le tout de compresses, qu'il soutiendra avec un bandage simplement contentif, ou avec le spica; il fera sur le ventre des embrocations émollientes & des fomentations de plantes de même vertu, & les renouvellera de deux en deux heures; enfin il saignera après l'opération, & réitérera la saignée selon les forces du malade, les accidens qui surviendront, & l'état du ventre.

Lorsque les symptômes de l'inflammation seront entièrement passés, il ne fera plus d'embrocation ni de fomentation; mais le malade observera un régime très-exact jusqu'à sa parfaite guérison.

On doit panser souvent ces sortes de plaies où l'intestin est ouvert, afin de les nettoyer des matieres stercorales que l'intestin fournit continuellement, & d'empêcher les érysipeles & les excoriations que l'âcreté des matieres occasionne quelquefois aux environs de la plaie. Si malgré cette précaution ces accidens surviennent, il faut y remédier, en trempant les compresses dans de l'eau de sureau & une dixieme partie d'eau-de-vie mêlées ensemble, ou bien en appliquant sur la partie un linge couvert de cérat de Galien.

Après l'opération, presque toutes les matieres stercorales sortent par la plaie extérieure; il y en a très-peu & même quelquefois point du tout, qui prennent leur cours par l'anus. Mais lorsque la pourriture est entièrement détachée, & que l'inflammation est passée, l'intestin ouvert se recolle entièrement aux environs de l'anneau, ou à quelques parties voisines; & si on l'a laissé hors du ventre, il se retire quelquefois insensiblement en dedans. Son ouverture se referme alors peu à peu, les excrémens passent en plus petite quantité par la plaie, & reprennent leur cours; enfin l'ouverture se bouche entièrement, & les matieres ne sortent plus que par l'anus.

On croyoit autrefois qu'il étoit très-difficile ou même impossible que les matieres reprissent leur cours ordinaire; mais plusieurs expériences ont désabusé les Praticiens de cette opinion. Néanmoins, lorsque la perte que l'intestin a faite de sa substance est fort considérable, c'est-à-dire qu'elle est de la grandeur de plusieurs travers de doigts, ils tâchent de former dans l'aine, comme ont fait quelques anciens Praticiens, un anus artificiel, en conservant vis-à-vis l'anneau la portion d'intestin qui répond à l'estomac, s'il est possible de le reconnoître, & en abandonnant celle qui conduit à l'anus. Le succès que cette méthode a eu en quelques occasions, l'a fait regarder comme une merveille de l'Art. Mais M. de la Peyronie, Ecuyer, Conseiller, premier Chirurgien du Roi, en a fait une bien plus grande, en procurant, sans le secours de cet anus artificiel, la guérison des malades qui avoient une très-grande portion d'intestin gangrenée.

C'est sans doute faire plaisir au Lecteur, que d'inférer ici l'extrait d'un Mémoire que cet illustre Chirurgien a envoyé à l'Académie de Chirurgie. On trouve cet extrait dans le Mercure de France, du mois de Juillet 1732, page 1593.

» La cure dont ce Mémoire contient le détail, prouve
» qu'un courage éclairé peut souvent trouver dans l'Art
» des ressources pour les maladies les plus désespérées.

» Un homme âgé de 63 ans, étoit attaqué depuis près
» de 30 ans d'une hernie, qu'il avoit jusqu'alors contenue
» avec succès, au moyen d'un bandage ; mais ayant né-
» gligé de s'en servir depuis deux ans, il tomba dans l'ac-
» cident de l'étranglement. Il n'eut recours à M. de la
» Peyronie que le huitieme jour de l'accident ; & quoi-
» qu'alors l'augmentation considérable de la tumeur, sa
» tension & celle de tout le ventre, la violence des dou-
» leurs, le hoquet, le pouls concentré, la lividité & la
» pourriture qui déjà avoient paru à l'extrémité de la tu-
» meur, & qui promettoient la sortie des matieres fécales ;
» quoique tous ces désordres annonçassent une mort pro-
» chaine, M. de la Peyronie espéra assez de secours de la
» Chirurgie pour entreprendre l'opération. Ayant ouvert
» le sac herniaire dans toute son étendue, il trouva six
» ou sept pouces des intestins gréles entierement gangre-
» nés, & criblés de trous qui laissoient sortir les matieres
» fécales. Il dilata l'anneau ; &, après avoir tiré un peu
» les intestins pour s'assurer du progrès de la gangrene, il
» emporta toute la portion du canal qui parut gangrenée
» au point de ne pouvoir être ranimée. Il fit ensuite au
» mésentere un pli de façon à boucher les deux bouts flot-
» tans de l'intestin ; &, par un point d'aiguille fait à ce
» pli, il assujettit les deux bouches du canal intestinal. Il
» fit enfin avec les extrémités du fil une anse qui resta
» au dehors, & servit à retenir vers le haut de la plaie
» l'ouverture de l'intestin ; précaution sans laquelle cet
» intestin, qui n'avoit contracté aucune adhérence aux
» environs de l'anneau, eût pu faire dans la cavité du
» ventre un épanchement de matieres fécales qui eût été

» mortel ;

» mortel : on eut grand foin dans les panfemens de leur
» laiffer une iffue libre. Le vingt-cinquieme jour de l'opé-
» ration, le lien du méfentere fe fépara, & au bout de
» fix femaines les excrémens ne fortirent plus avec la
» même abondance, le malade en rendant une partie par
» les voies ordinaires. La plaie n'a cependant été cica-
» trifée qu'au bout de quatre mois, & après que le malade
» fe fut réduit à une nourriture très-légere & prife en temps
» éloigné.

» Cette maladie, toute fâcheufe qu'on vient de la re-
» préfenter, étoit encore compliquée d'un gonflement
» très-ancien & très-confidérable au tefticule, qu'on fut
» obligé d'emporter, malgré la groffeur du cordon fper-
» matique qui avoit près de deux pouces de diametre, &
» dont l'engorgement fe continuoit fort avant dans le
» ventre. M. de la Peyronie lia le cordon à la hauteur des
» anneaux, il le coupa un pouce au deffous. Cette pre-
» miere ligature, quoiqu'extrêmement ferrée, s'étant lâ-
» chée, & un champignon fort gros, & qui paroiffoit
» carcinomateux, s'étant élevé de l'extrémité du cordon
» coupé, il fit au bout de quelques jours une nouvelle
» ligature, & emporta ce champignon. Le dix-huitieme
» jour cette derniere ligature tomba, & le cordon fe dé-
» gorgea entiérement par la fuppuration. M. de la Peyronie
» fait obferver que ce gonflement étoit la fuite d'une caufe
» externe........ A l'égard de la gangrene de l'inteftin,
» M. de la Peyronie a plus d'une fois mis heureufement en
» pratique la méthode qu'il expofe. Il eft même fait mention
» dans l'Hiftoire de l'Académie Royale des Sciences, année
» 1723, des fuites heureufes d'une femblable opération qu'il
» fit en 1712 «.

On peut joindre à l'exemple de M. de la Peyronie,
celui de M. Ramdorhé, qui avoit entrepris de guérir,
fans le fecours d'un anus artificiel, une femme incommodée d'une hernie inguinale, qui avoit été fuivie d'une
inflammation confidérable, & de la pourriture d'une très-
grande partie de l'inteftin & du méfentere. Il coupa cette
partie gangrenée, qui étoit de la longueur d'environ deux
pieds, & qui étoit fortie par une ouverture que la pourriture s'étoit faite d'elle-même. Il rapprocha les deux extrémités faines de l'inteftin, il en fit entrer une dans l'autre,
& les tint en cet état par le moyen d'un point d'aiguille.
Le fuccès fut fi heureux, que dès le lendemain de l'opération les excrémens reprirent leur cours ordinaire ; ainfi la
malade fut bientôt guérie. Après avoir vécu un an en bonne
fanté, elle mourut d'une pleuréfie. A l'ouverture de fon

Commer-<br>cium Littera-<br>rium, &c. an.<br>1731 femeftre<br>prius.

Z

L'inteſtin & l'épiploon étant rentrés dans l'abdomen , le malade ne ſent plus de douleur, la
tranquillité ſuccede aux plaintes qu'on lui entendoit faire , & il goûte dans ce moment les fruits
de l'opération. Mais avant que de le panſer, on
obſervera deux choſes pour rendre l'opération
parfaite ; la premiere, c'eſt de couper toutes les
membranes qui faiſoient la poche ; & la ſeconde,
c'eſt que ſi la hernie étoit tombée de l'aine dans
le ſcrotum , il faudroit l'ouvrir tout de ſon long ,
afin d'empêcher qu'il ne fît un ſac dans ſon fond ,
qui recevroit les matieres au temps de la ſuppuration.

Toutes ces circonſtances obſervées , l'opération
eſt finie ; il s'agit de panſer la plaie au plus tôt.
On commence par mettre la tente H , qui ſera
enduite pour cette premiere fois , auſſi bien que
les plumaceaux , de jaunes d'œufs mélangés avec

*Deux cir-conſtances à obſerver pour accomplir l'o-pération.*

*Panſement du malade.*

cadavre , on trouva que les deux extrémités de l'inteſtin
qu'on avoit rapprochées , étoient parfaitement réunies &
adhérentes à la cicatrice.

On a dit que le malade doit obſerver un régime de
vie très-exact tant que l'inteſtin eſt ouvert ; il ne doit
prendre alors que de la gelée , du bouillon , & de la
tiſane. Quand les excrémens ont repris leur cours ordinaire,
il faut prendre de temps en temps , & en petite quantité,
quelques nourritures plus fortes , telles que la crême de
riz ou d'orge , quelques petites panades ou ſoupes très-
légeres.

Lorſqu'il eſt parfaitement guéri , il doit toujours ſe ménager avec beaucoup de ſoin ; car l'abondance des alimens
peut lui cauſer des coliques très-douloureuſes , & quelquefois mortelles. L'inteſtin qui a été ouvert ſe trouve alors
rétréci dans le lieu où il s'eſt cicatriſé , ce qui empêche le
paſſage des alimens , lorſqu'ils ſont en trop grande quantité.
A l'ouverture des cadavres de perſonnes mortes dans ces
ſortes de coliques , on a vu que les alimens , n'ayant pu
paſſer par le lieu du rétréciſſement , avoient crevé l'inteſtin ,
& étoient tombés dans le ventre , ce qui avoit occaſionné la
mort.

de l'huile : il faut que cette tente soit chape-
ronnée & attachée à un fil I, & qu'elle soit assez
grosse pour occuper l'ouverture des anneaux, &
même qu'elle y entre de force (a); on remplit

(a) Une tente mise avec force dans l'anneau, comme
l'Auteur le recommande ici, distend considérablement les
fibres aponévrotiques, & comprime les vaisseaux voisins,
ce qui cause quelquefois douleur, gonflement, inflammation, abcès & pourriture aux parties voisines ; elle peut
détruire les adhérences, qu'il est essentiel de conserver
quand l'intestin doit s'ouvrir ou qu'il est ouvert : elle peut
encore le blesser en le touchant par son extrémité. Si cette
tente est mollette & petite ; & qu'étant introduite elle ne
déborde pas l'anneau du muscle oblique externe, il paroît
qu'elle ne sera pas d'une grande utilité. On la met pour
conserver une communication du dedans au dehors. Ce
qui peut interrompre cette communication, ce n'est pas
que l'anneau puisse de lui-même se fermer, car il n'est
autre chose que l'écartement des fibres aponévrotiques
du muscle oblique externe, qui ne peuvent jamais se rapprocher ; mais ce sont les parois du sac herniaire, qui,
en se rapprochant & se collant ensemble, peuvent le boucher. Les chairs qui croissent du fond de la plaie concourent à ce même effet. C'est ainsi que l'anneau se referme, mais cela ne se fait que peu à peu ; de sorte que
dans les commencemens les matieres stercorales ont une
issue par la plaie, en cas que l'intestin vienne à s'ouvrir,
comme on l'a vu plusieurs fois. L'anneau ne se trouve pas
même si bien bouché, qu'après la parfaite guérison les
parties ne se fassent un passage, si on négligeoit l'usage
du brayer. Comme ce sont les parois du sac herniaire,
ouvert & coupé en partie, qui peuvent, en se rapprochant, commencer à boucher l'anneau, on peut prévenir
cet effet en les écartant toutes les fois qu'on pansera le
malade, & en mettant entre ce sac ainsi développé, & sur
l'anneau, une petite pelotte mollette, trempée dans quelque
liqueur spiritueuse, pour éviter la suppuration de cette
membrane. Cette pelotte est la même que l'on a proposée
dans une remarque plus haut, & dont la plupart des Praticiens de nos jours se servent avec succès au lieu de tente.
Par ce moyen on conserve sans aucun danger une ouverture nécessaire, en cas que l'intestin vienne à s'ouvrir, ou
que quelques-unes de ses tuniques externes viennent à s'exfolier.

Z ij

de bourdonnets KK le refte de la plaie ; on la couvre avec des plumaceaux plats LL ; on met l'emplâtre M, & par-deffus la compreffe N, qui fera épaiffe, pour mieux contenir la partie. On fera fur le ventre & fur les bourfes une embrocation d'huile rofat contenue dans la taffe O ; on appliquera la compreffe carrée P fur le ventre, & la longitudinale Q fervira de trouffe au fcrotum. Ces compreffes feront trempées dans du vin chaud, & la bande R les retiendra toutes. Le bandage eft un inguinal, qui a la forme du fpica, dont les circonvolutions fe feront autour du corps & de la cuiffe, la bande remontant entre la cuiffe & les bourfes comme au bandage des hernies, pour faire auffi une croix dans l'aine ; & chaque fois qu'elle y paffe, on y attache une épingle, afin de rendre le bandage plus ferme.



Un Médecin qui a écrit des Opérations, confeille de ne point faire ici de bandage, d'approcher les cuiffes l'une de l'autre, & de les attacher avec une petite bande qu'on nomme jarretiere, pour les empêcher de s'écarter, de même qu'on en ufe à l'égard de ceux qu'on vient de tailler. Il en parle dans cette occafion comme beaucoup de Savans à qui dans le cabinet il naît des penfées que la pratique détruit ; cette idée eft du nombre. S'il avoit exécuté plufieurs fois l'opération que nous examinons, ou qu'il eût un peu réfléchi en la voyant faire, il feroit convaincu que la principale intention qu'on y doit avoir, eft de fi bien fermer & bander la partie ouverte, que les inteftins & l'épiploon, qui ont une difpofition à fortir, ne le puiffent faire ; car, pour peu qu'on leur en laiffât la liberté, ils retomberoient encore plus aifément qu'avant l'opération, parce que les anneaux coupés leur en ouvrent mieux le chemin. Si à la taille on ne met qu'un bandage fimplement contentif, c'eſt qu'on a intention de laiſſer ſortir les grumeaux de ſang & le gravier ; mais ici on en a une toute oppoſée, ſavoir, d'empêcher que ce qui eſt rentré dans le corps n'en puiſſe reſſortir ; & il n'y a que le bandage qui rempliſſe ce deſſein.

Quoique l'opération ſoit bien faite, & que par conſéquent les vomiſſemens duſſent finir, ils continuent ſouvent pendant quelques jours ; mais il ne faut pas s'en étonner : cela arrive, parce que le mouvement périſtaltique des boyaux étant de pouſſer en en-bas ce qu'ils contiennent quand les choſes ſont dans leur état ordinaire, prend une direction toute contraire dans le temps de l'étranglement. Lorſque, le paſſage étant bouché, les matieres ſont obligées de revenir en haut par un mouvement antipériſtaltique qui dure quelques jours après l'opération, les boyaux n'ayant pas encore repris leur reſſort & leurs contractions naturelles, il y en a qui font avaler au malade des balles de plomb : mais cette pratique eſt dangereuſe ; il eſt plus à propos de lui donner quelques verres de tiſane laxative, pour conduire les matieres par le chemin qu'elles doivent tenir. J'en ai donné toujours heureuſement ; & auſſi-tôt que le malade avoit fait une ſelle, le vomiſſement ceſſoit. J'ai l'obligation de cette pratique à M. Moreau, premier Médecin de Madame la Dauphine, à qui je l'ai vu ordonner pluſieurs fois avec ſuccès.

En allant au devant de Madame la Ducheſſe de Bourgogne, nous ſéjournâmes quelques jours à Lyon. Dans ce temps-là M. Pariſot, habile Chirurgien de Lyon, fit l'opération du bubonocele à une Demoiſelle dans le Couvent des Nouvelles Converties. Les Médecins s'alarmerent de ce que les vomiſſemens n'étoient point ceſſés auſſi-tôt que l'opération eut été faite ; &, ſuivant leur coutume, ils en accuſerent l'Opérateur, diſant qu'il n'avoit

Pourquoi les vomiſſemens continuent quelquefois après l'opération.

Remede pour ces maux.

Hiſtoire ſur ce ſujet.

Z iij

pas affez débridé les anneaux comme ils lui avoient ordonné dans le temps de l'opération. On me pria d'y aller ; je trouvai l'opération fort bien faite. On avoit fait avaler à la malade plufieurs balles de plomb, & trois ou quatre onces de vif-argent par-deffus, prétendant qu'il couleroit plus vîte que les balles. Il y avoit quatre Médecins, dont M. Falconet étoit du nombre ; je leur fis voir les fuites fâcheufes que pouvoit avoir cette pratique, en leur repréfentant que la portion des boyaux qui avoit été enfermée dans la tumeur, ayant dû être dilatée par les matieres qu'elle avoit contenues, & par conféquent étant affoiblie, ces balles & ce vif-argent pouvoient s'arrêter dans cet endroit comme dans une poche, & par leur pefanteûr faire crever le boyau, & caufer ainfi la mort. Je leur rapportai la pratique de M. Moreau ; & on donna fur l'heure un verre de purgatif, & deux heures après un autre. Auffi-tôt que le ventre fe fut ouvert, le vomiffement ceffa ; le malade guérit, & les Médecins furent forcés de rendre juftice à M. Parifot.



Je fus étonné du procédé de ces Médecins à l'égard des Chirurgiens qu'ils traitent cavaliérement & qu'ils contrôlent toujours dans le temps même de l'opération. Ces Meffieurs difent pour leur raifon, que les Opérateurs feroient inceffamment des fautes s'ils n'étoient affiftés du confeil des Médecins. Mais fi un Chirurgien a befoin d'être fecouru pendant qu'il travaille, il ne peut l'être mieux que par un autre Chirurgien expert dans les opérations.

Les Chirurgiens ne font pas les feuls que les Médecins de Lyon fatiguent ; les Apothicaires en font encore plus perfécutés. Ces Docteurs ayant comme entrepris de ruiner ceux-ci, envoient tout le monde acheter les médicamens qu'ils ordonnent chez les PP. Jéfuites, qui y ont une fameufe Apothicairerie ; & les mêmes ont encore, depuis fept ou huit ans, établi des Sœurs de la Charité à l'Hôpital, qui font & débitent toutes fortes de compositions. Le prétexte qu'ils ont pris pour autoriser cette nouveauté, c'est que par ce moyen, difent-ils, les pauvres profitent du gain qu'on fait de la vente de ces drogues. Mais ces Messieurs, qui prétendent par-là faire valoir leur autorité, ne font point attention qu'en perdant la Chirurgie & la Pharmacie, ils font un tort considérable à la Médecine, qui feroit respectée de tout le monde, s'il y avoit de l'union entre les trois Corps qui la composent.

Le lendemain de l'opération, en panfant le malade, on n'ôte point la tente ; & si elle étoit sortie d'elle même, on la remettroit ; quand elle est bien placée dans les anneaux, on l'y laisse deux ou trois jours, & on se sert d'un digestif animé pour éviter la pourriture qui ne vient que trop facilement à ces parties ; on y verse même quelques gouttes du baume de Fioraventi pour vivifier la plaie, & on aura soin de mettre la tente assez grosse afin qu'elle occupe tout le passage ; on ne la diminue qu'à mesure que les chairs revenant ne lui permettent plus d'y entrer sous un si gros volume. Enfin la plaie étant guérie & cicatrisée, on fera porter une bonne compresse & un bandage pendant deux ou trois mois, dans la crainte que, par quelque nouvel effort, le boyau ne trouve moyen de retourner dans l'endroit d'où on l'a chassé ; c'est ce qui est survenu quelquefois faute de cette précaution.

L'avantage qu'on tire de cette opération, c'est que quand elle a été bien faite, & qu'on est bien guéri d'un côté, on n'a plus de descente à craindre de ce côté-là, parce que la cicatrice de toutes ces parties retient les boyaux & l'épiploon dans leur place. Elle peut arriver de l'autre côté ; & il y a des exemples d'opérations qu'on a été obligé de

Z. iv

faire à la même perfonne des deux côtés, en différens temps (a).

De la her-<br>nie des fem-<br>mes.

APRÈS vous avoir inftruits des moyens de guérir, tant par le bandage que par l'opération,
les hernies qui viennent aux hommes, il eft à
propos de parler de celles auxquelles les femmes
font fujettes, afin de leur donner les fecours dont
elles n'ont pas moins befoin que les hommes dans
ces cruelles maladies.

A quelles<br>hernies les<br>femmes font<br>fujettes.

Les femmes ne font pas affligées, à la vérité,
d'autant d'efpeces de hernies que les hommes,
elles n'ont que celles que nous appelons proprement
hernies; favoir, celles qui font faites de parties,
comme l'entérocéle, l'épiplocéle & l'entéroépi-
plocéle, ne connoiffant point celles qui réfultent
d'un dépôt d'humeurs, & qui ne font hernies
qu'en apparence, vu que les femmes n'ont point
de fcrotum, qui eft le lieu où ces maladies s'en-
gendrent; & par la même raifon leurs hernies
font prefque toujours incomplettes, les parties
étant le plus fouvent obligées de s'arrêter dans l'aine, parce qu'elles ne trouvent point de bourfe
telle que le fcrotum pour s'y gliffer, & former une
hernie complette.

Caufes des<br>hernies des<br>femmes.

Les femmes ont à la matrice deux ligamens, qu'on
appelle ronds à caufe de leur figure, & inférieurs
à caufe de leur fituation; ils naiffent des parties latérales du fond de la matrice, un de chaque côté,
& en defcendant ils paffent par les anneaux des
trois mufcles de l'abdomen, puis, fe dilatant en
forme de patte d'oie, ils vont s'inférer & fe perdre
dans les cuiffes. Le chemin qu'ils font eft prefque

_____

(a) L'expérience prouve cependant tous les jours que ceux
à qui on a fait l'opération de la hernie, font pour l'ordinaire
obligés de porter un brayer pendant toute leur vie, quoique
l'opération ait été bien faite.

femblable à celui des vaiſſeaux ſpermatiques des hommes; & c'eſt par ce même chemin, qu'à l'oc-caſion de quelque effort, les inteſtins & l'épiploon ſe gliſſent, & font aux femmes des hernies qu'on a autant de peine à guérir que celles des hommes.

Juſqu'à préſent tous les Anatomiſtes ont cru que l'uſage de ces ligamens étoit d'empêcher le fond de la matrice de ſe porter trop en en-haut; mais le fond & le col de la matrice n'étant qu'une même continuité, & celui-ci tenant ſi fortement aux par-ties voiſines, il n'eſt pas poſſible que celui-là chan-ge de place. Je trouverois les femmes bien mal-heureuſes, ſi, pour une utilité auſſi imaginaire que celle-là, elles étoient obligées de ſouffrir des in-commodités réelles, comme ſont les douleurs que leur font ces ligamens dans la groſſeſſe, & les hernies auxquelles elles ſont ſujettes, & dont elles ſeroient exemptes, s'il n'y avoit point de paſſage pour eux. J'y reconnois un autre avantage, & je prétends qu'ils amenent le fond de l'uterus vers l'orifice externe, comme je l'ai dit dans mon Ana-tomie; leur ſtructure, & la néceſſité qu'il y avoit que la matrice vînt au devant de la ſemence pour la recevoir, prouve ce que j'avance.

Uſage des li-gamens ronds de l'uterus.

Les hernies des femmes demeurent ordinaire-ment dans l'aine; quelquefois elles deſcendent juſque dans une des levres de l'orifice externe, étant toujours cauſées par des efforts, comme celles des hommes. On les guérit auſſi par les mêmes remedes & par le bandage, excepté que celui d'a-cier ne leur convient pas, & qu'on ſe ſert de l'in-guinal ou du bandage à champignon. Quand il ſur-vient un étranglement, on a recours à l'opération du bubonocéle, qui n'eſt pas communément accom-pagnée dans le ſexe de circonſtances auſſi fâcheuſes que dans les hommes; mais les femmes y ſont auſſi plus aſſujetties, parce que le chemin par où

Moyens de remédier à ces hernies.

paſſent les ligamens ronds, eſt plus étroit que celui qui donne iſſue aux vaiſſeaux ſpermatiques des hommes. J'ai fait pluſieurs fois cette opération, & j'ai obſervé que le nombre des femmes à qui je l'ai pratiquée, a été plus grand que celui des hommes (a).

(a) La hernie curale eſt celle dont les femmes ſont plus incommodées. Cette eſpece de hernie eſt aſſez rare parmi les hommes.

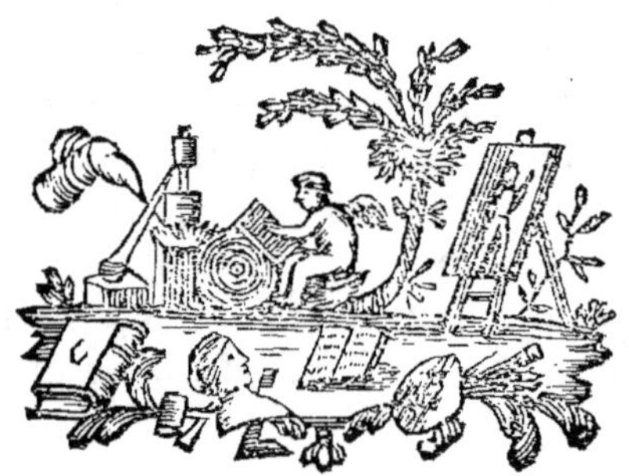

# FIG. XXIII. POUR LES OPÉRAT. DU SCROTUM.

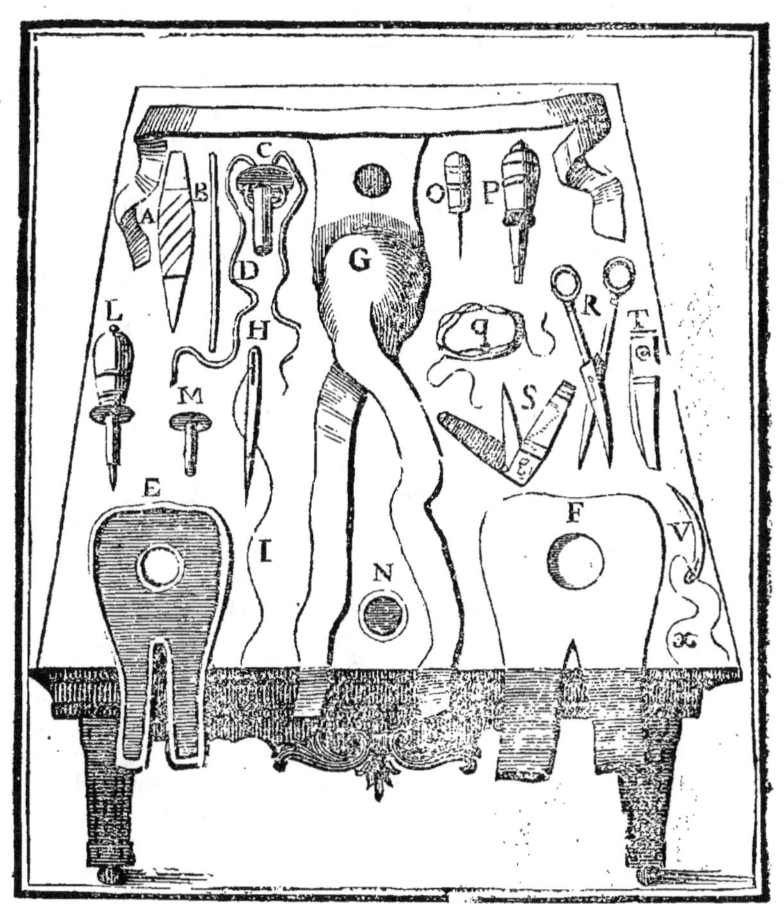

JE vous ai montré, Messieurs, le moyen de guérir les hernies ; il faut à présent vous faire voir les opérations que demandent celles qui ne font que des hernies apparentes & de véritables tumeurs. Je vous ai dit qu'il y en avoit de cinq fortes ; favoir, l'hydrocéle, la pneumatocéle, le farcocéle, la cirfocéle & l'humorale.

Le mot d'hydrocéle vient d'ὕδωρ, qui veut

Cinq fortes<br>de tumeurs<br>au fcrotum.

Etymologie<br>de l'hydrocé-<br>le.

dire eau, & de κήλη, qui fignifie defcente ; de forte que cette maladie eft un amas d'eau dans les bourfes, ce qui la fait appeler hydropifie du fcrotum. Elle a des fignes qui la diftinguent de la defcente qui fe fait tout d'un coup, les parties tombant avec précipitation dans le fcrotum ; au lieu que l'hydrocéle fe forme peu à peu par la diftillation de quelque férofité qui tombe goutte à goutte des parties fupérieures, & qui enfin remplit cette partie, où l'eau diftillée eft pour l'ordinaire contenue dans les membranes communes (a), & quelquefois dans les propres du tefticule (b) ; &, dans ce dernier cas, la tumeur eft plus difficile à

(a) La férofité qui forme cette premiere efpece d'hydrocéle, s'infiltre dans le tiffu celluleux qui eft entre le fcrotum & le dartos. La peau du fcrotum eft alors fort tendue & fort reluifante, fes plis font effacés ; fi l'on y applique le doigt, la marque de l'impreffion y refte ; le malade y fent une pefanteur & une tenfion ; enfin l'infiltration gagne quelquefois la verge, ce qui la gonfle de maniere qu'elle paroît rentrer dans le ventre.

(b) L'hydrocéle dont on a parlé dans la derniere remarque, s'appelle hydrocéle par infiltration ; celle-ci s'appelle hydrocéle par épanchement, parce que les eaux qui la forment font épanchées dans la tunique propre du tefticule, qu'on appelle vaginale, ou dans la tunique qui enveloppe le cordon des vaiffeaux fpermatiques, & qui lui fert, pour ainfi dire, de gaîne. Il faut remarquer que la tunique vaginale & la gaîne du cordon fpermatique font une continuation du tiffu celluleux du péritoine, qui s'alonge pour envelopper le cordon, & qui s'élargit pour envelopper le tefticule. A l'endroit où cette continuation s'élargit, la nature a formé une cloifon qui empêche la communication qui fe trouveroit entre l'intérieur de la gaîne du cordon fpermatique & celui de la tunique vaginale ; c'eft pourquoi les eaux peuvent s'épancher dans l'une & dans l'autre féparément. Quand les eaux font épanchées dans la gaîne du cordon fpermatique, la tumeur eft longue, & s'étend depuis l'aine jufqu'au tefticule exclufivement ; il eft difficile alors de fentir le cordon. Quand les eaux font dans la tunique vaginale, la tumeur

guérir, tant parce que la réfolution ne s'en fait
pas aifément quand on la traite par médicamens,
que parce qu'il faut percer plus de membranes fi
on eft obligé d'en venir à l'opération.

Durant la jeuneffe on eft plus fujet à cette maladie que dans un âge avancé : jai vu des enfans venir au monde avec de l'eau dans le fcrotum , & on
reconnoît cette lymphe par la tranfparence des
bourfes tuméfiées ; car, en mettant une lumiere
derriere le fcrotum , on le voit clair comme une
veffie pleine d'eau.



Quand l'hydrocéle fuccede à l'hydropifie (a), &



eft ronde , & ne fe trouve que dans le fcrotum ; l'on ne
fent point alors le tefticule. Si la cloifon qui partage ces
deux parties vient à fe rompre , alors l'hydrocéle devient
commune à l'une & à l'autre. Il arrive quelquefois que
les eaux s'épanchent en même temps dans l'une & dans
l'autre , fans que la cloifon foit rompue ; mais les eaux
forment alors deux hydrocéles. Dans le premier cas ,
c'eft - à - dire lorfque la cloifon eft rompue , une feule
ponction fait évacuer toutes les eaux; dans le dernier cas,
il faut faire la ponction à l'une & à l'autre partie féparément.

Dans l'hydrocéle par épanchement , le fcrotum conferve
fes rides ; fi l'on met une lumiere à l'oppofite du fcrotum ,
la tranfparence de la tumeur eft beaucoup moins fenfible
que dans l'hydrocéle par infiltration : la tenfion & la douleur font ordinairement plus grandes , & la fluctuation plus
profonde.

Les eaux peuvent s'épancher dans une membrane qui
couvre immédiatement le tefticule , que quelques - uns
appellent *periteftes*. Feu M. Arnaud * ayant fait une incifion au fcrotum d'une perfonne incommodée d'une hydrocéle , trouva le tefticule très - gonflé ; & , jugeant
que ce gonflement venoit d'un liquide qui étoit épanché,
il y fit une ponction avec un petit trocart , & il en
fortit de l'eau jaune & gluante , qui étoit apparemment
renfermée fous cette membrane qu'on nomme *periteftes*.



(a) Toutes les efpeces d'hydrocéles ( excepté celles
qui font la fuite de l'hydropifie afcite ) viennent de la
lenteur du mouvement du fang, ou de fa diffolution. Les

que c'eft de l'eau dont le bas-ventre fe décharge dans le fcrotum, & même dans la fubftance fpongieufe de la verge, qui en eft abreuvée & toute bourfoufflée, il faut aller à la caufe du mal fi on veut guérir, puifqu'à mefure qu'on videroit ces parties, l'abdomen fourniroit de nouvelle eau qui les tiendroit toujours pleines ; mais quand il n'y a que de l'eau dans les bourfes, on entreprend la cure en deux manieres, ou par médicamens, ou par Chirurgie.

Les médicamens réuffiffent, lorfque l'habitude du corps eft bonne d'ailleurs, & qu'il n'y a de l'eau qu'en petite quantité dans la partie. On fe fert pour cela de remedes defficatifs, tant généraux que particuliers. Je laiffe aux Médecins à ordonner les généraux; mais comme Chirurgien, je vous dirai que l'application des remedes aftringens & defficatifs en guérit beaucoup ; ainfi faites bouillir dans du vin rouge l'abfinthe, l'écorce de grenades, le cumin, la camomille, le melilot & un peu d'alun, & de ce vin chaud baffinez le fcrotum, fur lequel vous laifferez toujours une compreffe trempée dans cette liqueur; ou bien on fera des cataplafmes avec les quatre farines réfolutives & les poudres de cumin, de rofes, de camomille & de melilot, cuites dans une leffive de farment : on peut auffi appliquer fur les bourfes une éponge trempée dans l'eau de chaux. Tous ces remedes font excellens, & j'en ai vu guérir, quoiqu'il y

*Cataplafmes & autres remedes contre ce mal.*

coups, les chutes & les compreffions peuvent encore contribuer à leur formation. La raifon eft que le fang s'arrête & croupit plus facilement dans les parties du fcrotum, ce qui donne lieu à la férofité de s'épancher. Sur ce même principe, les circonvolutions & les tours ferpentins que forment les veines fpermatiques dans leur route, en font la plupart du temps la caufe, pour peu de difpofition qu'il y ait de la part du fang; car, ne circulant ici qu'avec peine, la férofité a tout le temps de fe dégager & de fuinter dans les bourfes.

eût plus de demi-feptier d'eau dans le fcrotum ;
& même j'avouerai que j'ai vu de très-groffes
hydrocéles négligées, fe guérir parfaitement fans
l'application d'aucun remede, non pas même du
fufpenfoir.

Je ne propofe pas de pareils exemples comme
une regle qu'on doive fuivre : j'ai vu plufieurs hydrocéles qui ne cédoient pas à la vertu des médicamens même les plus puiffans, & où il a fallu
recourir à l'opération, qui s'accomplit diverfement
felon l'intention que doit avoir le Chirurgien ; car
on peut avoir deux deffeins fur cette maladie, l'un
d'obtenir une guérifon palliative, & l'autre d'en
procurer une éradicative.

On appelle palliative, celle qui n'a pour but que
de pallier le mal & d'en diminuer les fymptômes,
en vidant fimplement les eaux contenues, fans
s'embarraffer du retour.

*Cure pallia-tive.*

L'éradicative, eft celle qui non feulement remédié au préfent, mais qui, en ôtant les racines &
allant à la caufe, empêche qu'il ne revienne.

*Cure éradi-cative.*

L'opération qu'on fait pour guérir palliativement,
s'acheve en vidant les eaux contenues dans le fcrotum ; ce qu'on exécute en trois manieres, ou par la
ponction faite avec la lancette, ou par le féton, ou
par le trocart.

*Trois ma-nieres d'opé-rer pour la guérifon pal-liative.*

On prend une lancette à faigner A ; & après
l'avoir ouverte, on l'entortille d'une petite bande
de linge, ne laiffant de découvert de la pointe de
cet inftrument, que ce qu'on croit devoir entrer
pour aller jufqu'à l'eau ; on fait tenir les bourfes
par un ferviteur, qui éleve les tefticules pour les
éloigner de cette pointe, & qui pouffe l'eau vers
le bas du fcrotum, où la ponction fe doit faire.
Alors le Chirurgien prend de fa main droite la lancette, qu'il enfonce jufqu'à ce qu'il voie fortir la
férofité ; puis de la main gauche il coule fur le plat
de l'inftrument un ftylet B dans les bourfes : il re-

*Commenton fait la ponc-tion avec la lancette.*

tire auffi-tôt la lancette, & de la même main qu'il la tenoit, il prend une petite canule C qu'il conduit dans la plaie, en paffant le bout du ftylet dans la cavité de la cannule, qui gliffant ainfi le long du ftylet, entrera très-facilement; le ftylet étant retiré, on laiffe par le moyen de la canule évacuer toutes les eaux. Il y en a qui veulent qu'elle y refte quelques jours, afin de favorifer le fuintement des humidités dont la partie eft pénétrée, & en ce cas on met à la canule un petit ruban D pour l'attacher; mais ordinairement, après que les eaux font forties, on ôte ce tuyau, & on met fur l'ouverture un emplâtre de cérufe E, puis une compreffe F trempée dans du vin aftringent, & le fufpenfoir G, afin que les tefticules, n'étant plus foutenus par les eaux, le foient par le bandage. Voilà comment la plupart de nos Anciens faifoient cette opération.

Opération avec le féton.

Mais quelques-uns d'entre eux ont foutenu que par le moyen du féton on pouvoit plus commodément tarir les eaux, particuliérement quand il y avoit une hydrocéle de chaque côté; ils difent qu'il faut prendre une groffe aiguille droite H affez longue, enfilée d'une meche I, qu'on paffera au travers des bourfes du côté gauche au côté droit, prenant garde d'offenfer les tefticules; puis on y laiffera la meche, dont un des bouts fortira par l'entrée que l'aiguille aura faite, & l'autre par celui de fa fortie. De ces deux bouts de meche l'eau diftille continuellement, jufqu'à ce qu'il n'y en ait plus une feule goutte dans les cavités: quand tout eft évacué on retire la meche; on met deux petits emplâtres fur les deux ouvertures, puis la compreffe & le fufpenfoir comme à la précédente opération.

Les Modernes ont inventé un petit inftrument, appelé trocart ou trois-cart L, parce que fa pointe eft triangulaire; il reffemble au trocart avec lequel

on

On fait la paracentèfe à l'abdomen, exepté que celui-ci eft un peu plus petit : cette reffemblance d'inftrument eft caufe que quelques-uns ont nommé l'opération de l'hydrocele, la paracentèfe du fcrotum. On s'en acquitte ainfi : après avoir élevé le fcrotum avec la main gauche, & le preffant, afin que les eaux pouffent vers la partie inférieure où on va faire la ponction, on enfonce tout d'un coup cet inftrument qui perce avec facilité les membranes, parce qu'elles font tendues, & l'ayant retiré, on laiffe dans la plaie la petite canule d'argent M, qu'on y a infinuée pendant que l'inftrument y étoit encore pour la diriger ; & par ce moyen on tire les eaux jufqu'à la derniere goutte : on feconte nte, pour tout appareil, de mettre le petit emplâtre de cérufe N fur l'ouverture faite par l'inftrument.

Maniere de fe fervir ici du trocart.

Ces trois manieres ne font que palliatives, comme je vous ai dit, & elles n'ont pour but que de tirer l'eau contenue dans le fcrotum fans s'embarraffer des fuites ; car, quelques mois après, l'eau commence à s'y amaffer de nouveau & peu à peu : les bourfes étant devenues auffi groffes que la premiere fois, on fait une nouvelle ponction, qu'on recommence autant de fois qu'il s'amaffe de l'eau dans ces parties.

Quand on veut guérir radicalement une hydrocele, il ne fuffit pas d'avoir vidé les eaux, il en faut empêcher le retour en rempliffant la cavité où elles fe ramaffoient. Pour y parvenir, après avoir préparé le malade par les remedes généraux, on applique une traînée de cauteres potentiels le long de la tumeur ; & quand les cauteres ont fait leur effet, il faut fur l'efcarre ouvrir la tumeur dans toute fa longueur, & jufqu'au fond du fcrotum, afin qu'il ne refte point de fac : on remplit la plaie de plumaceaux ; on procure la fuppuration, qui entraîne avec elle les efcarres & les membranes alté-

Ce qu'il faut faire pour guérir radicalement ce mal.

A a

rées par le séjour que les eaux y ont fait : on ne touche point aux tuniques ou membranes propres du testicule, qu'il faut défendre & conserver le mieux qu'il est possible. Toutes ces parties ayant suffisamment suppuré, & la plaie étant bien mondifiée, on travaille à procurer une bonne cicatrice, qui se fait par l'union du testicule au scrotum & aux membranes qui se joignent tellement ensemble, que, ne restant plus de vide entre ces parties, on n'a aucun sujet de craindre la récidive (a).

De toutes ces méthodes la derniere est la meilleure & la plus sûre, mais c'est aussi la plus longue & la plus douloureuse ; ce qui fait que le Chirurgien la propose souvent inutilement, les malades ne voulant point s'y soumettre : ils préferent la cure palliative, & aiment mieux souffrir à plusieurs fois la douleur que fait la ponction, que de s'abandonner courageusement entre les mains de l'Opérateur, qui, en les délivrant d'une maladie fort incommode, particuliérement aux gens mariés, leur procureroit une guérison certaine.

(a) Les inconvéniens que les Praticiens ont trouvés dans l'usage du cautere, leur ont fait abandonner cette méthode. La plupart se servent de l'instrument tranchant par préférence. On fait à la tumeur, avec un bistouri droit, une incision suffisante pour passer le doigt indicateur de la main gauche, sur lequel on glisse une branche de ciseaux, pour ouvrir dans toute sa longueur la poche qui contient les eaux. On remplit ensuite la plaie de charpie brute ou de petits lambeaux de linge fin, prenant garde de ne point faire de compression sur le cordon spermatique ni sur le testicule. On fait sur la partie & aux environs une embrocation d'huile d'*hypéricum* ; on couvre le tout de compresses, d'un couvre-bourse, & d'un bandage appelé *spica*. On leve cet appareil deux ou trois jours après l'opération ; on panse la plaie avec des bourdonnets applatis & des plumaceaux, qu'on couvre d'un digestif un peu pourrissant, afin de faire tomber par suppuration la membrane qui contient les eaux ; & l'on acheve à l'ordinaire la guérison de la plaie.

L E mot Pneumatocele, vient de πνεῦμα, qui signifie esprit ou air, & de κήλη descente ; de maniere que cette maladie est un amas d'air & de vents dans le scrotum.

Il y en a de deux sortes ; l'une, quand les vents sont répandus dans l'intervalle des fibres des membranes communes de ces parties, qui sont pour lors dans un boursoufflement semblable à celui qu'on voit aux chairs des animaux que les bouchers ont soufflés immédiatement après les avoir tués ; & l'autre, quand les vents sont renfermés dans la cavité du dartos : de même que les eaux dans l'hydrocele, les vents n'occupent quelquefois qu'un des deux côtés, & d'autres fois ils remplissent les deux cavités de cette membrane.

On distingue ces deux sortes de pneumatocele en les touchant : quand c'est un boursoufflement, on sent un emphyseme, & la tumeur obéit au doigt ; mais quand les vents sont dans les cavités du dartos, la tumeur résiste, & le scrotum est tendu comme un ballon. J'ai vu de petits gueux qui se perçoient le scrotum, & qui, en soufflant au dedans par le moyen d'un chalumeau de paille, l'emplissoient tellement de vents, qu'il devenoit d'une grosseur extraordinaire : ils se couchoient ensuite à la porte d'une Eglise le scrotum découvert, où, touchant de pitié les passans, ils en recevoient des charités dont ils avoient obligation à cette maladie supposée.

Le pneumatocele fait par boursoufflement se guérit par des remedes chauds & résolutifs, pris tant intérieurement qu'appliqués sur la partie : l'usage du rossolis du Roi, dont je vous ai donné la description en parlant de la tympanite, y est excellent, de même que tout ce qui fortifie & qui augmente la chaleur naturelle, parce que cette ma-

A a ij

ladie ne vient que par un défaut de vigueur ou un
relâchement de reſſort qui rend la digeſtion imparfaite ; on ſe ſervira extérieurement de cataplaſmes fortifians & carminatifs, & on fera des
fomentations avec du vin dans lequel on aura mis
bouillir des roſes, le cumin, la camomille, le
mélilot & toutes les herbes aromatiques, qui, en
rappelant la chaleur à cette partie, en diſſiperont
les vents.

Lorſque les vents ſont dans la capacité du ſcrotum, on y fait de petites ponctions avec cette aiguille emmanchée O pour les faire ſortir : s'ils ne
s'évacuoient pas par ces ouvertures trop petites, on
auroit recours au trocart P, comme à l'hydrocele.
Les vents étant ſortis par le moyen de la petite
canule, on y fait les mèmes fomentations que ci-
deſſus, on y met une compreſſe trempée dans le
même vin le plus chaud qu'il ſe peut ſouffrir, &
le ſuſpenſoir qui eſt d'une grande utilité dans cette
occaſion.



LE mot de ſarcocele eſt dérivé de σάρξ, qui
ſignifie chair, & de κήλη, hernie : c'eſt une
tumeur contre nature, engendrée proche le teſticule, & faite d'une chair dure & ſquirreuſe, ſouvent accompagnée de vaiſſeaux variqueux.



Cette tumeur eſt quelquefois produite d'une
chair fongueuſe & inſenſible, qui prend naiſſance & qui croît ſur le teſticule, comme on voit
venir de gros champignons ſur des arbres ; cette
chair réſulte d'un ſang groſſier & viſqueux, qui,
n'ayant pu être rapporté à la maſſe, ſe convertit
en chair, en s'infiltrant & s'arrêtant dans des parties fibreuſes en plus grande quantité qu'il n'eſt
néceſſaire pour leur nourriture ; & ſouvent c'eſt
quelque coup, ou quelque froiſſure ſoufferte au
teſticule, qui donne lieu à la génération de cette
ſubſtance, parce qu'y ayant dilacération aux fibres

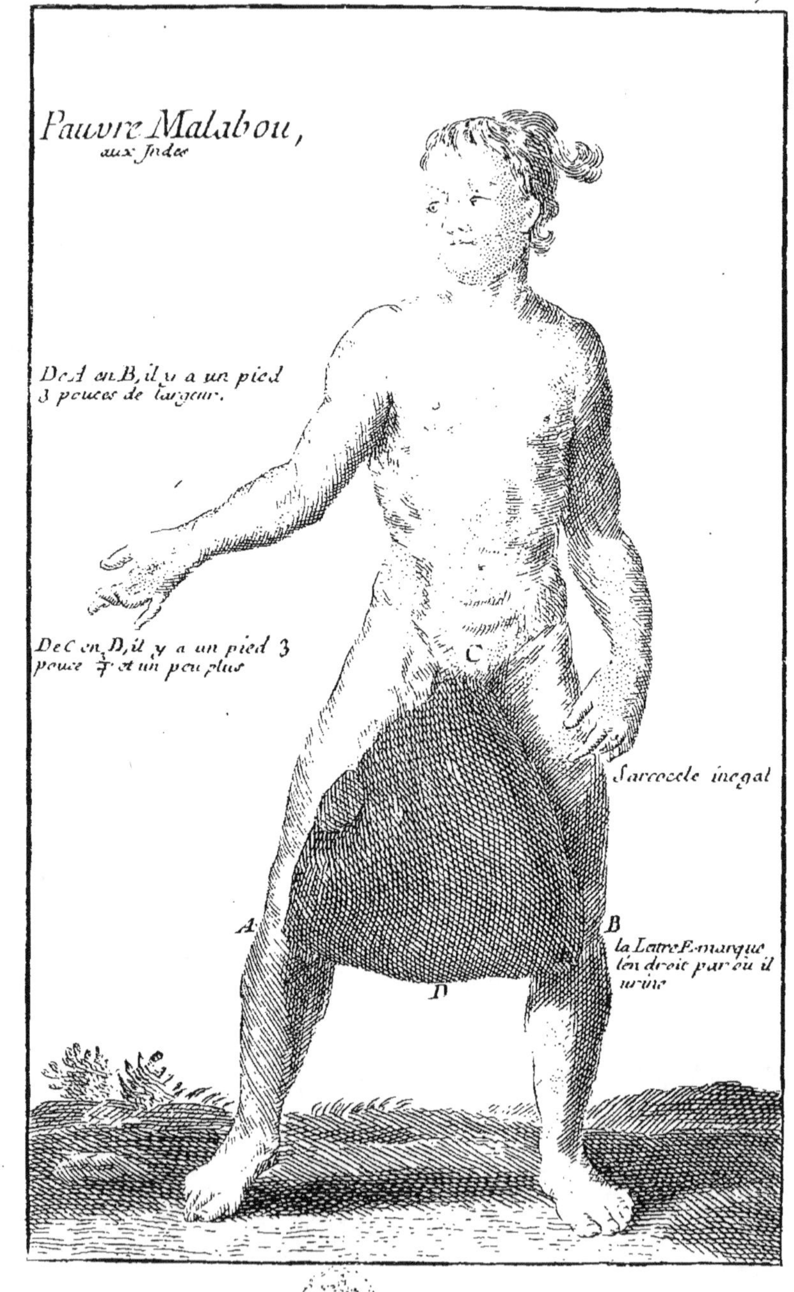

P. 373.
Pauvre Malabou,
aux Indes
De A en B, il y a un pied
3 pouces de largeur.
De C en D, il y a un pied 3
pouce ⅓ et un peu plus
Sarcocele inegal
C
A
D
B
la Lettre E marque
ten droit par où il
urine

des membranes du testicule , le sang qui s'y porte fait une ecchymose , & produit une chair fortement attachée à ces membranes. La différence qu'il y a de ces sortes de tumeurs d'avec les véritables descentes, c'est qu'elles sont inégales, raboteuses & dures, qu'elles commencent par une petite dureté, qui augmentant insensiblement devient extrêmement grosse. Ces fongus croissent de la même maniere que fait cette chair qui vient dans les narines, qu'on appelle polype : c'est le contraire dans les descentes ; elles surviennent tout d'un coup, & la tumeur est plus égale & plus molle.

Il y a des sarcoceles de toutes sortes de grosseurs: Fabricius dit en avoir vu de la grosseur de la forme d'un chapeau; mais en voici un que je vous présente, qui est si prodigieusement gros, qu'il paroîtroit incroyable, s'il n'avoit été mandé par une personne qui n'est pas capable & qui n'a aucun intérèt d'en imposer au Public.

C'est à un pauvre Malabou à qui cette effroyable tumeur est survenue dans le scrotum, & qui la porte encore présentement; il est à Pondichéri dans les Indes Orientales, & c'est un R. P. Jésuite qui me l'a mandé, & qui, après en avoir fait dessiner la figure, me la envoyée : la voilà que j'ai fait graver, & voici la Lettre qu'il m'a écrite, que je rapporte ici sans y avoir changé un seul mot.

Comme je suis fort persuadé que vous êtes curieux sur tout ce qui regarde le corps humain, j'ai cru que je vous ferois plaisir de vous faire part d'une curiosité des Indes, qui me paroît fort extraordinaire.

Il est venu cette année un pauvre Malabou de cinq lieues d'ici, qui avoit un sarcocele inégal, dur comme une pierre; il avoit un pied trois pouces & six lignes de longueur, & un pied trois pouces de largeur sur le devant, parce que sur le derriere il étoit plus petit; il avoit de circonférence trois pieds six pouces & sept lignes; il pesoit, autant que je l'ai pu juger, soixante livres. J'ai cru que je ne devois pas manquer à vous en envoyer la figure, ce que je fais avec bien du plaisir, afin que vous en puissiez mieux juger : voici comme cela lui est arrivé, à ce qu'il m'a dit.

A l'âge de dix ans il lui vint une tumeur au scrotum : les Malabous la lui percerent, il en sortit de la matiere bien louable : l'ayant pansé pendant quelque temps, ils firent fermer cette plaie. Trois ou quatre mois après il commença de sentir une pesanteur à cette partie; il n'y fit rien de quelque temps, & ensuite il commença à s'enfler un peu. Il fut trouver l'homme qui l'avoit traité autrefois; cet homme lui mit quelques remedes; cela ne put pas l'empêcher de croître de la grosseur que vous voyez dans cette planche; au commencement il ne pouvoit point marcher, mais la misere l'obligea d'aller demander l'aumône de portes en portes; il s'est accoutumé de marcher peu à peu, & de présent il ne lui fait pas beaucoup de mal, mais cela l'embarrasse fort par sa pesanteur, & parce qu'il est obligé de marcher fort large.

L'année prochaine je vous enverrai le derriere de la figure, afin que vous en puissiez mieux juger: s'il se présente quelqu'autre chose, je vous en ferai part, supposé que cela vous fasse plaisir, comme je n'en doute pas; & si j'osois, Monsieur, vous demander la même chose, je le ferois; mais, ne l'osant pas, je vous laisse la liberté de le faire ou de ne le pas faire.

Que si vous me jugez capable de quelque chose dans ce pays-ci, vous me feriez un sensible plaisir de m'employer en tout ce qui dépendra de moi; je vous ferai voir par mon attachement, que je n'ai pas de plus grand plaifir au monde que de rendre fervice à une perfonne qui a tant de zele pour la confervation du corps humain. J'efpere, Monfieur, que vous en ferez bien perfuadé, puifque je fuis avec refpect de tout mon cœur,

Monfieur,

Votre très-humble &
très-obéiffant ferviteur,
MAZERET,
*de la Compagnie de Jéfus.*

*A Pondichéri, ce 15 Février 1710,*
*au Royaume de Carvata, aux*
*Indes Orientales.*

THÉVENIN propofe d'abord l'opération, **qui**, felon lui, eft l'amputation, tant de la chair fuperflue que du tefticule ; mais un prudent Chirurgien n'ira pas fi vîte. Il ne faut pas qu'il ait recours à l'opération avant que d'avoir tenté des remedes plus doux, & il n'eft pas impoffible dans les commencemens de fondre cette chair ; ce que j'ai vu réuffir avec un emplâtre porté long-temps & foutenu d'un fufpenfoir : je prenois de l'emplâtre de Diabotanum, du Divin & du de Vigo, de chacun égales parties, que je faifois diffoudre avec de l'huile de lis, & dont je couvrois un morceau de cuir qui enveloppoit le tefticule ; je renouvelois cet emplâtre tous les huit jours, & j'en ai vu de bons effets. A l'égard des duretés qui reftent à ces parties après une chaudepiffe qui fera tombée fur les tefticules, les remedes externes & les cataplafmes dont on a coutume de fe fervir, font réfoudre le plus fubtil de l'humeur, mais le plus groffier dont les membranes du tefticule font abreuvées s'y defféchant, y forme une dureté qu'on fond avec les trois emplâtres que j'ai dits, mêlés enfemble.

Si la tumeur au lieu de diminuer groffit, il faut

pour lors en venir à l'opération : mais on ne doit pas d'abord se déterminer à emporter le testicule. Je conseille de ne jamais prendre ce parti que quand il est impossible de faire autrement, car les testicules sont des parties si précieuses pour la conservation du genre humain, que nous sommes obligés d'en avoir un soin singulier : & pour cet effet on appliquera une traînée de cauteres au scrotum le long de la tumeur, on procurera la chute des escarres ; ensuite, ayant découvert la chair attachée au testicule, on tâchera de la consumer petit à petit par les remedes que l'art enseigne, usant ou de poudres ou d'onguens corrosifs, & faisant tous les jours tomber une nouvelle escarre, afin de manger la tumeur, & d'en dégager le testicule, qui par ce moyen pourra être conservé. J'ai vu des personnes guéries par cette pratique ; mais cette chair étoit presque insensible, & en la consumant, les remedes faisoient très-peu de douleur au malade : j'en ai rencontré aussi dont la chair étant plus solide & plus vive, causoit une si grande douleur au patient, qu'on ne pouvoit employer aucun remede corrosif, & alors il en falloit venir à l'amputation. Lorsqu'on ne peut pas l'éviter, & qu'il faut avoir recours à cet extrême remede, l'ouverture ayant été faite par les cauteres, on sépare le testicule des membranes communes, &, après l'avoir tiré du scrotum, on fait une ligature aux vaisseaux spermatiques avec un fil Q, & on les coupe aves les ciseaux R, un demi-doigt au-dessous de l'endroit lié. Anciennement le Chirurgien cautérisoit avec un fer chaud l'extrémité de ces conduits, comme font les Maréchaux aux chevaux qu'ils coupent, & cela pour éviter l'hémorragie ; mais aujourd'hui on se contente d'une ligature, qui est moins cruelle & qui suffit pour arrêter le sang. On laisse passer hors de la plaie un grand bout de fil, pour retirer l'escarre des vaisseaux lorsqu'elle viendra à tomber,

& on emplit de plumaceaux la place du tefticule retranché, on fait fuppurer les membranes, on mondifie la plaie, & enfuite on en procure la cicatrice.

Je fais que le Chirurgien a plus tôt guéri le malade quand d'abord il a emporté la chair & le tefticule : je préfere pourtant de tenter la confomption de cette chair avant que de fe réfoudre à fon extirpation : car il faut pour l'une & pour l'autre faire l'ouverture avec les cauteres; & on ne retarde la feconde opération que de quelques jours, pendant lefquels les remedes pourront trouver la chair obéiffante, ce qui donnera au Chirurgien l'avantage d'avoir guéri le malade en lui confervant le tefticule; & en tout cas il aura fuivi la regle qui lui eft prefcrite par les plus grands Maîtres, qui eft d'éprouver les remedes doux avant que d'en venir aux rudes.

LE Varicocele & le Cirfocele font deux maladies comprifes fous le Kirfokele, qui veut dire une dilatation des vaiffeaux, tant de ceux que nous appelons fpermatiques, que de ceux dont le fcrotum & le dartos font parfemés. L'étymologie de ce mot fe déduit de κιρσος, qui fignifie varice, & de κήλη, hernie. Les Auteurs Latins ont donné le nom de *Ramex* à cette maladie.



Il y a deux fortes de cirfocele; l'un, quand les veines du fcrotum & du dartos font dilatées, alors on l'appelle varicocele; & l'autre quand la dilatation eft aux vaiffeaux fpermatiques, ce qu'on nomme cirfocele.

La vue feule fait connoître le varicocele, fans qu'il foit befoin d'y toucher : on apperçoit des vaiffeaux gros & tortueux qui rampent fur le fcrotum en forme de ceps de vigne, & qui font pleins d'un fang épais & groffier, dont le cours ayant été ralenti dans les veines du fcrotum, a caufé, durant le féjour qu'y a fait cette humeur inceſſamment augmentée par de nouvelle qui l'a ſuivie, une dilatation conſidérable des tuniques de ces tuyaux, en quoi conſiſte ce que nous nommons varices.

C'eſt l'attouchement qui manifeſte le cirſocele : on ſent les vaiſſeaux attachés à la partie ſupérieure du teſticule, durs & gros comme les vers de terre, dont ils ont la forme ordinaire, étant tortueux comme quand ces vers ſe raccourciſſent ; c'eſt la même cauſe qu'au varicocele, c'eſt-à-dire, un ſang gluant & compacte qui a de la peine à remonter pour ſe remêler à la maſſe.

Caufes de ces maux.

Je dis avec tous les Auteurs, que ces maladies ſont cauſées par la groſſiéreté du ſang ; mais il y faut ajouter deux diſpoſitions qui dépendent de la mécanique & de la ſtructure de ces parties. La premiere, c'eſt que le ſang porté dans les vaiſſeaux du ſcrotum n'ayant en lui-même aucun mouvement qui le faſſe avancer, il y doit ſéjourner juſqu'à ce qu'il ſoit contraint d'en ſortir par l'action de quelque organe : la ſeconde, c'eſt que n'y ayant ni muſcles ni membranes qui puiſſent preſſer les canaux pour obliger le ſang à continuer ſa route, la portion de cette humeur qui n'a pas pu remonter & celle qui aborde de nouveau, contraignent par leur ſéjour les tuniques de ces mêmes conduits de s'élargir ; car deux choſes font couler le ſang quand il eſt dans les veines, l'une eſt l'impulſion du ſang artériel, que la puiſſante contraction du cœur & le propre reſſort des arteres lancent dans les parties, & l'autre la preſſion des muſcles & des membranes. Ce dernier ſecours manque ici : il n'y a donc que le premier qui puiſſe produire ce mouvement ; & ſouvent il n'eſt pas aſſez fort pour obliger le ſang de continuer ſa route, ce qui contribue à ces maladies, principalement quand le ſang eſt trop épais.

En vous diſant que ces maladies étoient des dilatations des vaisseaux du testicule & du scrotum, ou du dartos, j'ai entendu parler des veines seulement, car elles ne viennent jamais aux arteres : si une artere se dilatoit, ce seroit un anévrisme, & il y auroit pulsation ; mais ici c'est toujours l'engorgement des veines qui fait le varicocele & le cirsocele.

Ces maladies ne font point une extrême douleur ; elles sont supportables, & elles ne causent qu'une pesanteur & une inquiétude qui chagrinent ceux qui en sont affligés, & qui leur font avoir recours au Chirurgien. Elles sont plus ordinaires aux gens replets & sanguins, & le plus souvent à ceux qui vivent dans la continence, rarement à ceux qui usent des plaisirs du mariage.

La cure n'en est pas aisée : on peut la tenter au varicocele ; mais elle n'est pas heureuse dans le cirsocele, c'est pourquoi le Chirurgien ne doit pas témérairement en promettre la guérison.

Si c'est un varicocele, il faut commencer par ordonner plusieurs saignées pour désemplir les vaisseaux, & faire observer un régime de vivre exact, pour éviter la plénitude ; puis mettre sur la partie une grosse compresse trempée dans du vin astringent, & par-dessus un suspensoir qui soutienne & presse ces parties, pour faciliter au sang son cours ordinaire. Les Anciens cautérisoient ces veines en plusieurs endroits avec des cauteres actuels & potentiels ; mais cette pratique trop cruelle n'est plus en usage. C'est avec bien plus de raison qu'aujourd'hui on les ouvre avec la pointe de la lancette S, quand par les remedes généraux, comme par le vin astringent & le suspensoir, le malade ne se trouve point soulagé. Le Chirurgien ouvrira donc ces veines dans les endroits où elles sont le plus tuméfiées ; il en fera dégorger tout le sang ; il se servira du même vin & du suspensoir, & par ce moyen il pourra parvenir à la guérison, en donnant paſſage au nouveau ſang pour continuer ſa circulation.

L'extirpation du teſticule eſt pire que le mal.

Si c'eſt un cirſocele, tous les Auteurs conviennent qu'il n'y a qu'un ſeul moyen d'en guérir, qui eſt l'amputation du teſticule : je trouve le remede pire que le mal, c'eſt ce qui a fait que je ne m'en ſuis jamais ſervi. Je conſeille pour lors de ſe faire ſaigner de temps en temps, de ne point trop manger, de ne pas faire d'exercice violent, & de porter toujours un ſuſpenſoir qui épargne la douleur que cauſeroit le teſticule s'il n'etoit pas ſoutenu ; & à moins qu'on n'y ſoit obligé par une néceſſité indiſpenſable, on ne doit point propoſer la guériſon de cette maladie aux dépens d'un teſticule, puiſque d'ailleurs on la peut rendre ſupportable par le moyen que je viens de dire.

DE LA HERNIE HUMORALE.

La cinquieme & derniere eſpece de maladies qui arrivent au ſcrotum, & à qui on a donné le nom de hernie par reſſemblance, eſt la hernie humorale, ainſi appelée, parce qu'elle eſt faite d'humeurs qui ſe jettent dans cette poche.

Définition.

La hernie humorale eſt donc un dépôt d'humeurs qui ſe fait peu à peu dans le ſcrotum, de ſorte que c'eſt proprement un abcès qui ſe produit dans cet endroit.

Cauſes.

Quand un corps eſt cacochyme, & que par la corruption du ſang il y a diſpoſition à abcès, le dépôt ſe peut faire au ſcrotum comme par-tout ailleurs ; mais ordinairement cet abcès eſt déterminé à telle ou telle partie par une cauſe primitive, comme ici un coup ou une chute qui aura froiſſé ou meurtri le ſcrotum ; ou ſi, après la ponction faite à une hydrocele, on n'a pas porté un ſuſpenſoir, ou qu'on ait fait un exercice violent, il en pourra arriver une fluxion ſur cette partie qui abſcedera enſuite, comme je l'ai obſervé à un Maître d'hôtel de la Reine, de quoi on vouloit imputer la faute au Chirurgien qui en avoit fait la ponction, quoiqu'il l'eût très-bien faite. Une chaudepisse mal pansée, & qui sera tombée sur le testicule, y peut occasionner un abcès; & plusieurs autres accidens sont capables de faire naître ce mal.

Les humeurs qui se jettent dans le scrotum ne sont jamais en petite quantité, tant à cause de sa situation basse, que parce qu'il est capable de les recevoir & de les contenir.

On connoît cette maladie par la tumeur & par la tension des bourses, par la douleur & par la rougeur qui y surviennent, & par la fievre qui l'accompagne, ce qui engage le Chirurgien à avoir promptement recours aux remedes généraux & particuliers. *Signes.*

La saignée ne doit point être épargnée dans cette occasion; le régime de vivre doit être léger, ne prenant de la nourriture que pour ne pas mourir de faim; il faut tenir le ventre libre par des clysteres doux & anodins, & sur-tout être couché, afin de ne pas procurer aux humeurs un moyen de tomber encore sur la partie affligée. *Préparation du malade.*

Le Chirurgien tentera la résolution par des remedes & des cataplasmes chauds & astringens appliqués sur la partie : on les prépare avec les quatre farines, les poudres de roses, de camomille, de mélilot, d'écorces de grenades, & la terre cimolée, le tout cuit avec l'hydromel & la lessive de sarment; ils doivent être renouvelés souvent, parce que les nouveaux font plus d'effet, & parce que cette maladie est pressante. Si après l'usage de ces remedes il ne voit point de diminution, & qu'au contraire il s'apperçoive de quelque disposition à la gangrene qui attaque bien vîte cette partie, il ne faut point qu'il en differe l'ouverture.

Quand la nécessité pressera, il fera l'opération sur le champ avec la lancette à abcès T; mais s'il la *Opération.*

peut retarder de deux ou trois heures, il faudra qu'il applique une traînée de cauteres, sur laquelle il fera son ouverture après qu'ils auront produit leur effet. Cette maniere est préférable à la lancette, parce que l'escare étant tombée, l'ouverture est plus grande, & on peut plus commodément porter les remedes convenables pour mondifier la plaie, qu'il pansera ensuite avec des onguens vivifians & balsamiques, pour résister à la pourriture qui n'est que trop fréquente aux abcès de ces parties, parce qu'elles sont d'un tissu fort lâche, & que les filtres qu'elles renferment peuvent recevoir beaucoup d'humeur. J'ai vu entre autres un malade dont le scrotum & le dartos étoient si gangrenés qu'ils tomberent tout entiers, & les testicules furent tout dépouillés de leurs membranes communes : il guérit néanmoins par l'adresse & les bons soins du Chirurgien.

De la relaxation du Scrotum.

QUAND le scrotum est trop relâché, on appelle cette indisposition Rhacosis, dérivé du mot grec ῥάκος, qui signifie un morceau de linge usé ou mouillé, parce qu'en cet état le scrotum est tellement mince, alongé & pendant, qu'il ressemble à du linge usé & mouillé ; mais ce mot de Rhacosis est pris en deux manieres, ou pour la maladie, ou pour l'opération qui y convient. Quand c'est pour la maladie, il vient de ῥάκος, comme je vous ai dit ; quand c'est pour l'opération, il est dérivé de ῥάπτειν, qui signifie couper, parce qu'elle consiste à couper du scrotum ce qui en est trop relâché.

On doit moins regarder ce relâchement comme une maladie, que comme une infirmité à laquelle on remédie en assujettissant la personne à porter un suspensoir qui ne la fatigue point, & qui ne l'empêche pas de faire toutes les fonctions nécessaires à la vie.

Cette relaxation vient d'une abondance d'hu- Caufe.
midités qui abreuvent cette partie & qui la font
étendre plus qu'elle ne doit, comme il arrive à
une peau qui étant mouillée eft plus capable d'extenfion que lorfqu'elle eft féche.

Les remedes defficatifs & aftringens conviennent  Médicamens
à fa guérifon ; tels font l'eau de chaux, le vin dans  qui y con-
lequel on aura fait bouillir de l'abfinthe, de la  viennent.
noix de gâlles & du cumin. Ces remedes doivent
être préférés à l'opération, qu'on ne doit faire
qu'à ceux qui veulent en guérir promptement &
radicalement, & qui, malgré tout ce qu'on leur
peut dire, font déterminés à la fouffrir.

Pour fe mettre en état de la faire, il faut,
comme à toutes les autres opérations, difpofer fon
appareil qui confifte en une paire de cifeaux, une
aiguille enfilée d'un fil ciré, quelques plumaceaux
plats couverts d'un aftringent, un emplâtre de
cerufe, une compreffe & un fufpenfoir.

Avant l'opération, on fera relever les tefticules  Maniere
par un ferviteur ; puis, tirant le fcrotum en en-bas,  d'opérer.
on coupera ce qu'on jugera de fuperflu avec ces cifeaux R, de la même façon qu'on coupe un morceau de drap qu'on trouve trop long ; enfuite, avec
l'aiguille V enfilée d'un fil ciré X, on joindra par
la futur du pelletier les deux bords de la peau
coupée, & on mettra les plumaceaux fur cette future, qu'on couvre de l'emplâtre & de la compreffe,
& enfin du fufpenfoir.

Après l'opération, on porte le malade dans le
lit qu'on lui fait garder pendant quelque temps : on
panfera cette maladie comme une plaie fimple ; &
lorfqu'on croira que la réunion fera faite, on ôtera
le fil, & après la parfaite guérifon, on fera porter
encore le fufpenfoir pendant quelques mois.

Quoique cette opération foit peu pratiquée, elle  Utilité qu'on
a néanmoins fon utilité lorfqu'elle eft une fois faite ;  en retire.
car les tefticules étant ainfi foutenus & ne pendant

point, ils ne tirent plus par leur propre poids les vaiffeaux fpermatiques, & ne caufent plus cette inquiétude chagrinante qui défole ceux qui ont une telle incommodité.

DE LA CAS-TRATION.

Cette opéra-tion devroit être défen-due.

SI je vous ai parlé jufqu'à préfent de plufieurs opérations de Chirurgie, & fi je vous les ai démontrées, ce n'a été que pour vous inftruire des moyens de les bien faire, & par leur fecours de guérir une infinité de maladies qui les demandent. Mais en vous entretenant aujourd'hui de la caftra-tion, mon intention eft moins pour vous l'enfeigner que pour vous détourner de la pratiquer, & vous faire voir qu'une opération auffi pernicieufe au genre humain & à l'Etat, doit être abfolument bannie.

L'Auteur de la Nature n'a pas voulu rendre les êtres particuliers immortels par eux-mêmes, mais il a permis qu'ils fe perpétuaffent en fe reproduifant les uns les autres chacun dans fon efpece. Pour en-tendre la maniere dont fe fait la génération, il faut favoir que de chaque animal il fe fait un écou-lement d'une certaine matiere qui, en fe joi-gnant dans un lieu convenable avec ce qui fe dé-gage d'un animal d'un autre fexe, engendre un troi-fieme animal qui tient de l'efpece des deux ; & de chaque plante il fe fépare une graine capable de produire une plante femblable à celle dont elle a été féparée. Ce qui fe détache de la femelle eft appelé un œuf, parce qu'il renferme en petit un animal que les corpufcules communiqués par le mâle vivifient. C'eft un moyen uniforme dont Dieu s'eft fervi pour former tout ce qui a vie, l'homme même n'étant pas excepté de cette regle générale ; il y a cette feule différence, que les ani-maux volatiles, les poiffons & les infectes, couvent l'œuf hors d'eux-mêmes, mais la femme & les fe-melles des autres animaux le couvent au dedans d'elles-mêmes ; de forte qu'on peut dire que tous

les

les êtres viennent des œufs , donnant ce nom aux graines, parce qu'elles y ont un grand rapport ; mais tous ces œufs feroient inféconds fi la femence mafculine n'étoit filtrée par les tefticules des mâles. Si donc on les ôte à l'homme, on rend les femmes ftériles, & ainfi on empêche la plus belle opération de la nature, favoir, la confervation perpétuelle du genre humain par les reproductions fucceffives. C'eft pourquoi les Royaumes & les Républiques ont intérêt de s'oppofer à la caftration ; ceux à qui on la fait font tous gens qui reftent fort inutiles, étant incapables de faire fleurir les fciences, d'entretenir le commerce & de cultiver la terre, n'ayant aucune vigueur pour foutenir les travaux & pour réfifter aux ennemis.

On excufe les Turcs, chez qui cette amputation eft en ufage. La pluralité des femmes, qui leur eft permife par leur Loi, les engage d'avoir plufieurs domeftiques pour les garder ; & comme par la chaleur du climat les femmes de ce Pays font fort amoureufes , & qu'au défaut du mari elles fatisferoient leurs paffions avec les efclaves, ainfi qu'il eft arrivé très-fouvent, ils font châtrer ces efclaves avant que de les mettre avec leurs femmes ; & on les appelle pour lors Eunuques, à qui on coupe dans ce temps-ci la verge & les tefticules, de crainte qu'ils ne fe fervent de cette premiere partie pour badiner avec elles.

Chez les Italiens la caftration eft auffi fort fréquente, mais par un autre motif. Ils font tellement amateurs de la mufique, qu'auffi-tôt qu'ils voient un enfant qui a de la difpofition à bien chanter, ils le font châtrer pour lui conferver la voix, faifant cette opération aux jeunes gens dans un temps où ils n'en prévoient pas les conféquences. Mais par la fuite ils ont tout le loifir de fe repentir de l'avoir foufferte, comme je l'ai fouvent ouï dire aux Italiens

B b

Les animaux & les plantes fe produifent par des œufs.

Pourquoi la caftration eft permife chez les Turcs.

Eft fréquente en Italie.

de la musique du Roi, lesquels sont au désespoir de se voir, pour le seul agrément de la voix qui leur reste, dans un état d'imperfection qui les sépare de la familiarité des autres, & les expose au mépris du beau sexe.

*Vices des châtrés.*

C'est encore une erreur de croire que les châtrés soient exempts de certaines maladies, comme de la goutte, de la ladrerie ou de l'éléphantiasis, & de la mort subite. L'expérience fait voir qu'avec les maladies communes à tous les hommes, les châtrés ont encore plusieurs défauts qui leur sont particuliers : ils sont puants ; ils ont un teint jaune, le visage ridée & la voix efféminée ; ils sont insociables, dissimulés, fourbes, & on ne leur voit pratiquer aucune vertu humaine.

C'est donc avec raison que je condamne la castration, & que je ne prétends point vous faire voir comment elle s'éxecute. S'il y a des Chirurgiens assez barbares pour vouloir l'entreprendre, je les renvoie aux Maréchaux & aux Chaudronniers qui la font aux chevaux & aux chiens, & qui les en instruiront mieux que moi, parce que je ne l'ai point faite ni n'ai jamais voulu la voir faire. Je vous dirai

*Maniere de faire la castration.*

seulement que s'il arrivoit que ces parties fussent corrompues, & que la personne ne pût guérir autrement que par l'extirpation, il faudroit, après avoir ouvert les membranes du scrotum sans offenser les vaisseaux spermatiques ni leur gaîne, lier ces vaisseaux environ un doigt au dessus de ce qu'on veut retrancher, & après l'incision laisser pendre un bout de fil au dehors de la plaie, afin qu'ils ne puissent pas répandre de sang dans le ventre après y avoir été remis, & qu'on ait la liberté de retirer la portion que la nature séparera : traitant au reste cette plaie avec les digestifs, les défensifs, l'embrocation, & se servant de compresses & du suspensoir, sans

oublier les remedes généraux, pour éviter la fluxion
qui ne manqueroit pas de s'y faire (a).

(a) M. Dionis, qui semble d'abord condamner en général
la castration, convient cependant ici qu'il faut y avoir recours
lorsque le testicule est corrompu. En effet, si l'on a lieu de
blâmer les Nations & les personnes qui ôtent sans nécessité
à l'homme une partie par le moyen de laquelle il se peut
procurer une espece d'immortalité, on doit louer au contraire les Chirurgiens qui, par le secours de cette opération,
guérissent des maladies souvent dangereuses, presque toujours incurables, & qui empêchent l'usage de la partie qu'on
retranche.

Ce qui oblige le plus souvent de faire l'opération de la
castration, c'est le gonflement & l'obstruction du tissu vas-
culaire qui compose la masse du testicule.

Les coups, les chutes, une forte compression de cette
partie, la rétention de la matiere séminale dans les hommes
extrêmement sages, un dépôt d'humeurs qui se forme après
la suppression de l'écoulement d'une chaudepisse, & qu'on
nomme improprement chaudepisse tombée dans les bourses,
font autant de causes différentes de cette maladie, qu'on
pourroit appeler spermatocele. L'inflammation, la tension,
une douleur qui se continue presque toujours le long du
cordon jusque dans le ventre, & la fievre, symptôme de la
douleur, en font les suites ordinaires.

Des cataplasmes anodins appliqués sur la tumeur, les
saignées du bras réitérées, une diete exacte & humectante
& les lavemens émolliens, font les remedes qu'il faut employer d'abord pour la guérir. S'ils font cesser la douleur,
& s'ils diminuent la tension, il faut joindre au cataplasme
anodin les émolliens. Quelque temps après on emploiera les
répercussifs convenables seuls. Enfin, si le testicule se trouve
encore un peu dur, gonflé, on fera sur la partie de petites
frictions d'onguent mercuriel, & on y appliquera l'emplâtre
*de Vigo cum mercurio quadruplicato*, ou celui que propose
l'Auteur en parlant du sarcocele. Cependant on fera prendre
intérieurement au malade des délayans, des apéritifs, des
fondans & des purgatifs. Quand la maladie résiste à ces
remedes, il faut alors en venir à l'opération. Car les liqueurs
s'épaississent & se confondent avec les vaisseaux, de sorte
que le testicule n'est plus qu'un corps dur, squirreux ou
carcinomateux, & par conséquent incurable.

Les abcès qui se forment dans le testicule n'obligent pas
toujours à le couper, car on en a quelquefois guéri en les
ouvrant, & en les traitant comme les abcès qui se forment

ailleurs. Ce n'est qu'après avoir essayé inutilement de les guérir de cette maniere, qu'on doit faire la castration.

Toutes les plaies du testicule n'obligent pas toujours à faire cette dangereuse opération ; on en a traité souvent avec succès, lors même qu'une portion du testicule avoit été emportée.

Lorsque le Chirurgien a reconnu la nécessité de l'opération, & qu'il a préparé le malade par les remedes généraux, il le place sur le bord d'un lit ; il lui fait tenir les bras & les jambes par quelques personnes ; il pince d'un côté la peau du scrotum, & la fait pincer de l'autre, de sorte qu'elle fasse un pli transversal ; il prend son bistouri, & fait au milieu de ce pli une incision qu'il étend haut & bas, c'est-à-dire, depuis l'anneau jusqu'au bas du scrotum, à la faveur d'une sonde crénelée introduite entre ses membranes ; il découvre ainsi la tumeur, sans toucher aux membranes propres du testicule & du cordon ; il dégage ensuite le cordon & le testicule des parties qui les environnent, ce qui se fait, soit en déchirant les membranes, soit en les disséquant ; il fait suspendre le testicule sans le tirer ; il passe autour du cordon & à quelque distance de l'anneau plusieurs brins de fil de chanvre cirés & unis ensemble ; il fait d'abord deux nœuds simples vis-à-vis l'un de l'autre, & ensuite celui du Chirurgien ; enfin il coupe le testicule environ à un demi-pouce de distance de la ligature. Si l'artere de la cloison donne du sang, il en fait la ligature avec du fil & une petite aiguille courbe. Si le scrotum se trouve extrêmement distendu par le volume du testicule, il en coupe une partie. Il remplit la plaie de charpie brute ou de petits lambeaux de linge usé, il en environne le cordon, il couvre le tout de compresses & d'un trousse-bourse, & le soutient avec un bandage appelé spica de l'aine, qui doit faire une médiocre compression sur les os pubis. Il prévient & calme les accidens par les saignées, les lavemens émolliens & une diete exacte ; il ne leve l'appareil que deux ou trois jours après l'opération ; il panse la plaie avec des bourdonnets plats & mollets, dont il remplit mollement tous les vuides, & qu'il couvre de plumaceaux ; le tout doit être chargé d'un digestif simple. On fait pendant les premiers jours une embrocation d'huile d'hypericum aux environs de la plaie & sur le ventre. Dans la suite on ne soutient l'appareil qu'avec un suspensoir. Quand on ne craint plus les accidens, on traite la plaie comme une plaie simple. Les ligatures tombent ordinairement entre le huitieme & le douzieme jour de l'opération.

Quelques Praticiens, après avoir dégagé le cordon des

parties qui l'environnent, en font la ligature avant que
de dégager & de féparer le tefticule des parties voifines,
& coupent l'anneau comme on le fait dans le bubonocele.

Si le cordon fpermatique fe trouve plus gros qu'à l'ordinaire, il faut examiner s'il n'eft point tombé dans fa gaîne
quelque portion d'inteftin, comme cela eft quelquefois
arrivé; car il faudroit en faire la réduction avant que de
faire la ligature.

Il n'eft pas néceffaire de paffer le fil au travers du cordon,
parce que toute partie qui eft liée fe gonfle au deffus & au
deffous de la ligature, ce qui empêche le fil de gliffer & de
tomber.

Dans cette opération, comme dans toutes les autres où il
eft néceffaire que l'Opérateur voie ce qu'il coupe, il doit
avoir beaucoup de petits lambeaux de linge pour étancher le
fang.

# FIG. XXIV. POUR LES OPÉRATIONS DE L'ANUS.

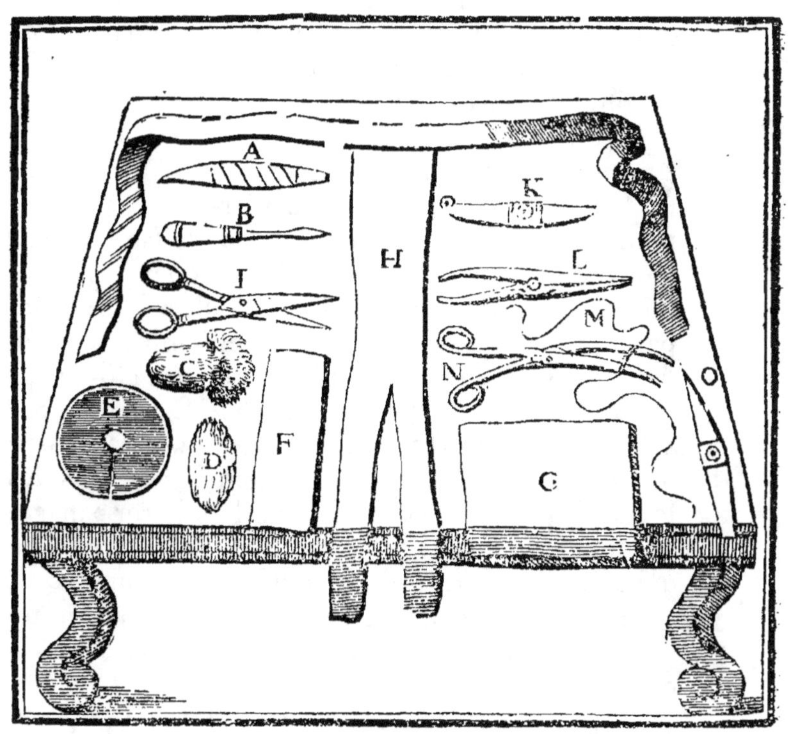

*De l'anus &
ce que c'est.*

L'ANUS a ses maladies autant & plus qu'aucune autre partie du corps, parce qu'étant l'égoût des impuretés les plus grossieres, & comme un évier par où sortent toutes les immondices de la cuisine, il doit être souvent irrité & sujet à des dépôts, à raison des matieres âcres qui sont déterminées vers cet endroit. De ces maladies, les unes se guérissent par remedes, soit universels, soit particuliers, & les autres par l'opération de la main : c'est de ces dernieres dont je vais vous parler, & en même temps vous montrer les opérations qu'elles demandent, *Il demande cinq opérations.* & que je réduis à cinq, savoir ; la premiere, de percer l'anus quand il est clos ; la seconde, de remettre le boyau quand il est tombé ; la troisieme, de guérir les condylomes, crêtes, rhagades & fungus qui surviennent à cette partie ; la quatrieme, de traiter les hémorroïdes ; & la cinquieme, d'ouvrir les fistules de l'anus.

*Causes de
la clôture de
l'anus.*

QUELQUES Auteurs disent que le fondement peut être clos en deux manieres ; ou naturellement, quand l'enfant vient au monde sans y avoir d'ouverture ; ou accidentellement, quand par négligence on aura laissé les bords ulcérés de cette partie se coller & se cicatriser ensemble. Jai vu des enfans avoir en naissant le fondement clos, mais je n'en ai point trouvé à qui il se fût fermé par accident, & même je le crois impossible, parce que les gros excrémens qui sortent par-là tous les jours, l'obligeant de s'ouvrir pour leur livrer passage, ne donneroient pas le temps aux côtés de l'ulcere qui s'y seroit formé de se joindre ensemble ; c'est pourquoi, regardant cette espece de clôture comme imaginaire, je ne vous parlerai que de celle qui est naturelle.

On ne s'apperçoit point ordinairement, le premier jour de la naissance, que l'enfant ait ce défaut ;

mais le deuxieme ou le troisieme, quand il ne se
salit point, on en doit chercher la cause : il faut
que le Chirurgien y remédie aussi-tôt qu'on s'en est
apperçu, parce que l'enfant périroit, si on ne donnoit promptement issue aux excrémens retenus. Les
mêmes excrémens facilitent quelquefois l'opération ;
car, en poussant la membrane qui leur sert de barriere, ils découvrent l'endroit où on doit en faire l'ouverture. Si cette membrane est mince, on la perce
aisement ; mais si elle est épaisse & forte, comme
je l'ai vu dans un sujet où la marque de l'anus ne
paroissoit presque point, on a plus de peine à y
faire le trou nécessaire. On peut pour cela se servir
de la lancette A, ou du bistouri B, & l'enfoncer
jusqu'à ce qu'on voie sortir une matiere noire, appelée méconium, que les enfans rendent immédiatement après leur naissance. Cette ouverture se
fera par deux incisions qui s'entrecroiseront où doit
être le lieu de l'ouverture du fondement, ce qui la
disposera davantage à prendre la figure ronde de
l'anus, que si on n'avoit fait qu'une simple incision en long. Après qu'on aura donné à l'enfant
le temps de se vuider, on mettra une tente de
charpie C, enduite d'un jaune d'œuf battu avec un
peu d'huile ; on doit proportionner la grosseur &
la dureté de la tente, en sorte qu'elle ne puisse
faire que peu de douleur, & qu'elle laisse la liberté à de nouveaux excrémens de la pousser dehors, en cas qu'il y en eût à sortir ; puis on appliquera le plumaceau D & l'emplâtre E, ensuite
la compresse F, & par-dessus l'autre compresse G,
le tout étant retenu par la bande figurée en T,
marquée H.

Il est inutile de se servir d'une tente cannulée,
comme on feroit dans d'autres ouvertures, parce
qu'on ne doit point appréhender ici que la réunion se fasse. Si le premier jour on n'avoit pas fait
l'ouverture assez ample, ni de la figure qu'elle doit

Comment on rectifie cette opération.

être, il faudroit la réformer le lendemain; & pour perfectionner cette opération on débrideroit, par le moyen de la pointe du bistouri, chaque pli de la circonférence de l'anus, en découpant en forme de rosette la membrane qui en faisoit la clôture, afin qu'il ne restât rien qui pût dans la suite l'empêcher de s'ouvrir autant que les gros excrémens le demanderoient pour sortir, & de se fermer exactement après leur sortie.

L'appareil.

Cette opération n'a pas besoin qu'on en prépare l'appareil avant que de la faire, parce qu'en premier lieu, on perdroit des momens qu'il faut employer à soulager l'enfant qui souffre, & que le temps qui se passe nécessairement entre l'opération & le pansement pour donner moyen à l'enfant de vuider le méconium & les excrémens retenus, est suffisant pour cette préparation.

Réduction du boyau rectum.

CET intestin tombe quelquefois, & se pousse en dehors aux enfans quand on les a laissés trop crier, & aux adultes qui se seront efforcés en différentes occasions ; il se retourne pour lors, comme on feroit un doigt de gant, & il sort plus ou moins selon les efforts qu'on a faits : je l'ai vu sortir de la longueur d'un demi-pied, & de la grosseur du bras. Cet accident arrive à ceux qui ont une pierre dans la vessie, par des efforts qu'ils font pour pisser ; & souvent, durant l'opération de la pierre, non seulement ce boyau pousse au dehors avec violence les excrémens qu'il contenoit, mais encore il sort lui-même, y étant excité par les douleurs qu'on souffre dans cette opération ; ce qui ne doit point empêcher l'Opérateur de continuer son chemin; car, après que la pierre est retirée, il remet facilement l'intestin dans sa place.

Cause de la sortie du boyau.

Les épreintes causées par dyssenterie font souvent sortir ce boyau, & d'autres fois il tombe au dehors par les rudes douleurs d'un accouchement laborieux ; on ajoute aux efforts extraordinaires, pour cauſe de ce mal, la foibleſſe ou la paralyſie des muſcles releveurs de l'anus, ou bien l'exceſſive abondance des humidités qui abreuvent ces parties.

Un Chirurgien ne ſe peut pas méprendre ſur cette maladie, puiſque le premier coup-d'œil la fait reconnoître ; ainſi, ſans perdre de temps à queſtionner le malade ou les aſſiſtans ſur ce qui peut en être la cauſe, il faut qu'il ſe mette en état de faire la réduction au plus tôt ; & pour cet effet, il ne s'embarraſſera point de diſpoſer l'appareil qu'il n'ait remis le boyau dans ſa place. S'il peut avoir promptement du vin chaud, il en baſſinera le boyau ſorti avec un linge ou une éponge, puis le comprimant doucement avec ſes doigts, & le repouſſant, il le fera rentrer, ce qui s'accomplit quelquefois avec aſſez de facilité. Ceux qui ſont ſujets à cette chute, en peuvent faire eux-mêmes la réduction, comme ceux qui ont des deſcentes ſe les réduiſent ſouvent avec moins de peine que ne feroit un autre. Il y a des enfans qui, par leurs cris continuels, en rendent la réduction plus difficile, auquel cas on prendra le temps que l'inteſtin ſe retrécit par un mouvement vermiculaire qui lui eſt propre ; car les efforts ſeroient inutiles, ſi on le repouſſoit dans le temps qu'il groſſit par ſon mouvement périſtaltique.

La plus grande difficulté de cette opération n'eſt pas de remettre le boyau, c'eſt de le retenir en ſa place quand il eſt remis ; pour y parvenir, on met ſur l'anus, auſſi-tôt que la réduction eſt achevée, une compreſſe qu'on fait tenir par quelqu'un pendant qu'on prépare l'appareil, de crainte que le boyau ne reſſorte durant ce temps-là.

L'appareil ne conſiſte qu'en deux compreſſes fort De l'appareil. épaiſſes, dont l'une eſt longitudinale F pour la placer entre les deux feſſes, & l'autre quarrée G pour appuyer fur l'anus avec un bandage en T marqué H, dont le chef pendant eft fendu en deux pour les paffer à côté des bourfes, & les attacher au circulaire qui tourne autour du corps. On trempe les comprefles dans un vin aftringent fait avec l'abfinthe, la noix de galles, l'écorce de grenades, l'alun & les fruits verds du bois de gayac, le tout bouilli dans du vin rouge. Il faut avoir de ce vin tout prêt, parce que, fi le boyau retomboit au moment qu'on va à la felle, il faudroit avant que de le réduire, le baffiner avec ce vin, qu'on fait chauffer toutes les fois qu'on s'en veut fervir. Ce remede eft excellent pour guérir les chutes du rectum, car, en même temps que par fon aftriction il refferre les fibres du boyau, par fa chaleur il en fortifie les mufcles releveurs.

*Divers expédiens pour empêcher la rechute.* Ce qu'il y a de plus embarraffant dans ces fortes de maladies, c'eft que toutes les fois qu'on fe préfente au fiége, le boyau retombe, ou bien il eft prêt à retomber; pour l'éviter, on ordonne que le malade foit affis entre deux ais fort étroits, qui, ferrant les feffes, empêcheront le boyau de fortir; il faut qu'il ait les jambes étendues, & qu'il s'efforce le moins qu'il eft poffible pour fe décharger des excrémens. On peut auffi faire à un ais un trou de la grandeur d'une piece de trente fols, & mettre autour de ce trou un petit bourrelet, qui, comprimant la circonférence de l'anus, l'empêchera de tomber pendant que le malade va à la felle. Si c'étoit un enfant, fa mere, ou celle qui a foin de lui, mettant deux de fes doigts à côté de l'anus quand les excrémens s'évacuent, préviendra la fréquente fortie de ce boyau : & enfin, toutes les fois qu'il fort, il faut le baffiner avec le vin décrit ci-deffus, puis le rétablir, & maintenir toujours deffus avec le bandage une compreffe trempée dans le même vin, ce qui l'accoutumera à refter dans fa place, comme je l'ai vu arriver plufieurs fois.

Il y a eu des Auteurs assez cruels pour conseiller d'appliquer tout autour de l'anus plusieurs cauteres actuels à pointe d'olive, rougis au feu, pour cautériser la circonférence de cette partie ; ils prétendent par ce moyen consumer l'humidité qui en relâche les muscles releveurs, & esperent que les cicatrices qui en resteront, resserrant l'anus, l'empêcheront de tomber. Je n'ai jamais vu pratiquer cette opération ; & je crois que si un Chirurgien la vouloit mettre en usage, il ne trouveroit personne qui ne s'y opposàt, & avec justice, puisqu'on peut guérir ces maladies sans se servir du fer ardent, qui fait horreur à ceux mêmes qui en entendent parler.

*Abus des Cauteres.*

Le sieur Blegny, qui ne manquoit pas d'inventions, vouloit qu'on retînt le boyau dans sa place avec le jabot d'un coq-d'inde, lequel on souffloit pour le faire enfler après qu'on l'avoit introduit dans l'anus, cé qui empêchoit bien que le boyau ne descendît ; mais, comme il faut ôter cette machine & la remettre toutes les fois que le malade veut aller à la selle, & que c'est dans de telles occasions que le boyau retombe, je la crois de peu d'utilité & très-incommode à s'en servir, d'autant plus que les compresses & le bandage font le même effet, & ne sont pas si embarrassans.

*Invention de Blegny.*

CE mot de Condylome est dérivé de κόνδυλος, qui signifie jointure ; il a été donné par ressemblance, à cause que les petites tumeurs qui font les condylomes, sont semblables aux tumeurs que font les jointures.

*Des Condylomes, Crètes, Rhagades & Fungus.*

Le condylome est un tubercule ou éminence calleuse qui s'éleve dans les replis de l'anus, ou bien une enflure & un endurcissement des rides de cette partie. Il vient souvent de ces tumeurs aux orifices de l'uterus ; elles sont causées par fluxion d'humeurs grossieres & terrestres sur cet endroit,

*Cause du Condylome.*

*Remedes.*

où on obferve quelquefois de l'inflammation &
de la douleur, & toujours de la dureté qu'il faut
ramollir par des médicamens doux, rafraîchiffans &
émoiliens : on en a vu qui cédoient à ces remedes,
& qu'on a guéris fans être obligé d'en venir à l'opération ; mais quand les remedes généraux & particuliers n'ont pas réuffi, la main y doit prêter
fecours.

*Maniere
d'opéier.*

On ne peut pas marquer précifément la maniere
de faire l'opération, parce qu'elle dépend de la
figure du condylome : s'il a la bafe étroite, il le
faut lier avec du fil de lin ou de la foie, &, l'ayant
bien ferré à diverfes reprifes, on attendra qu'il tombe
de lui-même : fi la bafe étoit trop large pour fouffrir la ligature, il la faudroit couper avec des
cifeaux, la tenant ferme par des pincettes, & on
l'emporteroit ainfi tout d'un coup. Mais fi les
cifeaux n'y convenoient point, parce qu'il n'auroit
pas une figure commode pour cela, ou qu'il feroit
trop dur, on fe ferviroit du biftouri K, avec lequel
on le couperoit très-proche de la racine ; & s'il
en fortoit beaucoup de fang, ce qui eft prefque
ordinaire à caufe de la quantité de veines qui ar-
rofent l'anus, on l'arrêtera avec les poudres aftringentes, & enfuite on panfera la plaie par des remedes mondifians pour détruire & confumer les
racines, & par des defficatifs pour en obtenir la
cicatrifation.

*Des crêtes
qui viennent
en cette par-
tie.*

Il furvient autour du fondement des excroiffances qu'on appelle des crêtes, parce qu'elles reffemblent à des crêtes de coq. Il eft rare qu'on n'en
remarque qu'une à la fois, il y en a d'ordinaire
plufieurs enfemble qui bordent l'anus. Quand ces
fortes de crêtes font petites & qu'elles n'incommodent point, je confeillerois de les laiffer & de n'y
point toucher ; mais lorfquelles croiffent trop &
qu'elles embarraffent, il faut s'en défaire, & c'eft
toujours par l'opération qu'on y parvient ; elle fe

fait par ligature, ou par cautérisation, ou par amputation.

Des trois manieres, la derniere est la meilleure, parce qu'elle est la plus prompte & la plus sûre : le Chirurgien prendra de la main droite une paire de ciseaux I, & de l'autre il tiendra une crête qu'il coupera proche de l'anus, les emportant toutes de même les unes après les autres ; & dès qu'il aura laissé couler une poëlette de sang, pour dégorger la partie, il répandra des poudres astringentes pour arrêter cet écoulement. Dans la suite, il pansera toutes ces petites plaies avec des remedes qui les puissent cicatriser au plus tôt.

*Utilité de l'amputation.*

Les rhagades sont des scissures, gerçures ou crevasses qui paroissent à l'anus. Ce mot de rhagade vient du verbe grec ῥήσσειν, qui veut dire couper, parce que l'anus est tout entrecoupé de ces sortes de fentes qui font de petits ulceres longs qui incommodent beaucoup, particuliérement quand l'anus est forcé de s'ouvrir pour la sortie des excrémens. L'âcreté des humeurs & la dureté des excrémens sont les causes de ces maladies, qui dans leur commencement sont guéries avec les remedes dessicatifs, comme est l'eau vulnéraire ; mais en vieillissant elles deviennent dures & calleuses, & alors il faut consumer la callosité, pour en espérer la guérison.

*Des Rhagades.*

Il y a deux moyens d'ôter la callosité ; l'un est le caustique, & l'autre le fer. Il y a des Praticiens qui se servent d'onguens corrosifs & mordicans ; les autres préferent le bistouri K, avec lequel ils renouvellent & rafraîchissent ces sortes d'ulceres. Pour moi je suis d'avis d'employer ces deux moyens ; de commencer par le bistouri, avec lequel on coupera les callosités en plusieurs endroits ; & d'en venir ensuite à des onguens, moins corrosifs que si on s'étoit servi d'abord de ces sortes de remedes : par-là on acheve de consumer ces duretés avec moins

*Deux moyens de les traiter.*

de douleur; peu à peu on desséche la partie; & avec des drogues convenables, on procure la cicatrice des plaies qu'on a faites ou renouvelées.

Il arrive encore à l'anus une excroissance de chair, à qui on donne le nom de fic, de sarcome, & de fungus ou de champignon; c'est ce que le vulgaire appelle mal de Saint Fiacre. Cette carnosité s'engendre & croît de la même façon que ces champignons qu'on voit aux chênes : il en vient aussi au col de la matrice, & en plusieurs autres parties du corps; mais celles de l'anus sont plus difficiles à guérir, parce qu'à raison de sa situation, les humeurs s'y portent en plus grande quantité, ce qui fait qu'il en sort une sanie très-puante.

L'opération consiste à extirper ce fungus, qui, par succession de temps venant à croître, incommoderoit de plus en plus le malade. On prépare le corps par des remedes généraux, comme la saignée & la purgation; puis avec le bistouri K on coupe le fungus tout proche de sa racine; ensuite de quoi on appliquera sur la plaie l'huile de vitriol tempérée, les poudres de sabine, & d'autres remedes, pour consumer ce qui pourroit rester de ses racines. Si la base en étoit étroite, il la faudroit lier avec le fil M, qu'on conduit avec la pincette N, & qu'on serre tous les jours, jusqu'à ce que le fungus soit tombé.

Il y a encore une espece de fungus malin enraciné dans le rectum. On entretient un Hôpital à Rome pour y traiter ceux qui en sont affligés. J'ai vu panser ces malheureux, à qui on n'épargne ni le fer, ni le feu; & les cris qu'ils font quand on les panse, ne touchent point de pitié, ni les Chirurgiens, ni les assistans, parce que ce mal est une suite du commerce infame qu'ils ont eu avec des hommes, de même que les maux vénériens en sont une des caresses qu'on a faites à des femmes débauchées, & que ces tumeurs rebelles sont regardées comme un effet de la Justice Divine, qui punit ceux qui commettent de tels péchés. Mais comme heureusement ces sortes de maux ne sont point connus en France, je n'en parlerai pas davantage.

SELON Fabricius, l'étymologie d'hémorroïdes vient du mot grec *αἷμα*, qui signifie sang, & du verbe *ῥέω*, qui veut dire fluer, pour marquer que c'est un flux de sang. Thévenin dit qu'elles ont pris leur nom d'un serpent appelé Hémorroïs ou coule-sang, dont la morsure excite un flux de sang en plusieurs endroits du corps de celui qui en a été mordu. Elles ont donné leur nom aux arteres & aux veines hémorroïdales, parce que ces maux viennent toujours à l'extrémité des vaisseaux du fondement.

Les hémorroïdes sont des tumeurs douloureuses en forme de varices, pleines d'un sang grossier, & faites par la dilatation des extrémités des veines qui entourent l'anus. Il y en a de quatre especes, qui sont différentes entre elles selon la matiere dont elles sont composées. On appelle uvales celles qui sont pleines d'un sang pur & naturel, qui ne péche qu'en quantité ; meurales, celles qui sont produites d'un sang épais, grossier & noir; verrucales, celles qui sont dures & pleines d'un sang aduste & mélancolique ; & véficales, celles qui sont formées d'une humeur crue & pituiteuse. Ces noms leur sont donnés parce qu'elles ressemblent à un grain de raisin, à une meure, à une verrue, & à une vessie.

Les Anciens ont établi plusieurs autres différences entre les hémorroïdes Ils en font d'internes & d'externes, disant que les unes viennent de la veine-cave, les autres de la veine-porte; que celles-là vuident un sang plus pur, & celles-ci un sang plus grossier; que celles qui procedent de la veine-cave déchargent les pléthoriques, & que celles de la veine-porte purgent la cacochymie. Mais la circulation du fang nous apprend que ces veines n'apportent rien à l'anus, & qu'elles ne font au contraire que reporter dans la veine-cave le fang qui a été envoyé par les arteres ; ainfi toutes ces veines ne font remplies que d'un même fang, qui, ayant de la peine à remonter & féjournant dans ces vaiffeaux, les dilate peu à peu, & forme les tumeurs qu'on appelle hémorroïdes.

*De l'origine de ces maux.*

On a affigné plufieurs caufes aux hémorroïdes, & on y a fait beaucoup de raifonnemens inutiles : mais, fans nous embarraffer de ce que les Anciens nous en ont dit, il n'y a qu'à examiner la mécanique de la partie, pour s'inftruire de la véritable maniere dont les hémorroïdes fe produifent.

*Explication de leur formation.*

Dans mon Anatomie j'ai fait voir que les arteres hémorroïdales jetoient plus de branches au rectum qu'il n'en falloit pour le nourrir ; qu'un grand nombre de ces artérioles finiffoient aux glandes dont il eft parfemé ; que ces glandes féparoient & filtroient une partie des impuretés du fang, lefquelles étoient verfées par les vaiffeaux excrétoires de ces filtres dans le rectum, & que cette multitude de conduits étoit néceffaire pour purifier le fang. J'ai ajouté que nous payons bien cher ce fervice par les hémorroïdes qui en proviennent ; & de fait, la lymphe la plus déliée fe féparant du fang quand il paffe des arteres hémorroïdales dans les veines du même nom, il doit être plus épais & plus pefant lorfqu'il eft dans ces veines, & par conféquent il ne peut remonter que difficilement, d'autant plus qu'il n'y a ni mufcles, ni aucune partie qui puiffe lui aider à s'avancer vers les gros troncs, parce que le rectum eft dans un baffin offeux où ce liquide ne fouffre aucune compreffion qui favorife fon cours, ainfi que font les mufcles au fang qui eft obligé de remonter des extrémités ;

&

& cette humeur ne peut monter, que lorfque les veines hémorroïdales en étant extrêmement remplies par les arteres qui leur en fourniffent inceffamment, fe déchargent dans les veines fupérieures qui ont plus de facilité de fe vider. Les efforts qu'on fait par quelque caufe que ce puiffe être, & particuliérement pour pouffer les excrémens au dehors, contribuent beaucoup à la production des hémorroïdes, parce qu'au lieu d'aider le retour du fang, ils le pouffent vers l'anus, où étant obligé de féjourner dans les veines hémorroïdales comme dans un fac, il les force de s'étendre, & de caufer cette cruelle maladie, dont prefque perfonne n'eft exempt.

Les hémorroïdes font faciles à connoître ; on n'a qu'à y porter les doigts, ou y jeter les yeux, pour appercevoir dans la circonférence de l'anus, des tumeurs de différente groffeur. Il y en a de groffes comme des noifettes, d'autres comme des noix, & d'autres comme de petits œufs ; leurs couleurs varient felon la longueur du temps que le fang y a féjourné. Ce font des externes dont je parle, je n'en connois point d'autres ; car pour des internes je n'en ai jamais vu, & même je ne conçois pas comment il s'y en pourroit former. Je fais feulement que plufieurs appellent hémorroïdes internes d'autres fortes de maladies qui arrivent au rectum.

Leurs différences fenfibles.

La guérifon des hémorroïdes eft très-difficile, pour ne pas dire impoffible. Les Auteurs nous propofent deux fortes de guérifons, favoir, la palliative & l'éradicative. Je confeillerai toujours à un Chirurgien de les traiter palliativement, n'étant guere dans le pouvoir de la Médecine & de la Chirurgie de les guérir radicalement.

De leur cure.

Avant que de rien entreprendre, il faut examiner fi elles font fourdes, ou fi elles font fluantes. On appelle fourdes, celles d'où il ne coule point de fang ; & fluantes, celles qui en rendent de temps en temps. Je dis de temps en temps, parce qu'elles n'en versent en grande quantité que lorsqu'on va à la selle, & que le reste de la journée ce n'est qu'un suintement qui ne fait que gâter la chemise.

Quand les hémorroïdes ne fluent que médiocrement, il n'y faut point toucher. On feroit autant de tort à un homme qui a cette légere incommodité, principalement quand la nature s'y est habituée, de l'en vouloir guérir, qu'à une femme à qui on voudroit supprimer ses ordinaires : c'est la santé de beaucoup d'hommes ; & il y en a même qui sont réglés comme des femmes, & qui se trouvent indisposés quand ce flux leur a retardé de quelques mois. Mais quand il est excessif, qu'il diminue les forces du malade, qui en maigrit & devient d'une couleur basanée, il faut travailler à le moderer, & non à le supprimer ; & pour lors on observera deux régimes, l'universel & le particulier. Par l'universel, on entend la diete, par laquelle on évite tout ce qui peut faire trop de sang : la saignée qui désemplit, les potions & les breuvages qui humectent & adoucissent l'âcreté des humeurs, sont d'un grand secours ; il faut aussi éviter le grand travail, & s'éloigner des sujets de chagrin & de colere, & surtout s'abstenir de l'usage de médicamens styptiques, & des alimens qui épaississent le sang, comme riz, coings, gros vin, eau ferrée : & par le régime particulier, on entend les remedes appliqués sur la partie, qui doivent être astringens, comme de petits sachets faits de sauge & de son fricassés avec de l'huile rosat, de myrte, &c.

Application de quelques remedes.

Aux hémorroïdes sourdes qui ne font point coulantes, & où il y a de l'inflammation & de la douleur, il faut commencer par appaiser ces accidens ; ce qu'on procurera au moyen des remedes doux appliqués sur la partie, comme la casse mondée, de la pommade faite avec le populéon & le jaune d'œuf, du lait dans lequel on aura fait bouillir du

eerfeuil, du plantain & du bouillon-blanc, & pluſieurs autres petits remedes qui ſont en un nombre
infini, & dont il y a autant de ſortes que pour la
goutte & les maux de dents.

Lorſqu'après tous ces remedes les hémorroïdes
ne diminuent point, ou que la douleur & la tenſion ſubſiſtent, ou que même elles augmentent, il
faut trouver le moyen de vider ces tumeurs ; ce
qui ſe fait en deux manieres, ou par l'application
des ſangſues, ou par la ponction avec la lancette.
Les ſangſues ſont préférables, tant parce que le
malade les craint moins que la lancette, qu'à cauſe
qu'elles font une ouverture plus petite & qui ſe
guérit plus aiſément. On applique donc une ſangſue
ſur chaque hémorroïde, on l'y laiſſe ſucer juſqu'à ce
que l'hémorroïde ſoit vide, après quoi on fait tomber la ſangſue ; puis on uſe d'un liniment fait d'huile
d'œufs, de poudre de céruſe & de litharge brûlée,
mettant ſur les hémorroïdes un plumaceau imbibé
de ce liniment, une compreſſe par-deſſus, & un
bandage qui, les preſſant un peu, empêche qu'elles
ne ſe rempliſſent ſi tôt.

S'il arrivoit que les ſangſues ne mordiſſent pas,
ou qu'on crût le ſang trop épais pour être tiré par
leur moyen, en ſorte qu'on fût contraint de ſe ſervir
de la lancette O, il en faudroit faire les ouvertures
au plus bas lieu pour les vider plus commodément,
& ne faire ces ponctions que de la grandeur qu'on
jugeroit néceſſaire pour donner iſſue à ce ſang.
On ſe ſert enſuite du liniment & de l'appareil ci-
deſſus.

Le malade ſe ſent ſoulagé immédiatement après
que les hémorroïdes ont été déſemplies, & la ceſſa-
tion de la douleur & de la tenſion lui fait goûter
une tranquillité fort agréable ; mais il en reſte un
ſuintement continuel par ces ouvertures, qui devient
très-incommode : il n'y a pourtant perſonne qui ne
le doive préférer aux douleurs qui ont précédé, &

C c ij

De l'uſage
des ſangſues
& de la lan-
cette.

aux suites fâcheuses qui en arriveroient, si on le supprimoit. Il se trouve néanmoins des malades qui, s'impatientant de la saleté de ce mal, oublient les raisons essentielles qu'ils ont de ne pas chercher d'être guéris radicalement, &, à quelque prix que ce soit, veulent qu'on leur fasse les opérations nécessaires pour détruire entièrement cette infirmité : c'est au Chirurgien à s'en défendre, en représentant au malade qu'outre les douleurs de l'opération, il peut lui en arriver de plus considérables que celles dont il veut s'exempter, en lui disant que tous nos Anciens ne pronostiquent que malheurs à ceux qui sont absolument guéris des hémorroïdes ; & lui proposant au reste l'expédient dont tous les Chirurgiens conviennent, qui est de laisser de ces petites tumeurs pour conserver un léger suintement, & ne point s'exposer au hasard d'être attaqué de toutes les maladies dont ces fameux Praticiens nous ont menacés.

*Préparation du malade.* Quand le malade a pris sa résolution, on le prépare par une ou plusieurs saignées selon ses forces, & par quelques purgations. On lui donne un lavement peu d'heures avant que d'opérer pour vider le rectum, & ensuite on le fait coucher sur le bord du lit, le ventre en dessous & les pieds en bas ; & les fesses étant tournées du côté du jour, on les fait écarter par deux serviteurs ; puis l'Opérateur prenant de la main gauche avec des pincettes L la poche de chaque hémorroïde, il les coupe l'une après l'autre avec des ciseaux I qu'il tient de la main droite, observant d'en laisser une des plus petites pour le maintien de la santé, comme nous avons dit. S'il restoit quelque portion de ces sacs qu'on n'eût pas pu couper à cause du sang qui embarrasseroit dans l'opération, on la consumeroit par la suite avec des onguens propres pour cet effet. L'appareil est semblable à ceux des précédentes opérations, & à celui que je vais vous faire voir à la fistule de l'anus,

## FIG. XXV. POUR LA FISTULE A L'ANUS.

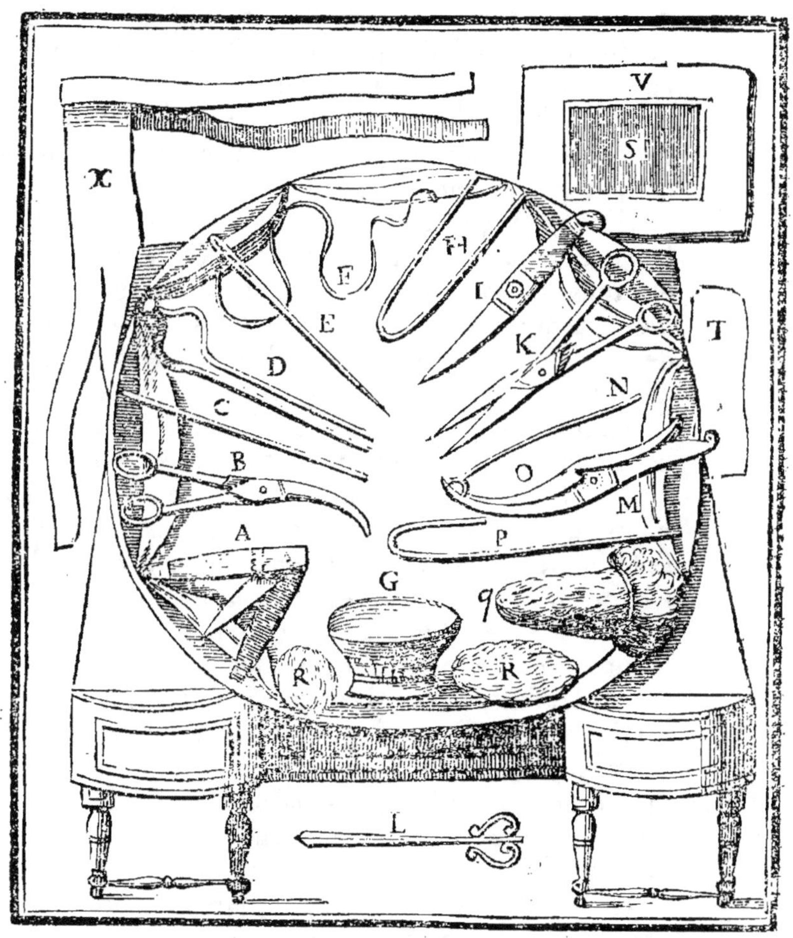


LA Fistule est appelée par les Grecs *Syrinx*, flûte, dérivé du verbe grec συρίζειν sifler, & cela par métaphore, à cause que ce mal a une cavité longue & étroite, semblable à celle des flûtes. Elle est définie, un ulcere profond & caverneux dont l'entrée est étroite & le fond plus large, avec issue



DE LA FIS-
TULE A L'A-
NUS.

Définition
de ce mal

d'un pus âcre & virulent, & presque toujours accompagné de callosités.

Il arrive des fistules en plusieurs parties de notre
corps, ensuite des abcès & des plaies de la poitrine,
du bas-ventre & des jointures, & plus souvent à
l'anus qu'en aucune autre partie. Ce sera l'opération qui se fait à ces dernieres que je vous démontrerai aujourd'hui, vous renvoyant pour la guérison
des autres au général des fistules.

Il semble que cette maladie soit à présent plus
fréquente qu'elle n'étoit autrefois. On entend parler tous les jours des opérations qu'on en a faites
à des personnes qui n'en paroissent pas incommodées : c'est une maladie qui est devenue à la mode
depuis celle du Roi, à qui on fut obligé de faire
l'opération pour l'en guérir. Plusieurs de ceux qui
la cachoient avec soin avant ce temps, n'ont plus
eu de honte de la rendre publique ; il y a eu
même des Courtisans qui ont choisi Versailles pour
se soumettre à cette opération, parce que le Roi
s'informoit de toutes les circonstances de cette
maladie. Ceux qui avoient quelque petit suintement ou de simples hémorroïdes, ne différoient
pas à présenter leur derriere au Chirurgien pour
y faire des incisions. J'en ai vu plus de trente qui
vouloient qu'on leur fît l'opération, & dont la
folie étoit si grande, qu'ils paroissoient fâchés lorfqu'on les assuroit qu'il n'y avoit point de nécessité
de la faire.

*Cause.* La fistule de l'anus est toujours une suite d'un
abcès survenu à cette partie. Il commence par une
petite dureté qui grossit & se mûrit en peu de
temps ; on la prend ordinairement pour une hémorroïde, c'est ce qui fait que souvent on néglige de
la montrer au Chirurgien. Cet abcès venant à
percer ou dans l'intestin ou au bord de l'anus, on
se sent soulagé, & pour lors on se croit guéri sans
le secours du Chirurgien ; c'est en quoi on se
trompe ; car la matiere ne s'étant fait qu'un petit

trou par où elle s'écoule, il demeure dans l'endroit où elle étoit, un vide d'où il fort continuellement du pus, & qui ne fe guérit qu'en ouvrant ce fac pour le mondifier, & y faire revenir une bonne chair qui le rempliffe entiérement (*a*).

Quand on implore le fecours de la main avant que l'abcès foit percé, le Chirurgien ne doit point attendre qu'il s'ouvre de lui-même, parce que la matiere rongeroit dans toute la circonférence de la partie pour fe donner iffue; & comme le boyau eft plus tendre que la peau, elle aura plus tôt fait une ouverture dans l'inteftin qu'elle n'aura percé la peau pour fe répandre au dehors; & d'ailleurs cette purulence féjournant entre l'inteftin & les parties charnues, elle les fépare de maniere que le boyau en étant dénué, il ne fe peut jamais réunir avec les chairs voifines que par l'opération. Il faut donc, pour prévenir ces accidens, ouvrir ces

Il n'en faut point différer l'opération.

(*a*) Ces fortes de dépôts fe forment dans le corps graiffeux qui environne le rectum ; ils tombent quelquefois en pourriture très-promptement ; & comme la pourriture s'étend fouvent plus vers l'intérieur que vers l'extérieur, elle a pour l'ordinaire fait déjà de grands ravages au dedans, lorfqu'elle fe manifefte au dehors. Le malade reffent d'abord une douleur vive & profonde, avant même qu'il paroiffe rien à l'extérieur. Mais l'inflammation qui augmente en peu de temps, forme bientôt au bord du fondement une tumeur dure, douloureufe & profonde. On voit paroître quelque temps après au milieu de cette tumeur, un œdème pâteux qui s'étend peu à peu, & quelquefois au milieu de cet œdème une tache gangreneufe. Cette maladie eft ordinairement accompagnée de fievre confidérable, & quelquefois de rétention d'urine.

Dès que l'œdème paroît & que l'on fent fluctuation dans la tumeur, il ne faut pas différer l'ouverture de ces fortes de dépôts ; car il pourroit arriver qu'une partie de la feffe tombât en pourriture, & que la maladie fît le tour du fondement, ce qui feroit un très-grand délabrement, & obligeroit de faire l'opération à l'un & à l'autre côté de l'anus.

C c iv

abcès de bonne heure, & n'attendre point une grande fluctuation comme aux autres abcès ; mais on les doit prendre sur le verd, c'est-à-dire qu'on n'attendra pas une maturité parfaite. Il n'en faudra pas faire l'ouverture avec des cauteres, de crainte de perdre du temps, & de donner, par la douleur qu'ils feroient, occasion à un plus grand dépôt d'humeurs sur cette partie, & à la mortification ; car la gangrene y survient en peu de temps. Il fera d'abord avec une lancette A une ouverture pour évacuer la matiere ; puis, avec des ciseaux B, il coupera du côté qu'est le grand vide, suffisamment pour porter les remedes dans le fond de la cavité, afin de la mondifier & de l'incarner. Mais si, mettant un doigt dans la plaie qu'il aura faite & un autre dans l'anus, il trouve le rectum dénué, ce qu'il connoîtra par le peu d'épaisseur qu'il sentira entre ses deux doigts, il faut qu'il incise cet intestin jusqu'à l'extrémité de l'abcès, en quoi il se dirigera en insinuant une des branches de ces ciseaux dans la plaie & l'autre dans l'anus, pour couper tout ce qui sera entre deux ; & même il faut qu'il coupe du boyau un peu plus avant que le fond de l'abcès, parce qu'on doit plutôt risquer de faire l'incision plus grande qu'il n'est nécessaire de l'épaisseur de deux écus, que moindre de l'épaisseur d'un écu. L'abcès ainsi bien ouvert sera pansé de la maniere que nous ferons voir dans l'opération de la fistule (a).

(a) On fera donc une incision longitudinale à l'endroit où le pus se manifeste, & l'on coupera le boyau de la maniere dont l'Auteur le prescrit. Mais si le pus a fait un progrès considérable du côté de la fesse, on y fera une autre incision, qui tombera perpendiculairement sur l'incision longitudinale : on coupera les angles formés par ces incisions, pour rendre l'extérieur de la plaie plus large que le fond, & pouvoir, par ce moyen, la panser plus aisément : l'on fera encore vers la partie inférieure de la plaie une incision,

Voilà ce qu'on doit pratiquer pour éviter la fistule ; mais quand elle est formée, soit par la timidité du Chirurgien qui n'aura pas assez ouvert, soit par l'opiniâtreté du malade qui n'aura pas voulu se résoudre à l'ouverture, il faut examiner la nature

qui servira comme de gouttiere à la suppuration, & qui rendra la plaie plus longue que ronde.

On pansera la plaie pour la premiere fois avec une tente liée, qu'on introduira dans l'anus ; on la remplira de bourdonnets, ou de lambeaux de linge déchiré : on couvrira le tout de compresses graduées, pour remplir l'entre-deux des fesses ; on appliquera ensuite à l'ordinaire le bandage en T, soutenu du scapulaire qu'on doit mettre au malade avant l'opération. On levera cet appareil le deuxieme ou le troisieme jour après l'opération, à moins que le malade n'ait envie d'aller à la garde-robe. On fera le second pansement & les suivans avec une meche composée de plusieurs brins de charpie, & qui aura à son extrémité une petite tête semblable au bout d'une tente, & de la grandeur d'un travers de doigt : on l'introduira dans l'anus avec une sonde, & on en fera passer la tête au delà de la plaie faite à l'intestin : on remplira le reste de la plaie avec des bourdonnets mollets & des plumaceaux, on couvrira le tout d'un digestif animé.

Si l'on trouve l'intestin détaché au delà de la portée du doigt, comme cela arrive quelquefois, parce que les graisses qui l'environnent sont tombées en pourriture, on se servira d'une tente longue & mollette, que l'on introduira dans l'anus, de sorte que son extrémité soit au delà de la plaie de l'intestin. Cette tente le rapprochera des parties voisines, & empêchera le pus d'y former un sac & d'y séjourner. Ce ne sera qu'après que l'intestin se sera recollé, qu'on se servira de la meche dont on vient de parler. Si les chairs deviennent molles & baveuses, on couvrira d'onguent brun les plumaceaux, les bourdonnets & la meche, excepté son extrémité qui doit être portée jusque dans la cavité de l'intestin. Lorsque les chairs auront rempli la plaie, on la desséchera & on la cicatrisera avec l'onguent de pompholix dont on couvrira la meche & le plumaceau qu'on applique sur la plaie, & avec de la charpie seche ou trempée dans de l'eau vulnéraire. Si les chairs s'élevent trop, on les consumera avec la pierre infernale.

de la fistule avant que de prendre son parti pour l'opération.

*Trois sortes de fistules.* On établit en général trois especes de fistules : la premiere, quand l'ulcere est ouvert en dehors & non en dedans ; la seconde, quand il perce l'intestin sans avoir d'issue en dehors ; & la troisieme, quand il communique au dehors & au dedans. Les premieres sont apparentes & se découvrent aisément ; la sonde qu'on y introduit fait connoître si elles sont superficielles ou profondes. On est certain de l'existence des secondes, lorsqu'on voit qu'il sort du pus avec les excrémens, & particuliérement quand un abcès a précédé ; & on sent avec le doigt index fourré dans le fondement, si l'ouverture est proche ou éloignée de l'anus. Les troisiemes se manifestent en mettant une sonde C dans la fistule, & le doigt dans l'anus ; car, si on sent le bout de la sonde avec le doigt, on est assuré que le boyau est percé : ce petit dilatatoire D, introduit dans l'anus, est très-commode pour en juger. On appelle ces dernieres fistules, complettes, & les premieres, borgnes, parce qu'elles n'ont qu'une ouverture ( a ).

*Subdivision de fistules.* Chacune de ces especes se divise encore en plusieurs sortes, dont les unes sont près de l'anus, les autres en sont éloignées d'un ou de deux travers de doigt ; quelques-unes sont au bord du boyau, & il y en a de plus profondes : on en trouve qui n'ont qu'une sinuosité, & beaucoup en ont plusieurs en forme de patte d'oie ; on nomme ces différens sinus des clapiers : telles tendent vers le rectum, & telles vers la vessie ou vers les os des

---

( a ) Les fistules où il n'y a qu'une ouverture, s'appellent borgnes. Quand cette ouverture se trouve à l'intestin, la fistule s'appelle borgne & interne ; si l'ouverture est au dehors, la fistule se nomme borgne & externe.

hanches : enfin elles font nouvelles, ou vieilles & calleuſes.

C'eſt au Chirurgien à tirer ſon pronoſtic ſuivant la nature de la fiſtule, & ſans promettre plus qu'il ne peut tenir : il le fera toujours douteux ; car, quelque apparence qu'il y ait d'y réuſſir, il arrive néanmoins ſouvent des accidens qui empêchent de pouvoir exécuter ce qu'on a promis. 

On nous propoſe trois moyens pour guérir les fiſtules ; ſavoir, le cauſtique, la ligature, & l'inciſion. Après que nous les aurons examinés tous trois, nous déciderons lequel eſt le meilleur. 

Il y a environ trente ans qu'à Paris un nommé Lemoyne s'étoit acquis une grande réputation pour la guériſon des fiſtules. Sa méthode conſiſtoit dans l'uſage du cauſtique, c'eſt-à-dire qu'avec un onguent corroſif, dont il couvroit une petite tente qu'il fourroit dans l'ouverture de l'ulcere, il en conſumoit peu à peu la circonférence, ayant ſoin de groſſir tous les jours la tente, de maniere qu'à force d'agrandir la fiſtule, il en découvroit le fond : s'il y avoit de la calloſité, il la rongeoit avec ſon onguent qui lui ſervoit auſſi à détruire les clapiers ; & enfin avec de la patience il en guériſſoit beaucoup. Cet homme eſt mort vieux & riche, parce qu'il ſe faiſoit bien payer ; en quoi il avoit raiſon, car le public n'eſtime les choſes qu'autant qu'elles coutent. Ceux à qui le ciſeau faiſoit horreur, ſe mettoient entre ſes mains ; & comme le nombre des poltrons eſt fort grand, il ne manquoit point de pratique.

Thévenin préfere la ligature aux deux autres manieres pour guérir la fiſtule à l'anus. Il aſſure qu'il n'en a vu aucune qui n'ait été parfaitement guérie ; & voici comment il conſeille de la faire. Le malade ſitué ſur les pieds, ayant le corps courbé & appuyé ſur le bord d'un lit, on lui ordonnera d'abord d'écarter les jambes & les cuiſſes qu'on 

fera tenir ferme par des ferviteurs, de crainte qu'il
ne les refferre & qu'il ne fe tourmente durant l'opération : le malade ainfi difpofé, il faudra que le
Chirurgien mette dans l'anus le doigt index de fa
main gauche, après l'avoir frotté d'huile d'amande
douce ou de quelque chofe de graiffeux, afin qu'il
entre plus doucement ; puis de fa main droite il
prendra une fonde E, de fil de laiton, ou d'argent
recuit, enfilée d'un double fil de lin crud ou de
crin de queue de cheval pour couper plus promptement : il introduira cette fonde dans l'orifice de la
fiftule, & en ayant rencontré le bout avec le doigt
qu'il a dans le boyau, il la recourbe & la tire au
dehors par l'anus, amenant avec elle un des bouts
de fil, lequel étant paffé, on en fait une ligature
à nœud coulant avec l'autre bout qui fort par la
fiftule, & de jour en jour on le refferre jufqu'à
ce que le lien ait coupé ce qu'il a embraffé. Si la
fiftule étoit borgne, l'inteftin n'étant point percé,
il ne faudroit point faire difficulté de le percer avec
l'extrémité de la fonde, ce qui s'exécute aifément
en l'appuyant fur le bout du doigt qui eft dans
l'anus, enfuite de quoi on recourbe la fonde, & on
lie les deux bouts de fil de la façon que nous venons
de dire.

Ufage de
l'incifion.

La troifieme maniere, eft l'incifion. Comme
c'eft la plus pratiquée & la plus univerfellement
fuivie, je m'y étendrai davantage que fur les autres ;
afin de n'oublier aucune circonftance, & d'en inftruire exactement les jeunes Chirurgiens. Pour
cet effet, on obfervera qu'avant l'opération il faut
choifir fon temps ; car fi on fe trouvoit en été ou en
hiver, l'excès de la chaleur ou du froid obligeroit d'attendre que l'air fe fût modéré, & on
peut différer fans danger quand la fiftule n'eft pas
récente : il faudroit enfuite préparer le corps par
des faignées & des purgations convenables à la conf-
titution du fujet, &, ayant déterminé le jour &

l'heure, on difpoferoit l'appareil tel que vous voyez fur la planche XXV.

On donnera un lavement deux heures avant l'opé-ration pour vider l'inteftin, de crainte que les efforts qu'elle pourroit exciter ne pouffaffent des excrémens dans le nez du Chirurgien, comme cela eft arrivé quelquefois; c'eft pourquoi il ne doit pas fe placer directement derriere le malade, mais un peu à côté, pour éviter cette fufée qui feroit très-défagréable : le malade fera fitué fur le bord du lit, ayant un tra-verfin fous le ventre pour élever les feffes qui feront tournées du côté du jour, les cuiffes écartées & affujetties par deux ferviteurs, de peur qu'il ne remue dans le temps qu'on opérera.

Préparation<br>du fujet.

2°. Durant l'opération, le Chirurgien, ainfi que dans la ligature, aura de l'huile G dont il frottera le doigt indice de fa main gauche, afin qu'il entre dans l'anus fans douleur; & il prendra de la droite un ftylet H., qu'il introduira dans la fiftule par fon ouverture extérieure, le conduifant jufqu'à ce qu'il forte par le trou qui fera au boyau, ce qu'on fentira avec le doigt fourré dans l'anus; puis avec le bout de ce même doigt, on reployera le ftylet, & on le fera fortir par le fondement, de telle façon que tout ce qu'on doit couper fe trouve embraffé entre les deux anfes du ftylet; puis avec un biftouri I, ou des cifeaux K, on coupera en une ou deux fois cette chair embraffée par le ftylet, s'affurant qu'on aura coupé tout ce qu'il faudra quand le ftylet fera entiérement débarraffé; on met enfuite le doigt dans le fond de la fiftule, qui fouvent fe trouvera pleine de finuofités ou de clapiers qu'il faut ouvrir jufque dans leur fond autant qu'on le pourra; &, fi avec le doigt on fent de la callofité dans la fiftule, on fera avec le même biftouri plufieurs petites inci-fions à ces endroits endurcis, afin que les remedes puiffent mordre deffus & les confumer. Il y en a qui au lieu de ftylet fe fervent de cette fonde can-

Troifieme<br>maniere d'o-<br>pérer.

nelée L, qu'ils replient comme le ftylet même, & dont la cannelure leur aide à conduire la pointe des cifeaux (*a*).

Perfection-
nement de
cette opéra-
tion.

Voilà comment jufqu'à préfent tous les bons Praticiens ont fait cette opération. On a toutefois depuis quelque temps raffiné fur les moyens de la faire plus promptement, & on a inventé un biftouri courbe M, au bout duquel eft attaché un ftylet N, de forte qu'au lieu de deux inftrumens féparés, ce n'en eft qu'un compofé d'un ftylet & d'un bif-touri qui tiennent enfemble; & voici comment on l'emploie. Il faut d'abord, par une petite incifion faite avec la pointe du biftouri ordinaire, élargir l'orifice externe de la fiftule, afin de pouvoir paffer plus aifément le biftouri qui portera un ftylet

(*a*) On ne fe contente pas aujourd'hui de couper la fiftule entre les deux extrémités du ftylet, comme l'Auteur le pref-crit; on fait une incifion qui renferme dans fon circuit ces deux extrémités, & par le moyen de laquelle, en les tirant en même temps, on emporte toute la fiftule qui fe trouve comme embrochée dans l'anfe formée par cet inftrument; on fait enfuite à la partie inférieure de la plaie une inci-fion qui fert comme de gouttiere à la fuppuration, & qui, en rendant la plaie plus longue que ronde, en facilite la guérifon. Cette maniere d'opérer a un avantage confidéra-ble; on emporte tout le canal fiftuleux, & on ne laiffe point de callofités qu'il faille faire fondre, ce qui rend la plaie fimple.

Néanmoins le canal fiftuleux pourroit être fi profond, ou le trou extérieur de la fiftule dans un lieu de la feffe fi éloigné du fondement, qu'en faifant l'opération de la ma-niere qu'on vient de décrire, on emporteroit une trop grande portion de fubftance. En ce cas on ouvre fur une fonde cannelée la fiftule dans fa longueur, & l'on fend fa partie poftérieure, pour faciliter la fonte des duretés du canal fiftuleux. On porte enfuite le doigt dans le fond de la plaie, pour reconnoître les brides & les couper, s'il y en a. Il eft important de ne pas prendre les ar-teres pour les brides : ces vaiffeaux fe font fentir par leur battement.

long, pointu, recuit & non trempé, pour pouvoir
se replier sans peine. Ce bistouri doit être courbe,
mince, étroit, ayant le tranchant couvert de cette
chappe O, de carton ou d'argent, faite exprès
pour être introduite dans la fistule sans rien blesser.
L'instrument ainsi disposé, on pousse le stylet dans
la fistule, & on le ramene par le fondement; & le
bistouri étant entré après le stylet, on retire doucement la chape qui enveloppoit le tranchant; puis
tenant d'une main le bout du stylet, & de l'autre
le manche du bistouri, en tirant à soi on tranche
tout d'un coup toute la fistule; après quoi il faudra, comme à l'ancienne maniere, porter le doigt
dans le fond pour en connoître les sinuosités & les
callosités, auxquelles on remédiera comme nous
l'avons dit.

Voilà deux manieres de faire l'opération de la
fistule complette; elles sont toutes deux également
bonnes, parce qu'elles ouvrent la fistule jusque
dans son fond, & elles ne different qu'à raison des
instrumens avec lesquels on les pratique. Voyons
maintenant ce qu'il faut faire aux fistules qu'on
appelle borgnes.

Je vous ai déjà enseigné, en faisant l'opération
avec la ligature, que quand l'intestin n'étoit pas
ouvert, il le falloit percer, pour embrasser toute
la chair que le fil devoit couper : c'est encore une
nécessité absolue de le percer ici avec le stylet, sans
quoi l'opération seroit imparfaite; mais le boyau est
si tendre, qu'il résiste très-peu : quand le stylet a fait
son trou à l'intestin dans le fond de la fistule, on le
retire par l'anus, & on continue l'opération de la
maniere que je viens de vous montrer.

Pratique pour les fistules borgnes.

Si la fistule est seulement ouverte dans le boyau,
& qu'elle ne le soit point en dehors, l'opération
en est plus difficile; car, pour l'accomplir, il faut
trouver moyen de faire une ouverture en dehors.
Pour y parvenir, on examinera s'il ne se fait point

De la fistule qui n'est pas ouverte.

quelque petite tumeur autour de l'anus, qui indique que ce soit le fond externe de la fistule ; & si on n'y apperçoit point à la peau quelque altération, ou de la rougeur qui marque l'endroit du vide, parce que sur de telles apparences il seroit à propos d'ouvrir ces endroits pour y passer l'instrument & continuer l'opération comme ci-dessus. Quand il n'y aura rien au dehors qui fasse connoître où il faut ouvrir, on prendra ce stylet P qui est plié en deux, & dont un des bouts est plus long que l'autre ; le tenant par le bout le plus long, on l'introduira dans l'anus ; & au moment qu'on le retire, en le conduisant avec le doigt engagé dans l'intestin, on tâche de faire entrer le bout du stylet le plus court dans l'ouverture de la fistule, puis tirant à soi, on sentira à l'extérieur le bout du stylet, sur lequel on ouvrira la partie ; & avec l'instrument qu'on y glissera comme ci-dessus, on achevera l'opération ( *a* ).

3°. Après l'opération, il faut panser la plaie avec un gros tampon de charpie Q, en forme de tente, qu'on trempera dans un liniment composé d'huile & d'un jaune d'œuf, & qu'on fera entrer par force dans l'anus pour écarter les levres de la plaie, qu'on garnira ensuite de plumaceaux RR, couverts

Pansement<br>de la plaie.

(*a*) Lorsque les fistules n'ont pas d'ouverture externe, & que rien ne désigne le lieu où il faut faire l'opération, il y a deux moyens de le découvrir. Le premier est de l'invention de feu M. Thibaut, qui portoit le doigt index dans l'anus, & le recourboit ensuite en le tirant un peu à lui pour ramener à l'extérieur le foyer de la matiere, tandis qu'il pressoit avec un autre doigt les environs du fondement. La douleur qu'il causoit au malade marquoit le lieu où il falloit faire l'incision pour rendre la fistule complette. Le second est de M. Petit, qui met dans l'anus, pendant vingt-quatre heures, une tente qui, bouchant l'ouverture de la fistule, empeche le pus de s'écouler, & le ramasse en assez grande quantité pour faire à l'extérieur une tumeur qui indique le lieu où il faut faire l'opération.

du

du même liniment; l'emplâtre S, la compresse longitudinale T, puis la carrée V, y doivent être appliqués par ordre, & retenus par le bandage X.
On mettra le malade au lit, ou bien on le laissera
en repos jusqu'au soir, qu'on lui tirera trois palettes
de sang, pour éviter qu'il ne se fasse un dépôt d'humeurs sur la partie affligée (a).

Ces sortes de plaies sont embarrassantes à panser,
à cause que c'est le chemin par où passent les gros
excrémens, & que souvent il survient un dévoie-
ment qui oblige de lever l'appareil, & de panser

(a) Si l'on a ouvert quelque artere dont on craigne l'hémorragie, on doit panser le malade d'une autre maniere.
On cherche ce vaisseau avec le doigt; on est sûr de l'avoir
trouvé quand le sang ne coule plus : on met alors sur le
vaisseau, en place du doigt, un petit bourdonnet trempé
dans une eau styptique, on le tient avec le doigt; on porte
le plus avant qu'on peut dans le fondement plusieurs lambeaux
de linge de largeur de trois à quatre travers de doigt en carré,
& attachés dans leur milieu par un long bout de fil; on
soutient le bourdonnet avec plusieurs autres dont on remplit
la cavité de la plaie, en faisant toujours compression sur le
vaisseau. On prend ensuite les bouts du fil que l'on a laissé
pendre au dehors, & on les tire à soi, tandis que l'on
pousse par un mouvement opposé la charpie qui est dans
la plaie. En tirant le fil auquel ces lambeaux de linge sont
attachés, on les développe; & en poussant extérieurement
la charpie qu'on a mise dessus, on comprime plus fortement le vaisseau. Enfin on applique les compresses graduées
& le bandage à l'ordinaire, & l'on fait appuyer la main de
quelque personne sur l'appareil pendant quelques heures.
Lorsqu'on a ouvert un vaisseau considérable, & qu'on
met l'appareil à l'ordinaire sans s'en appercevoir, le sang
s'épanche dans la cavité de l'intestin, parce qu'il trouve de
ce côté moins de résistance que vers l'extérieur, où tout
est exactement bouché par l'appareil. La tension du ventre,
de petites coliques, la petitesse du pouls, le froid des extrémités, & la foiblesse où le malade tombe peu à peu,
sont autant d'indices de cette hémorragie, dont un seul
suffit pour obliger le Chirurgien à lever aussi-tôt l'appareil,
& à examiner ce qui se passe intérieurement. Après avoir
fait sortir les caillots de sang, il doit panser le malade de
la maniere qu'on vient de décrire.

Dd

fréquemment. On laisse pour lors un garçon Chirurgien qui couche dans la chambre du malade, & qui le repanse toutes les fois qu'il a été à la selle ; mais on tâche de régler cette évacuation, en sorte qu'elle ne se fasse qu'une fois le jour : on envoie le garçon, qui une heure avant le pansement leve l'appareil, afin que le malade se présente à la chaise percée, où il demeure quelque temps pour faire une bonne selle : on lave la plaie avec du vin tiede avant que de la panser, après que le malade s'est vidé les intestins. On se sert toujours du tampon couvert d'un digestif fort animé, pour mondifier & pour empêcher qu'il ne croisse de méchantes chairs, ce qui arrive très-souvent dans ces parties ; on continue la même chose tous les jours, & on a soin de ne diminuer la grosseur du tampon qu'à mesure que les chairs emplissent le fond de la fistule ; on desseche ensuite la plaie, & on travaille à y procurer une bonne cicatrice (a).

Il n'est pas difficile de décider laquelle de ces trois manieres est préférable aux autres. Le caustique fait une douleur continuelle pendant cinq ou six semaines qu'on est obligé de s'en servir. La ligature ne coupe les chairs qu'après un long espace de temps, & il ne faut pas manquer de la serrer tous les jours, ce qui ne se fait pas sans douleur. L'incision cause à la vérité une douleur plus vive, mais elle est de si peu de durée, qu'elle ne doit point alarmer une personne qui veut guérir sans crainte de retour ; car, outre qu'elle acheve en une

*Jugement des trois manieres d'opérer ci-devant expliquées.*

(a) Les Praticiens préferent à présent dans le second pansement, & dans les suivans, l'usage de la meche dont on a parlé plus haut, à celui du tampon ou de la tente que l'Auteur propose ici. Néanmoins, lorsqu'on a coupé dans l'opération une portion considérable du bord de l'anus, & que les chairs commencent à remplir le vide, il faut mettre dans l'ouverture de cette partie une tente un peu courte, qui, en empêchant le retrécissement, lui conserve son diametre.

minute ce que les deux autres manieres n'operent qu'en un mois, c'est que par celles-ci la guérison est douteuse, & qu'elle est sûre par l'incision.

Ces raisons ont déterminé le Roi à prendre le parti de subir l'incision, après avoir examiné tous les autres moyens qu'on lui proposoit pour le guérir de la fistule, dont je vais vous faire l'histoire en peu de mots.

Dans l'année 1686, il survint au Roi une petite tumeur proche l'anus, en tirant du côté du périnée : elle n'étoit ni enflammée, ni beaucoup douloureuse. Elle grossit peu-à-peu, &, après avoir mûri, elle se perça d'elle-meme, parce que le Roi ne voulut pas souffrir que M. Felix, son premier Chirurgien, en fît l'ouverture, comme il le proposoit. Ce petit abcès eut la suite ordinaire de ceux où on ne fait pas d'ouverture suffisante pour porter les remedes dans le fond de la cavité ; il ne se fit qu'un petit trou à la peau, par où la matiere s'écoula ; il continua à suppurer, & enfin il devint fistuleux.

Le seul moyen de guérir étoit l'opération ; mais on ne trouve pas toujours dans les Grands cette déférence nécessaire pour obtenir la guérison. Mille gens proposoient des remedes qu'ils disoient infaillibles, & on éprouva une partie de ceux qu'on jugeoit les meilleurs, mais pas un ne réussit.

On dit à Sa Majesté que les eaux de Bareges étoient excellentes pour ces maladies ; le bruit même courut qu'Elle iroit à ces eaux ; mais, avant que de faire ce voyage, on trouva à propos de les éprouver sur divers sujets. On chercha quatre personnes qui avoient le même mal, & on les envoya à Bareges aux dépens du Roi, sous la conduite de M. Gervais, Chirurgien ordinaire de Sa Majesté, lequel fit des injections de ces eaux dans leurs fistules pendant un temps considérable ; il les y traita de la maniere qu'il crut convenable pour leur rendre la

D d ij

fanté, & il les ramena tout auffi avancés dans leur guérifon que quand ils étoient partis pour y aller.

Une femme vint dire à la Cour qu'étant allée aux eaux de Bourbon pour une maladie particuliere, elle s'étoit trouvée guérie, par leur ufage, d'une fiftule qu'elle avoit avant que d'y aller. On envoya à Bourbon un des Chirurgiens du Roi, avec quatre autres malades, qui revinrent dans le même état qu'ils étoient quand ils partirent.

Un Jacobin s'adreffa à M. de Louvois, & lui dit qu'il avoit une eau avec laquelle il guériffoit toutes fortes de fiftules; un autre fe vantoit d'avoir un onguent qui n'en manquoit aucune; il y en a eu d'autres qui propofoient des remedes différens, & qui citoient même des cures qu'ils prétendoient avoir faites. Ce Miniftre, qui ne vouloit rien négliger pour une fanté auffi précieufe que celle du Roi, fit meubler plufieurs chambres à la Surintendance, où on mit des malades qui avoient des fiftules, & on les fit traiter en préfence de M. Félix par ceux qui fe vantoient de les pouvoir guérir. Une année s'écoula pendant toutes ces différentes épreuves, fans qu'il y en eût un feul de guéri.

M. Beffieres, qui avoit examiné le mal, étant intérrogé par Sa Majefté fur ce qu'il en penfoit, répondit librement au Roi, que tous les remedes du monde ne feroient rien fans l'opération.

Le Roi enfin, à qui M. de Louvois & M. Felix rendoient compte de tout ce qui fe paffoit, voyant qu'il n'y avoit d'efpérance de guérir que par l'opération, fur laquelle M. Felix infiftoit toujours, s'y détermina; mais il ne voulut en informer perfonne. Il attendit qu'il fût de retour de Fontainebleau; & un matin qu'on ne s'étoit apperçu de rien, on fut étonné qu'allant au lever du Roi, on apprit qu'il s'étoit fait faire l'opération, & qu'il avoit conftamment fouffert toutes les incifions que M. Felix avoit jugé à propos de lui faire,

Ce fut le 21 Novembre 1687 que cela se passa.
M. Felix, à qui le Roi avoit laissé la liberté de prendre tel Chirurgien qu'il lui plairoit pour l'aider
dans cette occasion, choisit M. Bessieres, qui fut
présent à cette opération, où il n'y avoit que M. de
Louvois avec MM. Daquin & Fagon. La cure fut
très-bien conduite, & le Roi a été parfaitement
guéri. Il récompensa aussi en Roi tous ceux qui lui
rendirent service dans cette maladie. Il donna à
M. Felix cinquante mille écus, à M. Daquin cent
mille livres, à M. Fagon quatre-vingt mille livres,
à M. Bessieres quarante mille livres, à chacun de
ses Apothicaires, qui sont quatre, douze mille
livres, & au nommé la Raye, garçon de M. Felix,
quatre cents pistoles.

# OPÉRATIONS
## DE
# CHIRURGIE.
### CINQUIEME DÉMONSTRATION.

*Des Opérations qui se pratiquent à la Poitrine & au Cou.*

## DE L'EMPYEME.

L'ORDRE que nous nous sommes prescrit, Messieurs, demande qu'après vous avoir démontré toutes les opérations qui se pratiquent sur le bas-ventre, nous montions à celles qui se font à la poitrine, que nous continuions par le cou & la tête, & que nous finissions par celles des extrémités.

La poitrine a des maladies qui lui sont propres, & par conséquent elle a aussi des opérations qui lui sont particulieres, dont la principale est l'empyème. C'est par celle-ci que nous allons commencer.

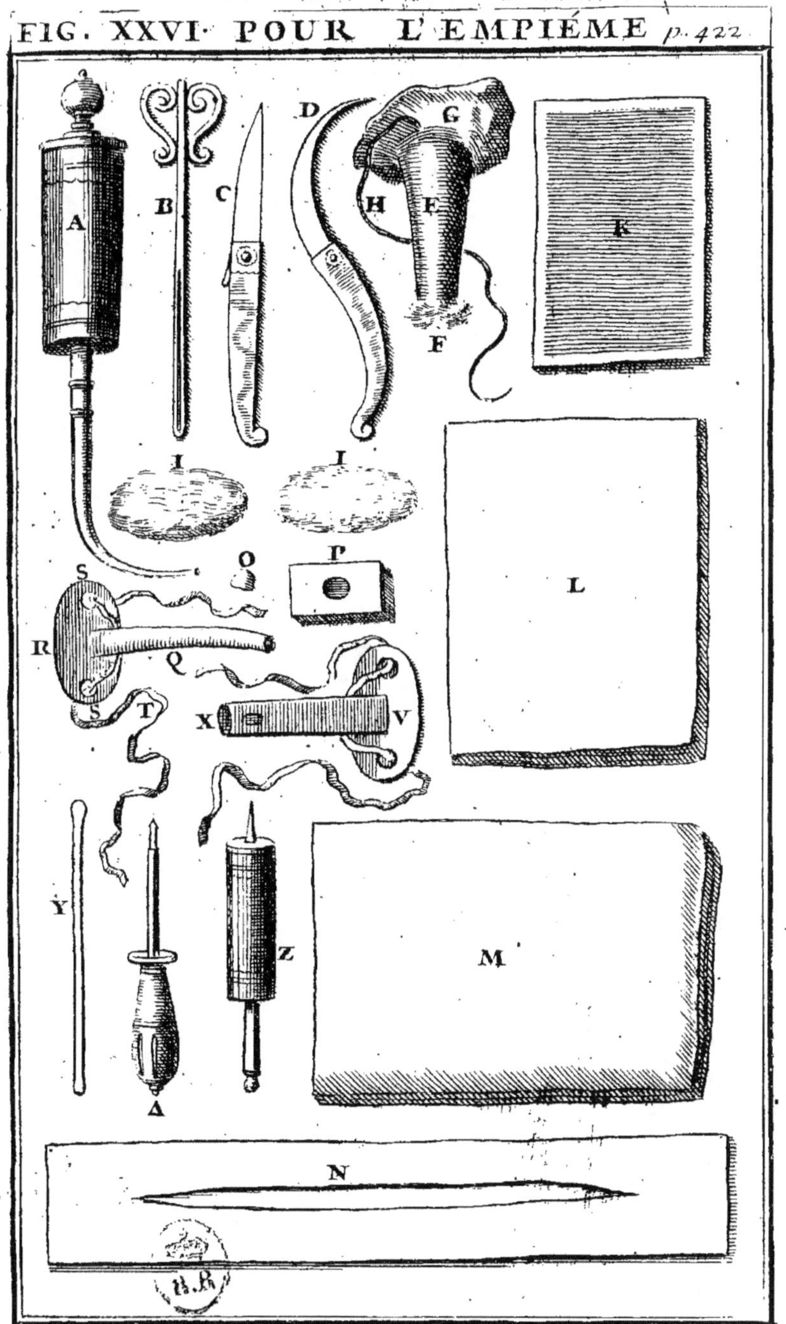
D
G
H
E
F
A
B
C
k
I
I
O
P
L
S
R
Q
S
T
X
V
Y
Z
Δ
M
N

La plupart des Auteurs ayant égard à l'étymologie d'empyême, qui signifie changement en pus ou en sanie, nous disent que ce mot se prend pour une transmutation de matiere en pus dans quelque partie du corps qu'elle se fasse, & particuliérement pour une collection ou un amas de pus dans la capacité de la poitrine ; mais la coutume de le prendre pour l'ouverture qu'on est obligé de faire à la poitrine, afin d'en tirer du sang, du pus ou de l'eau, a prévalu. J'appellerai donc cette ouverture empyême ; aussi cette opération n'est-elle connue que sous ce nom par les Praticiens. Ainsi, quand je parlerai d'empyême, j'entendrai une plaie qu'on a faite à la partie inférieure de la poitrine entre deux côtes, pour donner issue à ce qui est épanché dans sa capacité.

Trois sortes de matieres obligent d'en venir à l'empyême, savoir ; du sang qui, sortant de quelques vaisseaux sanguins qui auront été coupés, sera tombé sur le diaphragme ; du pus, qui s'y sera épanché ensuite d'une pleurésie ; ou de l'eau, qui s'y sera amassée peu à peu dans une hydropisie. Voilà trois différentes occasions où on fait l'empyême & où il est absolument nécessaire ; mais la plus pressante de toutes, c'est quand par une plaie au poumon le sang tombe dans la poitrine dont il rempliroit bientôt la cavité, avec danger d'étouffer dans peu de temps le malade, si on ne lui donnoit issue par une ouverture qu'on ne doit pas différer, ce qui m'engage à vous en faire voir l'opération avant que de vous entretenir des autres.

Entre les plaies de la poitrine, les unes ne pénetrent point dans sa capacité, & alors elles sont regardées comme simples : les autres sont pénétrantes ; & de ces dernieres quelques-unes sont sans lésion des organes internes, & en ce cas elles ne demandent que la réunion ; & d'autres avec lésion des parties contenues : celles-ci encore sont ou sans

D'où vient le mot d'empyême.

Nécessité de cette opération.

Diversité des plaies de la poitrine.

D d iv

épanchement de fang dans la poitrine, ou bien elles font accompagnées de fang répandu dans cette moyenne région. Ce font de ces dernieres dont j'ai à vous parler, parce qu'elles ne fe peuvent guérir que par l'empyème qui évacue ce fang, dont le malade feroit fuffoqué fi on ne le faifoit fortir.

*Signes d'une plaie pénétrante.* Les moyens pour connoître que la plaie eft pénétrante, font trois, l'attouchement, la vue, & la fonde. Si en touchant aux environs de la plaie vous fentez un emphyfème, c'eft-à-dire une bourfoufflure femblable à celle des animaux qu'on fouffle après les avoir tués, c'eft un figne qu'elle pénetre dans la capacité, ce gonflement n'ayant pu venir que de ce que le vent pouffé au dehors par les poumons, s'eft répandu dans les efpaces des mufcles de la poitrine & fous les tégumens. On remarque par la vue fi la plaie eft grande & fi elle pénetre, car le fang qui s'en échappe eft rendu écumeux par l'air qui s'y mêle & qui fort de la plaie avec bruit, en étant chaffés l'un & l'autre avec vîteffe par les poumons qui s'étendent, ou par les mufcles qui refferrent la poitrine ; alors on ne peut douter que la capacité ne foit ouverte, & que même le poumon ne foit bleffé. Il y en a qui approchent de l'ouverture une chandelle allumée ; & fi la flamme vacille, c'eft figne que le coup a entré dans la poitrine, l'air qui en fort étant l'unique caufe de ce petit mouvement. D'autres difent que fi le bleffé étoit très-foible, il faudroit approcher un miroir de la plaie, & que fi la glace fe terniffoit, ce feroit figne qu'il fortiroit de l'air, & que la plaie péné-

*Preuve la plus certaine d'une telle plaie.* treroit. Mais la plus fûre preuve, c'eft par la fonde ; car fi l'introduifant dans la plaie elle entre dans la capacité de la poitrine, il n'y a pas lieu de douter que la plaie pénetre. Cependant, quoique fouvent on ne puiffe pas avec la fonde trouver le chemin qu'a fait l'inftrument, il n'en faut pas conclure que la plaie foit bornée à la furface ; il y a des épées étroites qui, n'entrant que de biais, font une si petite plaie qu'on n'y peut introduire la sonde, & particuliérement si le blessé étoit en garde lorsqu'il a reçu le coup. Il faudra donc en ce cas situer la personne comme elle étoit lorsqu'elle a été blessée; & si avec cela la sonde n'entroit point, on dilateroit extérieurement la peau sans différer, quand d'ailleurs on a des signes que le dedans est offensé.

Il ne suffit pas de savoir si une plaie pénetre ou non, il faut connoître s'il y a du sang épanché dans la poitrine; & trois choses nous en instruisent: 1°. la situation de la plaie: 2°. les excrétions: 3°. les accidens qui l'accompagnent. Plaie où on connoît qu'il y a du sang épanché.

L'anatomie nous apprend qu'il y a une artere & une veine intercostales qui sont placées dans une scissure qui regne le long de la partie inférieure de chaque côte. Si le tranchant de l'instrument qui a fait la plaie, a coupé les muscles intercostaux directement sous la côte, il doit avoir ouvert ces vaisseaux, d'où il s'en sera suivi un épanchement de sang dans la poitrine (a).

(a) Gerard a imaginé le moyen de faire la ligature des arteres intercostales, lorsqu'elles sont ouvertes dans quelque endroit favorable. Après avoir reconnu le lieu où l'artere a été coupée, on agrandit la plaie; on prend l'aiguille O, assez courbe pour embrasser la côte, & enfilée d'un fil ciré, au milieu duquel on a noué un bourdonnet; on la porte dans la poitrine à côté du lieu où l'artere est divisée & du côté de son origine; on la fait passer derriere la côte où se trouve l'artere ouverte: la pointe sort par-dessus la côte; on prend cette pointe, & on retire l'aiguille en achevant de lui faire décrire une circonférence: quand l'aiguille est entiérement sortie, on tire le fil jusqu'à ce que le bourdonnet se trouve sur l'artere; on applique sur le côté qui est embrassé par le fil une compresse un peu épaisse, sur laquelle on noue le fil en le serrant suffisamment pour comprimer le vaisseau, qui se trouve pris entre le bourdonnet & la côte. M. Goulard, Chirurgien de Montpellier, a inventé depuis, pour faire la ligature de cette artere, l'ai-

Si la plaie eſt grande & qu'il en ſorte beaucoup de ſang, ſigne qu'il doit y en avoir dans la capacité, & principalement quand on entend un ſiflement à la plaie, cauſé par l'air qui en ſort, cela marque qu'il y a ouverture au poumon; & comme il eſt tout plein de vaiſſeaux, il ne peut pas être bleſſé qu'il n'y en ait d'ouverts qui verſent du ſang dans cette capacité diſpoſée à le recevoir.

On connoît le ſang épanché par les accidens qui arrivent immédiatement après la bleſſure; on ſent une grande peſanteur ſur le diaphragme, cauſée par le poids du ſang qui s'y eſt répandu, une forte tenſion à la poitrine du côté de la plaie; le bleſſé a de la peine à reſpirer, & tombe ſouvent en ſyncope (a).

Si par le défaut de ces ſignes le Chirurgien juge qu'il n'y a point de ſang épanché, il doit travailler à guérir la plaie le plus tôt qu'il pourra; & quelque ſoin qu'il y apporte, ce ne ſera pas ſi tôt qu'il ſeroit à ſouhaiter, parce que les plaies de la poitrine ſont plus difficiles à guérir que les autres,

guille courbe P qui a un manche. Après avoir fait paſſer l'aiguille par-deſſus la côte, & percé les muſcles & les tégumens au deſſus, on dégage le fil qui eſt dans les trous pratiqués vers la pointe; on tire enſuite l'aiguille de la même manière qu'on l'a fait entrer, & on fait la ligature de l'artere comme je viens de dire.

(a) Ajoutez à ces ſignes d'épanchement, que le bleſſé reſpire mieux couché ſur un plan preſque horizontal que debout ou aſſis; qu'il ne peut reſter couché ſur le côté ſain, c'eſt-à-dire du côté où il n'y a pas d'épanchement; au lieu qu'étant couché du côté de l'épanchement, il ſouffre moins; qu'il ne peut ſe tenir couché d'aucun côté, ſi l'épanchement eſt dans l'une & dans l'autre cavité de la poitrine; qu'étant debout ou aſſis, il prend une ſituation telle que ſon dos décrit un arc de cercle. On obſerve de plus, que le côté de la poitrine où eſt l'épanchement a plus d'étendue que celui où il n'y en a point, ce qu'on reconnoît par l'examen du dos du bleſſé qu'on met à ſon ſéant. Enfin le bleſſé a une ſueur froide par tout ſon corps, ſes extrémités ſont froides, ſon pouls eſt petit & concentré.

pour quatre raisons : la premiere, à cause que l'air, qui entre par la plaie sans être modifié ni échauffé comme celui qui passe par la bouche, ne peut pas manquer d'incommoder les poumons ; la seconde, parce que le mouvement continuel de la poitrine s'oppose à la réunion qui se doit faire ; la troisieme consiste dans la difficulté qu'il y a de porter les médicamens à une plaie des poumons ; & la quatrieme, en ce que les matieres n'ont pas la liberté de sortir d'elles-mêmes, & qu'on a de la peine à les tirer quand elles sont dans le fond de la poitrine.

Il ne faut point s'arrêter à l'opinion de quelques Anciens qui vouloient que par un suture on fermât toutes les plaies de la poitrine, prétendant que l'air étranger qui y entroit, étoit extrêmement pernicieux. Nous rejetterons aussi le sentiment de ceux qui conseillent de les tenir très-long-temps ouvertes. S'il n'y a point de sang épanché, il faut les fermer au plus tôt : s'il y en a, on les tiendra ouvertes pour le faire sortir ; & ainsi c'est le sang qui doit en ceci régler la conduite du Chirurgien.

Quand il y a épanchement de sang, il est nécessaire de le vider ; & pour cet effet le Chirurgien se doit servir des moyens les plus doux avant que d'en venir aux extrêmes. On nous en propose trois ; le premier est de situer le malade de maniere que le sang puisse sortir par la plaie, ce qu'on exécute en lui faisant baisser la tête, lui élevant les cuisses, & le couchant sur la plaie même ; le second est d'aider au sang à sortir en serrant le nez au blessé, lui ordonnant de tenir un peu son haleine, & lui ébranlant un peu le corps ; & le troisieme, c'est de se servir de l'instrument appelé pyoulque ou tirepus A, qui est une seringue dont le canon est courbé pour s'accommoder à la figure de la plaie ; on introduit ce canon jusqu'à l'endroit où le sang est tombé, puis, retirant le manche de la seringue, on l'emplit de cette humeur extravafée, & ainfi on la pompe à plufieurs fois.

Si par ces moyens on n'a pas pu vider la poitrine, il la faut ouvrir pour donner iffue de quelque maniere que ce foit à cette matiere. On s'y prend de deux façons, l'une en dilatant la plaie, & l'autre en faifant une contr'ouverture.

*Comment on doit dilater l'ouverture.*

La dilatation de la plaie fe doit faire quand l'ouverture eft dans la partie baffe de la poitrine, foit antérieurement, foit poftérieurement; car il n'eft pas rare que la plaie fe trouve vers l'endroit où on feroit l'empyême; & quand même elle feroit de quelques doigts plus haut, il faudroit fe contenter de la dilater, ce qu'on fait en fourrant une fonde creufe B dans la plaie, pour y conduire la pointe d'un inftrument qui doit être ou un biftouri droit C, ou un courbe D; & on obfervera de faire toujours en bas les incifions aux tégumens & aux mufcles extérieurs, pour faciliter la fortie du fang, car, pour la dilatation qu'on fait aux mufcles intercoftaux, elle ne peut être qu'à l'endroit de la plaie qui fe rencontre entre deux côtes; on met enfuite le bleffé dans une fituation convenable à l'évacuation du fang : on ne peut mieux le fituer que de le coucher fur la plaie.

*Obfervation d'une plaie de poitrine.*

Un des Gendarmes de Monfeigneur le Duc de Bourgogne fut bleffé à Beffort en 1703, par un de fes camarades qui lui donna un coup d'épée dans la poitrine, directement fous la mamelle droite; & comme ce malheur lui étoit arrivé à demi-lieue de cette ville, la poitrine avoit eu tout le temps de s'emplir avant qu'on me fût venu chercher pour le panfer. Je me contentai de dilater la plaie fuffifamment pour évacuer le fang qui l'étouffoit, & je ne le panfai point ce premier jour. Je le fis coucher fur la plaie pendant toute la nuit; & à mefure que le fang fortoit il refpiroit plus librement. Le lendemain je trouvai la poitrine toute vide; je le panfai,

& le laissai entre les mains d'un Chirurgien de la ville, qui le guérit, de maniere qu'un mois après il vint nous rejoindre à l'armée.

Si la plaie est à la partie supérieure de la poitrine, & qu'on soit certain qu'il y a du sang épanché, il faut de nécessité faire une contr'ouverture, qui sera ce qu'on appelle empyême. Elle se doit faire à la partie déclive ou penchante de la poitrine, en deux endroits; savoir, en la partie antérieure, ou en la postérieure.

Quand on choisit la partie antérieure de la poitrine, l'opération se fait entre la deuxieme & la troisieme des vraies côtes en comptant de bas en haut. Le blessé en tire cet avantage, qu'il peut se panser lui-même quand il est obligé de quitter son Chirurgien, soit parce qu'il ne sera pas en état de le payer, ou parce qu'il sera obligé de changer de lieu; & quelquefois la longueur de la maladie impatiente tellement, qu'on ne veut plus s'assujettir aux heures du Chirurgien. Mais l'incommodité de se pencher ou de se coucher sur le ventre pour faire sortir le sang ou le pus, fait préférer la partie postérieure, parce qu'étant couché sur le dos, la matiere se porte aisément à l'ouverture, & sort sans qu'on fasse faire aucune violence aux poumons.

Si on se détermine de la faire à la partie postérieure, on enfonce le bistouri à cinq ou six travers de doigts des apophyses épineuses des vertebres, entre la troisieme & la quatrieme des fausses côtes, comptant de bas en haut. Sans m'embarrasser de compter les côtes, je la fais quatre doigts au dessous de l'angle de l'omoplate, & à cinq ou six doigts de l'épine, qui est l'endroit où les côtes s'avancent le plus en dehors; mais on doit sur-tout faire l'empyême du côté de l'épanchement, & on tâchera de ne se point tromper sur cet article.

L'opération ayant été résolue sur la nécessité

preffante d'empêcher que le bleffé n'étouffe, il ne faut point s'amufer à dreffer l'appareil, on aura affez de temps pour cela quand le fang s'écoulera de la poitrine; & on ne doit point recommander au bleffé de fe tenir en fon féant, il y eft toujours porté de lui-même, parce que c'eft la fituation où il peut mieux refpirer. Après lui avoir tourné le dos du côté du jour & fa chemife relevée, on pincera les tégumens à l'endroit qu'on voudra ouvrir; & le Chirurgien les faifant tenir d'une main par un ferviteur, dans le temps qu'il les foulevera lui-même de la main gauche, il les coupera avec un biftouri droit C, qu'il tient de la main droite; puis, ayant lâché les tégumens, il achevera de traverfer les mufcles entre deux côtes, tournant le dos de fon biftouri du côté de la côte fupérieure, pour ne pas percer les vaiffeaux qui font le long de la levre inférieure de cet os. Les mufcles étant coupés, il ouvrira la plaie avec la pointe de ce même inftrument, qu'il retirera enfuite pour y porter fon doigt, afin de favoir fi l'ouverture eft fuffifante; après quoi il fera pencher le malade en arriere pour faciliter la fortie du fang, qui fe répand pour l'ordinaire en abondance; & on ne doit rien appréhender en le laiffant tout fortir, car, quand il eft une fois dehors de fes vaiffeaux, il ne fait qu'incommoder en quelque endroit qu'il féjourne.

Conditions de la tente qu'on doit préparer. On prépare une tente de linge E, qui, felon les Auteurs, doit avoir fix conditions : la premiere, qu'elle foit d'une groffeur proportionnée à la grandeur de la plaie; la feconde, qu'elle foit molle, de crainte de faire de la douleur; la troifieme, qu'elle foit courte & mouffe à la pointe, de peur de bleffer le poumon; la quatrieme, qu'elle foit un peu applatie, pour s'accommoder à l'efpace qui eft entre les deux côtes; la cinquieme, qu'elle ait une tête G, afin qu'elle n'entre pas dans la capacité, & un fil H qui y foit attaché, pour la retirer de la poitrine en cas qu'elle y tombât; & la fixieme, qu'elle foit trempée en quelque liqueur vulnéraire. Le fang étant forti, on met dans la plaie une tente ainfi conditionnée; on fait une bonne embrocation aux environs de la plaie qu'on ouvre avec des plumaceaux plats I I, & un grand emplâtre K de *Gratia Dei*. On pofe une compreffe carrée L par-deffus, & puis le bandage circulaire qu'on fait autour du corps avec cette ferviette M ployée en trois ou en quatre, & qu'on affure dans fon lieu en l'attachant au fcapulaire N par-devant & par-derriere (*a*).

Panfement de la plaie.

C'eft s'arrêter à des minuties que de fe mettre en peine s'il faut conferver les fibres des mufcles intercoftaux externes ou celles des internes, & de balancer à couper felon la rectitude des fibres des uns plutôt que felon la direction des fibres des autres. Il faut couper également les unes & les autres, & prendre garde feulement que le tranchant du biftouri ne touche aux côtes, de crainte que l'incifion faite à leur periofte ne leur donnât occafion de fe découvrir par la fuite.

Quelques Auteurs ont prétendu raffiner en confeillant de ne point couper la plévre avec la pointe de l'inftrument, & voulant qu'après avoir coupé

Mauvaife maniere d'ouvrir la plaie.

(*a*) La tente qu'on propofe ici, peut bleffer le poumon qui vient frapper contre fon extrémité; elle bouche l'ouverture, & empêche par conféquent l'iffue des matieres épanchées; elle écarte & irrite les parties au travers defquelles elle paffe, ce qui eft fuivi de douleur, d'inflammation, & quelquefois de la carie des côtes. C'eft pourquoi les Praticiens fe fervent aujourd'hui d'une petite bandelette de linge mollet, dont ils introduifent un bout dans la poitrine; ils rempliffent enfuite la plaie de plufieurs bourdonnets, & appliquent le refte de l'appareil tel qu'il eft ici décrit. Cette bandelette ou meche de linge empêche l'ouverture de la poitrine de fe refermer, & permet, fans bleffer le poumon ni caufer de douleur au malade, une libre iffue aux matieres épanchées.

les mufcles & être parvenu à la plévre, on la pouffe avec une groffe fonde mouffe pour la faire crever; ils difent que de cette maniere on ne rifque point d'offenfer le poumon avec la pointe du biftouri : mais cette méthode eft blâmable ; car, pour éviter un mal qui n'arrive jamais à un habile Chirurgien, ils en font deux qui peuvent avoir des fuites fâcheufes ; l'un, c'eft qu'ils féparent la plévre des côtes aux environs de la plaie, par l'impulfion qu'ils font pour l'ouvrir ainfi ; & le fecond, c'eft qu'en rompant les fibres de cette membrane, elle fouffre un effort qui peut y caufer fluxion & inflammation.

C'eft la coutume dans le traitement des plaies, de lever le premier appareil au bout de vingt-quatre heures ; mais les plaies de la poitrine ne donnent point ce temps. Quand le malade fe fent oppreffé, ce qui arrive quelquefois fix ou huit heures après l'opération, il faut le repanfer afin de donner iffue au nouveau fang forti de fes vaiffeaux ; c'eft pourquoi on aura des appareils tout prêts, pour panfer le malade autant de fois que la néceffité le requerra ; fur-tout il ne faut pas épargner la faignée du bras, parce que cette efpece de révulfion empêche cette humeur de s'échapper par la plaie du poumon.

On ne doit avoir égard qu'à la plaie faite par l'opération ; car la premiere n'étant plus confidérable, on doit la laiffer refermer auffi-tôt qu'elle y fera difpofée. On en tire pourtant une utilité dont on profite jufqu'à ce qu'elle foit guérie, puifqu'étant obligé de faire des injections dans la poitrine pour nettoyer & entraîner le pus & les humidités fanieufes qui y tombent, on feringue par la plaie fupérieure des liqueurs qui doivent fortir par l'inférieure où la pente eft naturelle, de maniere que ces injections, après avoir lavé la poitrine, s'écoulent ainfi fans effort & fans inconvénient.

Voilà pour ce qui regarde l'opération qu'on aura
jugée

jugée néceffaire dans certaines plaies de poitrine, & qu'on ne doit pas faire légérement, comme on vouloit que je la fiffe à M. de la Bonoiffiere, Ecuyer du Roi, qui fut bleffé à Verfailles en 1701, à la mamelle droite, d'un coup d'épée qui, étant entrée de biais dans la capacité de la poitrine, perçoit le mediaftin, & alloit fe perdre dans la cavité gauche. Les accidens qui furvinrent le troifieme jour, fembloient indiquer qu'il y avoit du fang épanché. Ceux qui le voyoient avec moi étoient d'avis que je fiffe l'empyême ; je leur dis que je regardois fa grande difficulté de refpirer, comme un effet de l'inflammation caufée au médiaftin, à raifon de la plaie qui le perçoit : il eft vrai que le malade ne pouvoit fe tenir couché ; mais je ne remarquois point de tenfion à la poitrine, ni de pefanteur au diaphragme. Je perfuadai au pere du bleffé de prier M. Felix de le venir voir, & de nous affifter de fon confeil. Il fut de mon fentiment ; on ne fit point d'opération, & le malade fut parfaitement bien guéri.



Dans la même affaire, qui fe paffa à minuit, M. Meffier, Lieutenant des Gardes de la Porte de Sa Majefté, reçut un coup d'épée à la partie inférieure de la poitrine du côté droit. Auffi-tôt qu'il fut rentré chez lui, on alla chercher un fuceur. Il vint un Tambour du Régiment des Gardes, qui lui fuça fa plaie, & qui l'affura que dans deux jours il feroit guéri. Le lendemain au lever, on dit au Roi que de deux perfonnes qui avoient été bleffées la nuit précédente, celui qui s'étoit fait fucer fe portoit bien, & que celui qui avoit été panfé par les Chirurgiens fe mouroit. Cette nouvelle fe répandit comme véritable ; mais l'après-midi du même jour M. Meffier fe confeffa, & reçut les Sacremens, parce qu'il étouffoit. Il m'envoya chercher, me priant de lui faire ce que je jugerois à propos. Je lui dis que je le croyois guéri, fur le récit qu'on



E e

en avoit fait au Roi, mais que je le trouvois très-mal par la nature de sa plaie & des accidens qui l'accompagnoient. Un autre l'auroit peut-être laissé périr entre les mains de son suceur; mais je crus qu'il étoit de mon devoir de le secourir dans une nécessité aussi pressante. La plaie étant à la partie inférieure de la poitrine, je la dilatai, & fis une ouverture suffisante pour donner issue au sang répandu. Dès ce moment il commença à se sentir soulagé; je continuai à le panser, & je l'ai très-bien guéri ( *a* ).

L'opération de l'empyême se fait encore quand il y a du pus épanché dans la cavité de la poitrine; ce qui arrive pour l'ordinaire ensuite d'une pleurésie ou d'une péripneumonie.

*Définition de la pleurésie.* La pleurésie est une inflammation de la plévre, causée par un sang bouillant & impétueux, qui s'extravase & se grumele dans cette membrane. Il y en a qui, sur les picotemens que le malade ressent, prétendent qu'elle est produite par une bile échauffée qui s'amasse entre les côtes & la plévre ; elle est toujours accompagnée d'une fievre aiguë, d'une

---

(*a*) Les plaies de poitrine ne sont fâcheuses qu'autant qu'il survient une inflammation ou un épanchement, comme on le voit par ces deux observations. Il n'est pas aisé dans les commencemens de reconnoître lequel des deux accidens on doit prévenir.

On prévient l'inflammation ou on la calme par de fréquentes saignées, & une diéte très-exacte.

On prévient l'épanchement par le même moyen. Si l'on ne réussit pas, on fait la contre-ouverture, appelée empyême, ou l'on dilate la plaie, en cas qu'elle soit située favorablement. Il faut remarquer ici que l'ouverture d'un gros vaisseau produit toujours un épanchement mortel. On ne peut pas même remédier à l'épanchement causé par l'ouverture de petits vaisseaux, quand cette ouverture se trouve en certains endroits. Par exemple, lorsque l'artere intercostale est ouverte près de son origine, où l'on ne peut pas en faire la ligature, il est impossible de réchapper le blessé.

respiration fréquente & difficile, & d'une douleur piquante & interne. Les Grecs l'appellent *pleuritis*, du mot πλευρὸν, qui signifie le côté, parce qu'elle se fait violemment sentir au côté de la poitrine.

La péripneumonie est une inflammation du poumon, excitée par le dépôt qui s'y fait d'une matiere purulente qui succede à la fluxion de la poitrine, & dont les signes sont une fréquente & petite respiration, avec une fievre & rougeur de visage. Ce mot de péripneumonie est dérivé de περὶ, qui veut dire autour, & de πνεύμων, qui signifie poumon, parce que cette maladie se forme souvent dans la membrane qui enveloppe les poumons.

Ces deux maladies sont très-violentes, & elles expédient leurs malades en peu de temps. Quand l'humeur qui fait la pleurésie est encore renfermée dans la plévre, & que celle qui fait la péripneumonie est dans la substance du poumon, ou dans ses membranes, ces deux maladies sont pour lors de la jurisdiction de la Médecine, je veux dire que les Médecins doivent, pour les guérir, diriger la cure par la diéte & par la Pharmacie, aussi bien que par la Chirurgie, qui pourra y employer les frictions, les ventouses, & sur-tout les saignées; mais quand ces matieres morbifiques ont abcédé, & que le pus est épanché dans la poitrine, elles sont principalement soumises à la Chirurgie, parce qu'il n'y a point d'autre moyen pour les évacuer, que la main du Chirurgien.

C'est à lui à examiner, avant que de l'entreprendre, s'il est constant qu'il y ait de la matiere dans la poitrine, pour ne pas tomber dans la faute que commit un Chirurgien d'ailleurs habile, qui fit l'empyême à M. le Duc de Mortemart, & qui ne trouva rien dans la poitrine. Il eut beau alléguer que l'opération avoit été ordonnée, & que tous les parens la souhaitoient ; il fut blâmé de tout le monde.

*Histoire à ce sujet.* Une affaire presque semblable arriva à Versailles en 1703 , à un des Chirurgiens du Roi, lequel étoit venu de Rouen se donner pour le plus expert Chirurgien de l'univers. M. Helvetius vint voir le nommé Berteville, Tapissier du Roi, malade depuis long-temps, & se plaignant d'une douleur à l'hypochondre droit. Ayant touché l'endroit, il crut qu'il y avoit de la matiere, & il conseilla à ce Chirurgien de l'ouvrir, ce qu'il fit à l'instant. Il ne s'y rencontra rien à évacuer, & le malade mourut deux heures après l'opération. L'avantage qu'en tira ce pauvre malade, fut d'être en peu de temps délivré pour toujours de la douleur qu'il souffroit, & de celle dont il pouvoit être menacé dans la suite. Un Frater auroit été excusable d'avoir eu cette soumission, parce que ses lumieres sont très-bornées ; mais un Maître Chirurgien doit être sûr de son fait, & il ne doit point tenter une opération de cette conséquence sur la bonne foi d'autrui.

Plusieurs sont dans la pensée que la nature seule peut guérir ces maladies ; ils disent qu'elle a trois voies naturelles pour se débarrasser des matieres, par les crachats, par les urines, & par les selles ; mais ce sont des especes de miracles qu'il ne faut pas toujours espérer. Je sais qu'il n'est pas impossible qu'elle évacue par l'un de ces trois moyens l'humeur extravasée, qui sera encore ou dans le poumon, ou dans la plévre ; mais aussi-tôt que l'abcès est crevé , & que le pus est répandu dans la capacité de la poitrine, il n'y a que l'empyème qui l'en puisse faire sortir.

*Signes d'un ... dans la* Les signes qui nous marquent qu'il se forme un abcès dans la plevre, sont une inflammation, une douleur aiguë & perçante qui attaque tout d'un coup, une pesanteur ; une fievre lente & continue, accompagnée de friffons ; un pou s dur, ferré & profond ; une toux féche avec altération, & une difficulté preffante de refpirer.

Les fignes qui nous indiquent que l'abcès fe fait dans la fubftance du poumon, font que le malade fent une douleur fixe & fourde, qui ne vient que peu à peu ; il ne refpire qu'avec peine ; la fievre continue avec une foif immodérée, qui ne l'abandonne point ; fes crachats font purulens, fes yeux affaiffés & enfoncés, fes joues rouges & vermeilles, & tout le corps devient fec & atrophié.

Les fignes qui nous avertiffent que l'abcès, foit de la plévre, foit des poumons, eft crevé, & que la matiere eft épanchée fur le diaphragme, font une diminution de tous ces fymptômes pour quelque temps ; la douleur eft à la vérité moins aiguë, fe faifant fentir vers les fauffes côtes, & le malade éprouve quelque foulagement ; mais il furvient des accidens qui ne font pas moins dangereux que les prèmiers ; car, outre la difficulté de refpirer, le pouls s'eleve, la fievre s'augmente & devient ardente ; on a une grande inquiétude, & on eft fatigué d'une pefanteur fur le diaphragme, accompagnée de fluctuation ; on ne peut fe tenir couché que fur le côté malade, car, fi on fe couche fur le côté oppofé, on reffent une douleur plus vive & une pefanteur beaucoup plus grande, caufée par la matiere qui charge le médiaftin ; c'eft alors qu'il faut avoir recours à l'opération, comme le feul moyen de guérir (a).

Signes de la<br>matiere épan-<br>chée fur<br>diaphragme.

(a) Il y a auffi des empyêmes qui font occafionnés par des abcès du foie. Voici ce que dit M. Verduc à ce fujet : » J'ai vu, dit-il, plufieurs empyêmes venant d'abcès au » foie ; ces empyêmes avoient été précédés par une fievre » violente, une douleur vive & aiguë, une grande difficulté » de refpirer, mais la douleur avoit toujours été à la région » du foie ; & comme ces abcès étoient dans la parrie convexe » du foie & fa membrane, le pus avoit pourri le diaphragme,

Pour frayer une issue à cette matiere, on peut ouvrir la poitrine en deux manieres, ou par l'incision, ou par le cautere potentiel; car pour le trépan de la côte & le cautere actuel que quelques Auteurs nous proposent, ce sont des moyens trop cruels pour nous en servir.

L'ouverture qu'on fait à la poitrine par incision, pour en tirer du pus, est semblable à celle qu'on pratique pour en évacuer le sang. Je viens de vous la faire voir, c'est pourquoi il n'est pas nécessaire de la répéter ici : il y a seulement quelque différence qu'il faut observer; c'est que la pleurésie étant abcédée, il se fait quelquefois une élévation entre deux côtes, dans l'endroit où étoit l'abcès; & il faut pour lors faire l'ouverture sur cette tumeur, que la nature semble produire pour nous indiquer le lieu par où le pus cherche à se faire jour.

La seconde maniere de faire l'empyême, c'est par le cautere potentiel. Ayant marqué l'endroit qu'on veut ouvrir, on y applique une pierre à cautere O, & par-dessus un petit morceau de bois

» & s'étoit ensuite répandu dans la poitrine, où les mouve-
» mens continuels de la respiration l'obligeoient de monter,
» en l'exprimant du foie, & là il causoit tous les accidens
» des épanchemens dans la cavité de la poitrine sur le dia-
» phragme & le médiastin. J'ai vu quelques-uns de ces abcès
» ronger la plévre & les muscles intercostaux entre la
» deuxieme & la troisieme des fausses côtes, en comptant
» de bas en haut, & former une tumeur & un abcès en
» dehors en ce même endroit, comme il arrive quelquefois
» dans les véritables empyêmes. J'en ai vu un qui s'étoit
» vidé en partie par les crachats, & voici comment. Le
» poumon étoit attaché au diaphragme, à l'endroit où le
» pus l'avoit ouvert; de sorte que le poumon ayant aussi été
» rongé, le pus du foie se vidoit par les crachats : c'est ce
» qu'on connut par l'ouverture du corps après la mort. On
» connoît ces empyêmes, & on les distingue des autres, en
» ce que la douleur a été à la région du foie; & quand on
» les ouvre, le pus est semblable à des lavures de chairs,
» tel qu'est toujours le pus qui vient du foie, qui rarement
» est blanc «.

P, rond & creux, pour la preſſer & la faire mieux pénétrer : on prétend que par cette compreſſion une ſeule pierre fait autant que trois ; enſuite ſur l'eſcare on ouvre la capacité avec le biſtouri. Mais quoique Thévenin nous diſe que cette façon ſoit la plus aiſée & la plus en uſage, je ne l'ai pourtant point vu pratiquer ; & comme le cautere peut, en brûlant les muſcles intercoſtaux, aller juſqu'aux côtes & les découvrir, & que, l'eſcarre venant à tomber, il reſte une plaie trop grande pour arrêter la canule & pour nous laiſſer maîtres de retenir la matiere, ces inconvéniens font que je conſeillerai toujours de s'en tenir à l'inciſion.

A l'empyême qu'on fait enſuite d'une plaie de poitrine, on ſe ſert d'une tente de charpie ou de linge ; mais à celui qu'on pratique à l'occaſion d'une rupture d'abcès, on met une canule d'argent, dont on bouche l'ouverture avec un petit tampon, afin de pouvoir laiſſer ſortir tant & ſi peu de pus qu'on le juge à propos ; c'eſt pourquoi il faut faire l'inciſion d'une grandeur proportionnée à la groſſeur de la canule, qui doit occuper toute l'ouverture, & avoir une tête R qui l'empêche d'entrer dans la poitrine, & qui ſoit percée de deux petits trous SS, pour y paſſer un cordon T qui entoure le corps, afin qu'elle ne ſorte que quand on veut. Lorſque les côtes ſont trop ſerrées, il faut que le corps de la canule ſoit plat, comme celle qui eſt marquée V, pour s'ajuſter aux eſpaces de ces os, & ouverte de toute ſa longueur, de même qu'à côté de ſon extrémité interne X, pour laiſſer évader le pus avec facilité.



Toutes les fois qu'on panſe le malade, on ôte ſeulement le petit tampon qui bouche l'ouverture de la canule ; & après l'avoir ôté, ſi le pus ne ſort point, il faut avec une groſſe ſonde mouſſe repouſſer le poumon, qui, appuyant ſur le bout de ce tuyau, empêche cette évacuation. Les injections



E e iv

qu'on fait par le moyen de cette feringue Z, étant entrées par la cavité de la canule, on la bouche pour un moment, puis ôtant le tampon, pour peu que le malade fe penche, elles fortent par le même conduit. Ces injections font néceffaires pour laver la poitrine ; il y a même des Praticiens qui laiffent dans la capacité ces liqueurs adouciffantes & déterfives durant l'intervalle d'un panfement à un autre, pour empêcher que la matiere, par fon âcreté, ne faffe impreffion fur les parties. Ces médicamens injectés ne doivent être ni amers ni piquans, de crainte d'exciter la toux ; ce feront fimplement des décoctions de plantes vulnéraires, de l'eau de fcabieufe & de pas-d'âne, &c. auxquelles on peut ajouter le vin où on aura diffous le miel rofat, pour nettoyer & préferver de la pourriture.

Signes de mauvais & de bon augure.

Si la matiere qui en fort eft de mauvaife odeur & d'une vilaine couleur, & qu'elle s'évacue en grande quantité, fi la fievre fubfifte, fi le malade amaigrit notablement, & que fes forces diminuent, ces fignes ne promettent rien que de finiftre ; mais fi le pus eft égal, blanc, bien cuit, de bonne odeur & en petite quantité, fi les forces fe foutiennent & que le malade foit obéiffant, il guérira. On ôte la canule quand la matiere commence à fe tarir, ce qui doit arriver dans les quarante jours ; car, ce temps paffé, la plaie dégénere en fiftule, & il faut des années pour en achever la cure.

Je vous ai dit qu'il y avoit trois humeurs, le fang, le pus, & l'eau ou la lymphe, dont l'épanchement nous obligeoit d'ouvrir la poitrine pour l'en dégager. Je vous ai parlé des deux premieres ; examinons ce qu'il faut faire à la troifieme.

De l'hydropifie de poitrine.

Il s'amaffe quelquefois dans le thorax des férofités qui, diftillant peu à peu, rempliffent une de fes cavités, & fouvent les deux enfemble ; c'eft ce qu'on appelle hydropifie de poitrine, laquelle eft caufée comme celle des autres parties du corps, ou par la rupture de quelque vaisseau lymphatique, ou par un défaut de fermentation qui rend les humeurs trop aqueuses, ou qui empêche la séparation de la lymphe par les urines & par d'autres voies. On connoît cette maladie par la toux seche où le malade ne crache rien, par le frisson, par une fievre lente, par une courte haleine, par l'enflure des jambes, & sur-tout par une fluctuation & un gargouillement qu'on entend dans la poitrine quand le malade se remue, comme on entendroit dans un vaisseau à demi-plein d'eau qu'on agiteroit. Si le malade ne peut se tenir couché que d'un côté, c'est une marque qu'il n'y a de l'eau que dans le côté où il peut demeurer; mais s'il a autant de peine à se tenir sur l'un que sur l'autre des côtés, & qu'il affecte de rester sur le dos, c'est signe qu'il y a de l'eau dans les deux cavités de la poitrine.

Ses signes.

Il faut essayer de vider cette eau par les hydragogues, c'est-à-dire par des remedes sudorifiques, apéritifs & diurétiques, qui tous vont à évacuer les sérosités, & dont je vous ai parlé dans l'hydropisie du ventre. Quand par ces remedes, qui poussent par les sueurs, par l'insensible transpiration & par les urines, on n'a point pu réussir, on en vient à l'ouverture de la poitrine, laquelle s'accomplit de la maniere que je viens de vous montrer.

Médicamens<br>à essayer<br>avant que<br>d'ouvrir la<br>poitrine.

Il ne faut pas s'étonner si quelquefois, après avoir ouvert la plevre, on ne voit sortir ni eau ni pus, quoiqu'il y en ait dans la poitrine. Quand le poumon est adhérent à la plevre, à l'endroit où on a fait l'opération, rien ne peut échapper, & il faut alors que le Chirurgien introduise son doigt dans la plaie, & qu'il sépare doucement les filamens qui font cette adhérence, après quoi il verra sortir ce qui étoit contenu dans cette cavité. La seule crainte de rencontrer cette adhérence, qui cependant est fort rare, m'empêche de propoſer la ponction avec le trocart A, comme plus facile & plus ſûre pour l'hydropiſie de la poitrine ; car avec un ſimple trou fait entre deux côtes à la partie inférieure du thorax, on tireroit les eaux contenues, on ſoulageroit le malade à l'inſtant, & on éviteroit une grande plaie qu'on fait pour l'empyême, & qu'il faut panſer long-temps, le trocart ne laiſſant après lui qu'une petite ouverture qui ſe guérit d'elle-même ; mais avec cet inſtrument on feroit en danger de percer les poumons, s'ils adhéroient aux côtes.



LES fiſtules du thorax ſuccedent aux plaies de cette partie ; &, quelque attention que le Chirurgien ait pour empêcher ces plaies de devenir fiſtuleuſes, ſouvent il ne peut l'éviter. Les plus habiles les ont toujours regardées comme un écueil contre lequel pluſieurs ont échoué, par les difficultés preſque inſurmontables qu'il y a de cicatriſer ces ſortes de plaies ; mais un Chirurgien ne doit jamais ſe rebuter, il les ſurmonte quelquefois dans le temps même qu'il n'oſeroit eſpérer de réuſſir ; il faut qu'il donne toute ſon application pour connoître les obſtacles à la guériſon, & qu'il n'épargne point ſa peine pour les vaincre.



Après avoir cherché les raiſons qui rendent ces fiſtules incurables, on a trouvé que ce pouvoit être l'une des cinq ou ſix cauſes que je vais vous rapporter.

La premiere, eſt le mouvement continuel du thorax ; la ſeconde, eſt le peu de diſpoſition de la plévre à ſe réunir, parce qu'elle eſt mince ; la troiſieme, eſt l'altération qui ſurvient aux côtes découvertes ou endommagées ; la quatrieme, eſt la ſituation de l'orifice externe de la fiſtule, laquelle eſt ſupérieure à l'égard de la ſituation de ſon orifice interne ; la cinquieme, la fécondité de la matiere, quand la fiſtule ſuccede à une péripneumonie ; &

la sixieme, quand ce pus vient des os du sternum,
ou qu'il se traîne obliquement d'un espace inter-
costal à l'autre.

Il dépend du génie & de l'expérience du Chirurgien de trouver les moyens de soulager ou de guérir ceux qui ont de ces fistules qu'on croit incurables, & qui effectivement ne le sont pas entre les
mains d'un Opérateur entendu.

Si c'est le mouvement continuel de la poitrine *Moyen d'y*
qui s'oppose à la réunion, il faut mettre le malade *remédier.*
au lit, l'empêcher de crier, de parler, & de faire
aucun effort. Si c'est la plevre qui ne se peut réunir
à cause de son peu d'épaisseur, il faut, par l'entremise des chairs des muscles intercostaux auxquelles
elle est adhérente, approcher les levres de la plaie
& en procurer la cicatrice, ayant auparavant con-
sumé la callosité s'il y en avoit. Lorsque les côtes
seront découvertes & cariées, on les fera exfolier
avec un petit bouton de feu, qui sera conduit le
long d'une canule jusque sur la côte altérée. Quand *Pratique*
la fistule est oblique ou tortueuse, il faut couper *pour divers*
toute la sinuosité jusque dans son fond. Si ensuite *cas.*
d'un abcès au poumon, la suppuration trop abondante entretient la fistule, il faut en épuiser la sour-
ce; ce qu'on fera par un bon régime, par les remedes généraux, & par le conseil d'un prudent
Médecin. Si le sinus vient des os du sternum, ou
bien de quelque côte voisine ou éloignée, il faut
que dans cette occasion l'industrie du Chirurgien se
fasse voir, en inventant des remedes & des instrumens capables de découvrir & d'empêcher les obstacles qui empêchent la guérison.

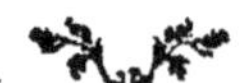

## Fig. XXVII. POUR LE MAMELON.

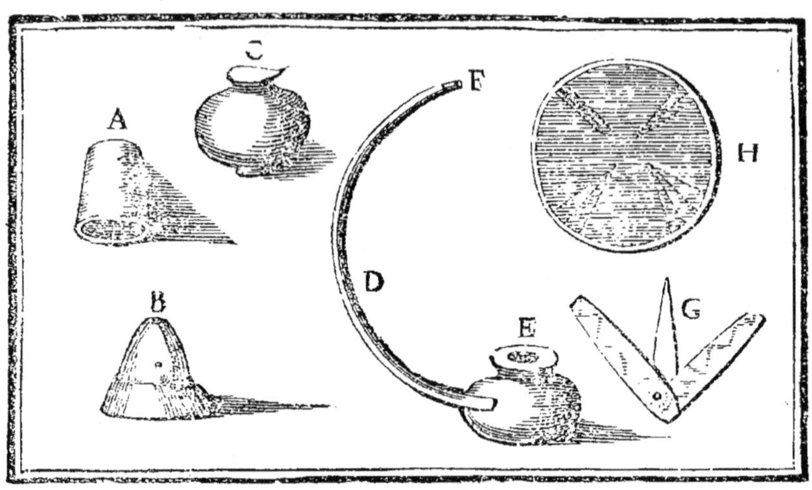




LES mamelles, qui font un des principaux orne-
mens de la femme, & qui font fi néceffaires
pour la nouriture de l'enfant, ne font pas plus
exemptes de maladies, & ne font pas moins foumifes à la main du Chirurgien que les autres parties du corps; & il eft fouvent obligé d'y faire des
opérations très-cruelles.



On diftingue les maladies qui y arrivent & les
opérations qu'elles demandent, en deux; favoir,
en celles du mamelon, & en celles de la mamelle.

Le mamelon eft cette éminence qui fort du
milieu de la mamelle, où aboutiffent tous les
conduits lactés qui verfent le lait dans la bouche
de l'enfant. Quand le mamelon eft trop petit,
l'enfant a de la peine à le prendre, & ne fait que
le chiffonner; & s'il eft trop gros, il emplit trop la
bouche de l'enfant, qui ne peut point le fucer;
mais pour le choifir d'un volume médiocre & proportionné, il doit être de la groffeur d'une noi-
fette, & un peu long, afin que l'enfant le te-

nant entre son palais & sa langue, en puisse recevoir le lait avec facilité pour peu qu'il le suce. Les
pertuis par où sort cette liqueur, ne peuvent être
trop ouverts sans laisser échapper le lait avant que
l'enfant ait besoin de tetter, ni trop serrés ou trop
petits, ce qu'on appelle de dur trait, sans fatiguer
l'enfant par les efforts qu'il faudroit qu'il fît pour
en exprimer le lait; il faut qu'ils soient médiocrement dilatés, afin que, retirant l'enfant aussi-tôt
qu'il a lancé le tetton, on voie le lait rayer par plusieurs tuyaux, comme feroit un arrosoir. Quand le
lait sort de cette maniere, l'enfant ne fait qu'avaler,
sans avoir la peine de tetter. Ces qualités, jointes
à beaucoup d'autres, font une bonne nourrice.

Aux femmes qui n'ont point encore été nourrices, Mamelon<br>non formé.
le mamelon a quelquefois de la peine à se former;
l'enfant ne peut pas le prendre, & quand il le tient,
il le lâche aussi-tôt, parce qu'il n'est pas assez
avancé en dehors; & c'est ce que les femmes appellent n'avoir pas encore la corde rompue, parce
qu'il semble être retenu comme par une petite
corde. Le moyen de le former, c'est de faire
tetter la femme par un enfant de trois ou quatre
mois, qui, étant plus fort que le sien nouvellement
né, embouchera mieux le mamelon, ou bien de la
faire tetter par la garde, ou par une de ces femmes
qui sont dans l'habitude de faire les bouts des
nouvelles accouchées. On mettra ensuite ce petit
chaperon marqué A, fait de buis, & figuré comme
un dé que les femmes mettent dans leurs doigts
quand elles veulent coudre, cave dans son milieu
pour recevoir le mamelon, & percé dans son bout
& à ses côtés, pour laisser sortir le lait qui se peut
échapper. Ce chaperon, qu'on ôte seulement dans
le temps qu'on veut donner à tetter, est propre pour
former le mamelon. Cet autre marqué B, est encore
plus commode, parce qu'il a un bord fait comme
celui d'un chapeau, qui empêche qu'il ne blesse la
mamelle.

*Effets de la voracité des enfans.*

Il y a des enfans voraces, qui ne trouvant pas suffisamment de lait pour les rassasier, sucent le mamelon avec tant de violence, qu'il y vient des fentes & des crevasses à la base, où il semble se vouloir séparer de la mamelle. Ce malheur est arrivé à plusieurs des nourrices du Roi : à celles qui n'avoient pas assez de lait pour contenter sa faim, il leur mordoit les bouts jusqu'au sang ; & comme elles ne pouvoient pas y résister, on étoit obligé d'en changer souvent. Heureusement il se trouva Madame d'Ancelin, native de Montesson, qui, ayant du lait en abondance, s'est trouvée la seule qui ait pu satisfaire au grand appétit de ce Prince. Elle l'a nourri pendant seize mois, & jusqu'à ce qu'il ait été en état d'être sevré ; ainsi c'est elle qui a donné le fondement à cette forte santé qu'il a presque toujours eue.

*Du caillement du lait aux mamelles.*

Souvent après les couches, le lait se portant avec affluence dans les mamelles, s'y caille & s'y durcit, ce qui peut venir de ce que la femme aura senti du froid, ou de ce qu'elle aura trop tôt découvert son sein, ou bien de ce qu'elle aura mis quelque habillement qui l'aura trop pressée ; c'est en quoi les femmes ne sauroient trop se précautionner : il faut qu'elles tiennent leur sein bien couvert de linges matelassés, parce que la chaleur empêche le lait de se grumeler, & lui ouvre les routes qu'il doit prendre pour sortir à celles qui ne veulent pas être nourrices.

*Ce qu'on pratique dans la rétention du lait.*

Cet accident arrive quelquefois aux nourrices, quand il y a quelque obstruction dans les glandes du sein, quand elles auront été trop long-temps sans donner à tetter, ou quand le froid les aura saisies ; elles disent pour lors qu'elles ont le poil, & cette indisposition leur donne la fievre pendant vingt-quatre heures & plus. Lorsque le mal vient d'obstruction, il faut faire un liniment d'huile d'amandes douces sur le sein, & se servir de petits cataplafmes anodins & émolliens. Si c'eft de l'exceffive quantité de lait, il y faut remédier par la faignée & par la diéte; & fi le froid en eft la caufe, il faut par la chaleur réparer le défordre qu'il a fait.

C'eft au Chirurgien de tâcher d'évacuer le lait grumelé dans le fein, où par fon féjour il ne manqueroit pas de caufer un abcès. Il y a deux manieres pour l'en faire fortir, ou infenfiblement, ou fenfiblement.

Infenfiblement, c'eft-à-dire par réfolution, en fe fervant de cataplafmes doux, émolliens & réfolutifs. Si ces premiers ne réuffiffent pas, on en fera de plus forts avec les quatre farines & la terre cimolée, cuites dans l'hydromel, y ajoutant l'huile rofat.

Senfiblement, en faifant fortir le lait par le mamelon. On propofe pour cela trois moyens; l'un, de fe fervir d'une petite ventoufe de verre C, dont l'ouverture ne fera grande qu'autant qu'il faut pour recevoir le mamelon; on la plonge dans de l'eau bouillante, d'où on la retire quand elle eft échauffée pour l'appliquer fur le fein; le mamelon étant dans fon ouverture, elle s'y attache; & après qu'on l'a couverte d'un linge bien chaud, on la laiffe s'emplir de lait, & on la leve enfuite pour la vider & la remettre autant de fois qu'on le jugera à propos. L'autre expédient eft de fe faire tetter par une femme faine & nette, qui, ayant empli fa bouche de lait, le crache pour recommencer à le fucer ainfi jufqu'à ce que le fein foit vide. Le troifieme moyen eft de fe tetter foi-même avec un inftrument D, appelé *tettine*, & par les Italiens *lattecole*. Si une femme trouve que la petite ventoufe n'eft pas commode, ou que fa tetteufe lui fait trop de douleur, elle fe pourra tetter elle-même avec cet inftrument de verre, appliqué fur le mamelon par fon extrémité la plus large E, la femme ayant dans la bouche le bout F du col de la même machine; de cette maniere elle se fera moins de douleur, & elle continuera jusqu'à ce que le sein soit entiérement désempli.

Abcès du lait dans les mamelles.

Si malgré tous ces expédiens le lait séjournoit dans la mamelle, il ne manqueroit pas d'abcéder, à quoi il est d'autant plus sujet, que peu de changement suffit pour le convertir en pus. Dans cet état, il faut faire à la mamelle une ouverture avec la lancette G aussi-tôt qu'on y sent de la fluctuation, pour empêcher que le pus ne cause du désordre dans une partie aussi délicate & aussi sensible.

Erreur des femmelettes.

C'est une erreur de bonne femme, que de croire qu'on ne doit point employer le fer aux maladies du sein. On trouve des femmes assez obstinées pour ne le vouloir pas souffrir ; il les faut pour lors laisser se gouverner selon leur caprice. Elles paient souvent bien cher leur entêtement ; car, outre qu'elles souffrent plus long-temps en attendant que le pus ronge la peau pour se donner issue, c'est qu'au lieu d'un trou que feroit la lancette, il s'en fait quelquefois cinq ou six, qui mettent un sein dans un pitoyable délabrement, & alors elles se repentent de leur obstination.

Mais quand une femme est soumise à son Chirurgien, il faut qu'il prenne une lancette enveloppée d'un petit linge, qui ne laisse de découvert de la lame qu'autant qu'il est nécessaire pour faire l'incision, qui ne doit être que deux fois longue comme celle d'une saignée, pour évacuer seule-

Pansement de la plaie.

ment la matiere. On ne se sert point de tente à ces sortes d'abcès ; il suffit d'un emplâtre H coupé en croix de Malte, qu'on releve autant de fois qu'il y a de nouvelle matiere à faire sortir. Pour moi, après que l'ouverture est faite, j'use toujours d'un pareil emplâtre, que je compose avec l'onguent divin étendu sur un morceau de cuir, dont je couvre tout le sein ; & je m'en suis trè-bien
trouvé.

trouvé. La malade se pansa elle-même, en relevant l'emplâtre trois ou quatre fois le jour pour l'essuyer, & le réchauffant avant que de le remettre. Trois ou quatre emplâtres renouvelés de temps en temps amollissoient les duretés, & conduisoient à une parfaite guérison (a).

(a) Les bons effets de l'onguent noir, appelé vulgairement onguent de la mere, dont on fait un grand usage à l'Hôtel-Dieu de Paris, lui mérite la préférence sur l'onguent divin que l'Auteur propose ici.

Prenez de l'huile commune, une livre;

De la cire blanche,
De l'axonge de porc,
Du beurre frais, } de chacun huit onces.
Du suif de mouton,
De la litharge d'or,

On met le tout ensemble sur le feu, & on le remue jusqu'à ce qu'il devienne noir, & qu'il ait la consistance d'onguent.

Cet onguent de la mere résout le lait des mamelles, il ramollit leurs duretés & celles des tumeurs humorales, qu'il conduit à la résolution ou à la suppuration, suivant la disposition qu'elles ont à se terminer de l'une ou de l'autre maniere.

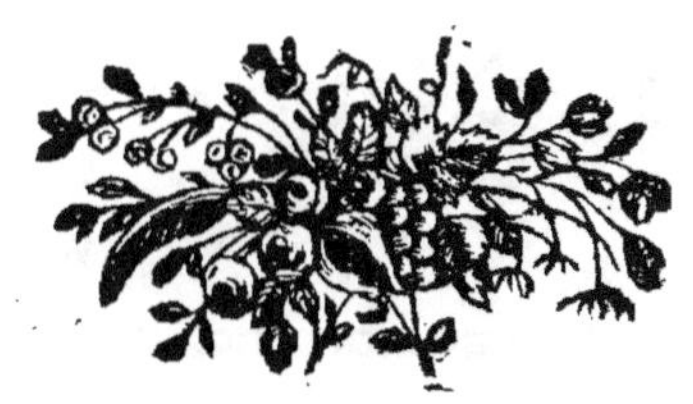

# FIG. XXVIII. POUR L'OPÉRATION DU CANCER.

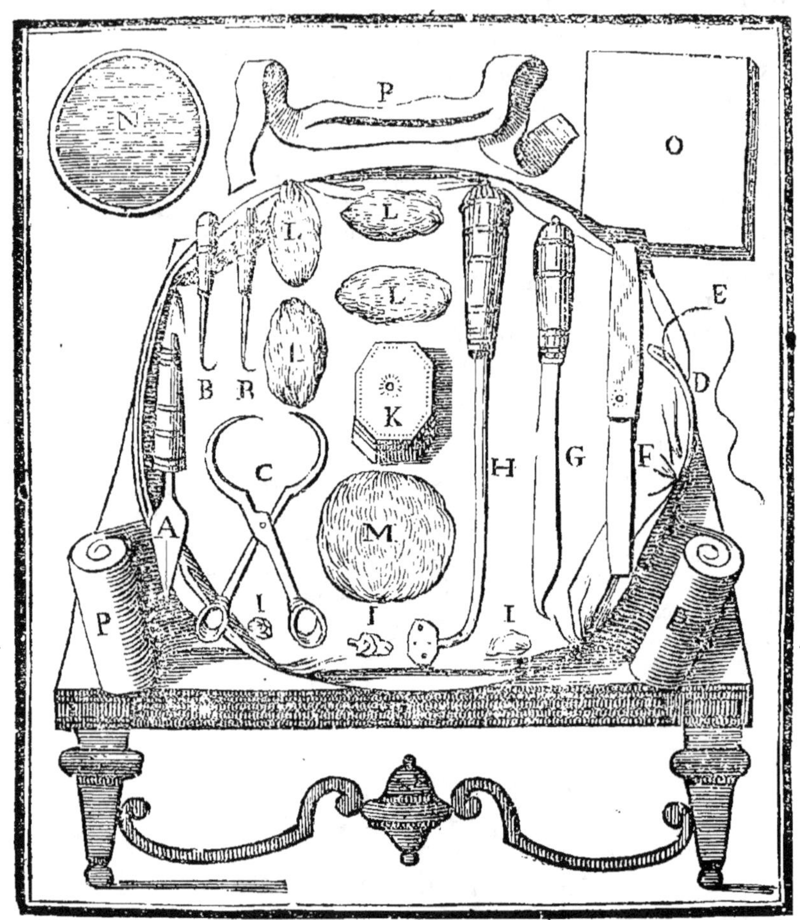



LE Cancer est, d'un consentement unanime, le plus horrible de tous les maux qui attaquent l'homme. Quoique la rage & la peste tuent en moins de temps, elles ne me paroissent pas si cruelles que le cancer, qui mene aussi sûrement, mais plus lentement l'homme au tombeau, en lui causant des douleurs qui lui font tous les jours souhaiter la mort.

Le cancer n'attaque pas seulement le sein, mais encore plusieurs autres parties où il n'exerce pas moins sa fureur. Il prend différens noms : quand il vient aux jambes, on l'appelle loup, parce que si on le laissoit faire, il ne les quitteroit point qu'il ne les eût dévorées. Lorsqu'il s'attache au visage, il se nomme *noli me tangere*, parce que si on y touche on l'irrite, & il fait plus de ravages. On remarque encore des tumeurs & des ulceres chancreux en divers endroits du corps, dont je ne vous parlerai point aujourd'hui, me renfermant à vous démontrer l'opération qu'on fait au cancer qui attaque la mamelle.



Pour bien connoître le cancer, il le faut examiner en deux temps différens, savoir, quand ce n'est encore qu'un apostême, & quand il est dégénéré en ulcere.



Le cancer apostême est dans son commencement une petite tumeur ronde & plate, de la figure d'une lentille, qui reste quelquefois très-long-temps sans grossir : elle est souvent sans douleur dans sa naissance ; puis, augmentant peu à peu, la douleur y survient ; & à mesure que la tumeur s'accroît, la douleur augmente jusqu'à devenir insupportable, non pas par sa grande violence, mais c'est qu'étant sourde & fatigante, elle incommode jour & nuit le malade, ne lui donnant aucun repos. Quand le cancer a grossi, la tumeur est dure, squirreuse, inégale, livide & douloureuse, fort adhérente par quantité de racines, & remarquable par des veines pleines d'un sang noir, éparses sur toute sa superficie.



Dans les premiers jours que le cancer est ulcéré, il paroît comme une écorchure, d'où il suinte une sérosité âcre & corrosive, qui par la suite rongeant la tumeur, y fait une ouverture qu'on a définie un ulcere apparent, rond, horrible & puant, & avec des levres grosses, dures, noueuses & renversées, de couleur livide ou obscure, & environnées de veines remplies d'un sang mélancolique.



F f ij

*Etymologie.* On a donné le nom de cancer à cette maladie, soit apoftêmée, soit ulcérée, parce que quand elle eft encore apoftême, les vaiffeaux gonflés qu'on y apperçoit, reffemblent à des expanfions de pattes d'écreviffes; ajoutez qu'en cet état la tumeur eft tellement enracinée dans les glandes de la mamelle, qu'on ne peut non plus l'en arracher, que de faire quitter à un chancre ce qu'il a empoigné avec fes pattes faites en tenailles; & lorfqu'il y a ulcere, ce mal déchire la partie en s'avançant de dehors en dedans par le progrès de fes racines, en quoi il paroît aller à reculons, comme les écreviffes ont coutume de faire.

*Caufes.* Les caufes des cancers, felon quelques-uns, font externes & internes. Les premieres fe rapportent à une forte contufion, ou bien à une compreffion, lefquelles donnent lieu à la lymphe de s'arrêter dans les glandes des mamelles des femmes, de s'y épaiffir, & d'acquérir de l'âcreté par fon féjour. La principale des caufes internes eft dans le vice des liqueurs féparées d'un fang terreftre & vifqueux, tout rempli d'acides coagulans, qui, formant des obftructions dans les glandes, y retiennent la lymphe, & l'y difpofent à s'aigrir jufqu'à corrompre la fubftance glanduleufe qui la renferme.

De vingt femmes qui auront des cancers, il y en aura quinze qui feront dans l'âge de quarante-cinq à cinquante ans, époque où la nature a coutume de faire ceffer les évacuations menftruelles. Ce mal eft fort fréquent dans les Couvens des filles. M. Duchefne & moi, dans le voyage que nous fîmes en mil fept cent avec les Princes, nous en vîmes dans prefque toutes les Villes où nous paffâmes. Les malades approchoient toutes de cinquante ans, ou fi elles étoient plus jeunes, elles n'étoient pas bien réglées; car il y a tant de rapport du fein à la matrice, qu'auffi-tôt que les ordinaires font prêtes de venir, ou qu'elles retardent de quelques jours, le fein ne manque pas de durcir & de faire de la douleur.

On connoît un cancer au sein par la tumeur de la partie, qui paroît inégale à cause du gonflement des glandes qui font dures & engorgées; il eft fouvent adhérent à la poitrine; les veines du fein font apparentes & pleines d'un fang brûlé; & quand il y a de la lividité fur la pointe de la tumeur, c'eft figne qu'elle ulcérera bientôt. Lorfqu'il eft ouvert, la couleur eft incomparablement plus grande, parce que la férofité qui en fort eft piquante & corrofive comme de l'eau-forte, & que, rongeant fans ceffe ces parties, elle ne donne aucun relâche à la malade. *(Marque du cancer au fein.)*

Il y en a qui croient que le cancer ulcéré n'eft autre chofe qu'une multitude prodigieufe de petits vers qui dévorent & confument peu à peu toute la chair de la partie. Ce qui a donné lieu à cette opinion, c'eft qu'avec le microfcope on a quelquefois vu de ces infectes dans les cancers, & que, mettant fur l'ulcere un morceau de veau, la malade fent moins de douleur, parce que, dit-on, ces vers rongeant pour lors ce veau, ils laiffent la malade en repos pour quelque temps. Cette opinion a eu fes partifans & fes cenfeurs; je n'entreprendrai point ici de les accorder. *(Opinion finguliere fur fa caufe.)*

Le pronoftic n'en peut être que fâcheux, puifqu'il n'y a point de maladie plus affligeante, & qui doive donner plus d'appréhenfion au malade que le cancer ulcéré; & il n'y en a point auffi qui fatigue plus le Chirurgien, & qui lui donne plus de peine, parce que ce mal eft prefque toujours incurable. Si on en croyoit Hippocrate, il ne faudroit point toucher aux cancers; car en y touchant, remarque cet Auteur, vous aigriffez le mal & vous avancez la mort du malade. En effet, en traitant le cancer on peut troubler la lymphe & les autres fucs qui fe diftribuent à la partie, & les mettre en une fermentation qui les aigrira, & qui, développant *(Le pronoftic.)*

les sels, y causera d'étranges ravages dans la suite.

Mais comment résister aux persécutions d'une pauvre malade qui souffre & qui implore votre secours? L'abandonnera-t-on à la rigueur de son mal qui la tourmente jour & nuit? Non, un Chirurgien ne doit point être si cruel : il doit chercher les moyens de la guérir ; & si cela n'est pas en son pouvoir, il faut du moins qu'il travaille à adoucir son mal & à le lui rendre supportable.

*Remedes palliatifs.*

Quand je conseille de se servir des remedes qui pallient le mal, j'entends qu'on le fasse aux cancers ulcérés, dont les bords sont renversés, & où il y a une notable déperdition de substance : il faut, à l'égard de ceux-là, user de médicamens doux, qui appaisent ou diminuent la douleur, comme des sucs de plantain & de morelle, des plumaceaux trempés dans une décoction vulnéraire, pour en garnir la plaie. Il y en a qui ne mettent dans l'ulcere qu'un petit morceau de rouelle de veau ; car, soit qu'il y ait des vers ou des sérosités rongeantes, leur plus grande action s'exercera sur le veau, & non sur la chair: c'est ainsi qu'avec de petits remedes, il faut amuser la malade, puisque de tels maux il n'en faut attendre que la mort.

*Trois Auteurs modernes sur cette maladie.*

Avant que de vous montrer l'opération, je vous dirai que depuis cinq ou six ans, trois Médecins nous ont donné chacun un Traité du Cancer. L'un est M. Gendron, Docteur en Médecine de la Faculté de Montpellier, neveu de M. l'Abbé Gendron qui pansa la Reine Mere du Roi, du cancer qu'elle avoit à la mamelle. L'autre est de M. Alliot, Conseiller Médecin du Roi & de la Bastille, fils de M. Alliot, Médecin de Bar-le-Duc, qu'on fit venir en 1665 pour panser la même Reine, de ce mal. Et le troisieme est M. Helvétius, Docteur en Médecine, & très-connu à Paris sous le nom de Médecin Hollandois.

Ces Auteurs se sont fait des idées particulieres sur la nature du cancer, & ont établi tous trois chacun un système différent. C'est à nous à embrasser celui qui nous paroîtra le plus vraisemblable. Les voici en peu de mots.

M. Gendron dit que le cancer est une transformation des parties nerveuses & glanduleuses, & des vaisseaux lymphatiques, en une substance uniforme, dure, compacte, indissoluble, capable d'accroissement & d'ulcération ; & il ajoute qu'il ne reconnoît pour cause de cette transformation que la cessation des filtrations de la partie, qui, par la perte de son ressort & l'affoiblissement des tuyaux, devient un tout capable d'accroissement par une disposition mécanique des parties contiguës, ce qui le rend irréduisible à son premier état ; & il soutient que l'ulcération dépend des seuls incidens attachés à l'extrême accroissement du corps transformé, qui, par une pression actuelle ou par des altérations dans le sang qui en font la lividité, cause la rupture de la peau, qui est au cancer ce que le périoste est aux os, & offre ensuite la masse chancreuse aux impressions de l'air dans les circonstances de sa structure hors d'œuvre, c'est-à-dire, dans un état à s'augmenter par ses racines qui ont une espece de végétation pour se répandre au voisinage, & une conformation de pores pour corrompre les humeurs dont elles sont imbibées.

Système du premier.

M. Alliot dit que le cancer est une tumeur très-dure, quelquefois pierreuse, inégale & livide, toujours accompagnée de douleurs plus ou moins violentes, suivant que les circonstances qui s'y rencontrent sont plus ou moins fâcheuses. Il ajoute que le cancer pris génériquement, est une tumeur squirreuse, puisqu'elle est très-dure, mais douloureuse, à la différence du squirre qui est indolent. Il regarde la rougeur, l'inégalité, la lividité, les veines éparses, comme signes équivoques & acci-

Idée que le second donne de ce mal.

F f iv

dentels, & il confidere la douleur comme le caractere fpécifique & individuel du cancer. Il prétend que l'humeur mélancolique qui forme le fquirre, eft chargée d'un acide beaucoup moins développé que dans le cancer, où il ne parvient au degré de corrofion, que lorfque fes pointes aiguës & tranchantes ont furmonté & anéanti, pour ainfi dire, le fel volatil, favonneux & balfamique du fang, & que, picotant pour lors & déchirant les parties nerveufes & membraneufes par leur mouvement déréglé, elles excitent enfin ces douleurs horribles qu'on reffent dans le cancer.

La fource du cancer, felon le troifieme.

M. Helvétius croit que la fource & l'origine du cancer, n'eft autre chofe qu'une petite coagulation de quelque goutte d'humeur dans une glande ; que cette coagulation vient d'ordinaire par un accident extérieur, comme coup, chute, ferrement, ou efforts ; qu'à mefure qu'il s'amaffe de l'humeur dans la glande, le cancer groffit ; qu'en groffiffant la douleur devient plus grande, parce que les filets nerveux preffés par la tumeur, font des élancemens plus ou moins douloureux, felon que ce preffement eft plus ou moins violent ; que le mal augmente par les remedes qu'on y applique, parce que ces remedes échauffent, & par-là réveillent & aigriffent l'humeur, qui refte comme affoupie tout le temps qu'elle n'eft irritée par aucune chofe qui la puiffe mettre en mouvement ; que les remedes, foit fondans, foit abforbans, qui caufent de l'effervefcence, font que le levain, occupant plus d'efpace qu'auparavant, produit des douleurs effroyables, & que ne pouvant plus être contenu dans la glande où il s'étoit jeté, il la creve & forme un ulcere qu'on appelle un cancer ouvert, dont le ferment fe répand enfuite dans les parties voifines.

Leurs diverfes méthodes de traiter ce mal.

Ces Auteurs ne font pas feulement en conteftation fur la nature du cancer, ils ne s'accordent point

encore fur la maniere de le traiter ; ils nous propofent tous trois des méthodes différentes. M. Gendron ne demande que de la palliation dans le cancer, & défend la cure éradicative ; M. Alliot veut
qu'on confume la tumeur chancreufe avec fon efcarrotique abforbant ; & M. Helvétius ordonne
l'extirpation du cancer par l'opération. Voici fur
quoi leurs fentimens font fondés.

M. Gendron propofe de ne traiter que palliativement toutes fortes de cancers, foit avant, foit
après leur ulcération. Il appelle cancers occultes
ceux dont la tumeur chancreufe eft adhérente ; il
en prouve l'incurabilité par les racines profondes
qu'elle a jetées dans les parties intérieures, & il
prétend qu'alors il ne s'agit que d'offrir au malade
des fecours palliatifs, qui en cette occafion fe ré-
duifent à retarder, autant qu'il eft poffible, les dé-
fordres fucceffifs attachés au progrès de tels cancers, ayant pour cet effet égard à la fituation du
mal, à fa caufe, à l'âge, au fexe & au tempérament du malade ; fur quoi il nous avertit qu'il eft
important, pour y réuffir, de fe défaire du préjugé
de l'exiftence d'un acide corrofif comparé à l'eau-
forte & à l'arfenic, de crainte qu'étant perfuadés
que tout le fecret de la palliation ne confifte que
dans l'ufage de certains abforbans fpécifiques à cet
acide fuppofé, loin d'arrêter le progrès de ces maux,
nous ne fuffions caufes de fon irritation. Enfin il
ne rapporte nullement l'incurabilité des cancers,
tant occultes qu'ulcérés, au caractère indomptable
d'une humeur acide, mais feulement aux circonftances attachées à la ftructure & à l'accroiffement
de la fubftance chancreufe. Si ces ulceres font inci-
catrifables, c'eft que les fibres de la peau ne peuvent plus fe lier & s'unir avec celles de la maffe de
nouvelle transformation.

M. Alliot prétend que la cure du cancer confifte
dans la modification des acides par les alkalis &

Selon M. Gendron.

Selon M. Alliot.

par les abforbans ; qu'il s'agit de modifier le fer-ment aigre & carcinomateux engagé dans la partie malade, en confumant les chairs & les glandes qui en font infectées ; que pour dompter ce monf-tre, il faut abforber un acide très-exalté & très-corrofif, par un abforbant proportionné à la nature de cet acide qu'on veut détruire ; & que tel eft l'effet que produit le cauftique mitigé qui a été trouvé par M. fon pere, propofé dans une Thefe imprimée à Paris en 1665, & qu'on a rectifié pour le donner au public, comme on le voit à la fin du Livre de cet Auteur, qui foutient que fon abfor-bant feul confume pied-à-pied les chairs imbibées par le virus carcinomateux ; que par fon ufage on connoît de jour en jour ce qu'on fait, en fuivant à la pifte cet acide corrupteur, en le modifiant & l'abforbant jufqu'où il a pu pénétrer, fans crainte d'aucuns accidens. Il affure que l'activité de fon efcarrotique n'eft ni trop douce ni trop violente, qu'il ne fe fond point comme les cauftiques ordi-naires, & qu'il n'attaque que l'acide fon adverfaire, lequel étant enfin détruit & anéanti, diffipe toute la dureté, & fait ceffer la douleur, la fuppuration louable intervenant qui chaffe les dernieres efcarres, après quoi on déterge, on incarne, & on procure une bonne & folide cicatrice.

M. Helvétius regarde le cancer en trois états différens. Il dit, 1°. Que dans le commencement c'eft un mal très-peu confidérable & facile à guérir, foit en diffolvant cette petite portion d'humeur qui n'eft encore qu'imparfaitement coagulée, foit en la confumant par quelque petit remede cauftique. 2°. Que quand l'humeur s'eft entiérement endurcie, & que la tumeur a groffi par la jonction d'une nou-velle humeur qui vient inceffamment fe coaguler avec la premiere, il faut bien fe donner de garde d'appliquer aucun remede, de peur d'irriter cette humeur, de la mettre en mouvement, & d'en difper-

fer le levain, mais qu'il faut en ce cas ouvrir la peau
dans l'endroit où eft la tumeur, & extirper la glande
qui la forme, puifque par-là on emporte en même
temps le mal & la caufe du mal. 3°. Que quand le
cancer eft venu à un tel état qu'il s'eft ouvert, que
le ferment s'eft répandu, & que le malade s'y fent
tirer par de petites cordes, il faut faire auffi-tôt l'amputation de toute la partie chancreufe & de toute la
mamelle, parce qu'alors on peut emporter d'un
feul coup tout ce qu'il y a de ferment & tout ce
qui en a été imbu.

Je vous ai fait en abrégé l'expofition de ces trois
fentimens, pour tâcher de vous donner une idée de
la nature des cancers, & pour vous indiquer diverfes
manieres de les traiter. Vous avez entendu parler
trois habiles Médecins, voyons à préfent ce que
la Chirurgie nous ordonne de faire; car ce n'eft
point par des paroles, mais par des effets qu'on
peut vaincre & détruire ce mal.

La Chirurgie commande l'opération pour prévenir
la mort, qui feroit infaillible fans fon fecours, lorfque le cancer eft confirmé, parce qu'on peut fouvent le détruire dans fa naiffance; il faut donc
emporter avec le couteau cette maffe de chair, &
le plus promptement eft toujours le meilleur, après
avoir déterminé fi c'eft une extirpation ou une amputation qu'on veut faire; car ce font deux opérations différentes l'une de l'autre.

L'extirpation fe pratique quand le cancer n'eft
point ouvert, & qu'il n'eft encore qu'une tumeur
de la groffeur d'une noix, ou au plus d'un petit œuf.
On fait une incifion cruciale à la peau fur cette élévation. On fépare de la glande, avec le fcalpel A,
les quatre lambeaux de la peau qui font les quatre
angles de la plaie, puis avec quelque inftrument on
tient ferme la glande pour la difféquer dans toute
fa circonférence, & la lever toute entiere. On fe
fervoit autrefois d'une ou deux érignes BB pour

tenir la glande comme on fait aux tumeurs enkyſ-
tées, mais M. Helvétius a inventé une tenette **C**
fort commode, à laquelle on a donné ſon nom en
l'appelant tenette Helvétienne.

C'eſt une opération qui a fait beaucoup de bruit
à Paris. On convient qu'elle peut réuſſir, pourvu
que la malade ſoit jeune & d'une bonne conſtitu-
tion, & on conſeille même de l'entreprendre quand
le cancer n'occupe pas toute la mamelle, que la
tumeur n'eſt point adhérente à ſes parties voiſines,
& qu'elle eſt mobile par-tout; mais pour chanter
victoire il ne faut pas avoir pris une glande en-
gorgée pour un cancer caractériſé, comme font
quelquefois ceux qui ſe vantent d'en avoir guéri
des milliers. Une femme à qui je mis un emplâtre
fait de mucilage & de *de Vigo* diſſous avec de
l'huile de lis, ſur une petite tumeur qu'elle avoit
au ſein & qui ſe diſſipa par ce remede, dit quelques
années après à M. Dodart le pere, que je l'avois
guérie d'un cancer. Il vint chez moi me demander
avec quels remedes j'avois fait cette guériſon. Je ne
me fis point d'honneur d'une cure que je n'avois
point faite, & je lui avouai que ce n'étoit point un
cancer, mais ſeulement une glande tuméfiée qui
s'étoit fondue en un mois de temps.

Il y a ſept ou huit ans que Madame la Marquiſe
de Blanſac en avoit une pareille dont elle a été
guérie ; & Madame la Marquiſe de Dangeau en
en avoit une auſſi au ſein, il y a trois ans, qui
s'eſt évanouie par les remedes qu'on y a faits. Si
on avoit fait l'extirpation de ces glandes, on ne
manqueroit pas de publier que ç'auroient été des
cancers.

L'amputation ſe fait quand le cancer occupe
toute la mamelle, ou qu'il eſt ulceré ayant des
levres horribles à voir, dures & renverſées; car il
n'y a point d'autre moyen pour délivrer une perſonne
de cet affreux mal, que de couper entiérement la

mamelle, ce qu'on exécute en observant ce qu'il y a à faire avant, durant & après l'opération.

Avant l'opération il faut préparer la malade par saignées, purgations, opiats & autres remedes qui y conviennent. On attendra que ses ordinaires soit passées, si elle est encore réglée ; & le jour étant pris, on disposera son appareil, qui consiste en une aiguille enfilée d'un cordonnet, un rasoir ou un couteau, des eaux styptiques, des poudres astringentes, de petits boutons de vitriol en cas de besoin, des plumaceaux en quantité, un emplâtre, des compresses, une serviette & un scapulaire. *Préparatifs.* *L'appareil.*

Dans l'opération, il faut situer la malade commodément pour elle & pour le Chirurgien, c'est-à-dire, à demi-couchée à la renverse : le bras du côté de la tumeur doit être élevé & porté en arriere, afin qu'elle paroisse davantage, & que le muscle pectoral soit un peu retiré de dessous la tumeur. On en marque ensuite avec de l'encre toute la circonférence, qui est l'endroit où l'on doit faire l'incision ; puis on passe une aiguille courbe D à travers le corps de la tumeur ; elle est enfilée d'un cordonnet E, dont on lie les deux bouts, & dont on fait une anse qui sert à soutenir la tumeur, & en la tirant à l'éloigner des côtes.

Il est inutile de passer l'aiguille deux fois, on peut épargner cette douleur, car on soutient aussi bien avec une anse simple qu'avec une double ; puis avec un rasoir F, ou un grand couteau plat G, que je trouve plus commode que le rasoir qui peut plier dans l'opération, on coupe à l'endroit marqué, & on enleve tout le corps de la mamelle en peu de temps. Il se trouve plus de facilité dans cette opération, qu'on ne s'étoit imaginé avant que de la faire ; car la mamelle se sépare aussi aisément des côtes, que quand on leve l'épaule d'un quartier d'agneau. *Comment on opere.*

Après l'opération, on laisse couler le sang pen-

Ce qui reste à faire après l'opération.

Du pansement.

dant quelque temps, on presse même avec la main tout autour de la plaie, pour faire dégorger des veines ce sang noirâtre qu'elles reportoient de la tumeur. On ne se sert plus de boutons de feu, ni de cette platine rouge H, qu'on approchoit de la plaie pour dessécher & consumer, à ce qu'on croyoit, le reste de l'acide dévorant qui pouvoit être demeuré. Ces fers chauds faisoient frémir, & n'étoient d'aucune utilité, vu qu'il ne manque point d'être entraîné avec ce qui s'exprime de la plaie. Si le sang sort trop copieusement, on met les petits boutons de vitriol I I I sur les ouvertures des arteres qui le versent, & on se sert de poudres astringentes qu'on a dans cette boîte K ; mais s'il n'y a point d'hémorragie, on couvre seulement la plaie avec des plumaceaux secs L L L L, & pardessus on en met un grand M, fait d'étoupes, & couvert de poudres astringentes incorporées avec le blanc d'œuf. On emploie l'emplâtre diacalciteos N, puis la compresse O, & la serviette PP, dont on fait un circulaire autour du corps, & qu'on attache au scapulaire Q. M. Helvétius fait mettre sur la poitrine une serviette pliée en plusieurs doubles, & trempée dans la bierre & le beurre frais fondu, battus ensemble. C'est un remede qu'on pratique en Hollande, & qui empêche l'inflammation, à ce qu'il nous apprend.

Il ne suffit pas d'avoir fait l'amputation du cancer ; il faut, par une bonne conduite, tâcher d'en guérir la plaie, à quoi il n'est pas toujours dans le pouvoir du Chirurgien de parvenir. Le cancer étant ôté, on usera des mêmes remedes que s'il subsistoit encore, c'est-à-dire, qu'on observera un régime de vivre exact, qu'on évitera avec soin les alimens acides, terrestres, & dans lesquels on soupçonnera des sels fixes, corrosifs, parce qu'ils coagulent le sang ; au contraire la nourriture doit être pleine de sels alkalis volatils, parce qu'ils dissolvent le sang, & empêchent qu'il ne s'arrête dans les parties. Il faut respirer un air subtil, afin de rendre la lymphe plus fluide & plus coulante : le ventre sera tenu libre ; & si quelque évacuation étoit arrêtée, on fera tous ses efforts pour la provoquer.

On bannira tout sujet de colere, de chagrin & de tristesse, parce que ces passions coagulent les liqueurs ; au contraire, la joie & la tranquillité de l'esprit contribuent à une douce fermentation du sang, & à une distribution égale des esprits animaux par toutes les parties du corps. Enfin il faudra se servir des médicamens qui adoucissent l'acrimonie des sérosités, comme font les diaphorétiques & les alkalis, tant fixes que volatils, dont vous trouverez beaucoup de sortes dans la Pathologie de Verduc, à laquelle je vous renvoie.

Le fait du Chirurgien est de panser la plaie avec des onguens qui absorbent cette sérosité maligne, dont les parties voisines demeurent abreuvées. S'il restoit encore de ces petits filamens qui attachoient le cancer aux espaces intercostaux, il faudroit par des escarrotiques les détruire peu à peu. Le remede de M. Alliot est excellent dans cette occasion. On peut pareillement se servir de l'onguent que M. Helvétius a donné par écrit dans sa Lettre sur le cancer, & sur-tout on évitera les remedes qui font trop de douleur. Quand la plaie est bien mondifiée, & que les chairs font belles & vermeilles, il en faudra procurer la cicatrice qui tarde toujours très-long-temps à se faire, tant à raison de la figure ronde de la plaie, que par la qualité de l'humeur qui a causé le mal, & qui d'ordinaire est rebelle à toutes sortes de remedes. Quand la plaie est cicatrisée, il ne faut pas discontinuer l'usage des remedes internes pendant quelques années, de crainte qu'une nouvelle humeur ne se jette sur quelque autre partie & ne fasse un nouveau cancer.

Je finirai cet article par l'histoire du cancer qui fut amputé à Marseille, il y a plusieurs années. En passant par cette ville avec les Princes, nous fûmes priés, M. Duchêne & moi, de la part de M. le Bailly de Noailles, de voir Madame de Montreuil, incommodée depuis long-temps d'une tumeur au sein droit. Deux des plus fameux Médecins & deux Chirurgiens s'y trouverent à l'heure marquée par M. Duchêne. Un de ces Médecins s'efforça, par un long discours, de prouver que la premiere cause de cette tumeur venoit de ce que cette Dame avoit voulu nourrir un de ses enfans il y avoit dix ans. L'autre crut avoir mieux rencontré, en prétendant que le mari ayant eu un mal de galanterie, l'avoit pu communiquer à sa femme, & que c'étoit la véritable cause de la maladie en question. Quand ce fut à moi à parler, je leur dis qu'ils avoient raisonné en habiles Médecins, qui ne demeurent point courts sur les causes des maladies, & qui leur en trouvent souvent de fort éloignées; que pour moi qui raisonnois en Chirurgien, je jugeois que c'étoit un cancer bien conditionné; que sans m'étendre en de longs argumens pour le leur prouver, ils n'avoient qu'à le regarder, & que je ne trouvois point d'autre remede dans l'état présent, que l'amputation. M. Duchêne, qui fut de mon sentiment, conseilla à la malade de prendre sa résolution sur cette opération, n'y ayant nul autre moyen de lui sauver la vie.

Le lendemain, Madame de Montreuil m'ayant fait prier de l'aller voir, je lui confirmai ce que nous lui avions dit le jour précédent; je lui représentai qu'il n'y avoit qu'à choisir, ou l'opération, ou la mort. Lui ayant fait voir que l'opération paroissoit plus affreuse qu'elle n'étoit douloureuse & de fâcheuse suite, elle s'y détermina comme tous les malades qui préferent la vie à la perte de quelque membre. Elle auroit souhaité que je lui eusse

fait

fait cette amputation, mais elle étoit dans le temps
de ses ordinaires; & les Princes n'ayant plus que
deux jours à rester, je ne pus pas la contenter. Il
n'y avoit à Marseille aucun Chirurgien qui eût
fait cette opération, & la Dame ne pouvoit se faire
transporter ailleurs, le carrosse l'incommodant
trop, parce que la masse chancreuse étoit très-pe-
sante, & que le moindre ébranlement, même celui
de la chaise à porteur, lui causoit des douleurs très-
violentes. Elle choisit M. Geoffroy, Chirurgien-
Major de la Marine, avec qui je conférai sur cette
opération. Je lui conseillai de la faire en mettant
la malade en son séant, penchée sur le dos dans un
fauteuil à crémaillere, pour la laisser à demi-couchée après l'opération; de ne passer ni aiguille ni
cordonnet à travers la tumeur, pour lui épargner
cette peine; de soutenir la masse avec la main
gauche pendant qu'il feroit l'incision de la droite,
lui disant qu'ainsi il enleveroit le cancer & la mamelle sans faire une extrême douleur (a). Cela fut

Observation<br>à faire.

(a) Comme cette maniere de faire l'opération du cancer
est la plus simple & la moins douloureuse, tous les Praticiens la préferent maintenant à toutes les autres. On
croit faire plaisir aux jeunes Chirurgiens, en leur en
donnant ici une description plus longue que ne fait l'Auteur.

Il faut que la malade soit préparée par les bains & par
les autres remedes généraux. On la place dans un fauteuil,
& on lui fait tenir un peu en arriere le bras qui est du côté
de la maladie, afin d'applanir le muscle grand pectoral.
L'Opérateur prend la mamelle ou la soutient avec une
main, & la tire un peu à lui; il tient de l'autre main un
bistouri, avec lequel il fait une incision, dans laquelle il
introduit aussi-tôt les doigts pour tenir la mamelle à pleine
main, & la dégager de la poitrine en l'élevant un peu; il
continue de la couper circulairement & de la séparer avec
le même instrument. Cependant il doit prendre garde de
couper la peau en talu, pour ne pas découvrir une grande
quantité de houppes nerveuses, ce qui rendroit les pansemens très-douloureux. Après avoir emporté toute la tumeur, il regarde s'il ne reste pas sous le muscle grand

G g

exécuté quinze jours après notre départ, comme nous l'avions projeté. Nous reçûmes des nouvelles de la réuffite de cette opération, & enfin nous avons appris la parfaite guérifon de la malade.

pectoral quelque glande d'où le mal pourroit renaître. En ce cas, il fend ce mufcle fuivant la direction de fes fibres, pour pouvoir la tirer avec les doigts ou avec une érigne, & l'emporter en la difféquant & en la féparant avec le biftouri. Si l'artere mammaire donne trop de fang, il en fait la ligature, ou il applique deffus un bourdonnet trempé dans de l'eau alumineufe, ou même, fuivant la pratique de quelques-uns, il lave toute la plaie avec cette eau ; après quoi il rapproche, le plus qu'il peut, les tégumens vers le centre de la divifion. Il panfe enfuite la plaie avec de la charpie brute, ou avec de petits lambeaux de linge déchiré, par-deffus lefquels il applique en tout fens plufieurs petites compreffes, étroites & longues, appelées longuettes ; il couvre le tout de deux ou trois compreffes carrées, & du bandage appelé fpica. Vingt-quatre heures après, il leve le bandage & les compreffes carrées, qu'il trouve endurcies par le fang ; il humecte le refte de l'appareil & les bords de la plaie avec de l'huile d'hypericum ; il met de nouvelles compreffes carrées, qu'il foutient avec le bandage du corps. Le premier panfement, quoique fimple, foulage beaucoup la malade, & facilite dans les panfemens fuivans la levée des petites compreffes & de la charpie qui touche immédiatement la plaie.

On fait le fecond panfement & les fuivans avec des plumaceaux très-épais, couverts légérement d'un digeftif fimple, & trempés dans du vin miellé. Quelque temps après on panfe la plaie avec des plumaceaux plus minces, & trempés feulement dans du vin miellé, auquel on joint un quart ou un tiers d'eau vulnéraire fimple. Lorfque les chairs ont prefque rempli la plaie, on ne trempe les plumaceaux que dans de l'eau vulnéraire : on peut même fe fervir quelquefois de charpie feche, ou de plumaceaux chargés légérement d'ongüent de pompholix. Si les chairs s'élevent trop, on y paffe la pierre infernale.

Si les glandes qui font fous l'aiffelle étoient engorgées, il faudroit les emporter immédiatement avant ou après l'opération ; on feroit fur elles une incifion en longueur, qu'on termineroit vers le fein ; on les tireroit avec les doigts, ou avec une érigne, ou avec un fil paffé au travers, & on les difféqueroit avec le biftouri, dont on tourneroit le dos du

LA Gibbofité eft une courbure de l'épine qui DES BOSSES. demande toute l'adreſſe du Chirurgien pour être corrigée. Le ſecret ici ne conſiſte qu'à conſerver à l'homme dans toutes les parties de cette colonne oſſeuſe cette juſte proportion que le Créateur y a miſe, & à la rétablir quand elle eſt déchue de ſa perfection. Mais il y a ſouvent dans la machine des défauts qui viennent de la nature, qu'il n'eſt pas poſſible de réparer.

L'épine eſt compoſée de trente os qu'on appelle Deſcription<br>de l'épine. vertebres; elles ſont poſées les unes ſur les autres, & attachées enſemble par des ligamens qui leur laiſſent la liberté de ſe mouvoir de côté & d'autre. La tête eſt poſée ſur la pointe de cette colonne; les côtes & les bras ſont articulés à ſes côtés, & les cuiſſes à ſa partie inférieure. Elle eſt comme la baſe qui porte & ſoutient tout l'édifice du corps; & c'eſt elle qui par ſa droiture fait la belle taille, & qui, en ſe courbant de quelque maniere que ce ſoit, rend l'homme difforme & boſſu.

On remarque que l'épine ſe courbe & ſe déjette L'épine ſe dé-<br>jette en cinq<br>façons. en cinq manieres principales; 1°. en dedans, & alors y a un creux au milieu du dos, 2°. en dehors, où elle forme une groſſeur qu'on appelle boſſe; 3°. ou bien à droite, ce qui fait qu'on a l'épaule droite plus haute que la gauche; 4°. ou à gauhe, ce qui éleve l'épaule de ce dernier côté davantage que celle de l'autre; 5°. ou enfin obliquement & en S, quand une partie ſe jette à droite & l'autre à gauche. De toutes ces perverſions, celle qui arrive le plus rarement, c'eſt la courbure en dedans, à

côté des vaiſſeaux, de peur de les ouvrir. Si elles en étoient trop proches, on ſe contenteroit de les lier avec un fil paſſé au travers, pour les faire tomber par ſuppuration. On panſeroit enſuite cette plaie de la même maniere & en même temps que celle du ſein.

G g ij

cauſe de la ſtructure des vertebres, & de l'impulſion
que les parties internes font ordinairement contre
l'épine de dedans en dehors.

Cauſes externes & internes.

On peut devenir boſſu par cauſe externe, ou
par cauſe interne : par cauſe externe, comme un
coup ou une chute, à quoi on n'aura pas remédié
d'abord ; des efforts en portant de peſans fardeaux ;
l'habitude, comme celle des vignerons qui ſont
toujours penchés pour labourer la terre & pour
travailler aux vignes ; ou la mauvaiſe coutume de
faire des révérences en ſe penchant trop en devant,
& de s'humilier comme ces Religieux qui ont
ſans ceſſe la tête baiſſée. Les cauſes internes ſont
une trop grande chaleur, qui, deſſéchant quelques
ligamens des vertebres, les empêche de prêter aſſez
pour donner à l'épine toute l'étendue qu'elle doit
avoir ; ou un excès d'humidités qui, abreuvant ces
mêmes ligamens d'un ſuc glaireux, les relâchent,
& leur permettent de s'alonger au delà des bornes ;
mais je crois que la foibleſſe y a autant & plus de
part que toutes ces cauſes ; nous en avons eu un
fâcheux exemple dans une perſonne de la Famille
Royale.

Hiſtoire de Monſeigneur le Duc de Bourgogne.

Ce Prince a été fort droit & de belle taille juſqu'à l'âge de huit à neuf ans. Dans ce temps-là on
commença à s'appercevoir qu'il cherchoit à s'appuyer, & qu'il ſe penchoit d'un côté pour ſe ſoutenir ſur le bras de ſon fauteuil ; on examina l'épine,
& on trouva qu'elle ſe courboit du côté droit,
prenant la figure d'un croiſſant : on reconnut
qu'étant d'un tempérament très-délicat, c'étoit
la foibleſſe de l'épine & de ſes ligamens qui, n'é-
tant pas capable de ſoutenir la peſanteur des parties
du corps, qui ſont depuis la ceinture juſqu'au haut,
plioit ſous le faix. On lui fit de petits corſets de
baleine pour affermir l'épine, & un fauteuil commode pour appuyer cette partie de toute ſa longueur. A ce fauteuil il y avoit des cordons qui,

paſſant par - deſſous les aiſſelles , ſupportoient toute la charge du corps, & ſoulagoient les vertebres du poids des parties ſupérieures. Mais quelque précaution qu'on ait priſe , & quelque invention qu'on ait miſe en uſage pendant pluſieurs années , on n'a pas pu éviter que ſa taille ne ſoit gâtée : toutefois le cœur & les poumons n'en étoient point preſſés , ni les fonctions vitales incommodées ; mais la nature , foible ſur cet article, avoit récompenſé ce défaut par mille bonnes qualités de l'eſprit , par un génie ſupérieur, par un courage & une ſageſſe qui ne ſe rencontrent point ailleurs.

La gibboſité n'eſt pas toujours un mal héréditaire qui paſſe du pere à l'enfant. Nous voyons des peres & des meres avec cette imperfection , avoir des enfans fort droits ; & on voit des peres & des meres de belle taille, faire des enfans boſſus ; c'eſt un malheur attaché à chaque ſujet en particulier, & un défaut dont on ne doit chercher la cauſe que dans celui qui en eſt affligé.

Ce défaut n'eſt pas héréditaire.

Il ne faut pas que le Chirurgien prétende rendre bien droit un enfant qui aura de la diſpoſition à être boſſu ; il ne peut, ni par ſes ſoins, ni par toute ſa bonne conduite , qu'empêcher ce vice d'augmenter juſqu'au degré de difformité où il ſeroit parvenu, ſi on n'avoit apporté du ſecours ; c'eſt pourquoi il ne promettra point aux parens plus qu'il ne peut accomplir , comme font des couturieres, des tailleurs, & des fabricateurs de corps de fer, qui, pour tirer de l'argent , aſſurent de donner une taille auſſi belle que ſi on n'avoit jamais été contrefait.

On ne ſauroit pas preſcrire poſitivement & en particulier ce qu'il faut faire à la gibboſité. Si l'épine ſe jette en dehors, on couchera l'enfant ſur un matelas un peu dur, l'y tenant ſur le dos & ſans chevet, afin que la tête & l'épine ſoient au même niveau. Si elle se porte à droite ou à gauche, il faut, par le moyen de petits corsets faits exprès, comprimer doucement l'endroit qui pousse. L'usage des croix de fer attachées à l'épine, aux épaules & au cou, est excellent pour tenir ces parties égales les unes aux autres. C'est au Chirurgien industrieux à inventer des machines capables de combattre la difformité, & de la corriger autant qu'il se peut, prenant garde sur-tout de ne point presser les parties contenues dans la poitrine, lesquelles ne peuvent avoir trop de liberté dans leurs mouvemens si nécessaires à la vie.

De l'ouverture qu'on fait a la jugulaire.

LA saignée de la jugulaire se fait à l'une des veines de ce nom. Il y en a quatre; deux internes, qui reçoivent le sang des sinus de la dure-mere, & qui le versent dans les souclavieres; & deux externes, qui, recevant le sang de toute la face & des parties externes de la tête, le vont décharger dans la même souclaviere: ce sont ces dernieres que le Chirurgien est obligé d'ouvrir dans de certaines maladies.

On appelle ces deux dernieres externes, parce qu'elles sont plus superficielles que les autres; elles sont assez apparentes lorsqu'elles sont pleines; on les voit étendues selon la longueur du cou, & il y en a une à droite, & l'autre à gauche.

L'ouverture de ces veines embarrasse le Chirurgien, pour deux raisons; l'une, c'est qu'il ne peut guere serrer le cou pour les faire gonfler, de crainte de trop presser la trachée-artere, qui est le passage de la respiration; & l'autre, c'est que la peau qui les couvre n'étant pas ferme, il a de la peine à l'assujettir; il faut toutefois l'ouvrir, & voici comment on s'y prendra.

On met le malade en son séant, ou sur le lit, ou dans un fauteil. On prendra pour servir de ligature, un mouchoir qu'on roule comme un boudin, on en met le milieu derriere le cou, en sorte que les bouts pendent sur le milieu du sternum, & qu'on les donne à tenir au malade avec ses deux mains, afin qu'il ne serre lui-même qu'autant que cela lui laisse la liberté de respirer (a). On tient à la bouche une lancette ouverte comme dans une saignée ordinaire, on la prend de la main droite ou de la gauche, selon le côté où il faut faire la saignée, & de l'autre main, affermissant la peau en la tirant entre deux doigts, on fait la ponction dans la veine, puis l'élévation pour fendre le vaisseau en retirant la lancette. Cette ouverture doit être plus grande qu'aux saignées du bras, parce que ces veines du cou sont plus grosses.

On tire la quantité de sang nécessaire, & telle que l'a ordonnée le Médecin, qui est presque toujours présent à ces sortes de saignées, parce qu'il arrive quelquefois que le malade s'évanouit, par la perte subite que les organes renfermés dans la tête font d'une partie du sang qui les animoit, ou bien il survient d'autres symptômes critiques qui doivent faire changer le traitement de la maladie. La ligature étant ôtée, le sang ne coule plus,

Ce qu'on met sur la plaie après la saignée.

(a) Cette ligature ne peut convenir aux personnes grasses, & dont le cou est court; on se sert avec plus de succès d'une ligature ordinaire, mais étroite. On met vers les clavicules, & sur la veine qu'on a dessein de piquer, une compresse épaisse; on fait ensuite deux tours autour du cou avec la ligature, de sorte qu'elle soutienne la compresse; on serre un peu, & on la noue vers la nuque du cou à deux nœuds, l'un simple & l'autre à rosette, après y avoir engagé un ruban ou une autre ligature, dont les deux bouts tombent par-devant vis-à-vis la trachée-artere; une personne tire les deux bouts de ce ruban ou de cette derniere ligature, ce qui empêche que la ligature circulaire ne comprime la trachée-artere, & fait comprimer les veines jugulaires externes, surtout celle sur laquelle est la compresse; on applique le pouce sur cette compresse & le doigt index au dessus, afin d'assujettir le vaisseau & de tendre la peau; enfin l'on ouvre la veine qui se trouve gonflée entre ces deux doigts.

G g iv

parce qu'il tombe en droite ligne dans la foucla-
viere ; mais on ne laiffe pas d'y mettre une compreffe, & par-deffus une bande qu'on tourne autour du
cou , & qu'on ferre médiocrement. C'eft une des
faignées que les afpirans , qui fe font paffer Maîtres à Paris, ont coutume de faire dans la femaine
des faignées.

## Fig. XXIX. POUR LA BRONCHOTOMIE.

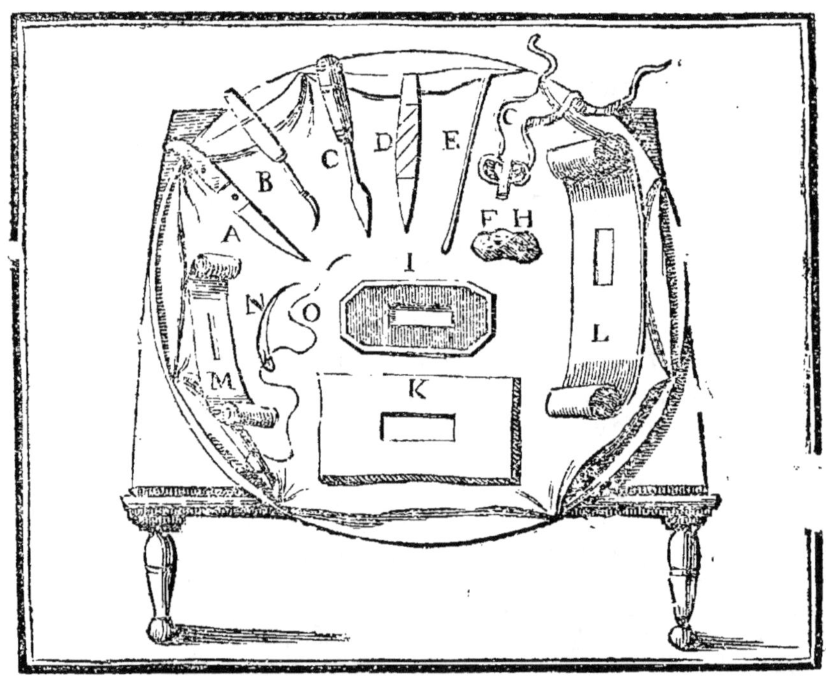


DE LA BRON-
CHOTOMIE.

LA Bronchotomie eft une opération par laquelle
l'on ouvre la trachée-artere pour donner moyen
à l'air d'entrer dans les poumons, quand d'ailleurs
il y a quelque obftacle qui ne lui permet pas de s'y
infinuer. Fabricius dit qu'il a toujours regardé
cette opération comme une des principales & des
plus néceffaires; & véritablement, auffi-tôt qu'on a

fait à un pauvre malade qui étouffe manque de refpiration, une petite ouverture entre deux bronches ou deux anneaux de la trachée-artere, pour
donner entrée & iffue à l'air, vous le voyez revenir
comme de la mort à la vie dès le même inftant ; &
cet effet eft fi fenfible & fi prompt, qu'il paroît un
miracle.

Ce mot de Bronchotomie eft dérivé de βρόγχος,
qui fignifie bronches, & de τέμνειν, qui veut dire couper. On ne coupe pas néanmoins les bronches dans
cette opération, on fait feulement une légere divifion entre deux bronches. Le nom de Laryngo-
tomie, que quelques-uns lui ont donné, ne lui convient pas, parce qu'on ne touche point au larynx, &
qu'au contraire on recommande de s'en éloigner
le plus qu'il eft poffible, afin que l'incifion ne puiffe
point augmenter l'inflammation qui eft aux mufcles
du larynx.

Etymologie<br>de ce mot.

Il y a une grande conteftation entre les Auteurs,
pour favoir fi on doit pratiquer ou rejeter cette
opération : les uns & les autres ne manquent point
de raifons pour appuyer leur opinion. Je vais vous
les rapporter, afin que vous jugiez avec plus de lumiere fur ce que vous devez entreprendre.

Conteftation<br>entre les Au-<br>teurs fur ce<br>fujet.

Ceux qui défapprouvent cette opération, difent
qu'elle eft abfolument inutile en beaucoup d'occafions où il y a difficulté de refpirer, comme lorfque cette difficulté de refpirer dépend d'une apo-
plexie, d'une pleuréfie, d'une péripneumonie,
ou d'une plénitude dans le conduit de la trachée-
artere, & qu'il n'y a que dans l'efquinancie où elle
peut avoir quelque avantage ; mais qu'en ce cas on
l'ordonne fi tard, & quand le malade eft fi près
d'étouffer, qu'en la pratiquant on avance fa mort,
& on encourt la honte & le mépris du Public, qui,
au lieu de s'en prendre à la maladie qui étoit mortelle, accufe le Chirurgien d'avoir égorgé le malade ; & Fabricius même, qui loue cette opération,

dit que les Chirurgiens de son temps n'osoient l'entreprendre, & qu'à leur imitation il ne l'a jamais faite.

Les raisons de ceux qui la conseillent, sont qu'on ne la fait que comme l'extrême remede, tous les autres ayant été inutiles, & le malade étranglant & suffoquant faute de respirer, & quand on a des signes que ce qui empêche l'air d'entrer est au dessus du larynx : ils ajoutent que cette opération n'est point dangereuse d'elle-même, & qu'elle ne peut avoir de mauvaises suites, la plaie qu'elle fait étant de celles qui se guérissent avec un peu de patience ; qu'elle n'est pas des plus mal-aisées à exécuter ; que, quand même on n'en tireroit pas le fruit qu'on s'étoit proposé, & que le malade mourroit, ce ne seroit pas l'opération, mais la maladie qui l'auroit tué ; que le Chirurgien remplit son devoir, en tentant un remede incertain plutôt que de laisser périr le malade ; & qu'enfin on ne doit point se soucier des faux raisonnemens du public qui, ne sachant pas les conséquences nécessaires d'un mal, a coutume d'en attribuer les sinistres événemens aux circonstances qui les accompagnent.

La maladie qui nous oblige de faire la bronchotomie, est l'esquinancie ; mais comme il y a plusieurs sortes d'esquinancies, & que cette opération ne convient qu'à une d'elles, on est obligé de la bien distinguer des autres.



On établit en général deux especes d'esquinancies, la fausse & la vraie. La fausse est un dépôt de sérosité ou de pituite qui abreuve les glandes de la gorge, sans fievre, sans inflammation, & sans grande difficulté d'avaler & de respirer. La vraie est une inflammation & un gonflement des muscles du larynx, avec fievre, chaleur & ardeur à la gorge, respiration difficile, suffocation & douleur en cette partie ; le malade ne peut rester couché ,

& toutes les matieres liquides, comme les bouillons & la boiſſon qu'il veut avaler, lui reviennent par le nez.

Mais il y a deux ſortes de vraies eſquinancies, l'une externe & l'autre interne. Celle-là eſt une inflammation des muſcles extérieurs du larynx, dans laquelle la gorge paroît plus tuméfiée en dehors qu'en dedans ; & alors elle eſt moins dangereuſe, parce que la tumeur ſe jetant en dehors, ne preſſe point les paſſages de l'air, ni ceux du boire & du manger : l'interne conſiſte dans l'inflammation & l'enflure des muſcles internes du larynx, qui ſont quatre petits muſcles ſitués intérieurement dans le larynx, deux qu'on appelle aryténoïdiens, & les deux autres thyro-aryténoïdens ; leur action eſt de fermer le cartilage aryténoïde qui a la forme du bec d'une aiguiere. Quand ces muſcles ſont enflés, ils font tellement clore le cartilage, que l'air ne pouvant paſſer, les malades ſont près d'étouffer : c'eſt cette eſquinancie qu'on juge mortelle par cette raiſon, & qui a beſoin de notre ſecours.



On ſuppoſe que le malade aura été ſaigné des bras copieuſement, & même de la jugulaire ; que tous les remedes ordonnés & néceſſaires en pareille occaſion où il s'agit de relâcher les fibres muſculeuſes, & de diminuer l'efferveſcence du ſang, auront été pratiqués ; qu'on eſt certain que l'empêchement de la reſpiration eſt au larynx ; que le malade a des forces ſuffiſantes ; qu'il y a lieu d'eſpérer que, faiſant entrer l'air dans les poumons, on lui ſauvera la vie, & qu'il périroit infailliblement ſans l'opération, dont tous conviennent unanimement ; & voici comment on doit s'en acquitter.

Avant l'opération, il faut diſpoſer l'appareil tel que vous le voyez ſur la planche XXIX. On le mettra dans un baſſin qu'on fera tenir auprès de ſoi par un ſerviteur, puis on ſituera le malade à son avantage. Les uns veulent qu'il soit couché, pour la commodité de l'Opérateur ; d'autres prétendent qu'il soit assis, afin d'avoir la respiration plus libre pendant l'opération : il y en a qui le font coucher à demi, la tête penchée en arriere pour mieux présenter le cou ; & d'autres s'opposent à cette situation , disant que c'est le moyen de faire étrangler le malade quand le cou est enflammé, & qu'il y a une enflure considérable ; mais on laisse à la discrétion du Chirurgien de placer son sujet de la maniere la plus commode pour l'un & pour l'autre. Ensuite il marquera l'endroit où il veut faire son ouverture. Quelques-uns veulent que ce soit entre la deuxieme & la troisieme des bronches, quand la tumeur n'est pas grosse & quand la gorge n'est pas enflée : ils conseillent d'ouvrir entre la troisieme & la quatrieme, pour s'éloigner du larynx ; mais quelquefois cette partie est si tuméfiée , ou le malade si gras, qu'on ne peut pas au toucher compter les cartilages ; il faut alors marquer l'endroit un pouce au dessous du larynx.

Premiere partie de l'opération.

Dans l'opération il faut pincer la peau à l'endroit désigné, la faire tenir d'un côté par un serviteur, & de l'autre la tenir soi-même de la main gauche ; puis, avec un petit bistouri droit A , couper les tégumens sur le lieu marqué, &, les ayant lâchés, on séparera avec un déchaussoir B les muscles sternothyroïdes qui montent du sternum le long de la trachée-artere, pour s'aller insérer aux parties latérales du cartilage thyroïde. Ces muscles étant séparés l'un de l'autre, on découvre les bronches de la trachée-artere , qui font des anneaux cartilagineux posés & attachés les uns sur les autres, formant par leur union un conduit toujours ouvert, qu'on nomme la trachée ou l'âpre-artere. On prend

Seconde partie.

ensuite un petit instrument fait comme un perce-lettre, appelé bronchotomiste C , ou à son défaut une lancette armée D , & environnée d'une bandelette pour la tenir ferme avec son manche ; on la plonge entre deux anneaux , & on ne l'enfonce point trop avant, de crainte de piquer la trachée-artere dans sa partie postérieure. Avant que de retirer l'instrument , on introduit dans l'ouverture un stylet E , qui sert à y faire entrer une canule d'argent F , qui doit être courte de peur de toucher au fond de la trachée-artere , percée de son long & à son extrémité, pour laisser à l'air la liberté d'entrer & de sortir, & qu'on choisit plate pour s'accommoder à l'espace d'entre les deux bronches, & ayant deux petits anneaux à sa tête pour y passer un ruban G & l'attacher autour du cou. Quand la canule est placée, l'air entre & sort librement, & l'opération est finie. *De la canule.*

Quelques-uns veulent qu'on exécute cette opération par une ponction seule, & qu'avec le bronchotomiste ou la lancette, on ouvre la peau & l'entre-deux des cartilages bronchiques, & qu'on ne tire point l'instrument entré dans la trachée-artere, avant que d'y avoir mis un stylet pour y conduire la canule ; de cette maniere l'opération est plus tôt accomplie, moins cruelle, & plus aisée à guérir. *Bonne pratique de quelques-uns.*

Après l'opération, on fait une petite pause pour laisser respirer le malade pendant quelque temps ; puis on le panse en mettant sur l'ouverture un petit morceau d'éponge H, trempé dans du vin chaud & exprimé avant que de le mettre : il n'y faut point fourrer de coton, ni de charpie, de crainte que l'air n'en fît entrer quelque particule dans la trachée-artere, ce qui causeroit une toux violente, comme à ceux à qui il est tombé quelque goutte de liqueur dans le larynx, pour avoir voulu rire ou parler en buvant ; & c'est ce qu'on appelle faire du vin de Nazareth. Si l'éponge étoit trop fine ou trop épaisse, & que l'air eût de la peine à entrer, il la faudroit changer, ou n'en point mettre, parce qu'on ne fait cette opération que pour laisser la *Pansement.*

liberté à l'air de faire son chemin. On met ensuite un emplâtre I, une compresse K, & un bandage feneftré L, qu'on ne ferre que médiocrement, à caufe que ces parties étant nerveufes & très-fouples, elles ne peuvent fouffrir la contrainte fans incommoder beaucoup.

Moyen de<br>felenner la<br>plaie.

Cet appareil ne doit fubfifter que trois ou quatre jours; car dans ce temps-là ou le malade meurt, ou l'obftacle qui interdifoit l'entrée à l'air eft levé, de forte que l'inflammation étant ceffée, l'enflure diminuée, & l'air reprenant fa route ordinaire, on ôte la canule & on travaille à guérir la plaie. Pour cet effet on en rapproche les levres l'une de l'autre avec un bandage incarnatif M, qui fe fait en pofant le milieu de la bande derriere le cou, d'où on vient le paffer par-devant pour croifer les deux chefs de la bande fur la plaie; par ce moyen, & avec un baume qu'on met deffus, on tâche de recoller au plus tôt ces deux lévres.

Si le bandage ne réuffiffoit pas, il faudroit faire quelques points avec cette aiguille courbe N, enfilée d'un fil ciré O, car on ne fauroit trop tôt reboucher la plaie de la trachée-artere, vu que l'air qui entre par cette ouverture eft regardé comme un air étranger, parce qu'il n'eft point modifié & tempéré comme il doit être par la bouche & par les narines, avant que de toucher à une fubftance auffi délicate que celle des poumons, qu'il pourroit fatiguer par la fuite. Entre les mains d'un bon Chirurgien, la cure de cette plaie eft facile, parce qu'il la traite avec méthode, & fuivant les regles conftantes de la meilleure pratique.

Fauffe opinion.

Il y a des Auteurs qui la croient difficile, & même impoffible : ils difent que ces parties étant cartilagineufes, elles ne peuvent pas fe reprendre comme les charnues ; mais l'expérience détruit cette raifon. Fabricius nous affure qu'une fervante qui s'étoit coupé la trachée-artere, en guérit; & j'ai panſé à Saint-Germain un homme qui reçut un coup de piſtolet, étant à une chaſſe de ſanglier : la balle entroit par le côté droit du cou, & ſortoit par le gauche, lui perçant la trachée-artere, dont néanmoins je l'ai parfaitement bien guéri (a).

(a) On ne manque point d'expériences qui confirment ce que notre Auteur dit ici au ſujet des plaies de la trachée-artere, & qui détruiſent par conſéquent les raiſons de ceux qui ne ſont point partiſans de l'opération de la Bronchotomie.

On trouve dans un petit Traité * ſur cette opération, compoſé par Habicot, Chirurgien de Paris, pluſieurs exemples de perſonnes qui ont été parfaitement guéries de bleſſures faites à la trachée-artere. Deux de ces perſonnes y avoient été bleſſées par un inſtrument tranchant, & une autre l'avoit été par un coup d'arquebuſe. Il étoit ſurvenu à la gorge de ces trois bleſſés un gonflement & une inflammation ſi conſidérable, qu'on avoit lieu de craindre la ſuffocation. Habicot mit une petite canule de plomb dans la plaie de la trachée-artere de deux de ces bleſſés, afin que l'air pût ſortir & entrer librement dans leur poumon ; il fit une ouverture à la trachée-artere du troiſieme, pour le même ſujet. Quand les accidens ceſſerent, il ôta la canule, & les plaies guérirent parfaitement. Un jeune homme de quatorze ans, qui avoit voulu avaler pluſieurs pieces d'argent enveloppées dans un linge, pour les dérober à la recherche des voleurs, avoit penſé étouffer, parce que le paquet s'étoit engagé dans le pharynx, de maniere qu'on n'avoit pu le retirer ni le faire deſcendre dans l'eſtomac. Son cou & ſa face étoient ſi enflés, qu'il en étoit méconnoiſſable. Habicot lui fit l'opération de la Bronchotomie, après laquelle le gonflement ſe diſſipa. Il fit deſcendre avec une ſonde de plomb le paquet d'argent dans l'eſtomac ; le jeune homme guérit parfaitement de l'opération, & rendit par l'anus ſon argent à diverſes repriſes.

Lorſque la plaie des tégumens n'eſt point vis-à-vis de celle de la trachée-artere, l'air trouvant un obſtacle à la ſortie, peut s'inſinuer dans le tiſſu cellulaire de la peau, ce qui produit un emphyſème. Feu M. Arnaud vit un jeune homme bleſſé depuis trois ou quatre jours à la trachée-artere, d'un coup de piſtolet, ce qui avoit produit un emphyſème univerſel. Cet habile Praticien dilata ſur le champ la plaie des tégumens, & découvrit celle de la trachée-artere pour mettre

* Queſtion Chirurgicale, par laquelle il eſt démontré que le Chirurgien doit aſſurément pratiquer l'opération de la Bronchotomie, &c.

ces deux plaies vis-à-vis l'une de l'autre. Il appliqua sur l'ouverture de la trachée-artere un morceau de papier mouillé, & pansa la plaie à l'ordinaire. Le malade défensla peu à peu, & guérit parfaitement.

Il est bon de remarquer ici qu'une blessure à la gorge est mortelle, lorsque les carotides & les jugulaires internes sont ouvertes. Ainsi une personne qui auroit reçu ou qui se seroit fait avec un instrument tranchant porté en travers, une blessure qui pénétreroit jusqu'à l'œsophage, mourroit infailliblement en peu de temps ; car l'œsophage ne pourroit être ouvert de cette maniere, sans que les carotides & les jugulaires externes le fussent aussi.

Il y a des plaies à la gorge par lesquelles les alimens sortent. Il ne faut pas toujours croire pour cela que la trachée-artere & l'œsophage soient ouverts : les alimens qui sortent par ces plaies, ne sont point entrés dans l'œsophage ; car, s'ils en venoient, il faudroit qu'ils passassent par l'ouverture de la trachée-artere ; ce qui ne se pourroit faire sans qu'il en tombât dans ce canal qui est toujours ouvert, & par conséquent sans que le blessé en fut suffoqué. Ces sortes de plaies par où les alimens s'échappent, pénetrent jusqu'au fond du gosier, entre l'épiglotte & la racine de la langue.

Quelques points de suture entrecoupée, la situation de la tête, & un régime de vie convenable, sont les seuls moyens qu'on emploie ordinairement avec succès pour guérir ces sortes de plaies. C'est par ces moyens que M. Verdier a guéri une plaie de cette espece, dont on a parlé dans une remarque plus haut.

*Fin de la cinquieme Démonstration.*